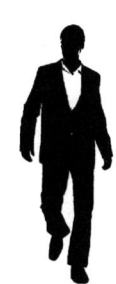

50 SIGNS OF MENTAL ILLNESS

copyright © 2005 by James Whitney Hicks
All rights reserved.
Korean translation copyright © 2009 by MIMBOOK Publisher.
This Korean edition was published by arrangement
with YALE UNIVERSITY PRESS through SINWON Agency, Seoul.

이 책의 한국어판 저작권은 신원에이전시를 통해
Yale University Press와 독점계약을 한 도서출판 밈에 있습니다.
저작권법에 의해 한국 내에서 보호를 받는 저작물이므로 무단전재와 무단복제를 금합니다.

내 마음이 보내는 50가지 이상신호
멘탈 싸인 Mental Signs

초판1쇄 펴낸날 2011년 6월 1일

지은이 제임스 휘트니 힉스
옮긴이 임옥희
감수 김문두
펴낸이 김지숙

펴낸곳 도서출판 밈
제300-2006-180호 제주시 오등9길 38, 1층 101호
전화 064-747-5154 팩스 0303-3130-6554
E-mail editor@mimbook.co.kr

마케팅 정근수
편집 문영희 나무목
디자인 구수연
인쇄 대덕문화사

ISBN 978-89-94115-14-6 03180

잘못된 책은 바꾸어 드립니다.
책값은 뒤표지에 있습니다.

내 마음이 보내는 50가지 이상신호

50
멘탈 싸인

Signs

Mental Signs

of

Mental

illness

제임스 휘트니 힉스 지음　임옥희 옮김　김문두 교수 감수

도서출판

CONTENTS

Introduction 저자 서문
이 책을 읽는 독자에게 감수 서문

01 Anger 분노 27
자기 요구의 실현을 부정하거나 저지하는 것에 저항한 결과 생기는 정서

02 Antisocial Behavior 반사회적 행동 33
사회적 표준에 순응하지 않는, 만성적인 형태의 무책임한 행동

03 Anxiety 불안 43
부정적인 결과가 나타날 수도 있는 위협적이고 위험한 상황에서 경험하게 되는 불쾌하고 고통스러운 정서적 반응

04 Appetite Disturbances 섭식장애 51
식욕 자체의 문제가 아닌, 너무 먹거나 못 먹거나 간에 식욕이 의지대로 조절되지 않는 것

05 Avoidance 회피 64
타인에게 사랑받을 자신이 없기 때문에 타인과 관계 맺는 것을 극도로 꺼린다

06 Body image problems 신체 이미지 장애 71
외모의 단점이나 결함을 지나치게 과장해서 받아들이거나 외모 자체에 지나친 스트레스를 받는 것

07 Compulsions 강박행동 78
어떤 특정한 하고 싶지 않지만 행동하지 않으면 불안해지는 반복행동

08 Confusion 혼동 88
의식장애나 내적인 흥분의 표현으로 볼 수 있는, 운동성 흥분을 나타내는 병적 정신 상태

09 Cravings 갈망 94
자신에게 좋지 않다는 것을 알면서도 강렬하게 바라는 것

10 Deceitfulness 거짓말과 속임수 112
병적인 거짓말

11 Delusions 망상 120
부적절하고 터무니없는 근거를 바탕으로 한 확고한 믿음

12 Denial 부정 130
자신의 병을 인정하지 못하며 받아들이지 않는 것

13 Depression 우울증 139
우울하고 슬픈 감정이나 의욕저하 등 다양한 신체적인 증상을 동반하며 지속되는 질환

14 Dissociation 해리 161
의식 상태가 변함으로써 정신기능의 한 부분이 분열되고 인식능력이 제한되는 것

15 Euphoria 다행감 170
아무 근거도 없이, 병적일 정도로 행복감에 젖는 정신 상태

16 Fatigue 피로 175
기운이 없어서 지속적인 노력이나 집중을 요하는 일을 할 수 없는 상태

17 Fears 공포 180
특정 대상이나 상황에 대한 비이성적인 두려움

18 Flashbacks 플래시백 186
격렬한 과거의 경험을 다시 떠올리는 경험

19 Grandiosity 과대성 191
자신이 중요하고 특별한 사람이라는 과도한 확신

20 Grief 슬픔(상실로 인한) 198
상실로 인해서 생기는 슬픈 마음이나 느낌

21 Hallucinations 환각 207
실제로는 존재하지 않는 것을 듣거나, 보거나, 느끼거나, 냄새를 맡거나, 혹은 맛을 느끼는 것

22 Histrionics 히스테리성 인격장애 213
타인의 애정과 관심을 끌기 위한 지나친 노력과 과도한 감정표현을 하며 이로 인해 사회생활에 장애가 생기는 인격

23 Hyperactivity 과잉행동 219
목적이 없는, 과도하고 급격한 움직임

24 Identity Confusion 주체성 혼동 234
자신의 본질을 혼동하는 것

25 Impulsiveness 충동성 241
아무런 계획도 없이, 행동의 결과를 전혀 고려하지 않은 채 드러내는 즉각적인 행동

26 Intoxication 중독상태 250
유해 물질을 사용함으로써 초래되는 감정과 행동의 변화 상태

27 Jealousy 질투 266
남을 부러워하는 감정, 또 그것이 고양된 격렬한 증오나 적의(敵意)

28 Learning Difficulties 학습장애 272
듣기, 말하기, 읽기, 쓰기, 추론, 또는 산수계산 등의 능력의 획득과 사용상의
주요한 곤란 등에 의해서 나타나는 이질적인 장애 증상

29 Mania 조증 285
기분이 비정상적으로 고양되는 것과 관련된 다양한 증상을 일으키는 질환

30 Memory Loss 기억상실 303
뇌의 문제나 심리적인 문제로 인해 과거로부터 현재에 이르기까지 일어난 일들을
기억하지 못하는 것

31 Mood Swings 기분요동 317
우울, 슬픔, 기쁨, 즐거움 등 기분 상태가 변화하는 것

32 Movement Problems 운동장애 325
근육경직, 진전(떨림), 틱, 전체 몸 움직임의 저하에서부터 운동항진에 이르기까지의
수의적인, 불수의적인 움직임의 장애

33 Nonsense 난센스 334
이해할 수 없는 말

34 Obsessions 강박관념 342
반복적으로 발생하며 불안감을 일으키는 원치 않는 생각들

35 Oddness 괴상함 357
세계를 기이한 방식으로 보고 남들과 희한하게 상호작용하는 것

36 Panic 공황 364
특별한 이유 없이 갑자기 불안이 극도로 심해져 숨이 막히고 심장이 두근거려
죽을 것만 같은 극심한 공포 증상

37 Paranoia 편집증 371
박해받고 있다는 비현실적인 공포로 인해 의심이 많은 상태

38 Physical Complaints and Pain 신체 증상 호소와 통증 380
마음의 병은 육체의 통증으로 전이되어 나타난다

39 Psychosis 정신병 394
사고와 지각의 측면에서 비현실적으로 사고하고 지각하도록 미치는
일련의 증상을 나타내는 증후군

40 Religious Preoccupations 종교적인 집착 413
종교적인 신앙, 주체성, 타인의 구원에 대해 지나치게 몰두하는 것

41 Self-Esteem Problems 자존심 장애 420
다양한 형태의 정신질환은 정상적인 자존심이 무너지는 것이 특징의 하나다

42 Self-Mutilation 자해 434
죽으려는 의도는 없지만 의도적으로 자기 몸에 상처를 내는 것

43 Sexual Performance Problems 성행위 장애 441
신체적·정신적인 여러 이유로 섹스에 대한 관심이 없어지거나 성교가 힘든 경우

44 Sexual Preoccupations 성적인 집착 453
강박적이고 심각하며 위험한 상태에 빠질 수 있다는 것을 예측하면서도 멈추지 못하고
계속되는 비정상적 성적 행위

45 Sleep Problems 수면장애 467
수면이 양적·질적 요인으로 장애를 받는 것

46 Sloppiness 지저분함 480
점점 더 지저분한 정도가 심해진다면 심리적으로 문제가 있다는 징후다

47 Speech Difficulties 말하기 장애 487
말을 바르게 발음하지 못하거나 정확하게 이해하지 못하는 상태

48 Stress 스트레스 493
우리 몸에 가해지는 심리적·신체적 자극에 대하여 신체적·심리적으로 취약해지는 것

49 Suicidal Thoughts 자살사고 498
자기 목숨을 의도적으로 끝장내려는 생각, 반드시 정신질환의 징후는 아니지만
거의 그렇다고 볼 수 있다

50 Trauma 외상 507
생명을 위협할 정도의 심각한 신체적 손상이나 사건을 겪은 후 받게 되는 정신적 충격

INTRODUCTION
저자 서문

이 책은 마음의 병 증세에 관한 모든 것을 다룬다. 우리 주위에는 마음의 병으로 고통받는 사람들이 상당히 많다. 또한 마음의 병을 앓고 있지만 병원에는 가지 않는 사람도 많다. 이들은 증상을 숨기거나 '혼자' 개선해보려 할 뿐, 누군가에게 도움을 청하거나 적극적으로 의논하지는 못한다.

현대인은 누구나 약간씩 마음의 병 증세를 지니고 있다. 또한 마음의 병은 비정상에서 기인하는 것도 아니다. 혼자서 고민하지 말라. 증상을 똑바로 알고, 증상이 어떤 병들과 연관되어 있는지 안 다음, 반드시 전문가 혹은 가까운 이웃의 도움을 받아야 한다. 이 책은 그 절차를 정확하고도 빠르게 안내한다. 알파벳 순서로 배치해놓았으므로 관심이 있는 특별한 증상을 손쉽게 찾아 볼 수 있다. 또한 각 섹션의 증상이 다양한 병들과 어떻게 연관되는지 알 수 있을 것이다.

마음의 병에서 오는 증상은 겹치는 것이 많으므로 오진하기 쉽다. 양극성 장애나 조울병을 예로 든다면, 대략 8년에 걸쳐 평균적으로 서너 명의 정신과 의사를 거쳐야 정확한 진단과 적절한 치료를 받을 수 있다. 우울증, 공포증, 강박증, 공황장애, 약물, 알코올 문제나 다른 여러 불안을 일으킬 수 있는 병들에 관련된 공통 증상은 불안이다. 그러니 불안만으로는 무슨 질환에 의한 증상인지 정확히 판독할 수 없다. 이러한 경우, 이 책은 그것을 판별할 수 있는 정보를 제공할 것이며, 정신과 의사나 치료자가 사례에 대한 정확한 진단을 내리는 데 도움을 줄 것이다.

선별한 주제는 모두 50개이다. 의학적인 용어가 아니더라도 흔히 이용되고 쉽게 식별할 수 있는 용어들로 선별하였다. 각각의 항목들은 그와 관련이 있는 다른 항목들을 서로 참조할 수 있도록 *이탤릭체*로 표시해놓았다. 예를 들어, 정신병 항목을 읽으면 망상, 환각, 이해할 수 없는 말과 같은 항목들을 *이탤릭체*로 표시하여 참조할 수 있도록 해두었다.

사람들은 처음부터 전문가들의 도움을 청하지 않고 숨기려는 경향이 있다. 이 책은 치료가 필요하다면 자기 문제에 스스로 대답을 찾을 수 있도록 안내하고 도움을 줄 것이다. 또한 독자가 특히 염려하는 부분에 관심을 갖고 대처할 수 있는 방법을 제시한다.

누구나 정신건강과 관련한 문제를 경험한다

해마다 거의 3명 중 1명은 정신과적인 증상으로 고통받는다. 일시적으로 경험하는 불안, 스트레스로 인한 슬픔과 같이 비교적 가벼운 증상에서부터 상당히 심각하여 고통스러운 증상에 이르기까지 그 범위 또한 넓다. 우리들 중 거의 절반가량은 심각한 정신질환을 앓고 있는 가족이나 친한 친구들이 주변에 있다. 미국은 물론 한국에서도 가장 흔한 마음의 병인 우울증은 의학적 장애를 일으키는 주요한 원인이다.

정신질환은 죽음에 이를 수도 있다. 양극성 장애 환자 5명 중 1명은 자살할 정도로 위험성이 높다. 우울증의 경우 6명 중 1명, 정신분열병의 경우에는 10명 중 1명꼴로 자살한다. 대부분의 사람들은 거의 이해하지 못하겠지만, 정신질환은 의학 분야에서 다른 어떤 질병과도 비교할 수 없을 만큼 널리 확산되고 있으며 사람들의 생명에 심각한 영향을 미친다.

과거에는 문제가 발생하면 다들 쉬쉬하면서 감추었었다. 그러나 이제는 감추는 것만이 능사가 아니라는 것쯤은 알고 있으며, 사회적으로도 그것에서 벗어나려고 노력하는 분위기가 팽배해 있다. 미국에서 존경받는 텔레비전 저널리스트인 마이크 월라스는 자신이 경험했던 심각한 우울증에 관해 이야기한 적이 있다. 배우 마곳 키더는 조증이 빈번하게 재발했으며 치료약물을 통해 회복되었다고 솔직하게 털어놓았다. 베스트셀러작가인 스티븐 킹은 알코올과 약물남용과 씨름했던 자신의 투쟁에 관해 쓴 적이 있다. 오스카상을 휩쓸고 흥행에도 성공했던 영화 〈뷰티풀 마인드〉와 〈샤인〉은 정신분열병이나 그와 유사한 정신질환을 앓았던 천재들에 관한 실화를 극화한 것이다.

1999년 미국의 연방정부 공중위생국장surgeon general은 정신건강과 정신질환에 관한 전국적인 보고서를 발행했으며 그로 인해 의사, 공중보건 종사자들, 정치가들, 일반대중 모두에게 정신과적인 질환의 증상과 치료에 관심을 갖게 하였다.

한국도 예외가 아니다. 유명 대중스타들이 자신이 한때 겪었던 우울증에 관해 말할 수 있는 분위기가 형성되었다. 자살의 원인 가운데 우울증이 차지하는 비율이 매우 높다는 사실도 잘 알려져 있다. 지금은 마음의 병을 숨기는 대신 드러내어 함께 고치는 시대이다.

정신질환의 원인은 무엇인가?

　무엇이 정신질환을 일으키는가? 그 원인에 관해서는 과학자들도 정확히는 모른다. 암과 마찬가지로 정신질환 역시 누구든 걸릴 수 있고 원인 또한 다양하다. 많은 경우 유전적인 취약성이 중요한 역할을 한다고 과학자들은 확신한다. 가까운 친척들 중에 우울증, 양극성 장애, 정신분열병, 불안, 알코올중독, 그 외의 다양한 병력을 가진 사람들이 있었다면, 당신도 그런 병에 걸릴 위험이 높다는 말이 된다. 그러나 이런 정신질환의 원인이라고 꼬집어 말할 수 있는 각 질환에 특정적인 유전자는 아직 발견되지 않고 있다. 심지어 일란성 쌍생아(유전적인 구성까지 동일한)마저도 언제나 똑같은 정신질환에 걸리지는 않는다.

　스트레스가 대부분의 정신질환에 큰 영향을 미친다는 것은 모든 사람들이 인정한다. 유전적인 취약성이 있다 할지라도, 생물학적인 측면, 정신적인 측면, 사회적인 측면 각각이 서로 보완하고 있는 균형 상태가 깨어지지 않는 한 반드시 병으로 발전하는 것은 아니다. 중요한 인간관계의 상실-이혼으로 인한 관계의 상실과 같이-은 정신건강을 위협하는 가장 심각한 스트레스 중 하나이다. 혹은 일반적으로 겪을 수 있는 범위를 벗어나는 위험을 경험하고 난 뒤에는 병이 날 수도 있다. 하지만 또 다른 경우 인간관계의 상실이나 뚜렷한 스트레스 요인이 없는데도 불구하고 경한 우울기분으로 인해 심각한 병이 발병하는 것처럼 보이기도 한다. 불과 한두 달 전까지만 하더라도 당신은 자신이 언제나 더할 나위 없이 자신감에 차 있고 행복한 사람이라고 여겼을 수도 있다. 그런데 지금은 도무지 뭐라고 설명할 수 없는 무망감(희망이 없는 느낌)을 느끼고 슬프고 혼란스럽고 의심이 많아진다. 잠을 청할 수도 집중할 수도 없다.

　과학자들은 뇌의 어떤 물리적 변화가 정신과적인 증상을 초래하는지에 대해서도 확실히 알지는 못한다. 과학자들은 뇌의 용적, 호르몬 수치, 혈류, 그 밖의 다른 생리적인 데이터들과 정신과적 증상과에 연관성에 대해 연구했지만 결론적인 해답을 찾지 못했다. 알츠하이머로 인한 치매의 경우 비정상적인 단백질이 뇌에 노인성 신경반(치매를 일으킨다고 알려져 있으며 이로 인해 뇌 신경세포의 전반적인 소실을 초래하게 함)이 생기도록 만든다는 사실은 밝혀졌다. 하지만 우울증, 정신분열병, 그 밖의 중요 정신질환의 원인에 대한 결정적인 단서는 아직도 밝혀지지 않고 있다. 정신질환을 치료하는 약물은 뇌의 특정한 분자, 그 중에서도 특히 뇌세포 사이의 정보전달과 관련된 분자들에 복잡한 영향을 미친다. 과학자들은 이런 분자들의 비정상적인 수준이 그런 병들을 야기하지 않을지 단지 추정할 따름이다. 정신과 의사들이 흔히 뇌의 화학적 전달물질 불균형을 언급하는 것도 바로 그 때문이다. 궁극적으로는 특정한 유전자가 특정한 분자와 연관된 특정한 병과 관련이 있다는 것을 밝히고, 그 사실에 의거하여 특수한 치료법을 발견해내는 것이 가능할 수도 있다. 하지만 뇌는 대단히 복잡한 장기이며 과학자들이 이 목표에 이르기에는 갈 길이 아직 멀다. 심지어 뇌보다 훨씬 단순한 것으로 간주되는 장기-췌장과 심장과 같은-들과 관련된 당뇨병, 협심증의 경우에도 획기적이고 과학적인 돌파구는 아직까지 드문 형편이다.

정신건강 문제들은 치료할 수 있다

　대부분의 정신건강 문제에는 효과적인 치료법이 존재한다. 어떤 문제들은 정신치료가 대단히 잘 듣는 편이다. 이 정신치료기법을 통해 숙련된 임상의사와 이야기를 나누는 것이 당신의 감정의 변화, 일상에서의 선택의 변화, 행동의 변화에 도움이 된다. 수십 년에 걸쳐서 우울증, 불안, 양극성 장애, 정신분열병과 같은 병을 치료하는 데 치료약물이 성공적인 치료효과를 가져다주기도 했다. 항우울제는 항생제를 제외한 다른 어떤 형태의 약물보다도 더 많이, 널리 처방되고 있다. 항우울제는 가장 효과적인 처방 중 하나며, 우울증으로 고통받는 사람들 중 적어도 2/3에 해당하는 사람들에서 항우울제 투약 후 몇 주 지나지 않아 효과를 볼 수 있다. 다른 정신질환의 사례에서도 이와 유사한 비율로 증상이 호전된다.

　그렇다면 우리의 감정과 생각과 행동이 약물치료를 통해서 호전되는 이유는 무엇일까? 대부분의 사람들은 마음은 신체나 약물의 효과와는 관계가 없다고 생각하지만 사실상 마음이라는 것은 뇌의 물리적인 기능과 떼려야 뗄 수 없는 상관성을 가지고 있다. 외부세계에 대해 생각하고 지각할 수 있는 능력, 감정을 경험할 수 있는 능력은 우리의 뇌 안에 있는 세포들의 지속적인 성장, 전기적 신경 신호전달, 분자들의 이동에 의해서 생겨난다. 우리의 기억조차 물리적으로 뇌의 세포구조 속에 '저장되는 것'이다. 몸의 다른 부위들과 마찬가지로, 뇌 역시 때로는 스트레스를 받을 수 있다. 뇌가 스트레스를 받으면 휴식을 취해야 한다. 친구와 가족의 관심과 종교적인 믿음과 또는 단순한 시간의 경과-혹은 이 모든 요소들의 복합적인 작용을 통해-로 지친 뇌는 휴식을 통해 회복될 수 있다. 다른 한편 모든 장기와 마찬가지로 뇌 또한 의학적인 치료 없이는 호전되지 않는 병에 걸릴 수도 있다.

위의 설명을 통해 우리는 자신이 경험한 많은 정서적인 고통과 걱정에 관한 의학적인 기전을 이해하고 그 기전을 통해 치료가 이루어진다는 점을 이해할 수 있다. 미국인들은 해마다 2천6백만 번 이상 정신과 의사를 찾는다. 하지만 대부분의 사람들이 처음에는 누군가의 도움을 청한다고 하더라도 일차진료 의사를 찾게 된다. 불행하게도 정신건강의 문제를 경험하는 사람들 중 절반은 전혀 치료를 받지 않는다. 일차진료 의사들은 종종 오진을 하여 그들에게 호소하는 정신과적 증상에 대한 치료를 소홀히 하게 된다.

징후 sign, 증상 symptom, 증후군 syndrome, 그리고 장애 disorder

앞으로 다루게 될 50가지 마음의 병들은 정신과적인 장해를 총망라한 것이다. 이들 항목은 의사들이 흔히 징후, 증상이라고 지칭하는 것들이 대부분이다. 증상은 가슴통증이나 슬픈 기분 등과 같이 사람들이 의사에게 직접 호소하는 불편함을 지칭한다. 징후는 고혈압이나 매우 빠른 언어 rapid speech와 같이 의사에 의해 발견된 비정상적인 소견인데 이는 환자가 알고 있을 수도 있고 모를 수도 있다.

50가지 마음의 병 중에서 몇 가지는 의사들이 증후군이라고 지칭하는 것이며, 더욱더 광범위한 범주에 속하는 것이다. 증후군은 징후와 증상을 모두 포함하는 말이다. 특히 이런 증상과 징후는 함께 일어나는 경우가 많지만 여러 다른 원인 질환에서 나타날 수 있다. 예를 들어, 폐렴은 전형적으로 기침, 호흡곤란, 고열이 나타나는 증후군이지만 이 폐렴은 여러 가지 다른 병원균에 의해 걸릴 수 있다. 이 책에서 다룬 *조증*mania과 *정신병*psychosis은 많은 증상과 징후들로 이뤄진 증후군이다. 이런 증후군의 대부분은 별개의 주제로 따로 논의할 것이다. 조증과 정신병은 여러 가지 다른 병에서도 일어날 수 있다. 조증은 양극성 장애의 경우에, 정신병은 정신분열병과 각각 연결된 것으로 흔히 간주되기는 한다. *우울증*은 징후임과 동시에 증후군(슬픔이 에너지, 잠, 식욕의 변화와 같이 나타나는 경우)으로 지칭할 수 있다.

    정신과 의사들은 광범위한 정신과적 장해를 여러 가지 특정한 장애들로 분류하여, 『정신 장애 진단 통계 편람Diagnostic and Statistical Manual of Mental Disorders: DSM』에 등재하고 있다. 이 『정신 장애 진단 통계 편람』에 기재되어 있는 어떤 장애도 실험실에서의 검사나 다른 이학적 소견만으로 진단내릴 수 있는 것은 없다. 그래서 이 『정신 장애 진단 통계 편람』은 임상경험과 임상연구결과와, 특정한 진단을 내리는 데 필요한 증상과 징후를 토대로 하여 일정한 합의를 이루어 만들어낸 것이다. 여기에 기재된 장애들 대부분은 몇 백 년은 아니더라도 몇십 년 동안 신뢰도를 인정받은 것이다. 정신과 의사들이 진단하고 치료하는 장애들을 몇 가지 주된 범주로 나누면 다음과 같다.

- 적응장애(스트레스로 인한 일시적인 정서적 반응)
- 불안장애(공포증, 공황발작, 무력하게 만드는 심한 걱정들)
- 우울증(기분, 수면, 식욕, 성욕, 에너지 수준 전반에 영향을 미치는 우울)
- 양극성 장애. 과거에는 조울병으로 알려진 장애(상승된 기분과 과잉 활동이 우울증과 번갈아 주기적으로 나타나는 것)
- 정신분열병(환각, 망상, 와해된 사고들)
- 강박증(억지로 밀려드는 생각과 반복적인 행동들)
- 외상후 스트레스장애(목숨을 위협당하는 사건 이후에 나타나는 반응)
- 인격장애(타인과의 관계에서 문제가 종종 발생할 정도로 지속적이며 극단적인 성격형태)
- 약물과 알코올장애(중독, 탐닉, 금단 증상)
- 신체 증상 호소와 신체질환에 대한 걱정(심리적인 장애를 반영한 것이다)
- 성적 장애(성적 수행장애, 원치 않는 충동과 집착)
- 자폐증, 정신지체, 과잉행동장애, 그 밖에도 어린아이들에게서 나타나는 학습장애
- 치매와 섬망(기억력 상실과 혼동, 대부분 나이든 노인들에게서 흔한 증상)

이 책을 읽으면서 염두에 두어야 할 것은 어떤 상태를 정상이라고 해야 하는지, 정상을 규정하는 범주의 다양성은 굉장히 광범위할 수 있다는 점이다. 주변에 아무도 없는데도 목소리를 듣는 것처럼 행동함으로써 외관상 장애가 있는 것처럼 보이는 사람조차도 어떤 상황에서는 정상일 수 있다. 기질, 문화적 배경, 신념, 경험, 별난 성격들의 범위는 엄청나게 폭이 넓다. 그처럼 폭넓은 다양성이 존재하지 않는다면 세상은 너무나도 지루할 것이다.

따라서 인격장애에 관한 내용을 읽으면서 당신은 수줍음, 충동성, 공감하지 못하는 능력, 과대성, 기분의 변화가 심한 점, 그리고 그 밖의 다른 특징들이 이 안에 전부 포함된다는 것을 명심해야 한다. 이와 마찬가지로 우리 모두 때로는 즐거움과 슬픔과 신경과민증을 경험하면서 살아간다. 우리 모두 스트레스에 녹초가 되기도 하고 때로는 잘못된 결정을 내리기도 한다.

이 책의 목표 중 하나는 우리가 겪게 되는 이런 많은 경험들이 어느 정도까지가 정상인지 보여주려는 것이다. 예를 들면, 단지 불같은 질투심을 느꼈다거나 성질을 폭발시켰다는 이유만으로 자가진단을 내려서는 안 된다는 것이다. 이 책의 또 다른 목표는 앞으로 거론하게 될 병들을 일단 이해하게 되면 가장 기이한 행동이 어떻게 정상적인 것처럼 보일 수 있는지를 설명해주는 데 있다.

정신과적 질환에 이용 가능한 치료법

정신건강 문제로 고통받는다면 언젠가는 전문가의 진찰을 받아야 한다. 정신건강 문제는 치료받지 않고 방치하면 더욱 악화될 수 있다. 아니면 장차 재발할 수도 있다. 오직 의사들만이 발견할 수 있는 신체적 질환이 정신 증상의 원인이 될 수도 있다. 이 책은 당신의 증상을 인식하도록 도움을 주고 그런 문제들을 의사와 상의할 수 있도록 도와줄 것이다. 치료에 사용되는 약물의 부작용과 이점에 관한 유용한 정보 또한 제공해줄 것이다. 진료시간에 쫓겨 의사가 깊이 있게 설명해주지 못할 수도 있는 그런 정보를 제공할 것이다. 어떤 경우에는 치료약물보다 정신치료가 보다 더 적합하다는 점을 알게 될 것이다.

정신과 의사는 정신질환을 평가하고 치료하는 것을 전공으로 하는 의사이다. 정신과 의사는 메디컬 닥터medical doctor로서 진료하고 처방할 수 있는 자격을 갖는다. 전문의 수련과정을 수료하였다거나 전문의 자격증을 받았다면 좀 더 전문적인 자격을 갖추게 된다. 의학적인 평가와 검사처방을 내릴 수 있고 정신질환의 증상과 징후를 평가할 수 있으며, 진단과 치료약물을 처방할 수 있다. 직접 정신치료를 수행하거나 자격 있는 정신치료자에게 의뢰할 수 있다. 만약 심각하고 만성적이고 치료가 힘든 정신병이 있다면 반드시 정신과 의사에게 진찰을 받아야 한다.

일반의들 또한 정신과적인 진단을 내릴 수 있고 정신과적인 약물을 처방할 수 있다. 하지만 그들은 정신질환과 관련해서는 정신과 의사보다는 아무래도 경험이 부족하다. 만약 당신이 가벼운 불안, 우울증, 알코올중독, 니코틴중독이 있다면 일반의들에게서도 적절한 치료를 받을 수 있다. 다만 일반의들은 정신치료를 할 수는 없다.

한국에서는 그렇지 않지만 미국의 경우에는 심리학자들과 사회복지사들은 정신치료를 할 수 있는 자격증을 딸 수 있다. 어떤 심리학자들은 박사학위 또는 심리학 박사학위를 소지하고 있는데, 의과대학을 졸업한 의사(메디컬 닥터라고 한다. medical doctor는 의과대학을 졸업하고 학위Doctor of Medicine를 갖고 있는 의사)는 아니다. 그들은 특정한 유형의 정신치료나 진단에 도움이 되는 심리검사를 수행하는 데 있어서 정신과 의사보다도 더욱 전문적일 수도 있다. 그들은 정신질환의 증상과 징후를 평가하고 진단을 내릴 수 있다. 좀 더 의학적인 조사가 필요하다면 정신과 의사들에게 의뢰할 수도 있고 혹은 약물로 효과를 볼 수 있는지를 따져보기 위해 정신과 의사에게 의뢰할 수도 있다. 사회사업가는 석사학위를 따고 정신치료를 제공하고 더욱더 일반적인 상담과 지원을 할 수 있다.

당신을 도와줄 수 있는 수많은 형태의 정신치료와 대화치료가 있다. 이 치료들은 경우에 따라 단독으로 시행했을 때에도 효과가 있기도 하고 단독으로 시행했을 때보다는 치료약물과 동시에 시행되었을 때 더 효과적인 경우도 있다. 일반적으로 가장 효과적인 정신치료의 형태는 인지행동기법 cognitive-behavioral technique을 사용한 치료로써 증상을 지속하게 하는 태도와 습관을 변화시키는 치료법이다. 이런 기법은 불안장애에는 특히 많은 도움이 된다. 위기상황에 처했을 때에는, 문제해결을 도와줄 수 있는 상담 counseling을 받을 수 있으며, 이를 통해 타인과의 관계 개선에도 도움을 받을 수 있다. 커플(부부)치료와 가족치료는 서로 사랑하고 보살피는 사람들 사이에서 일어난 문제에 초점을 맞추는 치료법이다. 재발방지치료는 중독치료에 효과가 있으며 자조(自助)그룹에 참여한 사람들을 위한 보완 치료에 도움이 된다.

역동적 정신치료psychodynamic therapy는 프로이트와 그의 후계자들의 이론에서 출발하는데, 무의식적인 동기를 탐색하여 현재의 행동과 과거의 경험을 연결시키는 치료법이다. 이 치료법은, 치료 초기에는 불안과 다른 증상을 증가시킬 수도 있으며 대부분의 심한 정신질환의 치료에는 효과적이지 않은 것으로 밝혀졌다. 하지만 증상이 심하지 않은 경증인 경우에는 당신의 동기를 규명하고 관계의 패턴을 밝힘으로써 관계를 제대로 조명하고 풍부하게 하는 데 도움이 될 수도 있다. 역동적 정신치료는 행동패턴을 변화시키고 당신을 괴롭혀왔던 오래된 사고습관을 바꾸는 데 도움이 될 수 있다.

모든 형태의 정신치료들은 기본적인 특징을 공유하고 있다. 먼저, 심리적 장해에 당신의 경험이 미치는 중요성에 대한 정보를 듣게 될 것이다. 당신을 괴롭혔던 증상을 이해한 결과, 확신과 위안을 얻게 된다. 전문가와 안전하고 신뢰 있는 관계를 형성하게 되며, 이를 통해 남들 앞에서 차마 터놓고 이야기하지 못했던 것들을 말할 수 있게 된다. 당신의 문제점들을 어떻게 이해하고 해결할 것인지 지침을 얻을 수 있다. 긍정적인 조치방법을 찾게 되어 기분이 한결 좋아질 것이다.

당신은 부모, 가장 친한 친구나 종교적인 지도자들과 더불어 이런 문제들을 깊이 상의할 수도 있다. 하지만 정신건강 전문가들은 정신과적인 증상과 해결방법에 대해 훨씬 더 경험이 많으며, 따라서 좀 더 자세한 정보를 제공하고 해결책을 제시한다. 또한 정신과 의사들은 당신 문제를 더 신선하고 객관적인 눈으로 볼 수 있다.

정신질환에는 여러 가지 형태의 치료약물이 있다. 이런 약물은 종종 향정신성 약물이라고 불린다. 기분이 좋아지기 위해 정신과적인 약물을 사용할 필요는 없을 것이다. 치료약물을 사용할지 안 할지는 당신이 가진 문제의 유형과 증상의 심각도에 달렸으며, 이 약물을 사용하지 않는다면, 대신에 정신치료에 시간과 에너지를 투자하고자 하는 당신의 의지에 달린 것이다. 정신과에서 사용되는 치료약물은 대개는 심장병이나 당뇨병에서 사용되어지는 약물들보다 안전하며 최소한 유사한 비율의 치료 효과가 있다. 치료약물이 당신의 생각을 통제하거나 인격을 변화시키지는 않는다. 이 약물은 오히려 당신이 분명하게 생각할 수 있는 능력을 회복시켜주고 원래 자신의 모습을 느낄 수 있는 능력을 가져다준다.

이 책에서는 치료약물과 그로 인한 잠재적인 부작용을 상세히 기술해두었다. 특히 *우울증, 불안, 정신병, 조증, 과잉행동장애, 기억상실, 수면장애, 신체 증상 호소와 통증*의 장 뒤에는 투약에 따를 수 있는 부작용을 상세히 기술해두었다.

정보의 출처에 관한 노트

다음에 나올 각 장에는 정신질환들의 유병률을 나타내는 특정한 수치들, 다양한 치료에 대한 반응비율, 그 밖의 데이터들이 제시되어 있다. 이런 수치들은 리서치로부터 가져온 것이며 대부분의 정신과 교과서에서 쉽사리 찾을 수 있는 것들이다. 지역사회에서 정신질환의 유병률에 관해 우리가 알고 있는 많은 정보들은 1980년대의 지역역학(疫學)연구 Epidemiological Catchment Area Study와 1990년대의 미국 공존질환연구 National Comorbidity Survey에서 참조한 것이다.

감수 서문
이 책을 읽는 독자에게

김문두 교수

　우리가 살아가는 이 세상에는 많은 신호들이 있다. 길가에 있는 신호에서부터 사람의 죽음을 알리는 심전도와 같은 기계의 신호까지 우리는 숱한 신호들 속에서 살아가고 있다. 심지어는 우리 이 일상의 공간에는 눈에 보이지 않는 수많은 신호들로 가득 차 있다고 해도 과언이 아니다. 이 많은 신호는 과연 모두가 의미가 있는 것일까 하는 의문도 있지만 대부분의 신호는 많은 의미를 전달하고자 한다. 다만 우리가 어떤 신호에 마음을 집중하고 살아가는가, 어떤 신호에 의미를 부여하는가에 따라서 그 중요성을 가질 뿐이다. 즉, 우리가 필요한 신호들을 선택적으로 받아들이게 된다는 것이다.
　우리의 몸과 마음도 이와 같아서 수많은 신호를 쉴 새 없이 보낸다. 이 신호들은 우리가 의식할 수 있기도 하고 의식하지 못하기도 한다. 기침, 콧물 등은 감기바이러스에 걸렸다는 신체의 신호이며, 무서운 상황에 처할 때 머리가 곤추서고 소름이 돋는 것도 곧 무서운 상황이 생길 것이니 몸과 마음을 조심하라는 신호이다.
　신체에서 오는 신호에 대해서는 이제 많은 사람들이 관심을 가지고 있어 조금의 이상한 신호라도 오면 미리 병원을 찾아가 몸에 큰 문제가 없는지를 잘 살펴보게 된다. 하지만 우리의 마음에서 오는 신호는 의식할 수 없는 부분들이 많아서 내 마음에 어떤 위기가 닥칠지에 대해서 미리 알려주는 신호를 의식하지 못하는 수도 많다.
　옛말에 열 길 물속은 알아도 한 길 사람 속은 모른다는 말이 있다. 이와 같이 우리 마음은 아무리 알아내려고 해도 알 수 없는 부분들이 많아서 프로이드는 이를 무의식이라고 지칭하였고, 이 무의식의 내용은 우리가 아무리 집중을 해도 알 수가 없다고 하였다. 우리 마음에서 어떤 위기가 일어날 때 무의식에서는 이를 해결하려고 노력을 하게 된다. 무의식에서 해결되지 못하면 우리의 의식에서 알 수 있는 신호를 미리 보내게 된다. 이렇게 신호를 보내는 이유도 무의식에서 해결되지 않으니 의식적인 상태에서 미리 조심을 하고 해결하라는 신호이다.

이렇게 마음에서 보내는 신호는 여러 가지 마음의 문제를 나타내게 된다. 이 마음의 문제는 심각한 정신병일 수도 있고, 그저 일상의 스트레스에 대한 반응을 수도 있다. 이 책에서는 우리 마음에서 오는 신호들이 의미하는 것이 무엇인지를 구체적인 사례를 들어가며 설명하고 있다.

이 책을 읽어가면서 독자들이 반드시 알고 있어야 할 것이 있다.

첫 번째, 이 책을 읽어가다 보면 대부분의 사람들은 "나도 이런 적이 있는데 혹시 이런 정신질환은 아닐까" 하는 생각들을 하게 될 것이다. 대부분의 정상적인 사람들도 이 책에 기술되어 있는 신호들, 또는 증상들을 일생에 걸쳐 한두 번씩은 겪을 수 있으므로 반드시 그 질병에 걸린 것은 아니다. 만약 여기에 기술되어 있는 신호나 증상들 때문에 사회생활에 문제가 생길 정도라면 반드시 정신과 의사와 같은 전문가의 자문을 받아보아야만 한다.

두 번째, 본문의 내용 중에는 한국의 현실과는 다른 부분들이 있다. 예를 들면, 어떤 질병이 미국에서 얼마나 많은가 하는 내용인데, 한국에서는 대부분의 경우 이 책에 기술되어 있는 수치와는 다른 경우가 많다.

세 번째, 정신질환체계도 다른데, 미국의 경우에는 정신과 의사 이외에 다른 특별한 수년간의 수련과정을 거쳐서 심리학자나 사회복지사 등이 정신치료를 시행할 수 있도록 하고 있는데 우리나라의 경우에는 이런 제도 자체가 없고 정신질환의 치료는 정신과 의사에게만 허용하고 있다.

네 번째, 미국의 전체 진료체계는 바로 정신과 의사에게 가지 않고 가정 주치의에게 먼저 진료를 보고 가정 주치의가 정신과 의사에게 자문하는 형식으로 되어 있다는 것을 알고 있으면 이 책을 이해하는 데 도움이 될 것이다. 우리나라의 경우에는 가정주치의 제도가 아직 시행되고 있지도 않고, 정신과 의사에게 바로 진료를 볼 수 있다.

다섯 번째, 본문에 기술된 약물의 경우에는 먼저 일반명(성분명)을 쓰고 괄호 안에는 상품명(같 성분의 약이라도 만들어내는 제약회사에 따라 약의 이름이 다르다)을 썼는데, 일반명으로 약국이나 의사에게 문의를 하면 대부분 우리나라에서도 잘 알고, 대부분의 경우에는 국내에서도 사용이 가능하다. 상품명은 제약회사마다 다르므로 우리나라에서 잘 모르는 경우도 있다. 따라서 문의를 하려면 일반명으로 문의를 하여야만 의사나 약사와 의사소통이 가능한 경우가 있다.

이 책을 유용하게 사용하려면 의문이 있는 부분은 전문가에게 그 부분을 다시 한 번 확인하는 것이 중요하며, 어떤 신호라도 빨리 발견할 수 있다면 설령 우리의 마음에 큰 문제가 있다고 하더라도 치료가 더 용이하므로 이 책의 장점은 이 신호를 빨리 발견하는 데 있다.

Mental Signs

01

Anger
분노

자기 요구의 실현을 부정하거나 저지하는 것에
저항한 결과 생기는 정서

앞에서 달리던 자동차가 직진 신호임에도 불구하고 인도 쪽으로 빠져나가려고 속력을 줄이면서 꾸물거린다.
"생각이 있는 거야, 없는 거야?!"
앞차는 깜빡이 신호조차 하지 않는다. 경적을 울리며 추월하려 하지만, 앞차가 인도 쪽으로 충분히 빠져나가지 않은 채 알짱거리고 있으므로 그러기에도 애매한 공간이다. 그러는 와중에 앞 차의 조수석 문이 열리더니 어떤 여자가 내린다. 그녀는 차에 기댄 채 신호가 빨간불로 바뀔 때까지 운전자와 한참동안 수다를 떨어댄다.
당신의 시야도 빨갛게 변할 것만 같다. 경적을 냅다 더 크게 울렸다. 경적을 울리는 것만으로 성에 차지 않아 한마디 해줘야 분이 풀릴 것 같아서 차창을 내렸다. 그 순간 저 앞에서 당신 쪽으로 다가오고 있는 경찰차를 보고는 그만둘 수밖에 없었다.
회의시간 거의 30분이나 지나서야 사무실에 도착한다. 황급히 사무실로 들어가면서 회의서류를 책상 위에 내동댕이친다. 하마터면 비서의 커피를 쏟을 뻔 했다.
"점심시간 전까지 타이핑해놔욧!" 하고 버럭 소리를 지른다.

분노 스스로 억제할 수 있다

인간의 가장 기본적인 감정 중 하나가 분노이다. 위협당하거나, 피해를 입었거나, 훼방을 당했거나, 배신당했거나 결례를 당했을 때 우리의 몸은 자동적으로 투쟁 혹은 도피fight or flight 반응을 준비하기 시작한다. 심장박동수가 증가하고 입안이 바짝바짝 마르고 동공은 수축된다. 호흡은 가빠지고 목소리는 점점 커진다. 온몸이 긴장 상태로 돌입한다. 분노는 시간이 흐를수록 더욱 격렬해지며 타인에게 전염되는 경향이 있다. 남들과 대화하는 도중에 화가 치민다면, 우리는 상대방과 서로 점점 더 목청을 높이다가 마침내 분노가 폭발하여 다투게 될 가능성이 높다.

비록 분노가 본능적인 반응에 속하기는 하지만, 분노를 나타내는 정도는 자신의 고정된 사고방식에 따라 다르다. 우리가 사회 전반에 적대적인 시각을 가지고 있다면, 남들 같으면 별다른 반응을 보이지 않을 상황에도 위험을 감지하고 자신을 보호하려는 태도를 취할 가능성이 높다. 이럴 경우 성급한 결단을 내리거나, 다른 사람들의 의도를 오해할 가능성 또한 높다. 그와는 반대로, 또 너무 쉽게 자세를 낮추게 되어서 남들에게 쉽사리 이용당할 수도 있다.

분노 역시 다른 모든 감정들과 마찬가지로 품행, 태도, 감정적 반응이라는 세 가지 요소가 서로 강력한 영향을 미친다. 실제로 긴장하거나 불쾌한 생각을 하면, 긴장하지 않고 비교적 긍정적인 생각을 하고 있을 때에 비해 화를 낼 가능성이 매우 높아진다. 분노로 전환되기 쉬운 이런 감정 상태를 정신의학자들은 과민함irritability이라고 지칭한다.

정신의학자들은 분노를 다루기 위해 우리가 사용하는 방어적인 혹은 잠재의식적인 방법들을 찾아냈다. 사람들은 분노를 억압할 수 있다(repression은 '억압'이라고 번역되는 정신분석용어로, 스스로 억제를 하는 것이 아니라 무의식에서 이루어진다.-역주). 몇몇 정신치료자들은 우리 안에 억압되어 있는 분노가 우울증의 한 형태로 표현된다고 믿는다. 하지만 분노와 같은 공격적인 에너지는 좋은 방향으로 사용할 수 있다. 예를 들자면, 정치적 탄압에 맞서 싸우는 데 분노의 에너지를 사용함으로써 분노를 승화시킬 수 있다. 혹은 말을 하지 않는다든가, 중요한 일을 미뤄두고 질질 끈다든가 하면서 자기 분노를 수동적으로 표현할 수도 있다. 또는 자기 분노를 노골적으로 표현하되 좀 만만한 상대에게 전치시킬 수도 있다. 예를 들어, 직장상사에게 창피를 당했다면 우리는 만만한 아내에게 소리를 지를 수 있다. 그렇게 해서 화를 내게 되었다면, 술에 취해서 제정신이 아니었다는 식으로 합리화하고 주장하는 것이 가장 흔한 방식이기도 하다. 우리는 또한 상대방이 나에게 공격적이라고 비난하면서 자신의 분노를 거꾸로 상대에게 투사할 수도 있다. 우리 모두 이러한 방어기제들 중 하나를 이용한다.

분노조절이 되지 않는다?

정신의학자들이 분노에 관심을 갖는 이유는 분노가 폭력과 적개심을 갖도록 유도할 뿐만 아니라, 또한 여러 가지 정신과적 질환의 임상 양상 중의 하나일 수 있기 때문이다. 만약 자신이 평소에는 화를 잘 내지 않은 성격인데도 불구하고 쉽게 흥분하거나 쉽게 짜증스러워진다면, 스트레스에 의한 증상일 가능성이 있다. 분노, 신경과민, 슬픔 등은 스트레스의 전형적인 증상이며, 종종 여러 증상이 동시에 나타나기도 한다. 예를 들어, 재정적인 난관에 봉착했을 경우, 우리는 귀갓길에 눈물이 북받쳐 오른다. 집에 도착해서는 자녀들에게 큰소리로 쏘아붙이고, 잠자리에서는 걱정으로 뒤척이는 자기 모습을 쉽게 상상할 수 있을 것이다. 분노는 사랑하는 사람들의 느닷없는 죽음에 대한 반응이거나, 심각한 질병으로 진단받게 되데 대한 반응일 경우가 종종 있다(《슬픔》 참조). 정신적인 외상을 형성할 만한 자극적인 경험을 하게 되면, 매우 과민하고 과잉반응을 보이는 경향성이 높게 되며 분노에 찬 고함을 마구 내지르는 자신과 종종 대면할 수 있다 *외상후 스트레스장애* posttraumatic stress disorder: PTSD에 걸렸다면 과도하게 흥분하게 되는 상황을 의도적으로 피하기도 한다.

분노와 과민함은 슬픔이나 감정적으로 자신이 연약함을 드러내는 것을 특히 탐탁지 않게 여기는 사람들에게서는 임상적인 우울증의 징후로 볼 수 있다. 분노는 또한 *조증*의 증상일 수도 있다. 이 경우에는 본인이 얼마나 똑똑하며 중요한 존재인지 사람들이 알아주지 못하거나, 자기를 병원에 보내버림으로써 자신을 방해하고 구속하려고 할 때 그런 분노가 폭발할 수도 있다.

분노는 여러 가지 인격장애에 나타나는 전형적인 증상이다. *편집성* 인격장애 환자는 주변의 모든 사람들을 잠재적인 적으로 간주하기 시작한다. 쉽게 공격적인 태도를 취하며 공격적인 방식으로 반응한다. 편집성 인격장애와 자기애(《과대성》 참조)적 인격장애가 있다면, 주변의 모든 사람들에 비해 자신이 훨씬 우월하다고 생각하며, 자신의 잠재능력을 완벽하게 이끌어내지 못하는 것을 남의 탓으로 돌린다. 특정 인물이나 불특정 다수에게 자기 분노를 터뜨리게 된다. 직장에서 해고되면 이것을 이민자들이 국내 노동시장과 직업시장에 유입된 탓이라고 비난하는 것 등이 그런 사례에 해당한다.

만약 경계선 인격장애(《자존심 장애》 참조)에 시달린다면, 깨어있는 시간의 대부분을 분노에 차서 보내게 된다. 다른 사람들이 감정적으로 상처를 주거나 배신하거나 자신을 저버렸다는 느낌이 들 때 남들에게 분노를 표출한다. 스스로가 창피당했다고 느끼거나 무가치하다고 느껴질 때 자신에게 분노를 느끼는 경우도 있다. 이럴 경우 주로 *자살*이나 *자해*의 형태로 나타나게 된다. 수동공격성 인격에서는 때때로 다른 사람들을 기분 나쁘게 하기 위해 자해하는 경우도 있다.

분노는 *반사회적* 인격장애의 핵심이자 특징인 것처럼 보인다. 만약 반사회적 경향이 있다면 사회적 규칙과 타인의 권리를 침범하며 그럴 만한 충분한 권한이 자신에게 있다고 생각하는 경우가 많다. 하고 싶은 대로 하지 못하면 쉽사리 흥분하고, 종종 주변 사람들을 위협하기 위해 분노를 표출하곤 한다. 가정폭력(《질투》 참조)과 자신과 관련이 없는 사람들에게 가해지는 폭력

사건의 대부분은 반사회적 인격장애가 있는 사람들이 저지른다.

평소에는 화를 잘 내지 않는 사람이라 할지라도, 술에 취하게 되면 화를 내기 쉬운 상태가 된다. 코카인과 암페타민(중추신경계와 교감신경계를 자극하는 흥분제. 예를 들자면, 알코올)은 과민함을 증가시키고 이성을 마비시킨다. 술에 취하게 되면, 훨씬 도발적으로 변하여 자기감정과 생각을 여과 없이 그대로 드러내게 된다. 만일 평소에도 쉽사리 화를 내는 성격인 사람이 취하거나 격분 상태에 빠져든다면, 억제되어 있던 최악의 모습을 드러낼 위험성이 상대적으로 더욱 크다.

증오는 분노의 만성적 형태다. 증오 그 자체로는 정신과적인 이상 징후로 볼 수는 없지만 사회학자, 정신과 의사, 종교계의 권위자들 역시 증오가 건강에 좋지 않다는 점에는 하나같이 동의한다. 지속적인 증오는 분노의 감정을 해결하기 위한 건강한 전략을 세우는 데 실패했음을 뜻한다. 증오는 종종 편견-어떤 사람이 단지 특정 그룹에 속해 있다는 이유만으로 싫어하는 태도-을 불러일으키곤 한다. 편견은 잘못된 생각과 태도에서 기인하는데, 주로 일반화, 일방적 의미부여, 원한 또는 분노, 편견에 반대되는 증거를 고려하지 않으려는 억지에서 비롯된다. 어쨌든 모든 사람이 편견을 가질 위험이 있다는 사실만큼은 부정하기 힘든 것처럼 보인다.

✚ 분노에 대처하는 방법

분노에 자주 시달린다면 일종의 정신치료요법인 분노조절치료를 통해 도움을 받을 수 있다. 분노조절치료법은 타인은 전혀 그럴 의도가 없었는데도 본인 스스로 그들에게서 적대감을 느끼는 경향이 있으며, 그로 인해 자신의 분노와 폭력적인 경향에 대해서는 대수롭잖게 여기는 자신의 성향을 식별해준다. 따라서 분노의 촉발인자를 알아냄으로써 자동적으로 분노로 반응하지 않고 이를 피하거나 분노를 삭일 수 있도록 해주는 치료법이다. 과민함과 긴장감을 줄이기 위해 이완요법을(《불안》 참조) 배운다. 분노에 대처하는 방법을 배우고 함께 살면서 어쩔 수 없이 받게 되는 스트레스의 강도를 낮추는 방법과 다른 사람들을 위협하지 않으면서도 자기주장을 내세울 수 있는 방법을 배울 수 있다. 무엇보다도 자기감정을 조절할 수 있다는 자신감을 얻을 수 있다. 물론 종종 흥분할 수도 있지만 이전보다 훨씬 쉽게 마음의 평정을 되찾을 수 있을 것이다.

✚ 당신 곁에 분노조절에 어려움을 겪고 있는 이가 있다면

만일 분노조절이 힘든 사람이 주변에 있다면 치료를 권할 필요가 있다. 쉽사리 화를 내는 사람에게는 그들 본인에게 문제가 있다는 사실을 암시하는 것이 두려울 수도 있다. 그럴 경우 상대방에게만 문제가 있다고 생각되더라도 함께 치료받자고 권하는 편이 좋다. 아끼고 사랑하는 사람이 매우 과민한 상태라면, 침착과 평정을 되찾을 수 있도록 충분한 시간과 사적인 공간을 마련해주는 것이 좋다. 상대가 흥분했다는 사실을 지적하거나 소리를 질러 상태를 악화시키는 것은 현명하지 못한 태도이다. 오히려 당신은 분노를 충분히 조절할 수 있는 능력이 있음을 믿고 있다는 식의 신뢰를 표시하는 편이 낫다. 당신과 상대방 둘 다 화를 내게 되면 상황은 더욱 악화될 뿐이다.

다른 한편 분노와 협박, 학대 등은 결코 참고 견뎌야 할 것이 아니다. 다만 상대가 침착함을 되찾았을 때 이 문제에 관한 당신의 의사를 확실히 표명해야 한다. 만약 그런 의사표시를 했을 때 신변안전이 걱정될 정도라면, 가족이나 친구 혹은 긴급전화 등에 도움을 요청할 수 있도록 미리 준비한 뒤 상대와 맞서는 것이 좋다.

02

Antisocial Behavior
반사회적 행동

사회적 표준에 순응하지 않는,
만성적인 형태의 무책임한 행동

"세상에, 어째 도움되는 녀석이 한 명도 없냐?"
당신은 3년간의 감옥생활을 마치고 오늘 출소했다. 그런데 아무도 당신을 데리러 오지 않았다. 어쩌라는 거야? 걸어서 가라고?
주위를 둘러보자 잠들어 있는 거지 앞에 놓인 동냥깡통에 담긴 푼돈이 눈에 들어왔다. 저 주정뱅이가 자기 밥줄도 지키지 않겠다는데, 훔치면 뭐 어때? 가져가라고 사정하는 거나 마찬가지잖아, 누가 거지 아니랄까봐.
당신은 그 돈으로 끼니를 대충 때우고, 지하철로 걸음을 옮겼다. 충분한 돈이 수중에 남아 있었지만 표를 사는 대신 그냥 개찰구를 넘어가기로 했다. 그러나 당신은 허리를 숙이고 눈에 띄지 않게 곧장 도망쳐야만 했다.
저쪽 구석에 경찰이 서 있었기 때문이다.

왜 반사회적 행동을 하게 되는 걸까?

살다보면 규칙을 지켜야 할 필요성을 전혀 느끼지 못하는 사람들과 종종 마주치고는 한다. 그들은 상대에 대한 고려는 눈곱만큼도 하지 않은 채 자기 욕구를 충족시키기 위해 태연하게 거짓말, 사기, 도둑질, 강간, 심지어 폭력마저 휘두르곤 한다. 정신의학자들은 이러한 행동을 반사회적 행동이라 부른다(다른 이름으론 비사회적dissocial, 사회병질적sociopathic, 혹은 정신병질적psychopathic 행동이라 불린다). 사람들은 종종 비사회성asocial행동과 반사회적 행동을 혼동하는데, 비사회성 행동이란 부끄러움 혹은 사회에 대한 무관심으로 인해 사회적 행동을 아예 *회피*하려는 태도를 의미한다.

반사회적 행동을 취하는 데에는 다양한 이유가 있으며 정신질환과는 아무런 상관이 없는 경우가 많다. 반사회적인 행동의 예를 들자면, 돈이 없어서 배고파하는 아이들을 위해 음식을 훔치거나, 좋아하는 밴드의 공연을 보려고 나이를 속인다. 혹은 다른 아이들이 자신을 만만하게 볼까봐 일부러 깡패들에게 싸움을 건다. 세금을 덜 내고자 수입을 속여서 보고하는 행위 등도 이에 속한다. 이러한 행동들은 하나같이 반사회적인 행동들이며 상황에 따라서는 윤리적인 차원을 벗어나 아예 범죄로 규정될 가능성도 있는 행동들이다. 그러나 이러한 행동들은 일단 어느 정도 이해할 수 있는 수준이기 때문에 각각의 행동들을 따로따로 봤을 때 딱히 심리적인 문제라고는 보지 않는다.

반면, 반사회적인 인격장애를 안고 있는 사람들의 경우는 이야기가 달라진다. 그들은 최후의 수단으로서가 아니라 가능하기만 하면 언제든지 반사회적 행동을 취한다. 반사회적 인격을 가지고 있는 사람들에게 규칙과 법률은 어기기 위해 존재하는 것이다. 그들은 10대 혹은 그 이전에 부모나 교사 또는 경찰과 잦은 마찰을 빚은 경험이 있다. 어른이 되어서도 벌금, 체포, 혹은 투옥당할 확률이 점점 커지며, 적발이 쉽지 않은 부정한 사업에 손을 댈 위험성이 점점 높아진다.

범죄활동 이외에도 반사회적 인격을 가진 사람들은 기본적으로 앞뒤를 헤아리지 않으며 **충동적이다**. 그들은 친구들에게 음주운전을 강요하거나 아기를 돌보겠다고 약속하고서는 완전히 방치해버린다. 깊은 생각은 아예 없으면서 돈을 빌리기도 한다. 무슨 일이든지 쉽게 질리며, 결과는 고려하지도 않은 채 일단 저질러놓고 본다. 행여 좋지 않은 일이 생기면 다른 사람들 탓을 하거나 자기변명을 하기에 바쁘다. 기회만 찾아온다면 자기도 성공할 수 있다고 끊임없이 주장하기도 한다.

과학자들은 미국 남성 100명 중 3명, 미국 여성 100명 중 1명이 대략 반사회적 인격장애를 가지고 있다고 추정한다. 예상했던 대로 감옥에 수감되어 있는 죄수들 가운데에는 꽤나 높은 확률인 3/4이 반사회적 인격장애를 가지고 있다.

특별히 위험한 반사회적 성향을 지칭하는 말
: 사이코패스 psychopathy

수십 년 동안, 과학자들은 반사회적 행동을 취하는 사람들의 위험성을 강조하기 위해 사이코패스라는 단어를 사용하곤 했다. 대중매체는 특히 무자비하고 일견 실성한 것처럼 보이는 범죄자들을 가리키는 데 이 용어를 사용했지만, 정신의학자들은 단어 자체의 모호함과 사회적 낙인을 줄 수 있다는 것으로 인해 이 단어를 사용하지 않았다. 그럼에도 불구하고 얼음장처럼 차갑고 다른 사람들과 주변 환경을 조작하고 조정하는 데 능하며, 자기제어 능력이 없는 반사회적 성향을 지닌 환자들을 지칭하기 위해서 결국 사이코패스라는 단어를 쓰고 있는 실정이다.

사이코패스는 대화를 유창하게 이끌어내는 동시에 첫눈에 상대의 호감이나 동정을 얻기 위한 방법을 직관적으로 알아내는 능력을 지니고 있는 경우가 많다. 그들은 자신의 감정을 가장하고 다른 사람들의 감정을 조종하는

데 능숙하다. 사람들은 이러한 사이코패스를 처음에는 진솔하고 매력적인 사람이라고 믿는다. 반면, 어떤 사람이 자신에게 방해가 된다면, 그들은 태도가 급변하여 쉽게 분노하거나 상대에게 보복하게 된다. 스스로를 세상의 중심이라고 여기며, 원하는 것은 뭐든지 해도 된다고 생각하기 때문에 사람들이 방해를 한다면 적절한 제재를 가해주는 것이 당연하다고 생각한다. 또한 애인에게 폭력을 휘두르거나, 가족의 재산을 훔치거나 낯선 사람을 속이더라도 아무런 양심의 가책을 느끼지 못한다. 사람들은 그들을 다혈질에 냉혈한이라고 생각한다.

비양심적이거나 교활하거나 그 이외에도 사이코패스의 전형적인 성향을 가지고 있지 않더라도 생각보다 많은 사람들이 반사회적인 행동을 하거나 아예 반사회적 인격장애를 가지고 있는 경우가 많다. 반면에 남을 속아 넘기거나 다른 사람의 감정을 조종하는 데 능숙한 사람이라 할지라도 반사회적 행동의 범주에 들어가지 않는 사람들도 많다. 그러나 만일 감정과 행동 모두에서 사이코패스 성향이 드러난다면 굉장히 위험할 가능성이 높다. 사이코패스 인격장애를 가진 범죄자들은 그렇지 않은 범죄자들보다 폭력을 저지르거나, 낯선 사람을 공격하거나, 총기를 사용하거나, 다른 범죄를 저지를 확률이 더 높다는 많은 연구결과가 있다.

수감자 중 최소 1/10이 정신병질적 인격장애를 가지고 있다. 그러나 아무도 사회에서 활동하고 있는 사이코패스의 성향을 가지고 있는 사람들의 숫자를 정확히 알 수는 없다. 그들이 타인을 속이거나 조종하는 데 능숙하기 때문이다. 심지어 몇몇은 사기나 성폭력을 범하고 도피 중에 유유히 체포망을 피하곤 한다. 정신병질적 인격장애는 깡패, 조직범죄, 불법 사업, 내전, 테러, 스파이 활동 같은 폭력이나 부정부패, 그리고 착취가 성행하는 환경에서 발생하기 쉽다.

타인에게 고의적인 피해를 가하는 성향
: 사디즘 sadism

    정신의학자들은 다른 사람들에게 고통을 주거나 공포 혹은 굴욕을 유발하는 것에 즐거움을 느끼는 성격을 묘사할 때 사디즘이라는 단어를 사용한다. 사디즘의 경향을 띠고 있다면, 다른 사람을 지배할 때 강한 만족감을 느낀다. 어릴 때는 동물을 고문하거나, 불을 지르거나 다른 아이들을 괴롭히다가, 어른이 되면 배우자와 아이들을 학대하거나 공공연하게 다른 사람들을 비난하거나 훈육하거나 조절할 수 있는 직장을 선호하곤 한다. 혹은 다른 사람을 조종하고 싶다는 욕구를 만족시키기 위해 성희롱이나 성적 취향을 강요하거나 강제행위에서 성적 흥분을 느끼기도 한다.

    연쇄강간범이나 연쇄살인범은 대부분 성적으로 사디즘적 경향을 띠는 경우가 많다. 성적 사디즘의 경우, 실제로 범죄로 옮기기 전에 몇 년이고 원하지 않는 상대에게 섹스를 강요하는 공상(空想)에 시달린다. 공포영화나 피해자들의 공포와 고통을 구체적으로 묘사하는 잡지를 즐기며, 실제로 사람들을 습격하기 전에 동물에게 고문을 가하는 등의 연습을 할 수도 있다. 상대방의 고통이 없거나 강요로 성행위를 하는 것이 아니라면 성적인 흥분을 느끼지 못할 수 있다. 연쇄살인을 저지른 범죄자의 경우 대부분 피해자를 고문하는 것을 즐긴다. 종종 시간(屍姦, 시체와 성행위를 하는 것)을 하거나 피해자의 공포에 질린 표정이나 훼손된 몸을 생각하면서 자위를 하기도 한다.

    많은 사람들은 실제로 정복감, 굴욕감, 가죽옷, 또는 다른 소도구들을 이용한 성적 공상이나 성적 역할극을 즐긴다. 그러나 사이코패스가 아니라면 이런 행위들은 상대와 동의하에 이루어지기 마련이다. 성적 사디즘은 역할극에는 관심이 없다. 진정한 공포, 고통, 무력감, 상대방의 상처나 손상이 아니고서는 만족하지 않는다. 성적 사디즘은 정신병질적 인격 성향과 고통과 정복감으로 얼룩진 *성적 집착*의 혼합물이다.

반사회적 성향의 형성과정

반사회적 행동은 전반적으로 사회에 해를 입히며 그 대가가 크다. 누구라도 이 현상의 발병 원인과 방지책을 알고 싶어 할 것이다. 그러나 불행하게도 수많은 이론이 있지만 실질적인 대답은 그다지 많지 않다. 가장 근본적인 질문이라고도 할 수 있는 반사회적 인격장애의 발생 원인에 대한 연구조차 불확실한 현실이다. 과학자들은 반사회적 인격장애가 혈연관계와 연관이 있다는 사실을 밝혀냈다. 일란성 쌍생아의 경우 한 쪽이 인격장애가 있을 경우 나머지 한 쪽도 똑같이 인격장애를 경험할 확률이 절반 이상인 것으로 드러났다. 인격장애가 없는 가족에 비해 일촌 이내에 인격장애 환자가 있었던 가족의 경우, 약 5배 정도 인격장애가 발생할 확률이 높은 것으로 밝혀졌다. 많은 과학자들은 **충동**이나 **분노**, 자극에 대한 갈망, 다른 사람과의 정서적인 관계 형성의 어려움 등과 같은 반사회적 성향에 유전적인 소인이 있다고 본다(즉, 반사회적 인격장애 전체에 유전적인 소인이 있다기보다는). 아이의 경우 어린 나이부터 부모를 자극하여 더 강한 처벌을 받게 되거나 아예 부모를 굴복시켜버리는 반항적 기질을 띄곤 한다. 치료자들은 나중에 드러난 아이의 장애를 부모 탓으로 돌리기도 하지만 아이의 반사회적 성향은 부모가 아이를 잘못 키워서 생기는 결과가 아니라 부모가 아이를 그렇게 다루게 되는 원인인 경우가 흔하다.

아이의 성장발달에 있어서 유전적 요인과 환경적 요인을 서로 분리해서 생각하기 매우 힘들다. 반사회적 성향을 지닌 부모는 아이가 반사회적 유전자를 가지고 있지 않더라도 아이에게 다른 사람들의 권리를 존중하는 법을 가르치기 힘들다. 아동기에 가해지는 신체적 학대나 아동을 방치하는 것은 그 아이가 성인이 되어 반사회적 인격장애로 발전하는 요인이 된다. 학대받거나 방치 상태로 자라난 이미 반사회적 성향에 관한 생물학적이나 유전적인 소인을 가지고 있는 아이는 주변을 적대적으로 파악하고 감정이 예측불가능하며, 처벌이 마구잡이로 이루어진다고 생각하며, 폭력과 거짓말이야말로 살아남기 위한 도구라고 생각하게 된다. 반사회적 인격장애는 불우한 가정, 그중에서도 부모의 역할을 잘 하지 못하는 가정에서 많이 발생하는 것으로 알려져 있다. 이는 유전적 요소보다는 주변 환경(영양부족, 학업 중퇴, 성공기회의 부재, 그 아이가 살고 있는 지역에서 벌어지는 범죄들을 보고 배우는 것 등)의 영향을 더 많이 받고 있음을 의미한다.

반사회적 인격장애는 어렸을 때부터 나타날 수 있다. 아동기에는 적대적 반항장애로 진단받기도 한다. 학교와 집에서 부탁받은 일을 하길 거절하며 하고 싶은 일을 하지 못하게 되면 쉽사리 흥분하여 절대로 설득이 되지 않을 정도로 화를 내곤 한다(분노발작). 하루는 아이스크림을 요구하다가 바로 그 다음날에는 아이스크림이 싫다고 화를 내는 등 매사에 불만을 표한다. 참을성이 없고 다른 아이들의 마음을 이해하지 못한다(모든 아이들은 어느 정도 자기중심적이긴 하지만 결국엔 대부분 서로 어울리며 장난감과 어른들의 애정을 나누어 가진다). 그저 다른 아이들의 감정을 상하게 하거나 자기주장을 하기 위해 다른 사람들의 요구나 규칙을 어기곤 한다. 예를 들어, 만약 아버지가 저녁을 먹기 위해 식탁에 앉으라고 하면 배가 고파서 여태까지 저녁시간을 기다리고 있었다 하더라도 반사적으로 식탁 앞에서 뛰쳐나가곤 한다. 부모와 선생님들은 아이와 상호작용하는 것을 힘겨워하게 된다. 부모와 교사들은 좌절하게 되고 임의로 아이의 요구를 받아들이거나 불필요한 제한을 하게 된다. 한마디로 문제아가 되는 것이다.

많은 아이들은 철이 들면서 이러한 행동을 그만둔다. 그러나 초등학교 시기가 거의 끝나갈 무렵이면 몇몇 아이들은 성인에서의 반사회적 인격장애와 같은 질병이라고 판단되는 행실장애 징후를 보이곤 한다. 행실장애가 있으면 끊임없이 타인의 권리를 침범한다. 학교에서는 싸움을 걸고, 다른 아이들을 괴롭히고, 수업을 빠지고, 화장실에서 담배를 피우고, 시험을 볼 때 부정행위를 하곤 한다. 집에서는 부모의 권위에 도전하며 형제들과 끊임없이 다툰다. 여가시간에 동물을 학대하고, 불을 지르며, 약물과 술에 손을 대고, 경범죄를 저지르고 성희롱을 하며 다른 사람에게 시비를 걸면서 시간을 보낸다.

아동기의 행실장애가 있었다고 해서 성인이 된 후 반드시 반사회적 인격장애로 이어지는 것은 아니다. 때때로 아동기의 환경이 불안정할 경우, **학습장애**, 주의력결핍 *과잉행동장애*, 불안, 우울증이 나타날 수 있다. 아이들은 어른만큼 복잡하게 자신의 감정을 표현할 수 없다. 이로 인해 사고를 침으로써 광범위한 문제들에 대해 자기 스스로를 표출하는 것일 수 있다.

사춘기 역시 숱한 감정들을 겪게 되며, 충동적이고, 실험적인 시기이다. 많은 청소년들이 규칙을 어기고 약물에 손을 대기도 하며 형제들과 자주 다투고 성적 배출구를 갈망하며 부모를 격앙시킨다. 그러나 대부분은 성장한 뒤 반사회적 인격장애를 전혀 경험하지 않는다. 실제로 비행청소년의 태반은 어른이 되고 난 뒤에는 범죄를 전혀 저지르지 않는다. 그러나 만약 이른 시기부터 반사회적 행동을 해왔고 10대부터 남들과 생활하면서 타인을 괴롭히고 조종해왔다면 어른이 되어서도 반사회적 인격장애가 나타날 확률이 높아진다.

때때로 반사회적 행동은 다른 정신질환의 부산물로서 어른이 되어서야 비로소 발현되는 경우도 있다. **조증**에 걸렸다면 자기억제력 감퇴와 더불어 자신이 법 위에 군림하고 있다는 엄청난 착각에 빠져 무모하게 행동할 수 있다. 병에서 회복하고 나면 자기답지 않은 행동에 스스로 모멸감을 느끼기도 한다. 약물과 알코올**중독** 역시 자기억제력과 판단력의 감퇴를 불러일으켜 충동적인 범죄를 저지르거나 다른 사람에게 무례하게 굴도록 만든다. 설령 약물이나 알코올을 사용하고 있지 않는 상태이더라도 약물이나 섹스에 대한 *갈망*으로 인해 범죄행동을 저지를 가능성이 있다. 연구에 따르면 약물과 알코올중독이 다른 어떤 정신질환보다 폭력과 연관이 높은 것으로 나타났다. 마지막으로, 머리에 강한 물리적 충격이 가해짐으로써 반사회적 인격장애가 생기기도 한다. 특히 뇌의 전두엽에 손상이 있는 경우 짜증, 무모함, 타인의 권리에 대한 무시, **충동** 등의 성향이 강해진다.

✚ 반사회적 행동에 대처하는 방법

부모와 교육자, 사회과학자와 치료자들에게 반사회적 인격 성향 치료의 최대 목표는 발생 자체를 미연에 방지하는 것이다. 일단 반사회적 인격장애가 생기면 치료가 되지 않는 것처럼 보인다. 기분안정제를 통해 **충동**을 감소시킬 수는 있지만 약물이 성격 자체나 가치관을 변화시키지는 못한다. 또한 현존하는 정신치료 중 그 어떤 것도 반사회적 인격장애를 완치한 전례가 없다. 반사회적 인격장애가 있으면 실수를 교훈으로 여기지 않는다. 장기적인 결과보다는 단기적인 이익에 집중한다. 만일 치료가 효과가 있었다면 이는 순응하는 편이 유리하다고 결정한 것이기 때문이다. **분노조절치료** 역시 동기가 부여된다면 병행하는 것이 좋다.

행실장애가 있는 아이와 청소년의 경우 치료 가능한 분야가 있는지를 즉각적으로 평가해야 한다. 방임하거나 학대하는 가정환경 역시 변화되어야 한다. 예를 들어, 적절한 사회적 행동모델이 될 수 있는 친척을 통해 정직, 존경과 같은 사회적 가치관을 가르칠 수 있다. 혹은 카운슬러가 반항하는 아이들에게 대처하는 방법을 부모에게 가르쳐 줄 수도 있다.

✚ 내 아이가 적대적인 성향을 보인다면

만일 적대적인 아이라면, 부적절한 태도에 대한 명확한 한계를 설정해 주어야 한다. 문제행동을 일으킨 경우 미리 결정한 장소에 몇 분 동안 혼자 조용히 앉아 있도록 하는 방법이 상당히 유용하다. 이렇게 하는 경우 우선 아이에게 당시의 감정적 상황을 진정시켜준다. 다음으로 아이와 대화하지 않기 때문에 아이가 다른 때와는 달리 말썽을 통해 부모의 관심을 끌 수 없게 된다. 세 번째로 가만히 앉아 있어야 함으로 놀 수가 없다. 이 타임아웃 벌칙은, 우선 아이에게 처음부터 말을 듣지 않으면 더 오랜 시간을 벌을 받아야 한다는 점을 자발적으로 깨닫도록 해준다. 그로 인해 아이는 책임감 있게 행동하는 법을 배우게 된다. 얌전히 있으면 아이는 더 이상 벌을 받지 않아도 된다. 그러나 그 전에 우선 아이에게 왜 자신의 행동이 옳지 않았으며 어떤 행동을 취해야 올바른 것인지 물어보아야 한다. 이 질문에 대답할 경우 아이에게 일종의 포상을 준다면 앞으로 더 나은 행동을 하게 된다.

아이들은 처벌의 기준이 불명확할 경우 종종 혼란에 빠지게 된다. 옳지 않은 행동에 대하여 언제나 똑같이 반응하도록 노력해야 한다. 기분이 좋을 때는 너그럽게 봐주고 기분이 나쁠 때에는 벌을 주는 식이면 안 된다. 이러한 행위는 아이들로 하여금 사회적 기대에 충실하게 부합하는 것보다는 다른 사람들의 기분을 이용하는 법을 가르치기 때문이다. 동시에 부모는 절대로 아이의 반항에 굴복하면 안 된다. 반항에 굴복한다는 것은, 앞으로도 같은 방법을 통해 자신의 의사를 관철시킬 수 있다는 사실을 아이에게 알려준다는 의미이기 때문이다.

✚ 당신 곁에 반사회적 행동을 하는 이가 있다면

만약 당신이 반사회적인 사람과 관계를 맺고 있다면, 현실적으로 그 관계를 유지하는 것이 좋을지 아닐지를 분명히 생각해두는 것이 중요하다. 만약 어쩔 수 없이 착취하거나 속이거나 해칠 위험이 있는 사람과 관계를 유지해야 한다면, 당신은 최소한 상대의 행동에 대해 태도를 확실히 해두어야 한다. 상대의 주장이나 속임수, 혹은 협박에 굴복하는 것이 절대로 그 사람을 변화시키거나 그 사람과의 관계를 개선하는 방법이 아님을 명심해야 한다. 상대의 태도에 관하여 어떤 태도를 참고 어떤 태도를 허용하지 않을지를 확실히 정해야 한다. 그리고 이 기준을 절대 바꿔서는 안 된다. 만약 자기 안전에 위험을 느끼게 된다면 경찰을 부를 준비를 해두는 것이 좋다. 이러한 관계에서는 가족과 함께 하는 등 스스로가 안전하다고 생각할 수 있는 상황을 마련하는 것이 중요하다.

03

Anxiety
불안

부정적인 결과가 나타날 수도 있는
위협적이고 위험한 상황에서 경험하게 되는
불쾌하고 고통스러운 정서적 반응

당신은 언제나 쉽게 불안해하는 사람이지만, 딸의 결혼식이 몇 달 남지 않자 공황 상태에 빠져들기 시작했다.

늦은 밤 침대에 누워서도 일정과 비용을 검토하느라 정신이 없다. 시도 때도 없이 배가 아프고 매일매일 찾아오는 두통은 아스피린 없이는 견딜 수가 없다. 온종일 집안을 돌아다니며 메모를 하고 어디론가 전화를 한다. 그러다가 갑자기 뭘 해야 할지 갈피를 못 잡곤 집 한가운데서 멍하게 서있고는 한다.

오늘 당신은 30분도 넘게 울었다. 딸이 전화를 걸어 주변사람을 그만 들볶으라고 잔소리를 했기 때문이다! 당신은 그저 도와주려고 했을 뿐인데 말이다.

신경과민일까, 불안일까?

불안은 정신건강 문제 중 가장 만연한 것이다. 우울증, 알코올중독부터 정신분열병에 이르기까지, 대부분의 정신질환에 불안은 가장 두드러진 증상으로 나타난다. 공황장애, 강박장애, 외상후 스트레스장애, 공포증 등에서도 불안이 가장 눈에 띄는 증상이다. 그러나 만성질환이 있는 사람 20명 중 1명은 다른 정신질환과는 무관하게 불안만을 보이기도 한다. 만약 별다른 사건사고가 없음에도 날마다 불안에 시달린다면 범불안장애가 있을 가능성이 높다.

불안은 단순한 신경과민과는 다르다. 사실 불안으로 인한 대부분의 증상이 *신체 증상*으로 보이기 때문에 정신과 의사보다는 일반 의사를 찾는 경우가 많다. 증상을 열거해보면 이렇다. 우선 근육긴장과 잦은 두통, 목과 어깨와 등이 뻣뻣해짐을 느끼게 된다. 내장기관에서는 울렁증, 복통, 소화불량, 구역질, 심지어 설사를 경험하기도 한다. 혈압과 심박동수가 상승하거나 호흡곤란을 느낄 수도 있으며 비정상적으로 땀을 많이 흘리기도 한다. 끊임없이 이리저리 움직이면서 긴장을 풀지 못한다. 다리나 손을 끊임없이 움직이며 별다른 생각 없이 어슬렁거리곤 한다. 눈앞에 놓인 문제에 집중하지 못하고 온종일 걱정만 하며, 밤에도 머리를 비우지 못한다(〈수면장애〉 참조). 설령 수면을 취하더라도 충분히 쉬었다는 느낌을 받지 못하며, 종종 악몽에 시달리곤 한다. 낮 시간에는 만성피로에 시달리며 신경이 날카로워진다. 주변 사람들에게 이용당하고 그들의 기대에 압도당한다는 느낌을 받는다. 사전에 아무런 기색도 없다가 느닷없이 울음을 터뜨리고는 한다.

불안은 원인에 따라 치료법이 다르다

범불안장애의 원인은 아직까지도 명확하게 파악되지 않았다. 과학자들은 뇌의 특정 분자(감마 아미노산gamma-aminobutyric acid, 통칭 GABA 혹은 세로토닌 수용체 등이 이에 해당된다)가 약물을 통해 자극받음으로써 불안 증상이 악화되거나 완화될 수 있다는 것을 알아냈다. 하지만 동일한 상황에서, 특정한 사람들은 다른 사람에 비해 상대적으로 왜 더 불안해하는지, 구체적으로 밝혀진 것은 없다.

    범불안장애는 남성들보다 여성들에게서 약 2배 정도 많이 나타나는 것처럼 보인다. 일견 유사해 보이는 공황장애나 우울증은 가족력이 많은 반면, 불안 자체는 가족력과는 대개 연관이 없는 것으로 드러났다. 불안에 시달리는 대부분의 사람들은 삶의 주기에 따라 받는 스트레스의 변화와 연동하여 불안의 강도 역시 끊임없이 변하기는 하지만, 기본적으로 어린 시절부터 불안에 몹시 민감한 것처럼 보인다. 스트레스를 주는 사건사고들은 끊임없이 축적되는데, 이러한 기억들이 지난 1년 간 네 가지 이상 중첩될 경우 불안에 시달릴 확률이 10배로 늘어난다. 불안은 일상생활에 많은 지장을 준다. 끊임없는 불안은 약물과 알코올 남용으로 발전할 가능성이 높으며 불안한 사람은 쉽게 우울증에 걸린다. 불안에 시달리는 사람들 중 1/4은 **공황**발작을 일으키곤 한다.

    만약 지속적인 불안에 시달린다면, 의사를 찾아가 충분한 검진을 받아야 한다. 불안의 원인이 될 만한 치료 가능한 내과적 질환이 있는지 확실히 알아내야 하기 때문이다. 심장질환, 천식, 갑상선 질환, 그 밖의 여러 가지 질병으로 인해 불안 증상을 보일 경우가 있다. 알코올이나 약물을 사용하고 있다면 이 역시 불안이 무엇 때문에 생기는지를 판단하기 힘들게 만든다. 중독 증상과 금단 증상으로 불안이 생기기 때문이다. 일례로, 하루에 커피를 두 잔 이상 마시는 것만으로도 불안이 아니라 단순한 카페인 중독의 부작용을 겪고 있을 가능성이 더 높다. 깨어나서 바로 불안을 느낀다면 아마도 알코올이나 니코틴 또는 다른 약물의 금단 증상일 가능성이 많다. 불안은 **우울증**의 가장 흔한 증상이다. 스스로 무가치하다고 느끼거나 희망이 없거나 죄책감에 시달린다면 이는 불안이 아닌 우울증일 가능성이 높다.

만약 인생 전반이 아니라 특정 대상에 국한하여 불안해한다면, 범불안장애가 아니라 정신과적 장애를 가지고 있을 확률이 높다. 예를 들어, 특정 동물이나 군중들을 무서워한다면 이는 불안이 아니라 공포증일 확률이 높다(《공포》 참조). 만일 강박사고와 강박행동(강박증)에 시달린다면 특정 *강박사고*에 대한 불안이 나타난다. 예를 들어, 집을 나가기 전에 가스 불을 확실히 껐는지 끊임없이 걱정하는 경우가 그렇다. *외상*후 스트레스장애가 있다면, 과거의 끔찍한 기억을 상기시켜주는 상황과 마주칠 경우 불안해 할 수 있다. 만일 정신분열병이라면(《정신병》 참조), 무서운 *환각*이나 *망상*적 공포로 인해 불안에 시달릴 수 있다. 이렇듯 각각의 원인을 규명해야 하는 이유는, 각각의 원인에 따라 치료법이 다르기 때문이다.

✚ 불안에 대처하는 법

약물치료와 정신치료 두 방법 모두 도움이 된다. 정신치료는 불안의 원인을 밝혀내고 신체질환이 없다는 점을 알게 해준다. 약물과 알코올, 카페인의 사용은 금지된다. 카운슬러가 문제들을 파악하고 단계별로 해결해야 할 목록들을 제시하여 줌으로써 단계적으로 이 문제를 훈습하도록 도와준다. 만약 불안이 대인관계에서 자주 나타난다면 커플치료에 참여하여 어떻게 하면 더욱 효과적으로 쌍방의 갈등을 해결하고 자신의 주장을 펼 수 있는지에 대해 배울 수 있다.

신체적으로도 정신적으로도 긴장을 풀 수 있는 이완 기술들을 배울 수도 있다. 발끝에서 얼굴까지 점진적으로 신체의 긴장을 푸는 방법을 배울 수 있으며 천천히 호흡하는 법과 차분하게 생각에 집중하는 법을 배우게 된다. 몸과 마음의 긴장을 푼 상태에서는 불안하지 않기 때문이다. 명상과 요가를 통해서 치료가 아니더라도 이와 유사한 기술들을 배울 수도 있다. 일반적인 운동들도 이완 효과가 있을 수 있다.

정신치료를 통해 불안을 유발하는 근원적인 갈등을 알아낼 수도 있다. 불안의 근원이 밝혀지면 스트레스를 받았을 때 좀 더 효과적으로 대처할 수 있게 된다. 그러나 이러한 정신치료를 통해 불안 이면에 숨어 있는 근원적 갈등을 밝히는 과정에서 처음에는 불안이 오히려 악화될 위험이 있다는 점 또한 명심해야 한다.

✛ 불안을 완화해주는 치료약물

몇몇 약물들은 불안을 치료하는 데 효과가 있다. 가장 빠른 효과를 보이는 약물계열의 화학명은 벤조디아제핀benzodiazepine이다. 이 계열의 약물은 로라제팜lorazepam(아티반Ativan), 디아제팜diazepam(발륨Valium), 클로나제팜clonazepam(클로노핀Klonopin), 알프라졸람alprazolam(자낙스Xanax)등을 포함하고 있다. 이러한 약물들은 효과와 부작용이 서로 비슷하다. 각각의 복용량과 효과가 나타나는 시간과 효과의 지속시간 이외에는 모든 점이 유사하다. 이 모든 약물들은 불안을 줄여주고 근육의 긴장을 풀어주며 막연하게 긍정적인 기분을 심어주는 효과를 가지고 있다. 또한 이 약물들은 졸음을 유발하기도 하는데 이로 인해 진정제나 수면제로 지칭되기도 한다.

이런 약물의 과다 복용으로 인한 부작용은 알코올을 섭취했을 때와 매우 유사하다. 이런 약물들은 자제력을 감소시켜 나중에 부끄러워할 만한 행동이나 말을 아무 거리낌 없이 하도록 만든다. 균형을 잘 잡지 못하거나 손기술과 집중이 필요한 작업들을 해내기 힘들어진다. 그렇기 때문에 이러한 약물을 복용한 뒤에는 절대로 운전을 하거나 기계류를 다뤄서는 안 된다. 이 약을 과다 복용하게 되면 다음날 숙취감을 느끼는 것뿐만 아니라 약을 먹고 난 뒤의 일이 기억나지 않을 수도 있다.

임상의사들은 불안을 완화하기 위해 이 밖에도 다른 약품들을 처방해왔다. 그러나 위에서 언급한 약물 이외의 약물들은 여러 가지 다양한 부작용을 지니고 있다. 이 약품군은 소정온제minor tranquilizer로 지칭되기도 하는데, 주로 벤조디아제핀과 함께 바르비튜레이트가 포함된다. 예를 들어, 펜토바르비탈pentobarbital(넴부탈Nembutal)과 아모바르비탈amobarbital(아미탈Amytal)이 있는데, 이 두 가지 약물들은 과다 복용할 때 초래되는 부작용이 너무 위험해서 현재 거의 사용되지 않고 있다. 벤조디아제핀과 바르비튜레이트는 둘 다 중독성이 있다. 장기간 복용하다가 중단하면 즉각 불안에 시달리게 되는 금단 증상이 나타나기도 한다. 또한 두 약물들 모두 오랜 기간 복용하게 되면 우울증을 유발하기도 한다.

일부 임상의사들은 디펜하이드라민diphenhydramine(베나드릴Benadryl)이나 하이드록시진hydroxyzine(비스타릴Vistaril 혹은 아타락Atarax)같은 항히스타민제를 처방해주고는 한다. 이러한 약물은 불안을 단시간에 완화해준다. 그러나 이러한 약물들 역시 진정작용, 어지럼증과 변비를 유발하거나 입안이 마르고 움직임이 둔해지는 부작용을 가지고 있다. 노인에서는 더욱 심해서 혼돈과 낙상을 유발하기도 하며, 불안에 대한 효과도 젊은 사람들에 비해서 약하다.

✚ 불안을 위한 장기치료

다행스럽게도 복용 후 초기에 잘 생기는 진정작용이나, 장기간 사용했을 때 발생하게 되는 중독이 없는 치료법이 발견되었다. 부스피론(Buspirone 혹은 Buspar)은 화학적으로 굉장히 독특한 치료약물이다. 부작용이 거의 없으며, 진정작용, 탈억제disinhibiting(원래 억제되어 있어야 할 정신기능을 억제시켜 결국에는 억제하지 못하게 하는 것), 혼동 및 움직임이 둔해지는 등을 유발하지 않는다. 정신과에서 사용되는 다른 치료약물들처럼 이 약품을 사용하기 위해서는 인내심이 필요하다. 부스피론은 2~6주에 걸쳐 날마다 복용해야 불안 완화효과가 나타나기 시작한다. 부스피론이 약효가 있으면, 근심걱정이 줄고, 깊은 잠을 잘 수 있으며, 원인을 잘 알 수 없는 모호한 신체적 증상들로부터 해방될 수 있다.

많은 항우울제(《우울증》 참조) 역시 우울증에 걸렸는지에 여부와는 상관없이 불안을 치료하는 데 큰 효과가 있다. 선택적 세로토닌 재흡수 억제제(serotonin-specific reuptake inhibitors 통칭 SSRI)를 대부분의 경우 사용하는데, 이는 SSRI가 다른 오래된 약물인 삼환계 항우울제에 비하여 부작용이 적기 때문이다. 항우울제는 범불안장애의 증상 완화에 효과가 있을 뿐만 아니라 **공황**발작과 강박장애에서 나타나는 **강박사고**와 **강박행동** 완화에도 효과가 있다. 부스피론과 마찬가지로 항우울제 역시 효과가 나타나기까지 몇 주의 시간이 걸린다. 항우울제는 가끔 일시적인 불안과 초조 및 불면증을 유발할 수 있기 때문에 처음에는 소량 복용해야 한다.

몇몇 임상의사들은 부스피론이나 항우울제의 효과가 나타날 때까지 단기적으로 긴장을 풀어주는 효과가 있는 벤조디아제핀을 복용하도록 처방하곤 한다. 몇몇 연구에 따르면 이러한 치료 전략은 벤조디아제핀의 약효가 떨어지자마자 불안이 재발하기 때문에 그저 증상을 일시적으로 미루는 것밖에 되지 않는다고 밝혔지만 부스피론의 효과가 나타날 때까지 기다릴 수 없는 환자라면 이런 처방도 상당히 도움이 될 것이다.

불안을 감소시켜준다고 끈질기게 주장하는, 약국에서 처방 없이 살 수 있는 약물이 있는데 그것이 카바Kava다. 카바는 현재는 알약의 형태로 판매가 되는데 남태평양에서 자라는 고추에서 추출된 성분으로 만든 것이다. 그곳에서 카바 고추는 달여서 사용한다. 카바는 식물에서 추출한 다른 제품들과 마찬가지로 확실한 연구가 진행되지 않았으며 약품의 질 또한 일정하지 않다. 카바는 알코올에 중독되었을 때 종종 관찰되는 발음장애와 둔한 움직임을 유발하는 동시에 피부와 간에 문제를 일으킬 가능성도 있다. 복용자에게 행복감을 불러일으키는 마리화나 역시 종종 사용되고는 하지만 이것은 불법이다.

불안의 치료에는 플라시보(위약: 약물의 효능을 보는 실험에서 환자가 진짜 약물인 줄 알고 먹는 가짜 약) 효과가 큰 부분을 차지한다는 점 또한 명심해야 한다. 위약을 처방받은 환자들 중 1/3이 증세가 완화되는 경향을 보였는데 이는 치료약물 효과의 일부는 그 약물로 인한 것인지 아닌지가 불명확하다는 점을 보여준 것이다. 어쨌거나 약물처방이 도움이 되리라는 안도감으로 인해 기분이 좋아질 수 있다.

✚ 당신 곁에 불안 증상으로 괴로워하는 이가 있다면

만약 당신 주변에 불안에 시달리는 사람이 있다면 자신부터 침착함을 유지하는 것만으로도 그들을 도울 수 있다. 불안은 전염될 수 있기 때문에 상대방의 일에 일단 참견하려는 본능을 잘 참아야 한다. 상대의 걱정을 나눌 필요는 없다. 상대와 논쟁하는 것은 오히려 상황을 악화시킬 수 있기 때문에 상대를 안심시키고 상대가 스스로 하나하나 극복해 나갈 수 있도록 도와주는 것이 중요하다.

Appetite Disturbances
섭식장애

식욕 자체의 문제가 아닌,
너무 먹거나 못 먹거나 간에 식욕이 의지대로 조절되지 않는 것

이번 학기는 열심히 공부했으므로 성적이 훨씬 오를 것이라 짐작하고 있었다. 그러나 예상과는 반대로 성적은 엉망이다. B학점 둘, C학점 하나. 당신은 학교에서 집까지 미친 듯이 달려온다. 집에 도착하자마자 바로 냉장고 문을 연다. 냉동고에는 딸기아이스크림이 들어 있다. 통째 들고서 한 스푼 떠먹기 시작하면서 당신은 엄마가 늦게 돌아오신다고 했으니 다시 사러갔다 올 시간은 넉넉하다고 스스로에게 변명을 해본다. 종일 굶지 않았는가. 아침은 바나나 한 조각이었고 점심은 아예 먹지도 않았다. 아이스크림은 너무나도 시원하고 달콤했다. 아이스크림처럼 기분전환을 시켜주는 것도 없었다. 그러다 한순간 정신을 차려보니 거의 한 통을 다 해치웠고 배가 아파오기 시작한다. 하지만 당신은 억지로 다 먹어 치울 기세다. 남기느니 차라리 다 먹어치우는 편이 낫다고 생각한다.

아이스크림 통을 아무에게도 들키지 않게 몰래 바깥에 놓여 있는 쓰레기통에 버린다. 집안으로 돌아오면서 당신은 구역질을 느낀다. 도대체 뭘 한 거지? 이제 태워야 할 칼로리만 늘어나지 않았는가! 한 숟가락이나 두 숟가락에서 멈췄더라면 좀 좋아. 당신은 삶 자체가 엉망진창인 듯한 기분에 사로잡힌다. 성적은 좋지 않고 몸은 비만에 식욕도 조절할 수가 없다. 화장실로 가서 변기에 대고는 토하기 시작한다. 아이스크림을 다 토하는 것으로 멈추지 않고 위산의 비릿한 맛이 느껴질 때까지 끊임없이 게워낸다. 한참을 토한 뒤에야 가까스로 구토를 멈춘다. 변기의 물을 내리고 입안을 헹구어 낸 뒤 공기청정제를 뿌린다.

너무 먹거나, 먹지 못하거나

식욕은 인간의 기본적 욕구 중 하나다. 우리의 몸은 우리가 먹어야 할 때와 지나치게 많이 먹었을 때를 정확하게 알려준다. 그러나 우울증과 같은 정신질환이 진행되면 다른 기능과 함께 식욕 역시 방해받기 시작한다. 정신의학자들은 이러한 기본적 욕구의 변화를 정신질환의 신경생리적 징후neuro-vegetative sign로 본다. 섭식장애 같은 특정한 정신질환에서는 식욕 자체가 문제가 아니라 식욕을 조절하지 못하는 것이 문제가 된다. 날씬해지고자 하는 욕구로 인해 지나치게 먹지 않거나 이미 충분하게 먹은 뒤에도 식사를 멈추지 못하는 경우가 있다.

이러한 섭식장애는 주로 선진국에서 두드러지게 나타나며 현대에 나타나기 시작한 질병이다. 주위에서 너무 쉽게 음식을 구할 수 있게 되면서 비만 발병률은 계속 상승세를 타고 있다. 또한 많은 사람들이 날씬한 신체에 대한 동경으로 인해 건강을 위협하는 다이어트 방법에 손을 대고 있다.

지나치게 적게 먹는 현상, 신경성 식욕부진증(거식증)

"식욕부진증anorexia"이란 말 그대로 식욕이 없음을 뜻한다. 바이러스 질병이나 암 치료를 위한 화학요법 같은 개인적인 의학적 치료 상태가 식욕을 억제할 수도 있다. 신경성 식욕부진증이란 마른 몸매에 도달하기 위해 건강하지 못한 방법으로 일부러 음식물 섭취를 줄이려 하는 정신과적 질환을 지칭하는 말이다. 신경성 식욕부진증이라고 불리기 위해선 일단 상당한 정도(보통 정상체중의 85퍼센트 이하)의 저체중이여야 한다. 미국 여성의 200명 중 1명이 일생에 한 번쯤은 이러한 신경성 식욕부진증을 겪는다고 한다. 남성에겐 잘 발생하지 않는데 남성의 발병률이 여성의 1/10밖에 되지 않는다. 주로 처음으로 체중에 대하여 신경을 쓰기 시작하는 청소년기에 발생한다.

신경성 식욕부진증에 걸리면 체중을 줄이기 위해 먹는 음식의 양을 제한한다. 처음에는 정상적인 식이조절 정도로 시작할 수 있다. 하지만 다른 대부분의 식이요법을 시행하는 사람들과는 다르게 실제 저체중에 도달했음에도 불구하고 계속 음식을 제한하게 된다. 실제로는 저체중임에도 불구하고 자신을 뚱뚱하다고 생각하거나 보기 흉하게 생겼다고 생각한다. 거울을 보고서는 다른 사람들이 보기에는 뼈와 피부뿐인 부분에서 지방을 찾곤 한다. 군살이 늘어져 못생겼다고 생각한다. 이런 식으로 신경성 식욕부진증은 신체추형장애Body Dysmorphic Disorder: BDD(정상적인 외모를 가진 사람이 상상적인 신체적 결점에 지나치게 집착할 때 발병하며 결점이 매우 작은데도 유난히 크게 그것을 부각하고 과장하여 생각할 때 의심해보아야 한다)와 다른 *신체 이미지 장애*와 유사하다. 현재 충분히 날씬하다는 객관적 증거에도 불구하고, 완전히 날씬해질 수 없다고 느낀다. 매일 체중을 재고 조금이라도 더 체중을 빼기 위해 항상 노력한다.

신경성 식욕부진증에 걸린다는 것이 식욕 자체에 문제가 생기는 것을 의미하지는 않는다. 신경성 식욕부진증에 걸려도 배고픔은 느낀다. 오히려 초기에는 항상 배고픔을 느끼며 끊임없이 음식에 대해 생각한다. 음식에 집착하므로 요리법을 모으고, 정성스럽게 음식을 조리하며, 먹기 좋은 크기로 자신의 그릇에 옮겨 담는다. 그저 먹지 않을 뿐이다. 신경성 식욕부진증은 말기에 가서야 비로소 식욕 자체가 사라지게 되는데 이는 음식물을 지속적으로 섭취하지 않음으로써 몸 자체에 이상이 생겼기 때문이다. 신경성 식욕부진증 환자는 항상 배고픔을 느끼지만 언제나 초인적인 정신력을 발휘하여 참아내곤 한다.

신경성 식욕부진증에 걸리더라도 대부분은 이를 문제라고 생각하지 않는다. 신경성 식욕부진증 환자는 체중을 줄여야 한다는 확고한 믿음에 사로잡혀 있으므로 남들이 반대하면 불같이 화를 낸다. 체중이 늘어나는 것을 끔찍하게 여기기 때문이다. 주변 사람들이 자신을 걱정하고 있다는 사실을 눈치채면 체중을 줄이려는 노력 자체를 사람들 앞에서 숨기기 시작한다. 체형을 가리기 위해 일부러 펑퍼짐한 옷을 입으며 식사시간엔 다른 사람들과 똑같이 평범하게 (조금 적긴 하지만) 음식을 접시에 담는다. 단지 아무도 몰래 지갑이나 냅킨에 자기 몫으로 가져온 음식을 뱉어낼 뿐이다. 아예 사람들 앞에서 음식을 먹는 걸 피하는 경우도 있다. 필자는 화분에 몰래 자신의 음식을 버리곤 하던 환자를 치료해 본 적이 있다. 또 다른 여성은 한술 더 떠서 병원에 입원한 상태에서도 영양음료를 마시는 척 하면서 스웨터의 안쪽에 숨겨둔 커다란 플라스틱 컵에 쏟아 부으려고 한 환자와 접한 적도 있었다.

신경성 식욕부진증에 시달린다면 다른 질병이 발병할 확률이 매우 높다. 신체의 지방을 다 사용해버리면, 생존하기 위해서 근섬유가 조금씩 파괴되기 시작한다. 몸이 바짝 마르기 시작한다. 뼈 역시 이전보다 훨씬 연약해진다. 월경주기에 이상이 오기 시작하며 호르몬 분비도 불규칙해지기 시작한다. 체온이 점점 떨어지기도 한다. 잦은 위통과 변비에 시달리기도 하며 심장질환을 일으키기도 하는데 불규칙한 심장박동에서부터 돌연사에 이르기까지 증상도 다양하다. 신경성 식욕부진증 환자는 매 10년마다 대략 20명에 1명 꼴로 목숨을 잃는데, 이는 평균사망률보다 10배나 높다.

만약 신경성 식욕부진증을 앓게 된다면 *불안*, 과민함, *피로*, 강박사고, 혹은 *강박행동*에 시달릴 가능성이 높아진다. 이러한 증상들 중 일부는 뇌의 영양불균형 상태로 인한 것이므로 정상체중을 되찾으면 회복할 수 있다.

깡마른데다 다이어트를 한다고 해서 그들 모두가 신경성 식욕부진증을 겪는 것은 아니다. 대부분의 10대 소녀들이 다이어트를 하지만 그들이 모두 거식증에 시달리지는 않는다. 대다수 선진국에서는 최소한 지난 반세기 동안 마른 몸매가 이상적인 것으로 간주되었다. 남녀 모두 건강하고 성적 매력을 풍겨 보이기 위해 살을 빼고 조각 같은 몸매를 만들도록 부추기는 잡지를 본다. 연예인이나 몇몇 스포츠 선수의 경우에는 낮은 체지방률이 필수적으로 요구되기도 한다. 이로 인해 많은 사람들은 날씬해지기 위해 식사를 제한하고는 한다. 합리적인 식이요법은 몸에 필요한 영양분을 충분히 제공받을 수 있기만 하다면 몸에 좋기도 하다. 대다수 미국인들은 지나치게 많이 먹는 편이므로 다이어트를 하고 있을 가능성이 높다. 그러나 만약 날씬한 체형을 얻겠다는 일념만으로 다이어트를 한다면 이는 지나친 다이어트와 신경성 식욕부진증의 위험에 자신의 몸을 맡기는 꼴이 된다. 생각의 균형감을 잃게 되고 실제로는 저체중임에도 불구하고 끊임없이 자신의 몸을 뚱뚱하고 균형 잡히지 못한 것으로 여기게 된다.

폭식과 구토를 동반하는 신경성 대식증(폭식증)

신경성 식욕부진증(거식증)은 엄청난 정신력을 요구하지만, 이보다 약 두 배의 발병률을 보이는 신경성 대식증(폭식증)은 식사에 대한 자제력의 상실을 의미한다. 신경성 대식증에 걸린다면 음식을 폭식하게 된다. 짧은 시간 동안 과도하게 많은 양의 음식을 섭취하며 대부분 필요 이상의 양을 섭취한다. 한 번 식사에 종일 섭취할 칼로리를 전부 섭취해버리며, 하루에 이러한 폭식을 여러 번 반복한다. 필자가 치료한 환자들 가운데에는 쿠키 한 봉지와 초콜릿 바, 아이스크림 한 통을 한 번에 먹어치우는 환자도 있었다. 신경성 대식증 환자들은 스스로가 지나치게 먹는다는 사실을 잘 알고 있지만 식욕을 도무지 통제하지 못한다. 심지어 배가 아프고 오심(속이 메슥거리는 것)에 시달리면서도 한번 시작한 식사를 끝내지 못하는 경우도 있다.

당연한 소리지만 신경성 대식증에 걸리면 날씬한 체형을 유지하는 데 무리가 생긴다. 날씬한 체형을 유지하기 위해 여러 방법을 동원하게 되는데, 폭식을 한 뒤에 위에 있는 음식을 모두 토해내고, 다른 시간대의 식사를 엄격히 제안하고, 칼로리가 흡수되기 이전에 설사약을 사용하여 밖으로 배출해버리고, 식욕을 억제하는 약품을 복용하고, 몸에 무리가 갈 정도로 운동을 하는 등 그 방법도 각양각색이다. 필자가 만난 또 다른 환자는 온종일 운동을 하며 운동을 하지 않는 시간에도 끊임없이 움직이곤 했다. 이뇨제는 몸의 체지방이나 칼로리 섭취에 아무런 영향을 미치지 못하지만 체내에서 중요한 역할을 하는 체액을 배출해버리게 되는데 이로 인해 일시적으로 체중이 감소하는 효과가 있기 때문에 종종 사용되곤 한다.

신경성 대식증(폭식증)에 걸리면 다른 정신과적 질환들이 덩달아 발병할 위험이 있다. 신경성 식욕부진증(거식증)과는 대조적으로 신경성 대식증 환자는 스스로 조절할 수 없는 폭식에 부끄러움을 느낀다. 이는 **우울증과 불안**을 유발하곤 한다. 알코올이나 약물 사용 같은 **충동적 행동**을 저지르기 쉬워지며, *자해*, 물건 훔치기, *자살사고*를 하거나 또는 자살시도를 하기도 한다. 체중은 정상이라고 하더라도 건강이 위험할 수도 있다. 잦은 구토와 설사약이나 이뇨제를 남용하면 탈수증을 일으키고 체내 주요 성분인 염기(특히, 나트륨과 칼륨) 농도가 자주 큰 폭으로 변화를 일으키기 때문이다. 이러한 현상은 경련 발작이나 심장박동의 불규칙(부정맥), 혹은 돌연사를 유발할 수도 있다. 구토로 인한 잦은 위산과의 접촉으로 인해 위와 식도에 염증이 생기고 충치가 생길 수도 있다.

과학자들은 신경성 대식증의 원인을 아직 밝혀내지 못했다. 신경성 대식증은 주로 여성에게서 발병하며 체중이 증가하기 쉬우며 필사적으로 마른체형을 유지하려고 하는 청소년기부터 이른 성년기부터 시작된다. 신경성 식욕부진증과 신경성 대식증은 서로 겹치는 경우가 많으며 식사 제한과 폭식, 제거행동(구토, 이뇨제 사용, 설사제 사용 등의 행동)이 서로 겹치기 때문이다. 실제로 신경성 거식증 환자의 절반 이상이 제거행동과 같은 신경성 대식증의 행동 양상을 보이며, 신경성 대식증 환자 중 1/4은 신경성 거식증으로 시작하여 나중에는 식욕에 대한 통제력을 상실한 경우다. 실제로 신경성 식욕부진증과 신경성 대식증은 둘 다 근본적으로는 체중감소에 대한 열망이 원인이며, 이 열망에 대한 반응, 즉 자기조절 양상이 다양하게 나타나는데, 이 다양한 반응의 결과가 신경성 식욕부진증(거식증)이나 신경성 대식증(폭식증)으로 나타나는 즉, 같은 질병의 한 연장 선상에 있는 다른 표현으로 보는 것이 더 합리적일 수도 있다.

비만은 정신과적 질병이 아닌 대사성 질환이다

세계에서 가장 비만율이 높은 나라는 미국이며, 한국은 일본과 더불어 가장 낮다. 미국의 경우, 비만율은 끊임없이 올라가고 있으며 대다수는 과체중이다. 의학적으로 미국인들 중 1/4은 비만에 속한다(비만의 여부를 알아보려면 체질량Body Mass Index: BMI을 측정해야 한다. 몸무게의 단위가 파운드일 경우, 자신의 몸무게에 705를 곱하고 이를 자신의 키 높이로 나눈다. 여기서 키는 인치를 사용한다. 이를 다시 키 높이로 나눈다. 몸무게의 단위가 킬로그램인 경우에는 단순히 몸무게를 키 크기로 두 번 나누기만 하면 된다(체질량지수(BMI)=체중(kg)÷[신장(m)]2, BMI가 30 혹은 이상일 경우 비만이다). 비만은 삶의 즐거움과 생산성에 영향을 미친다. 비만은 당뇨와 심장질환, 고혈압, 뇌졸중, 호흡곤란, 요통 등의 위험성을 높인다. 게다가 비만인 사람들은 자기 경멸과 사회적 차별을 겪을 수도 있다.

대부분의 사람들에게 폭식이 비만의 원인이 되지는 않는다. 비만에 시달리는 사람 중 1/10만이 폭식증에 시달린다. 비만을 유발하는 정신과적 장애가 무엇인지 그다지 밝혀진 바가 없다. 의사들은 비만을 만성적인 대사성 질환으로 본다. 우리의 몸은 사용하고 남은 여분의 에너지를 지방으로 저장할 수 있도록 진화해왔으며 대부분의 경우 음식에 대한 접근이 무제한적일 때 살이 찌게 된다. 일부 사람들에게는 비만이 될 소인이 이미 있다. 비만은 가족력이 있는 경우가 많기 때문이다. 다이어트를 해본 사람들은 알고 있겠지만, 체중이 자꾸 불어나는 체질을 바꾸는 것은 매우 힘들다. 비만이었던 아이들과 청소년들은 대부분 성인비만으로 이어진다. 다이어트를 통해 체중의 감량에 성공한다고 해도 원래 비만이었던 사람은 일단 다이어트를 중단하면 체중이 거의 어김없이 원상태로 되돌아가고는 한다.

만약 정신과적인 치료약물을 사용하고 있다면, 비만이 될 위험성이 농후하다. 많은 항우울제와 기분안정제와 항정신병 약물(〈우울증〉, 〈정신병〉, 〈조증〉 참조)은 체중증가를 유발하곤 한다. 치료약물을 사용하는 모든 사람들에게서 체중증가 현상이 나타나는 것은 아니라 할지라도 대부분의 경우는 그렇다. 과학자들은 이러한 약품들이 뇌의 식욕중추를 자극하는 것으로 추정하고 있다. 물론 반대로 신진대사를 떨어뜨릴 가능성도 있다. 만약 정신과적인 치료 약물을 사용하는 도중에 체중이 눈에 띠게 증가한다면, 주치의와의 상담을 통해 다른 치료약물로 대체할 수 있는지 알아보는 것이 좋다.

다른 정신질환으로 식욕과 식사가 방해받을 수도 있다

만약 우울증에 시달리면 식욕에도 변화가 올 수 있다. 일부 사람들은 아무 것도 먹지 않았음에도 불구하고 딱히 공복감을 느끼지 않는 경우가 있다. 그들은 단순히 음식물을 씹고 삼키는 행위조차 귀찮고, 이런 성가신 일을 다 하고 난 뒤 얻는 대가는 너무나도 미비하다고 느낀다. 식사가 정말 따분한 일로 전락하는 것이다. 그들은 아예 평생 식사를 하지 않았으면 좋겠다고 생각하곤 한다. 심각한 경우 탈수증이나 영양실조에 걸리기도 한다.

정신의학자들이 비전형적 우울증이라 부르는 다른 경우에는, 식욕이 증가할 수도 있으며 먹는 것이 그나마 마음에 평온함을 주는 거의 유일한 활동이 될 수 있다. 이러한 사람들은 대부분의 시간을 침대에서 보내기 때문에 섭취량보다 소비량이 상대적으로 적어서 비만이 되기도 한다.

만약 *조증*이나 *정신병*을 겪는다면 초조가 너무 심해서 먹지 못하고 혼란스럽고 거리에서만 있는 경우가 많아서 음식을 먹지 못하기도 한다. 또한 음식에 독약이 들어 있다는 *편집증*에 시달리기도 한다. 필자는 병원관계자나 가족들이 음식에 독을 넣었다는 믿음 때문에 어떤 음식도 먹으려 하지 않던 환자들을 치료한 적이 있었다. 그들은 이미 가공하여 포장된 시중의 음식들을 그들의 눈앞에서 건네주어야만 겨우 의심을 풀곤 했다. 어떤 경우에는 정신병이나 조증에서 긴장증의 형태로 발병하는 경우도 있다. 긴장증이란 움직이지도 말하지도 먹지도 않는 상태를 의미한다. 이런 환자의 경우, 우선 튜브를 통해 음식물을 공급하다 안정을 되찾으면 다른 치료법을 사용하기도 한다.

많은 사람들이 종교적인 이유로 특정한 날 금식을 한다. 몇몇 종교에서는 자기 부정self-denial의 표현으로서 또는 영혼의 고결함을 얻기 위해 금욕생활의 한 방법으로 금식을 실시하고는 한다. 어떤 사람들은 정치적 의사 표명을 위해 단식을 하기도 한다. 그러나 어떤 사람들에겐 이러한 종교적 또는 정치적 금식이 거의 습관으로 변하며 거의 신경성 식욕부진증(거식증)처럼 보이기도 한다. 종교적 혹은 정치적 이유로 인한 금식이 기이하고 *망상*에 가까운 믿음에서 비롯된 경우도 있다. 필자가 치료한 한 정신분열병 환자의 경우 신이 그에게 금식을 명령했다고 믿고 있었다. 어떤 사람들은 체중을 조절하기 위해서가 아니라 단순히 일시적인 유행이기 때문에 제거행동이나 단식을 감행하곤 한다. 그런 것들이 때때로 유행하기도 하지만, 단식파티를 벌이거나 결장(대장의 일부)세척(관장약을 사용하여 대장을 비우는 행동)과 같은 제거행동을 통해 체내에 축적되었던 "독소 배출"을 하는 것은 건강과는 아무런 상관이 없다.

약물이나 알코올중독으로 인해 체중이 엄청나게 줄어드는 현상이 일어나기도 한다. 많은 시간과 돈을 약물이나 알코올을 사는데 소비해버려 상대적으로 음식을 사기 위한 돈이 줄어들기 때문이다. 만약 알코올에 의존하게 된다면, 대부분의 칼로리는 알코올 섭취를 통해 얻게 되는데 이로 인해 위장이 과도하게 자극되고 염증이 생겨 식욕을 잃게 된다. 이 경우 알코올을 대사시키기 위해 비타민을 조효소로 사용하므로 실제 영양분 섭취를 위해 필요한 비타민의 부족으로 인한 *기억상실과 운동장애*가 발생할 수도 있다. 코카인이나 다른 정신자극제를 사용할 경우 식욕이 감퇴하며 이러한 약물의 작용으로 신체적 *과잉행동* 증상이 생겨 칼로리를 더 소모할 수 있다. 담배 역시 식욕을 억제하며 많은 흡연가들이 금연을 하게 되면 쉽게 체중이 늘고는 한다. 마리화나는 식욕을 증가시키고 오심을 억제하기 때문에 의학적으로 다른 수단이 없을 경우 종종 사용되고는 한다(이것은 물론, 불법이다).

수많은 질환들이 식욕을 감퇴시키기도 한다. 만약 우울하지도 않고 정신자극제를 복용하지 않음에도 식욕이 감퇴한다면 정밀검사를 받아 볼 필요가 있다.

미취학 아동들은 때때로 편식을 하는 경우가 있다. 대부분의 경우에는 포기하지 않고 몸에 나쁘지 않은 음식을 계속 준비해주면서 아이들로 하여금 먹든 말든 그것은 아이들 본인의 결정에 달린 것임을 알려줘야 한다. 주로 이런 방법을 통하면 편식은 곧 사라지기 마련이다.

종종 아동기에 비타민 부족이나 미네랄 부족으로 인해 이식증(異食症)pica이라고 일컫는 특이한 질병이 생기기도 한다. 이식증은 흙이나 페인트 등 영양분이 전혀 없는 것들을 먹으려는 충동을 의미하며, 이는 아마도 미네랄을 보충하려는 시도인 것으로 추측된다.

마지막으로, 정신과적인 증상이 비정상적인 수분섭취에 영향을 주기도 한다. 어떤 *정신병* 환자의 경우 주변의 제재가 없으면 위험할 정도로 다량의 물이나 기타 음료를 섭취하려고 하는 증상을 보인다(이런 행동은 신체의 수분이나 전해질의 불균형을 초래하여 매우 위험한 상태를 초래한다). 필자가 아는 환자들 중 한 명은 수도꼭지에 몇 분 동안이나 입을 대고 물을 마시거나 심지어 다른 수분 공급처가 없으면 변기의 물까지 마시려고 했던 적이 있었다. 이러한 수분섭취 충동은 리튬치료의 부작용으로 나타나기도 한다(〈조증〉 참조).

✚ 식욕과 섭식장애에 대처하는 방법

만약 섭식장애가 있다면, 정신과 의사를 찾아가야 한다. 정신과 의사는 신체상의 건강여부를 진단하고 섭식장애 상태에 적합한 영양분을 처방하고 치료해줄 것이다. 심각한 저체중이거나 영양불균형이 아닌 경우, 대부분 주기적인 방문치료가 행해질 것이다. 심각한 경우 몇 주 동안 입원하거나 종일 참가해야 하는 방문 프로그램으로 그 강도가 올라갈 수 있다. 이러한 구조적인 환경에서의 치료는 음식물을 버리거나 토하고 체중감소를 감추는 등의 나쁜 습관을 고치게 해줄 것이며, 동시에 규칙적인 식습관 등의 긍정적인 습관들을 몸에 익힐 수 있도록 해줄 것이다.

신경성 식욕부진증(거식증)에 시달린다면, 처음에는 정상체중으로 회복시켜주려는 외부의 노력에 저항하게 될지도 모른다. 식단과 몸매에 완벽한 주도권을 자기 자신이 잡고, 체중을 줄이려는 노력이 얼마나 위험한 것인지 스스로에게 상기시켜야 한다. 저체중이라는 이유로 가족과 의료진들이 자신을 조정하거나 벌주려는 것이 아니다. 그들은 당신의 건강을 증진시키고 심한 경우, 당신의 목숨을 유지시켜주려는 것이다. 병원에 입원하게 되면 스스로에게 알맞은 체중을 되찾기 전까지 1주일에 0.9~1.35kg(2~3 pound) 정도를 증가시켜 나갈 것이다. 외래에서 치료를 하게 된다면, 1주일에 0.45kg(1파운드) 정도 회복하는 것을 목표로 하게 된다. 정상체중을 다시 되찾게 되면서 점점 사고가 명확해지고 음식에 대해 더 이상 현혹되지 않으며 자존심을 되찾을 수 있다. 정상체중을 되찾을 때까지 포기하지 않고 치료를 계속하면 치료가 끝난 이후에도 건강한 삶을 영위할 가능성이 높아진다.

치료를 하게 되면 신경성 식욕부진증 환자들 중 1/3이 정상체중을 회복하고 유지할 수 있었다. 물론 치료 후에도 여전히 음식과 체중에 대한 걱정, 살을 빼고자 하는 충동과 싸울 수는 있다. 그러나 이전보다는 더욱 건강하게 대처를 할 수 있게 된다.

만약 신경성 대식증(폭식증)에 시달린다면, 치료의 목적은 폭식, 구토, 설사약 복용 등의 신경성 대식증의 특징적인 행동습관을 없애는 것이다. 치료의 궁극적인 목표는 환자가 기대하는 것보다는 더 체중이 무거운, 건강한 몸으로 회복하는 것이다. 환자의 2/3는 이런 치료에서 성공하여 폭식 증세가 사라진다. 치료를 받음에도 불구하고 지속적으로 신경성 대식증의 증상이 남아 있는 사람은 10명 중 1명 정도뿐이다.

정신치료로는, 음식과 자신의 몸에 대한 새로운 접근법과 건강한 습관을 익힐 수 있도록 해주는 인지행동치료를 실시한다. 약물만 복용했을 경우 어떤 섭식장애에도 큰 도움을 주지 못한다. 그러나 인지행동치료나 영양관리 프로그램과 병행하면 굉장한 도움이 된다. 항우울제, 특히 SSRI(〈우울증〉 참조)는 폭식과 구토와 같은 제거행동, 음식에 대한 집착으로부터 벗어나게 해준다.

만약 과체중 상태라면, 의사의 처방 없이 약국에서 판매하는 비만약을 사용하고 싶은 유혹을 이겨내야 한다. 이런 약물들에는 대부분 암페타민과 유사한 정신자극제를 포함하는데(〈중독 상태〉 참조) 대부분은 중독을 포함한 여러 가지 부작용이 온다. 이런 약물들을 사용하여 체중감소에 성공하더라도 이 약물들을 중단하는 순간 다시 체중이 오를 수 있다. 체내의 지방에 결합되어서 체내 지방을 배설물을 통해 함께 배출시키는 올리스타트orlistat(제니칼Xenical)를 사용하면 체중이 약간 줄 수 있다. 심각한 비만의 경우 위절제술(위의 크기 자체를 줄임)이 필요할 수도 있다.

체중증가의 원인이 정신질환에서 비롯된 것이 아닐지라도 비만일 경우 체중을 감소시키는 것 자체가 심리적인 도전이다. 체중을 줄이고 건강한 체중을 유지하기 위해서는 상당한 동기가 부여되어야 한다. 음식의 양과, 음식이 몸에 좋은지의 여부를 항상 생각해야 하며 필요 이상의 음식을 먹어서는 안 된다. 지방과 탄수화물의 섭취량에 특히 주의하고 신경을 써야 한다. 주치의나 영양사 혹은 스스로 관리를 할 수 있도록 도와주는 지침서 등을 통해 이런 도움을 받을 수 있다. 물론 규칙적인 운동은 필수다. 운동을 통해 칼로리를 소모할 수 있으며 근육의 신진대사와 강도를 높일 수 있다. 규칙적인 운동은 기분을 풀어주며 신체적으로 좀 더 나아지는 느낌을 준다. 다이어트에 돌입하기 전에 비해서 10~15퍼센트 정도의 체중감량이 기본적인 목표이며, 한꺼번에 이상적인 체중으로 감량을 하고 그것을 유지한다는 것은 무리임을 명심해야 한다.

✚ 당신 곁에 섭식장애를 겪고 있는 이가 있다면

만약 주변 사람 중 누군가가 섭식장애에 시달리고 있다면 도움을 청하도록 그들을 설득해야 한다. 그(녀)는 당신의 의견을 거부하거나 심지어 화를 낼 수도 있다. 당신의 제안이 그(녀)를 판단하거나 조종하려는 것처럼 보이기 때문이다. 이럴 경우 그(녀)를 얼마나 생각하는지, 그(녀)의 건강한 삶을 얼마나 바라고 있는지를 확실히 말해주어야 한다. 또한 그(녀)를 조종하려 하거나 벌을 주려거나 뚱뚱하게 만들려는 의사가 없음을 명확히 해야 한다. 지나치게 마르거나 폭식, 구토, 약물남용으로 인해 건강을 해칠 것을 염려하고 있으며 이러한 행동들이 치료받을 수 있음을 알려줘야 한다.

주변 사람이 섭식장애를 앓고 있는지를 알아채기가 어려울 수도 있다. 식사를 제한하거나 폭식을 하거나 제거행동을 하는 대부분의 사람들은 자신의 행동을 절묘하게 감출 수 있는 방법을 가지고 있다. 체중감소는 매우 천천히 일어나 그 사람이 그저 날씬한 정도에서 벗어나 섭식장애를 앓기 시작하는 시기를 파악하기 어렵다. 우연히 일부러 구토를 하거나 설사제를 사용하거나 다른 체중감소 효과가 있는 약물들을 복용하는 것을 보게 되거나, 그 사람이 무리한 체중감소를 시도하거나 폭식행동을 하는 것을 보게 되면 심각한 징후로 보고 병원 진찰을 받고 필요하다면 치료를 받도록 해야 한다.

섭식장애는 부모에게 큰 스트레스다. 부모는 자신의 가장 중요한 역할 중 하나가 아이들을 먹이는 것이라고 생각한다. 아이가 먹는 것을 거부할 때 부모는 자신의 아이에게 거절당했다는 매우 강한 감정을 느끼게 된다. 이와 반대로 과체중인 아이가 너무 많이 먹는 경우에도 부모는 매우 당황하고 걱정하게 된다. 이런 질환을 가진 아이와 힘 싸움을 피하는 것은 매우 어렵다. 아무리 성숙한 부모라고 하더라도 자기 아이에게 조종당했다고 느끼거나 무시당했다고 느껴 매우 좌절하고 화를 내게 된다. 지지집단에 참여하거나 아이의 치료 프로그램의 일부로서 가족치료에 참여하는 것이 도움이 될 수도 있다. 가족치료는 이 질환을 두고 일어나는 갈등들을 얼마나 부드럽게 해결할 수 있는지를 가르쳐 준다. 또한 이 질환에 맞서고 있는 것이 혼자만이 아니라는 것을 다른 부모들에게서 배우게 되며, 섭식장애에 대한 견해를 넓힐 수 있고 건강한 신체와 건강한 식습관이 어떻게 하면 유지될 수 있는지를 배우게 된다.

05

Avoidance
회피

타인에게 사랑받을 자신이 없기 때문에
타인과 관계 맺는 것을 극도로 꺼린다

룸메이트가 파티에 함께 가자고 조른다. "넌 할 줄 아는 게 공부밖에 없잖아. 사람들과 대화도 좀 나누고 해야지"라고 그녀가 말한다. 당신도 물론 새로운 사람과 만나고 싶지만 파티는 질색이라고 룸메이트에게 말해준다.

사실상 당신은 굳이 파티뿐만 아니라 어디서든지 거북함을 느낀다. 수업시간에 선생님이 당신의 의견을 물으면 얼굴을 붉힌 채 고개를 숙이고 노트만을 뚫어지게 쳐다본다. 겨우 모기만 한 목소리로 대답을 해도 선생님은 계속 대답을 채근하면서 큰 소리로 말하기를 요구한다. 언제나 수업준비를 철저히 하는 당신이 답을 모를 리 없다. 단지 남들이 당신을 오해하면 어쩌나 하는 걱정 때문에 대답은커녕 고개도 못 드는 것이다. 학급의 모든 학생들은 당신을 멍청이라고 생각할 것이다. 어떤 학생들은 당신이 같은 반 급우인 줄도 모른다. 당신은 그 정도로 존재감이 없다.

파티는 더욱 심각한 경우다. 당신은 무슨 말을 해야 할지 도무지 알 수가 없다. 당신은 춤을 출 줄도 모른다. 당신의 옷은 완전한 구닥다리다. 자신이 파티에 어울리지 않는 인물처럼 느껴진다. 아무도 당신에게 춤을 신청하지 않아서 꾸어다 놓은 보릿자루처럼 서 있자니 죽고 싶은 기분이다.

날 좋아하지 않으면 어쩌지?

　많은 사람들이 때로는 수줍어한다. 대단히 자연스러운 현상이다. 당신은 조용한 편이어서 낯선 사람들 앞에서 몸을 숨기는 경향이 있다. 교실 뒷자리를 선호하며 눈에 띠지 않게 혼자 노는 것을 더 좋아하며 주목받기 싫어한다. 친구를 사귀는 것이 몹시 신경 쓰이고, 그래서 당신처럼 조용한 아이들에게 이끌린다. 가족과 함께 집에 있을 때가 가장 마음 편하다. 나이가 들어감에 남들과 경쟁하고 도전할 기회가 있는 자리를 피하게 되고, 안전하다고 느끼는 환경에서만 머문다. 예전부터 알아왔던 사람들하고만 함께 지낸다. 고향을 떠나고, 군대에 입대하고, 대학에 다니는 것이 어떤 사람들에게는 신나고 즐거울 수 있다. 하지만 그런 일들을 생각만 해도 당신은 속이 메슥거린다. 당신에게 무엇을 기대하고 있을까? 그들이 날 좋아하지 않으면 어쩌나?

　전체 미국인들 중 1/10이 이러한 증상을 경험하고 있다. 이와는 정반대의 사람들은 천성적으로 사교적이고 모험을 즐기며 주목받는 것을 좋아한다. 개개인의 기질은 대부분 유전자로부터 기인한다. 이러한 특성들은 일란성 쌍생아들 사이에 서로 공유되기도 한다. 그리고 부모들은 태어날 때부터 아이들의 성격차를 한눈에 알아차릴 수도 있다. 어떤 아이들은 호기심이 많고 외향적인 반면 어떤 아이들은 겁이 많다. 아이들이 초면인 사람을 두려워하는 것은 당연한 반응이다.

　그러나 기질은 얼마든지 변할 수 있다. 수줍음이 많은 아이들이 불안정한 주변 상황에서도 자신감 있게 행동할 수 있는 사람으로 거듭날 수도 있고, 밝고 명랑한 아이라고 할지라도 자주 꾸중을 주거나 벌을 준다면 얼마든지 소극적인 아이가 될 수 있다. 어떤 아이들은 학대를 받은 후 조심성이 많고 조용하며 활동적이지 못한 사람으로 자라나기도 한다. 고아원 같은 공공기관에서 자란 아이들은 초면인 사람들을 보아도 전혀 긴장하지 않을 수도 있다. 문화적 경험 역시 개인적 성격 발달에 영향을 줄 수 있다. 외부인에게 친절하게 대해주거나 그러지 않을 수도 있고, 허풍을 떨거나 정반대로 겸손해질 수도 있다. 여자 아이의 경우 문화적 선호로 인해 자기주장이 강하기보다는 얌전하고 내숭을 떠는 아이가 될 수도 있다.

회피성 인격장애의 증상과 형태

상당수 사람들은 평생 수줍음이 너무 심각하여 정신의학자들은 아예 이를 회피성 인격장애로 분류하곤 한다. 회피성 인격장애는 자신이 부적절하다는 강박관념으로 인해 매사에 소극적으로 반응하는 상태를 의미한다. 자신이 어색하고 흥미로운 구석이 없으며 무능하고 좋아할 점이라곤 찾아 볼 수조차 없는 사람이라고 여긴다. 다른 사람이 자신을 싫어할 것이라는 두려움 때문에 타인과 관계 맺는 것을 극히 꺼려한다. 웬만한 사람들이면 당연하게 참석하는 사교적인 모임에도 서절낭할까 봐 애초부터 가려 하지 않는다. 다른 사람들과 가까운 관계를 형성하고자 하는 마음만큼은 누구에게도 뒤지지 않지만, 이런 목적을 어떻게 달성해야 하는지 알 수 없다. 친하게 되려면 자신을 드러내야 하고 거절당할지도 모르는 위험을 무릅써야 하기 때문이다.

전혀 예기치 않은 상황에서 사람들과 어울리게 되면, 순간 매우 당황하고 안절부절 못하기도 한다. 자신을 비하하는 경향이 있다. 타인에게 자기 의견을 강요하거나 자발적으로 참여하려 하지 않는다. 타인에게서 받을지도 모르는 비난과 거절이 두렵기 때문이다. 일에 있어서도 매사를 홀로 처리하려 하며 요구조건도 없고 야심도 없다. 삶을 살아가면서 불안, 억제inhibition, 우울증을 경험할 가능성이 높다.

10대 후반에 발생하는 사회공포증의 경우

어떤 사람들은 선천적으로는 수줍은 성격이 아니었지만 나이가 들어가면서 자기 주변의 사회적인 환경에 대해 점점 더 불안해한다. 정신의학자들은 주로 10대 후반 동안 발생하기 시작하는 이러한 불안장애를 사회공포증

social phobia이라 칭한다. 분명한 사회공포증 환자는 전체 인구의 약 2퍼센트 정도밖에 되지 않지만, 전체 인구의 10퍼센트나 되는 사람들이 사회공포증의 일부 증상을 겪고 있다.

사회공포증이란 사람들 앞에서 창피를 당하거나 비난당할지도 모른다는 강렬한 공포에서 기인한다. 회피성 인격장애에 시달리는 사람들과는 달리, 자신은 충분히 능력을 갖추고 있고 호감이 갈 만한 사람이라는 것을 인정한다. 자신이 느끼는 공포가 심하게 과장되어 있으며 터무니없다는 사실을 잘 알고 있지만, 그래도 불안은 어쩔 수 없다. 안면이 없는 사람들 사이에 있으면 어색해서 어쩔 줄 모른다. 학급발표를 하거나, 교회에서 노래를 부르거나 파티에 참석해서 남들의 주목을 받게 되면 말을 더듬고 진땀을 흘리며 얼굴이 붉어지거나 아예 뻣뻣하게 얼어버린다. 심하면 발작을 보일 수도 있다. 회의나 남들 앞에 나서야 하는 직업상의 임무나 남들과 어울려야 하는 파티, 사교모임과 같은 기회를 회피하려 한다. 필자가 치료한 남성 환자 중 한 사람은 동료들을 지도감독 해야 한다는 사실에 지레 겁을 먹고 수차례 승진을 거절한 사람이 있었다.

과학자들은 사회공포증의 원인을 아직 밝혀내지 못하고 있다. 사회공포증은 가족력과는 무관한 것처럼 보인다. 타고난 과민한 성격으로 인해 남들 앞에서 무안을 당하거나 비난받을까 봐 초조하고 불안해하며, 이로 인해 남들 앞에 나서서 행동하는 것이 제대로 잘 되지 않게 되어 불안의 악순환이 반복된다. 아이들에게 종종 나타나는 선택적 함구증(〈말하기 장애〉 참조)이 사회공포증의 초기 형태일 수 있다.

정신적 질병이 사회적 활동을 회피하도록 하는 경우

만약 공황장애를 앓고 있다면, 공공장소를 두려워하는 광장공포증이 생길 수 있다. 광장공포증이 없이 공황장애만 있다면 사람들이 주변에 많이 있는 경우 공황이 생기더라도 자신을 도와 줄 수 있다는 점 때문에 다소간의 편안함을 느끼게 된다. 하지만, 광장공포증이 같이 있을 경우 사람들 앞에서 공포증으로 발작을 일으켜 당황하게 될까 봐 두려워하게 된다. 만약 정신적 **외상**을 겪었다면 잊어버리고 싶은 외상적 사건을 회상시킬 수 있는 장소나 **플래시백**이 초래될 수 있는 장소에 나가는 것을 두려워하여 집에서 나가려고 하지 않을 수도 있다. 만약 신체추형장애가 있다면(《신체 이미지 장애》 참조), 신체적인 기형과 결함이 있다고 확신하는 자신의 몸을 세상 사람들의 시선에 맡겨 온갖 조롱거리가 되느니 차라리 집 바깥으로 나가려고 하지 않을 수 있다. 만약 강박장애가 있다면 매일 반복되는 익숙한 일상에서 벗어나면 **강박행동**의 일종인 반복된 **의식**(儀式)ritual(강박증에서 불안이나 긴장의 해소를 위해서 일련의 행동을 되풀이 하는 것. 예를 들면, 잠자리에 들기 전에 어머니에게 그날 있었던 일을 빠짐없이 이야기하고 옆에 있는 세 개의 의자 밑으로 머리를 한 번씩 밀어 넣고, 그리고 잠자리에 들어서는 다리를 일정한 횟수 공중으로 걷어차고 나서야만 잠을 잔다는 프로이트의 사례-역주)을 반복해야만 한다는 두려움이 생길 수 있어서 일상에서 벗어나서 사회적 활동을 하려고 하지 않을 수 있다.

 우울증의 경우, 타인과 함께하는 행동에 즐거움을 찾아내지 못하고 집에서 나와야 하는 것에 대한 동기도 없고 에너지 자체가 없다. 비록 사랑하는 사람을 잃은 슬픔에 빠져서 혼자 있고 싶어 하더라도, 다른 사람들이 애도의식을 같이 해주는 것이 도움이 될 수 있다. 그렇지 않으면 스스로 지속적으로 고립되고 과거 기억 속에서만 살아가게 되어 사랑하는 사람을 잃은 슬픔이 깊어지게 된다. 즉, 애도과정이 충분히 해소가 되지 않아 정상적인 생활을 하기에 어렵게 된다.

 약물남용 역시 **중독**의 직접적인 효과로 인해서나(예를 들어, 헤로인으로 인한 기면 상태에 빠지거나), 약물을 구하고 사용하는 데 너무 많은 시간을 소모해서 사회적인 활동을 할 시간이 없어서 사회적 위축을 일으킬 수 있다. 약물에 점점 의존할수록 같은 약물을 복용하는 사람들만 만나고 과거의 친구들과 가족을 등지게 될 위험이 커진다.

 마지막으로, 남들의 눈에 *괴상하게* 보이는 심각한 만성적인 정신과적 질환들에서 가장 두드러진 특징은 사회적 활동과 인간관계에 대한 무관심과 사회적으로 어색한 행동거지이다. 만약 분열성 인격장애가 있다면, 다른 사람과 관계형성에 관해 평생 관심이 없다. 이들은 개인적인 관심사에만 몰두하고 대인관계를 맺을 필요성이 없는 직업을 택하게 된다. 자폐증이나 아스퍼거장애가 있다면 다른 사람들의 감정적인 코드를 읽어내는 것에 어려움을 느끼게 되며 남들과 의사소통하는 것에 곤란을 느끼게 된다. 필자가 치료한 12명의 아스퍼거장애 환자들 중 오직 1명만이 결혼에 성공했는데, 상대방 여성은 약간 지적장애가 있었으며 양가 부모들의 중매로 맺어진 결혼이었다.

정신분열병이 있으면, 타인을 오해하거나 타인에 대한 흥미를 잃게 만드는 음성증상(〈괴상함〉 참조)을 유발하곤 한다. 말할 내용이 거의 없으며 감정을 느끼거나 표현할 수 없는 상태이다. 사회적 위축은 정신분열병의 가장 흔한 장기적 증상이다. 자극이 전혀 없는 수용시설과 같은 환경에서 사는 것 역시 사회성 기술을 악화시키고 감정을 느끼거나 표현할 수 없는 상태를 악화시킨다. 수십 년 전만 하더라도 정신병원의 "후미진 병동"에 수용되었던 정신분열병 환자들은 완전히 자신만의 내면세계에 사로잡혀 있었다. 하지만 이제 많은 환자들이 새로운 약물을 사용하게 되고 퇴원하여 외래에서 시행되는 재활치료 프로그램을 통해 새로운 삶을 되찾고 있다.

✤ 부끄러움에 대처하는 법 – 의식하지 못하는 내면화된 공포를 밝혀내라

부끄러워하는 이유는 대부분 익숙하지 못한 사회적 상황에 대한 공포 때문이다. 회피성 인격장애는 조롱거리가 되거나, 거절당하거나, 비판받는 것을 두려워하는 데서 비롯된다. 사회공포증의 경우 타인에게 판단 받는 것 자체를 두려워한다. 광장공포증은 공공장소에서 자기 통제력을 상실함으로써 무안과 창피를 당할까 봐 두려워하는 공포증이다. 이러한 모든 증상에 대한 정신치료는 우선 의식하지 못하는 내면의 공포를 밝히는 것에서부터 시작된다.

회피성 인격장애에 대한 정신과적 치료가 그 중 가장 힘들다. 평생 지속된 소심함과 극심한 열등감(〈자존심 장애〉 참조)을 가진 사람을 변화시키는 것은 매우 힘들다. 환자의 입장에서 보면 의사는 결국은 타인이며, 자신을 판단하는 듯한 인상을 풍기는 의사의 말을 신뢰하지 않기 때문이기도 하다. 치료자가 자신에 대해서 많은 것을 알게 된 이후에도 자신을 버리거나 싫어하지 않을 것이라는 점을 받아들일 수 있도록 정신치료는 서서히 진행되어야 한다. 이를 통해 환자는 의사의 충고를 자기 성격에 대한 상처만을 주는 비판이 아니라 발전을 위한 도구로 서서히 받아들일 수 있게 된다.

인지행동치료는 사회공포증, 광장공포증, 그리고 수많은 다른 불안과 관련된 질병에 대한 선택적인 정신치료법이다. 치료자는 치료를 통해, 환자가 느끼는 공포가 과장되어 있다는 것을 깨닫도록 도와준다. 또한 그는 지루하고 따분한 인물이 아니며, 멍청하고 바보처럼 보이지 않는다는 점도 깨닫게 도와준다. 환자의 동료들은 팀의 능력 있는 일원으로 환자를 인정하고 있다는 사실도 상기시켜준다. 또한 대중 앞에서 발작이나 외상적 사건을 자극하는 회상을 겪더라도 세상이 끝난 것은 아니라는 점을 알려준다. 이러한 준비가 끝나고 긴장을 푸는 방법을 배우게 되면(〈불안〉 참조), 환자는 점차 두려워하던 사회에 서서히 노출하게 된다. 이러한 작업의 반복적인 성공을 통해 자신감을 되찾게 되며 외출과 친구들과 보내는 시간에서 얻을 수 있는 이점을 만끽할 수 있게 된다.

광장공포증과 사회공포증을 치료하기 위해 종종 치료약물이 사용되기도 한다. SSRI나 MAOI 같은 항우울제(〈우울증〉 참조)들이 위와 같은 병과 다른 불안장애에도 효과가 있다는 것이 밝혀졌다. 약물치료와 더불어 인지행동치료를 병행하면 환자의 정신적 건강을 가장 빠르게 회복시켜주고, 치료 후에도 이를 유지시켜 줄 것이다.

사회적 위축을 포함한 정신분열병의 음성증상은 치료약물을 바꿈으로써 개선될 수 있다. 새로이 개발된 항정신병 약물(〈정신병〉 참조)들은 음성증상을 강화시키고 유발하기도 하던 과거 구세대 여러 치료약물과는 달리 음성증상의 치료에 특히 효과가 있다.

Body Image Problems
신체 이미지 장애

외모의 단점이나 결함을 지나치게 과장해서 받아들이거나
외모 자체에 지나친 스트레스를 받는 것

"이런 꼴로 나갈 순 없어!"
벌써 세 번이나 박박 문질러 세수를 하고 다시 한 번 더 로션을 발랐다. 그러나 당신의 눈에 비친 당신의 피부는 여전히 얼룩덜룩하고 흠집투성이다. 다시 한 번 거울에 비친 자신의 모습을 머리끝부터 발끝까지 쭉 살펴본다. 화장실 조명에 비친 코의 땀구멍들은 기포가 빠져나간 돌하르방을 연상시킨다. 이런 상태로 어떻게 남들 앞에 나선단 말인가?! 당신은 가장 친한 친구와 오늘 외출할 예정이었지만 이런 상태로는 외출하고 나서도 내내 사람들의 눈길을 피하려는 자신의 모습만이 떠오를 뿐이다.
뺨에 난 여드름을 짜본다. 헤어젤을 들고 어떻게든 머리모양이 좀 더 나아보이도록 애쓴다. 머리를 조금만 가꾸면 인상이 부드러워져서 아무도 당신 얼굴에 신경을 쓰게 않게 될지도 모르지 않는가.
친구는 서두르라고 소리 지르기 시작한다. 친구는 당신이 충분히 멋있으며 새로 산 셔츠가 잘 어울린다고 말한다. 그러나 친구가 당신을 칭찬하면서도 얼굴에 대해서는 전혀 언급이 없다는 점을 눈치채고 말았다.
당신은 등 뒤로 문을 닫고서 친구에게 도저히 나갈 자신이 없다고 소리친다.

누구나 외모에 대해 고민한다

많은 사람들이 언급했다시피 아름다움은 마음속에 존재하는 것이며, 우리 자신에게서 종종 발견하는 추함과 결점 역시 마음속에 존재하는 것이다. 몸무게든 머릿결이든, 외모든, 피부든, 무엇이든지 간에 사람들은 자기 몸 중에서 마음에 들지 않는 부분이 하나쯤은 있기 마련이다. 한 연구에 따르면 대학생 중 거의 절반 이상이 자신의 외모에 골몰하고 있다. 외모에 이처럼 신경 쓰고 걱정하는 것이 남들의 눈에는 대단히 과장되어 보이지만, 그런 걱정은 시간이 지나면 대부분 사라진다.

이 글을 읽고 있는 독자들 중에도 부모님들이 아무리 괜찮다고 말해주어도 여드름 때문에 사춘기 내내 좌절하거나 이와 유사한 경험을 한 적이 있을 것이다. 그러나 몇몇 사람들에게는 사소한 오점이나 개성들이 대재앙처럼 다가올 수도 있다. 그런 결함을 도무지 견뎌내지 못한다.

외모에 끔찍한 문제가 있다고 믿는 신체추형장애

100명 중 1명은 외모의 결함을 지나치게 과장해서 받아들이거나 있지도 않은 결함 때문에 지나친 스트레스를 받을 수 있다. 정신의학자들은 이러한 정신적 상태를 신체추형장애Body Dysmorphic Disorder: BDD라고 부른다. 이는 주로 청소년기에 발발한다. 신체추형장애는 외모에 끔찍한 문제가 있다고 믿는 것이다. 실제로 존재하는 결점에 대한 걱정이기는 하지만 걱정 자체가 심각하게 과장되어 있다는 것이 문제다. 정신의학자들은 이를 망상과는 다른 지배관념overvalued idea라고 부른다. 예를 들어, 눈가에 주름이 생기면 다른 사람들은 나이에 걸맞게 늙어가는 것이고 이에 대해 별다른 반응을 보이지 않는다. 그러나 지배관념에 사로잡힌 사람은 태어날 때부터 목에 나있는 참외씨만 한 반점일지라도 본인의 눈에는 수박 통만 한 엄청난 결함으로 보인다. 사실 남들은 그런 반점이 있는 줄도 모르고 지나친다. 코가 보통사람들보다 크다면 대부분의 사람들은 큰 코를 끔찍하게 여기기보다는 남들 눈에 잘 띄는 특징쯤으로 간주한다.

또 다른 경우 자신의 결점들에 대해 남들이 눈치채기 전까지는 정작 본인은 전혀 의식하지 못하는 경우도 있다. 어쩌면 미용실의 미용사나 이발사가 농담으로 던진 말을 자신이 지나치게 진담으로 받아들였는지도 모른다. 혹은 애인에게 버림받은 이유를 찾다가 하나의 결점에 집착하는 것일 수도 있다. 혹은 무시하고 지나칠 수 있을 정도로 빨리 없어지지 않는 흉터나 흠집이 생긴 경우일 수도 있다.

신체추형장애에서 나타나는 걱정들은 피부, 코, 머리 등에 대한 걱정인 경우가 많다. 숱이 적은 머리카락, 탈모, 체모, 얼굴에 자라난 털(숱이나 털이 너무 많거나 적은 것에 대해)에 관해 고민한다. 혹은 코가 너무 크거나 형태가 이상하다고 여길 수 있다. 피부의 색조나 촉감, 흉터를 고민할 수 있다. 흉터나 곰보자국이나 점이나 모반(약간 큰 반점)이 자기 이미지를 손상시킨다고 여긴다. 혹은 다른 사람들이 자신의 주름을 눈치채지 않고서는 못 배길 거라고 지레짐작하고 걱정한다. 또 다른 걱정거리는 입술, 턱, 치아, 맵시 있고 건강한 몸매에 관련된 것들이다. 여성들은 종종 자기 가슴이나 허리와 엉덩이의 크기와 모양을 고민할 수 있다. 최근에는 남성들의 경우 근육질 가슴, 탄탄한 엉덩이나 장단지에 관심이 많다.

신경이 쓰이는 신체 부위는 한두 군데가 아니며 정해져 있는 것도 아니다. 한 군데 걱정이 끝나면 또 다른 부위에 대한 걱정이 시작될 수도 있다. 대부분의 경우 자신이 생각하고 있는 문제들이 남들에게는 얼마나 하찮고 사소한 것인지 깨닫지 못하는 경우가 많다. 만약 스스로가 단점이라고 생각하는 것을 사랑하는 사람이 전혀 언급하지 않으면, 자기 기분이 상하지 않도록 배려하는 것이라고 해석한다. 주변 사람들의 말과 시선에서부터 그들이 자신의 결점을 잘 알고 있을 것으로 지레짐작해버린다. 아는 사람들이 아니라 길거리를 스쳐 지나가는 낯선 사람들마저 자기의 결점을 단박에 알아보리라고 생각한다. 그래서 온종일 어떻게 해서든지 자기 단점을 감추려고 노력한다. 화장을 하거나 머리를 특정한 방식으로 빗거나 특정 액세서리를 한다. 모자나 목이 긴 스웨터나 장갑을 껴서 단점을 감춰보려고 한다.

신체추형장애에서 보이는 행동들은 *강박*장애에서 발견되는 의식(儀式)이나 집착과 매우 흡사하다. 강박증OCD은 완벽하다는 느낌이 들지 않으면 아무 것도 할 수 없다. 자신의 단점을 알아보지 못하도록 사람들의 시선을 딴 곳으로 돌리게 함으로써 그들이 끔찍해하는 눈길로 자기를 쳐다보지 않도록 갖은 노력을 다한다. 그렇지 않으면 아예 일이나 사회적 활동을 접은 채 집안에만 틀어박혀 있다. 이러한 사회적 *회피*행동은 *불안*, *우울증*, 심지어는 *자살사고*마저 불러일으킬 수 있다.

다른 질환들의 한 증상으로서의 신체 이미지 장애

만약 신경성 식욕부진증(《섭식장애》 참조)에 시달리고 있다면, 목숨이 위태로울 만큼 저체중인데도 비만이라고 생각할 수 있다. 신경성 식욕부진증(거식증)은 신체추형장애와 매우 유사한데, 단지 결점이라고 생각하는 부위가 몸 전체라는 점이 다를 뿐이다. 마르다 못해 앙상한 몸이라는 모든 증거들이 눈앞에 있는데도 불구하고 신경성 식욕부진증 환자들은 반드시 살을 빼야 한다고 믿는다. 그들은 남들의 눈에 자신이 뚱뚱하거나 균형 잡히지 못한 몸으로 보일 것이라고 철석같이 믿는다. 신체추형장애와 신경성 식욕부진증에 동시에 시달리는 사례도 드물지 않다. 필자가 치료한 환자 중에는 자신의 코가 문제가 있다고 생각하며 저체중임에도 불구하고 자신을 뚱뚱하다고 여기는 남자가 있었다. 그는 약물의 도움을 받기 전까지는 끊임없이 자기 코의 피부를 긁어내려 했다. 살을 빼기 위해 식사를 제한하는 증상은 더 치료하기 힘이 들었다.

건강염려증과 신체화 장애somatization에 시달리는 경우(《신체 증상 호소와 통증) 참조), 아직 진단되지 않는 병이 있다는 믿음에 집착할 수 있다. 환자는 자기 몸이 뭔가 잘못되고 문제가 있다고 생각한다. 그러나 이러한 "문제"는 신체추형장애와는 달리 미용에 관한 것이 아니다. 이런 장애에 시달리는 사람들은 막연한 통증이나 불편함으로 인해 의사를 찾아가서 치료법을 묻고는 한다.

만약 우울증에 시달린다면, 어떤 지각된(실제로든 아니든 환자가 지각하는) 신체 결함에 대해 반추하고 계속 그 생각이 머리에서 떠나지를 않는다. 이러한 걱정들은 신체추형장애와 매우 비슷하지만, 이런 걱정들은 다만 우울한 기분에서 비롯된 것이며 우울증이 치료되면 자연스럽게 걱정이 사라진다는 점에서 다르다. 만약 정신분열병에 시달린다면(〈정신병〉 참조), 실제 있지 않은 상상의 신체적 결함을 가지고 있다고 생각하기도 하는데, 그런 경우 증상이 보다 더 괴상할 수 있고 다른 **망상**적인 믿음과 병행하여 나타난다. 예를 들어, 필자가 치료한 젊은 남자 환자는 거울에 비친 자기 코가 혼자 움직인다고 믿는 사람이 있었다. 이 사람은 코가 그렇게 움직이는 것은 악마가 그렇게 했다고 믿었다. 정신의학자들은 이를 신체 망상이라 부른다.

물론 신체에 불만족을 느낀다는 것 모두가 질병에 해당하지는 않는다. 아름다움이란 완전히 상대적인 것도 아니며, 신체적 결점이 언제나 혼자만의 상상에서 비롯되는 것도 아니다. 실제로 한 사회에는 사회구성원 다수가 동의하는 미적 취향이 존재한다. 완벽한 대칭, 적절한 몸의 비율, 건강미는 기본적으로 매력적이라고 생각하는 항목들이다. 입술, 목젖, 젖가슴, 그리고 성기의 크기가 약간 더 큰 것은 좀 더 섹시하게 받아들여질 수도 있다. 여성적인 특징(긴 눈썹, 도톰한 입술, 부드러운 피부)은 남성과 여성 모두가 동의하는 아름다움의 기준이다. 다른 신체적 특징들은 패션의 변화와 문화적 차이에 따라 달라지기도 한다.

이런 미적 기준들은 전반적인 규칙일 따름이지 타인을 좋아하게 되는 명확한 기준은 아니다. 사실 나이가 들수록 그 사람의 개성과 성격 특성이 다른 신체적 특징보다 더 중요해진다. 예를 들어, 10대에게 애인을 좋아하는 이유를 꼽으라면 대부분 유머감각을 꼽는다. 그럼에도 불구하고 외모를 조금만 개선할 수 있다면 삶이 더욱 편안해질 것이라고 믿는다. 이러한 *자존심*의 측면은 정신치료를 통해 해결할 수 있다. 정신치료를 통해 개선할 수 있는 요소들과 받아들여야 할 요소를 구별하고 납득시킬 수 있기 때문이다.

✚ 상상된 신체적 결함에 대처하는 방법

만약 신체추형장애에 시달린다면, 결국 의학적 수단을 통해 신체의 결함을 없애려 할 것이다. 실제로 신체추형장애에 시달리는 대부분의 사람들은 정신과가 아니라 성형외과나 피부과를 찾는다. 그러나 성형수술과 피부관리만으로는 신체적인 장애를 겪는 사람들에게 절대로 만족감을 심어줄 수 없다. 설령 계획대로 만들어진 새로운 코, 가슴, 정강이, 허리, 피부가 이전과 다르다는 점은 인정하지만, 이전보다 나아졌다고 생각하는 경우는 거의 없다. 치료받아야 할 것은 외모에서 나타나는 결점이 아니라 비합리적인 이유로 자신의 신체 부분이 이상하다고 생각하는 것과 그것 때문에 생기는 스트레스이기 때문이다(이와는 대조적으로, 실질적인 외형장애나, 신체추형장애가 아니라 단지 신체에 대해 못마땅하게 생각하는 것 때문으로 인해 수술을 감행한 것이라면 결과에 만족할 수 있다).

신체추형장애 치료제로는 항우울제인 SSRI(《우울증》 참조)가 있다. 해당 약물치료를 받은 사람들 중 약 절반 이상이 그들의 (마음대로 만들어낸) 신체적 결함으로 인한 스트레스와 집착에서 벗어날 수 있었다. 더 이상 신체적 결함이 있다고 생각하지 않게 되는 경우도 있다. SSRI가 이와 유사한 강박장애, 불안, 우울증의 치료에 효과가 있는 만큼, 해당 약물치료가 신체추형장애의 치료에 효과가 있다는 것은 그다지 놀랄 만한 일이 아니다. 그러나 신체추형장애에서는 다른 질병에 비해 복용량을 높여 장기간 복용해야 한다. 최대의 복용량으로 2~3개월 정도는 복용해야 그때부터 효과를 볼 수 있다.

정신치료가 약물치료와 병행된다면 더욱더 도움이 된다. 신체추형장애 치료에는 인지행동치료가 이용된다. 타인에게 자신의 결점을 보여주면서도 평정심을 유지하는 것에서부터 치료가 시작된다. 예를 들어, 거울을 바라보거나 공공장소에서 산책을 하는 것이 이에 해당한다. 불안감이 가중되기 시작하면, 환자는 치료 때 배운 이완요법(〈불안〉 참조)을 사용하게 된다. 이를 통해 환자는 평소에 가타부타 말이 많았던 화장이나 옷에 대한 불만을 줄일 수 있다. 시간이 지날수록 환자는 상황을 회피하거나 스스로를 꾸미는 데 지나친 시간을 낭비하지 않고서도 스스로의 불안과 신체적 결함을 밖으로 드러내는 것에 대해 점점 편안해진다. 또한 환자는 자기의 신체적 결함을 과장하는 부적응적인 사고에 대해 분석할 수 있다.

또 다른 치료법으로는 역할 바꾸기가 있다. 신체적 결함이라고 생각한 것이 그다지 나쁘지 않으며, 아예 단점이 아니라고 스스로를 설득하는 것이다. 이를 통해 환자는 결함으로 여겼던 외모에 대해 보다 긍정적으로 바라보는 방법을 배우게 된다.

✚ 당신 곁에 신체 이미지에 집착하는 이가 있다면

만약 아는 사람 중에 외모에 대해 비합리적으로 몰두하는 사람이 있다면 솔직하게 도움이 되고 싶다는 말을 해주는 것이 좋다. 그의 걱정이 과장되었다고 생각한다면, 그렇다고 말해야 한다. 논쟁을 통해 그의 마음을 돌릴 수는 없으므로 그가 가진 신체적인 집착에 관해 논쟁하는 것은 바람직하지 않다. 다만 당신은 그 사람의 외모에 대해 그 사람과는 다르게 보고 있다는 것을 말할 수는 있다. 이들 환자에게는 결국 실망하고 또다시 좌절하게 될 성형수술이나 피부치료로 돈을 낭비하기 전에 우선 정신치료부터 권장하는 것이 좋다. 그런 사람은 정신과 의사가 자기 걱정을 터무니없고 멍청한 망상이라고 치부해버릴 것이라고 지레짐작하겠지만, 정신과적인 치료가 그의 기분을 좋게 해줄 수도 있다는 점을 확신시켜주어야 한다. 설혹 그가 생각하는 외형적 결함이 사실이라 할지라도 정신과 의사는 이에 대해 덜 걱정할 수 있도록 도와줄 것이다.

07

Compulsions
강박행동

어떤 특정한 하고 싶지 않지만 행동하지 않으면
불안해지는 반복행동

출근하면서 당신은 문이 확실하게 잠겼는지 확인하기 위해 자물쇠를 왼쪽 끝까지 돌린다. 좀 더 확실하게 왼쪽으로 돌리고 싶지만 그러다가 또 다시 열쇠가 부러지기라도 하면 큰일이다. 이번에는 오른쪽으로 한 번 돌렸다가 다시 왼쪽으로 돌린다. 이 과정을 네 번이나 더 반복하고서야 당신은 만족한다.
이제 차로 가서 어린 딸에게 유아용 안전벨트를 매어주기만 하면 된다. 혹시 코너를 돌다가 자동차 문이 열려 좌석에서 튕겨 나갈까봐 당신은 리모컨을 사용하여 딸아이가 앉아 있는 뒷좌석 창문을 잠갔다가 열었다가를 세 번이나 반복한다. 그것으로도 모자라 운전석에 앉기 전에 수동으로 다시 한 번 확인한다. 출발하기 전에 숫자를 열까지 세고 출발한다. 오늘은 모든 과정이 일사천리로 진행되고 있다. 오늘은 직장에 제시간에 맞춰 출근할 수 있을 것 같다. 그런데 잠깐! 현관문을 제대로 잠그지 않았으면 어떡하지? 확인했었나, 아니면 확인하는 걸 잊어버렸었나? 확인했다고는 생각하지만, 언제나 그렇게 생각하지 않았던가. 확실히 하려면 처음부터 다시 하는 수밖에 없다. 당신은 자동차를 돌려 다시 집으로 향한다. 차 열쇠를 뽑고 딸아이의 안전벨트를 풀고, 현관문을 다시 확인한다.
물론 현관문은 제대로 잠겨 있다. 당신은 유치원에 전화해서 또 늦을 것 같다고 알린다. 걱정을 끼치고 싶지는 않으니 말이다.

왜 하고 싶지 않은 행동을 하게 되는가?

강박행동이란 본인의 의사에 반(反)하는 행동이다. 행동 그 자체가 보상을 주지도 기쁨을 주지도 않는다. 강박행동은 불합리하고 불편하며 심지어 해가 될 수도 있다. 강박행동은 종종 부정적인 결과에도 상관하지 않고 특정 행동을 행하고 싶어 하는 **충동**impulse과 잘못 혼동되고는 한다. 예를 들어, 손톱을 끝까지 물어뜯는 것은 강박행동이고, 반면에 다이어트 중임에도 아이스크림을 먹고 싶어 갈망은 충동이다.

대부분의 경우 사람들은 자기 행동을 통제할 수 있는데도, 왜 하고 싶지 않은 불쾌한 행동을 하게 되는 것일까? 우리가 강박행동을 하게 되는 이유는 그것이 또 다른 불쾌한 감정들을 경감시켜 주기 때문이다. 이는 미국인 40명 중 1명꼴로 나타나는 강박증에서 가장 명확하게 볼 수 있는 증상이다. 강박사고obsession란 반복적으로 발생하며 그때마다 엄청난 불안감을 일으키는 원치 않는 생각들이다. 이러한 불안을 처리하기 위하여 환자들은 엄청난 시간을 소모하고 누가 봐도 비정상적인 의식적(儀式的) 행동을 하게 된다. 즉, 강박사고를 해결하기 위하여 의식적인 행동과 같은 강박행동을 하게 된다는 것이다.

강박증OCD에서 나타나는 강박행동

오염에 대한 공포

강박증OCD에서 가장 흔하게 일어나는 강박사고 중 하나는 오염에 대한 공포다. 환자는 불결한 것이나 세균에 감염되거나 옮는 것을 두려워한다. 이런 공포에 대처하기 위해, 환자는 손을 씻고 또 씻는다. 필자가 치료한 환자 중에는 심각할 정도로 손의 피부가 갈라진 환자가 있었다. 강박증 환자들은 마치 수술을 준비하는 의사처럼 손과 팔을 박박 문질러 씻으며 종종 한 번에 몇 분을 그렇게 씻는 데 소비하곤 한다. 환자들은 어떤 물건이라도 만졌다 하면 손을 씻으려 한다. 특히 손잡이나, 난간, 돈, 전화기 같이 다른 사람들이 많이 만지는 물건일 경우에는 더욱 심하게 반응한다. 이들은 집을 나설 때 종종 장갑을 착용하곤 하지만 장갑 자체도 지나친 접촉이나 착용하기 전에 깨끗이 빨아두는 것을 잊었다면 쉽게 오염된 것으로 생각한다. 오염되어 버린 장갑은 버리는 수밖에 없다. 이러한 의식적인 행동은 멸균이 필수인 수술실에서야 필요할지 모르지만 그 외의 다른 장소에서는 전혀 불필요한 행동이다.

확인 또 확인하는 습관

강박증OCD에 걸리면 확인하는 의식적인 습관이 생겨난다. 환자는 본인이 열쇠를 잠그고 가스레인지의 불을 껐다고 확신하긴 하지만 두세 번 확인하지 않으면 엄청나게 불안해한다. 결국엔 그 불안감에 지고 만다. 다시 한 번 확인하는 것은 완전히 비합리적이다. 설령 확인했더라도 또 다시 불안감은 엄습할 것이고, 그래서 다시 한 번 더 확인해야 할 필요성을 느낄 것이기 때문이다. 결국엔 이런 강박적인 의심을 해결하려는 특정한 행동규칙을 만든다. 예를 들어, 환자는 형광등 스위치를 껐다 켰다 열 번을 반복하고 그것이 효과가 있음을 확인하면, 일시적인 확신이 들어 잠시나마 불안을 떨쳐낼 수 있다. 그들은 몇 번이고 스위치를 확인하고, 문을 닫고, 열쇠를 확인해도 의심이 남아 불안감이 생길 수 있다. 확인을 하다하다 기어코 스위치와 자물쇠를 부숴버리고 나서야 확신하게 된다. 하지만 그 문제가 해결되면 또 다른 문제로 불안은 옮겨가게 된다.

강박증에 시달리는 많은 사람들은 확신을 요구한다. 필자가 치료한 환자 중에는 진료 예약을 몇 번이나 다시 확인하곤 하는 환자가 있었다. 가족들은 친척 내에 강박증이 있는 사람을 쉽게 알아 볼 수 있다. 왜냐하면 몇 번이고 같은 질문을 해오기 때문이다. 비록 이와 같은 행동이 매우 피곤하긴 하지만, 가족들은 질문에 논쟁을 벌이느니 질문에 하나씩 대답해주는 것이 훨씬 편하다는 사실을 깨닫게 된다. 만약 환자의 강박사고의 내용이 폭력이나 성적 행동과 연관이 있다면, 환자는 치료자, 목사, 혹은 가족들에게 스스로가 나쁜 사람이 아니며, 아무에게도 피해를 주지 않았고, 스스로가 질색할 만한 사람이 아님을 확인하기 위해 끊임없이 질문할 수도 있다. 이들은 그런 생각들이 자신과 전혀 무관하며, 남들에게 그런 걸 물어보는 것이 전혀 즐겁지 않다는 사실을 알고 있으면서도 끊임없이 되묻고는 한다.

완벽한 대칭과 조화에 집착

강박증OCD에 시달리는 많은 환자들 중에는 대칭이라는 개념에 강박되어 있는 사례가 많다. 환자 주변에 있는 사물들은 완벽한 대칭과 조화를 이루어야 한다. 그렇지 않으면 불안감을 느끼기 때문이다. 이러한 불편한 감정들에 대처하기 위해 환자는 주변 사물을 옮기고, 책과 신문을 정돈하고, 펜과 칫솔을 일렬이 되도록 질서정연하게 배치해놓으며 옷을 정확한 순서대로 걸어놓거나, 음식을 먹을 때 특정한 순서대로 먹고는 한다.

이 경우 이들은 주목을 끈 물건을 만지고자 하는 욕망에 사로잡히며, 왼손으로 무엇인가를 잡았다면 오른손에도 무엇인가를 잡아야 한다는 충동이 들 수 있다. 필자가 치료한 환자 중에는 악수하는 것을 끔찍하게 불안하고 초조하게 여기는 사람이 있었다. 오른손으로 악수를 했다면 왼손으로 그와 마찬가지의 균형을 취해야 한다는 강박에 사로잡히기 때문이었다. 남들의 시선을 끌지 않으면서 자연스럽게 그런 행동을 취하지 못한다면, 남들의 눈에 이들의 행동은 기괴하고도 무례해 보일 수 있기 때문이다. 혹은 복도나 거실, 계단을 올라갈 때 정확하게 한 중간을 걸어가며 어떤 물건도 만지거나 닿지 않으려고 양팔을 양옆구리에 딱 붙이고 걷는 경우도 있다. 계단을 올라갈 때에도 모든 계단을 정확하게 한 계단 한 계단씩 올라가는 것은 두 말할 필요도 없다.

쌓고 또 쌓아둔다

쌓아두는 것 역시 또 다른 강박행동이다. 필자가 치료한 심각한 환자의 경우 아무것도 버리지 못해서 쓰레기를 끌어안고 사는 사람이 있었다(〈지저분함〉 참조). 그들의 집은 신문과 쓰레기봉투로 가득 차 있었다. 그들은 자신의 머리카락을 모으곤 했다. 세탁기가 없음에도 불구하고 공용세탁기를 사용하는 것이 두려워 집에 세탁물이 가득 쌓여 있는 경우도 있었다. 어떤 경우에는 가족들이 병원에 데려오기 전까지 아파트 안에서 자신의 소변을 병에 담아 모았던 환자도 있었다.

이러한 종류의 심한 강박행동을 유발시키는 강박사고가 항상 명백하게 있는 것은 아니다. 다만 완벽함과 상황에 대한 완전한 통제에 관한 강박사고가 연관성이 있어 보인다. 환자는 자기 주변의 물건들을 전부 쌓아두려고 하며, 자기 것이라고 생각되는 것을 잃지 않으려고 필사적이다.

생각을 몰아낼 수 없는 강박사고

어떤 강박행동은 생각으로 나타날 수도 있다. 속으로 숫자를 세거나, 한 구절을 끊임없이 암기하거나, 주기도문을 암송하곤 한다. 비록 본인은 깨닫지 못하더라도 이러한 정신적 강박행동은 남들의 눈에 확연히 보일 수 있다. 왜냐하면 환자가 정신적 강박행동에 시달릴 때는 산만해지고, 입술을 움직이거나, 발을 구르거나, 손가락을 꼽으면서 숫자를 세고 있기 때문이다.

강박사고에 대처하는 초기 단계일 경우, 환자들의 강박행동은 강박사고와 어느 정도 논리적인 연결이 있다. 초기의 강박행동은 비합리적인 강박사고에 대처하기 위해 비교적 납득할 만한 대처전략을 구사하기 때문이다. 그러나 이러한 강박행동적 의식은 시간이 흐르면 흐를수록 점점 비효율적으로 변해가는 경향이 있다. 집을 떠나기 전에 가스레인지의 전원을 열 번쯤 확인하는 것만으로는 불안감을 떨쳐낼 수 없게 되는 시기가 환자에게 찾아오게 된다. 스무 번을 확인하게 되거나, 나중에 자신이 확인했는지를 물어 볼 수 있도록 배우자가 지켜보는 가운데 열 번을 확인해야 만족하게 된다.

결과적으로 환자는 점점 논리성이 떨어지는 강박행동적 의식을 행하게 된다. 예를 들어, 부엌문에서 앞뒤로 열 번씩 왔다갔다하고 나면, 스토브를 잠갔는지를 두 번만 확인해도 된다고 여기게 된다. 이처럼 강박행동의 패턴은 시간이 지나면서 점점 이상한 방향으로 변하게 된다. 결국엔 왜 이런 방식을 취해야 하는지 이유조차 잊은 채 이상한 강박행동적 의식을 만들곤 한다. 강박행동 양상은 자기 멋대로 변하지만 무시하기에는 지나친 불안감과 불편감에 시달린다.

강박증 외에도 다른 병으로 인해 발생하는 강박행동

치장장애

강박행동은 다른 병에서도 찾아 볼 수 있다. 발모광trichotillomania은 환자가 충동적으로 자신의 머리카락을 뽑고 씹거나 가지고 노는 것이다. 이로 인해 소가 풀 뜯어 먹은 것처럼 듬성듬성한, 탈모를 유발하곤 한다. 손톱을 씹거나 코를 후벼 파는 것 역시 또 따른 강박행동이다. 환자는 이런 행동이 결국에는 손가락 끝이 통증으로 쑤시거나 손톱 모양이 이상하게 되고 코피를 흘리는 것으로 끝난다는 것을 알면서도 그만두기 힘들어한다. 그렇게 하지 않으려고 하면 점점 더 불안이 심해진다. 환자는 일종의 완벽감을 느끼기 전까지 끊임없이 씹고, 파고, 당긴다.

정신의학자들이 치장장애grooming disorder라고 부르는 이러한 행동들은 강박증OCD과 관계가 있는 경우가 있다. 또한 이러한 행동들은 동물들을 관찰할 때 나타나는 치장하려는 본능과 연관이 있을 수 있다. 설치류는 포식동물에게 몰렸을 때 도망치기를 그만두고 갑자기 자신의 털을 고르면서 치장하려고 한다. 불안해졌을 때 손톱이나 머리카락을 매만지는 사람들은 이러한 본능이 아직 남아 있다고 볼 수 있다.

투렛증후군과 틱장애

투렛증후군은 강박증OCD과 증상과 원인 등 많은 부분에서 중복이 되는 신경학적 질환의 일종인 틱장애의 한 유형이다. 만약 투렛증후군을 가지고 있다면, 환자는 불수의적인(의지와는 상관이 없이 생기는) 동작이나 소리 혹은 이 둘 모두를 일으키곤 한다. 운동성 틱은 눈을 깜빡이거나, 어깨를 움츠리거나, 손을 갑자기 흔드는 경우이다. 음성 틱은 헛기침을 하면서 목을 풀고, 쿵쿵거리며 냄새를 맡고, 욕설과 같은 단어 등을 외친다. 일부 틱장애는 지나치게 복잡하기 때문에 이것이 불수의적으로 일어난다고는 도저히 볼 수가 없는 경우도 있다. 욕설을 외치거나, 남들이 한 말을 그대로 따라하거나, 손으로 다양한 제스처를 취하는 것이 그런 사례이다.

강박행동과는 달리 틱장애는 강박사고와 같은 연관된 사고가 없이 일어난다. 그러나 투렛증후군에 시달리는 많은 사람들은 종종 틱이 일어나기 전에 그런 틱에 빠져들고픈 충동을 느끼기도 하고, 그것을 지연시킬 수도 있을 것으로 느낀다고 보고한다. 만일 환자들이 틱을 막아보려고 애를 쓰면 그로 인해 더욱 불안감이 증폭하고 틱은 기어코 폭발하고 만다. 그럴 경우 틱은 평상시보다 더욱 격렬한 형태로 드러나게 된다. 이러한 증상은 강박증에서 강박행동을 막으려는 경우와 유사하다. 흥미롭게도 투렛증후군에 걸린 환자 중 절반 이상이 틱장애와 더불어 강박증의 전형적인 증상에 시달린다.

그 외 욕망의 충동적 반응

우리는 종종 성행위, 약물과 알코올 남용, 쇼핑, 도박 등이 특별히 문제가 되는 경우에는 이를 강박행동으로 간주한다. 그러나 위와 같은 행동들은 강박행동이라기보다는 *갈망*에 대한 **충동적 반응**으로 보는 것이 더 잘 이해가 된다. 위의 행동들은 실행 즉시 즉각적인 만족을 준다. 우리는 장기적으로 보았을 때는 그다지 좋지 않을지라도 지금 당장에는 기쁨을 주기에 그런 행동을 한다.

만약 신경성 식욕부진증이나 신경성 대식증(〈섭식장애〉 참조)에 시달린다면 자신의 몸, 몸무게, 칼로리 섭취량에 집착하게 된다. 먹는 것을 억제하고, 토하고, 설사약을 복용하고, 과도한 운동을 하는 것들은 모두 집요하게 계속되고 부적절한 행동이라는 점에서 강박행동으로 간주될 수 있다. 그러나 이러한 강박에 빠져들게 되면, 이런 행동을 체중조절에 필수적인 과정이라고 간주한다. 환자들은 이러한 행동들이나 날씬하고자 하는 자기 욕망에 문제가 있다고 생각하지 않을 수도 있다. 폭식 역시 강한 강박행동으로 볼 수 있다. 폭식을 하고 나면 환자 본인이 스스로 지나치게 먹었다는 것을 알고 바로 후회한다. 환자는 음식을 먹는 것 자체에 즐거움을 느낀다기보다는 오히려 음식을 참고 견디려고 스스로 부과한 억제와 구속을 포기하고 굴복하는 데서 일시적으로 얻는 위안에 더욱 만족한다. 특정 정신적과적 질환에서 나타나는 *자해*는 충동조절장애와 강박행동의 중간쯤에 위치하는 것으로 볼 수 있다.

보속증적 행동

반복행동은 자폐, 정신지체(〈학습장애〉 참조) 혹은 치매(〈기억상실〉 참조)에서도 나타날 수 있다. 이러한 질병들의 경우 갑자기 몸을 앞뒤로 움직이거나, 반복적으로 소리를 지르거나, 자주 자위를 하곤 한다. 이러한 각각의 행동들은 반복행동을 통해 고통을 덜고 마음을 달래려는 환자의 시도로 볼 수 있다. 언어적 능력과 사회적 능력이 부족할 때는 그런 행동이 타인과 의사소통을 하려는 의도로 볼 수 있다. 정신의학자들은 이러한 행동들을 강박행동이기보다는 보속증적 행동(保續症) perseverative (바로 전에 한 말이나 동작을 계속 반복하는 증상-역주)이라고 부른다. 강박행동과는 달리 그런 행동을 하지 않으려는 내면적인 의지가 아예 없기 때문이다.

➕ 강박행동에 대처하는 방법

강박증OCD은 약물이나 인지행동치료, 혹은 둘 다를 병행함으로써(이에 대한 더 많은 정보는 〈집착〉 참조) 치료할 수 있다. 강박행동은 원하지 않지만 습관적으로 하는 행동이다. 그렇다고 해서 전혀 조절 불가능한 것은 아니다. 굳게 마음만 먹으면 환자는 충분히 자신의 충동을 억제하고 강박적인 행동에 대처할 수 있다. 문제는 의식적 행동을 시행하게 하는 강박사고가 있다면 점점 더 엄청난 불안감에 시달리게 된다는 것이다. 또한 강박행동을 억제하는 과정에서 불안을 달래기 위해 새로운 의식적 행동을 만들고는 한다.

치료하는 과정 전체를 걸쳐 자신의 의식적 행동이 아무리 압도적인 것이라 할지라도 그것이 자의적이고 비논리적이라는 것을 명심해야 한다. 특정한 의식적 행동을 계속하면서 오랜 시간을 보내게 되면, 이런 의식적 행동이 필수불가결한 것으로 여겨진다. 결국에는 냉정하고 객관적인 관점을 잃게 된다. 정신치료와 약물을 통해 그런 행동이 불필요함을 알게 되면, 환자는 마침내 이를 극복할 수 있는 냉정한 관점을 회복할 수 있다.

만약 강박증과 틱장애 둘 다를 가지고 있다면, 환자는 투렛증후군을 앓고 있을 가능성이 높다. 투렛증후군은 강박증에 비하여 드문 편이지만 두 가지가 함께 발병하곤 한다. 투렛증후군이라면, 환자는 정신과는 물론이고 신경과의 치료도 받아야 한다. 양쪽 모두에 걸렸다면, 환자의 강박증을 치료하기 위한 최선의 방법은 항정신병제(〈정신병〉참조)와 SSRI 항우울제(〈우울증〉참조)를 동시에 복용하는 것이다.

✚ 당신 곁에 강박행동을 하는 이가 있다면

만약 사랑하는 그녀가 강박증OCD이라면, 보호자로서 당신은 그녀의 의식적 행동에 연관되어 있을 수 있다. 그녀는 끊임없이 당신에게 질문을 하고, 확신을 요구하고, 가구를 재정리하며, 특정한 의식을 거쳐 음식을 준비하길 원할 수 있다. 설령 이러한 의식적 행동에 연관되지 않더라도, 그녀가 보다 편하게 생활할 수 있도록 당신의 행동들을 스스로 바꿀 수도 있다. 예를 들어, 피부가 벌겋게 변하고 손등이 갈라질 정도로 그녀가 자기 손을 씻고 또 씻는 것을 참고 보기 힘들 것이다. 그녀가 강박행동을 하기 전에 당신이 먼저 문을 열어주고, 당신이 먼저 신발을 벗고 집안으로 들어가며, 방문객을 오지 않도록 한다. 또 다른 경우에는 당신이 미리 알아서 평소보다 훨씬 자주 집안의 물건을 각을 맞춰 정돈하고 청소할 수도 있다.

이러한 행동들은 모두 사랑에서 우러나오는 것이지만, 아이러니하게도 이러한 행동들은 동시에 그녀가 집착하고 있는 공포와 강박행동을 인정하는 셈이 되어버린다. 그녀는 당신의 관심과 도움을 받게 됨으로써 그녀의 강박행동은 더욱 보상받는 셈이 된다. 당신은 결국 없애고 싶었던 그녀의 강박행동을 강화시키는 격이 되고 만다.

이와는 반대 극단의 경우, 당신은 상대방의 강박행동에 지쳐버릴 수 있다. 당신은 반복되는 질문에 대답하길 거부하거나 다리미의 전원을 뽑았는지를 확인하기 위해 집으로 되돌아가려는 상대를 만류하거나, 숫자를 세는 것을 막기 위해 손을 잡아버리거나 상대방이 터무니없는 짓을 하고 있다며 버럭 화를 낼 수도 있다. 일반적으로 화를 내거나 좌절했다는 것을 내비치는 것은 피하는 것이 최선이다. 상대는 이미 이러한 강박증이 논리적이지 못하다는 사실을 잘 알고 있다. 상대 역시 자신의 강박행동에서 벗어나고 싶어 한다. 당신은 상대의 강박행동을 줄이기 위해 받고 있는 치료경과에 대해 치료에 시간이 걸리며, 순서대로 행해져야 한다는 당신의 의견을 솔직하게 밝혀야 한다.

많은 강박관념들은 지나치게 습관화되어 무의식적으로 빠르게 일어나곤 한다. 또 다른 많은 강박행동은 복잡한 공포와 극심한 불안감에 의해 형성될 수도 있다. 이런 경우 의식적인 행동을 포기하기가 매우 어렵다. 그러므로 당신은 상대가 이를 조금씩 줄여나가는 동안 인내를 가지고 잘 견뎌주어야 한다. 그러나 당신은 상대방의 의식적 행동에 참여하고자 하는 충동(그 편이 참는 것보다 쉬우니까)을 참아야 한다. 만약 상대가 당신에게 무의미한 행동을 반복하거나 다른 종류의 불필요한 행동을 하길 원한다면 침착하게 상대의 뜻에 따르지 않을 것임을 밝혀야 한다. 이는 당장에는 상대에게 불안감을 심어주겠지만 장기적으로 보았을 때는 도움이 될 것이다.

08

Confusion
혼동

의식장애나 내적인 흥분의 표현으로 볼 수 있는,
운동성 흥분을 나타내는 병적 정신 상태

"내가 왜 여기 있지?"
상냥한 간호사가 방금 아침 식사를 가지고 들어와서는 여기가 병원이며 당신은 지금 입원해 있다는 사실을 알려주었다. 당신은 일단 수술을 받기로 했다는 것까지는 기억하지만-심장과 관련된 수술인 것 같다-입원한 기억이 나지 않는다.
그녀의 말로 오늘이 수요일이라고 했으니 병원에서 며칠 머물러 있었던 것이 분명하다. 간호사의 말을 들어보면 당신은 꽤나 말썽을 피운 듯 했다. 링거 바늘을 뽑아버리고, 침대에 실례를 했으며, 다른 환자의 방에 마음대로 들어가고, 한밤중에 아무 이유 없이 소리를 지르곤 했다. 평소의 당신답지 않은 행동들이었지만 지금 그런 걸 신경 쓰기엔 당신은 너무 혼란스러웠다.
간호사가 두고 간 약을 먹자 갑자기 졸음이 쏟아진다. 일단 가족들을 만나고 나서 이 문제를 해결하기로 작정하고 당신은 잠속으로 빠져든다.

혼동의 대표적인 증상, 섬망

혼동은 많은 정신질환의 특징이다. 오인, 그릇된 믿음, 정신이 혼미해지는 것 등은 *정신병*과 *조증*의 공통적인 증상이며, 이 두 질병은 현실감을 상실하게 되는 질병이다. 조증이나 정신병에 시달리면 환자는 아무 목적도 없이 과도하게 활동적이며 와해된 행동패턴들을 보이기 시작한다. 환자의 말은 지리멸렬하고 무의미하다. 그러나 현실감이 상당히 떨어져 있음에도 불구하고 환자는 주변 환경에 대하여 경계를 늦추지 않는다.

혼동과 주변 환경에 집중하지 못하는 대표적인 증상인 섬망delirium은 우리 모두에게 발병할 위험이 있으며, 동시에 몹시 위험하다. 섬망은 광기나 통제할 수 없는 흥분 상태를 지칭하는 일상적인 의미와는 다른 뜻으로 사용되는 단어다. 의사들에게 섬망이란 일시적인 증상이며 정신질환과는 전혀 연관이 없으며 의학적인 질병이나 중독으로 초래된 증상을 의미한다. 예를 들어, 수술이나 의학적인 질병으로 입원한 환자들 중 거의 3명 중 1명은 심한 혼동을 보일 수도 있다. 혼동은 몇 시간 내에 급속하게 나타나기 시작하며 원인을 치료하고 나면 며칠 이내에 사라진다. 혼동의 원인은 종종 뇌와는 상관없이 발생하기도 한다. 방광의 감염이나 혈액의 전해질 균형이 맞지 않아도 혼동 증상을 보이곤 한다. 섬망은 심각한 내과적 질병의 징후이므로 조기 발견이 매우 중요하다.

섬망의 증상

섬망은 기본적으로 집중력과 각성에 장애가 발생하는 것이다. 환자는 주변에서 일어나는 일들에 주의를 기울이지 못한다. 의사가 환자에게 자기소개를 하더라도 환자는 의사의 이름마저 기억하지 못한다. 자기가 있는 곳을 알려주어도 몽롱하고 어리둥절한 시선으로 주변을 살핀다. 장소와 날짜, 심지어 시간마저 혼란스러워 한다. 사랑하는 사람들이 지금 병원에서 치료를 받고 있는 중이라고 설명해주어도 그들의 말을 이해하지 못하며 종종 공포에 질려 소리를 지를 수도 있다.

혼동은 치매로 오해받을 수도 있다. 그러나 이것은 *기억상실*이 아니라 주변 사물을 확실히 암기할 수 있을 정도로 집중할 수 있는 주의집중력의 상실이다. 섬망 상태에서 벗어나게 되면 기억 또한 정상으로 돌아온다. 섬망 여부를 알아보기 위해 의사들은 간단한 주의력을 유지하는 시간을 알아보는 테스트를 할 수 있다. 단어의 철자들을 순서대로 외웠다가 반대로 외워보라고 한다. 간단한 계산을 해보라고 시키거나 몇 가지 단어들을 순서대로 따라 해보라고 하는데, 심각한 혼동 상태에서는 이와 같은 행동들이 평소와는 달리 매우 힘들기 때문이다. 또한 심각한 혼동 상태에서는 발성에도 문제가 생길 수 있다. 목소리가 쉬거나 발음이 확실하지 않거나 아예 존재하지 않는 새로운 단어를 만들어낸다. 환자는 없었던 사건이 실제로 있었다고 기억하기도 한다. 예를 들어, 환자는 아침식사를 하지 않았음에도 방금 막 식사를 했다고 생각하곤 한다.

섬망은 끊임없이 변하는 상태이다. 어떤 때는 의식이 명료하여 멀쩡한 정신처럼 보이지만 또 다른 때는 혼동스럽고 졸려한다. 밤에는 몇 번씩 잠에서 깨어나고 낮에는 잠을 잔다. 항상 초조하며, 겁에 질려 있고 *과잉행동*을 보인다. 그러다 갑자기 무기력하고 우울해하며 말이 없어진다. 존재하지도 않는 사물을 봤다는 *환각*에 시달리기도 한다. 예를 들어, 자신은 방안에 있는 다른 사람과 대화를 하고 있다고 생각하지만 실제로는 혼자서 떠들고 있는 경우가 종종 있다. 혼동으로 인해 타인의 행동을 잘못 해석하곤 한다. 누군가 음식을 먹이거나 옷을 갈아입혀 주려 하면 상대가 자신을 독살하려고 하거나 교살하려고 한다고 여길 수도 있다.

섬망은 매우 위험한 증상이다. 뭔가 잘못되거나 이상이 없는 한 우리의 뇌는 이렇게까지 혼돈스러워하지 않기 때문이다. 섬망은 죽기 바로 직전에 흔히 나타나곤 한다. 그러나 섬망은 치료받지 않으면 매우 위험하나, 치료가 가능한 질병에 처해있다는 것을 알리는 우리 몸의 암시이기도 하다. 노인들의 경우 섬망이 발병할 확률이 높으며 특히 이미 치매가 있다면 그 가능성은 매우 높다. 섬망은 복잡한 수술 후 집중치료실에서 치료를 받는 중이거나 에이즈 환자와 암 환자들 사이에서도 흔히 나타기도 한다.

✚ 섬망의 원인들 중 많은 경우 치료가능하다

정확히 말하자면, 섬망은 정신과적인 질병은 아니다. 정신과적인 치료의 과정에서 섬망 증상은 거의 나타나지 않다. 이것은 오히려 병원이나 양로원에서 더 많이 발견되곤 한다. 따라서 일반 의사와 외과 의사는 섬망을 제대로 진단하고 치료할 수 있어야 한다. 불행하게도 일부 의사들은 환자에게서 나타나는 혼동 증상을 알아차리지 못하거나, 심각하게 여기지 않거나, 우울증이나 조증, *정신병* 등과 같은 다른 질병으로 오해하기도 한다. 일반적으로 환각, 초조, 혼동 등이 노인에서 시작되는 것처럼 보이는 것은 좀 더 젊었을 때 시작되는 정신분열병에서 기인한 것이 아니라 섬망에서 비롯된 경우가 많다.

다행스럽게도 섬망의 잠재적인 의학적 원인은 잘 알려져 있다. 일단 섬망이 발견되면, 의사들은 특정한 원인을 밝히기 위해 여러 가지 의학적 정밀검사를 지시한다. 의사들은 혈액화학검사, 적(백)혈구수검사, 소변배양검사, 심전도검사EKG, 흉부X선검사를 한다. 또한 뇌영상검사, 약물검사(중독 약물로 인한 섬망의 가능성을 알아보기 위해), 뇌의 염증이나 감염을 조사하기 위해 사용되는 척수천자로 널리 알려진 요추천자를 시행하거나 뇌파검사 EEG나 매독이나 HIV(에이즈를 일으키는 바이러스) 같은 성병의 여부 또한 검사한다. 환자가 그동안 복용해온 약물을 조사하여 복용하던 약물로 인한 혼동의 가능성을 평가한다.

진통제, 근육이완제, 정신과 치료약물, 항경련제, 스테로이드제 등이 혼동을 유발시키는 가장 흔한 이유 중 하나이다. 이 외에도 많은 종류의 다른 약물들이 혼동을 유발하기도 한다. 의사는 환자의 약물처방을 최대한 간소화시켜 혼동을 유발시킬 위험성이 있는 약품들을 제외하도록 도와준다. 약물이나 알코올중독이나 거의 매일 술을 마시던 사람이 갑자기 술을 끊는 경우 역시 혼동을 야기하기도 한다. 알코올 금단증상으로 인한 착란, 떨림, 경련 발작, 그리고 심박동수와 혈압의 잦은 변동은 진전 섬망으로 알려져 있으며 이는 치료받지 않으면 죽을 수도 있다.

섬망을 유발하는 것으로 알려진 또 다른 요인으로는 감염, 비타민 결핍, 전해질 불균형(특히 나트륨), 갑상선 질환, 당뇨(혈당치가 높거나 낮거나 둘 다 포함), 심장질환 등이 있다. 섬망은 경련발작, 뇌종양, 뇌졸중 등과 같이 뇌손상의 직접적인 결과로 혼동이 초래되기도 한다. 움직임이나 말하기 능력에 장애를 동반하는 급격한 혼동의 발병은 뇌에 새로운 문제가 생겼음을 암시하는 것이다. 필자는 정신과 의사가 되기 전 종합병원에서 일했었다. 그 시절, 혼동의 가장 흔한 이유는 노인들의 요로감염이었다. 환자들은 병원에 왔을 당시는 극심한 지남력장애(사람, 장소, 시간에 대해 혼란스러운 상태)에 빠져 있었지만 항생제 치료를 받으면 하루 이틀 만에 정상으로 돌아오곤 했다.

섬망 치료는 전적으로 근본적인 원인 치료에 달려 있다. 예를 들어, 감염은 항생제로, 당뇨는 혈당치를 평균수준으로 유지하고, 알코올 금단증상은 알코올 대신 디아제팜(발륨Valium) 같은 진정제를 고용량 복용하다가 천천히 복용량을 줄여가는 방식을 사용하는 것과 같이 원인을 교정해주는 것이다. 섬망의 근본 원인과는 별도로 항정신병제(〈정신병〉 참조)를 소량 복용하는 것 역시 혼동이나 초조, 환각 증상 등을 완화해줄 수 있다. 대부분의 의사들은 할로페리돌Haldol이라는 약을 사용하는데, 이는 약 자체로 인한 혼동의 발생 위험이 없으며 주사를 통해 투여할 수도 있기 때문이다. 그러나 섬망을 일으키는 질병을 치료하지 않고 겉으로 드러난 섬망의 행태와 증상만을 치료하려 한다면 잘못된 것이다.

✚ 당신 곁에 중에 혼동 증상을 보이는 이가 있다면

만약 사랑하는 사람이 혼동 증상을 보인다면, 특히 요양원이나 병원에 입원중인 사람들이 혼동 증상을 보인다면, 회복기 동안 마음을 진정시키고 지남력을 찾는 것을 도와줄 수 있는 방법들이 있다. 환자는 주의산만하고 겁에 질려 있을 가능성이 높으므로 당신의 존재 자체가 환자에게 안정감을 줄 수 있다. 환자는 당신이 누구인지 종종 잊어버릴 수도 있지만 당신이 믿을 만한 사람이라는 것은 결코 잊어버리지 않는다. 당신은 환자가 의사나 간호사를 보고 겁에 질릴 때 진정시켜 줄 수 있다. 당신이 환자 곁에서 잠시 떠나야 할 경우, 간병인이 반드시 있어야 한다.

집중치료실은 자연광이 들어오지 않을뿐더러 주위에 잠든 것처럼 보이는 사람도 없으므로 당신이 옆에서 환자에게 지금이 낮인지 밤인지, 하루 중 몇 시인지 알려주어야 할 것이다. 달력이나 시계를 환자의 침대 맡이나 앞에 두는 것 또한 지남력을 회복하는 데 도움이 된다. 가족사진이나 환자가 사용하던 이불이나 봉제인형처럼 환자에게 안정감을 주는 사물을 가지고 와도 좋다. 또한 텔레비전이나 라디오를 켜두는 것이 집중력을 유지하는 데 도움이 될 수도 있다. 안경이 삐뚤어지거나 보청기가 빠졌으면 이를 교정해줄 수도 있다. 잡지나 뉴스는 지나친 집중력을 요구하기 때문에 그다지 권할 만한 것이 못된다. 필자가 진료했던 섬망증 환자 중에는 침상에 앉아서 신문을 읽고 있는 것처럼 보였지만 사실 자신이 신문을 거꾸로 들고 있다는 사실을 의식하지 못하던 사람도 있었다.

09

Cravings
갈망

자신에게 좋지 않다는 것을 알면서도
강렬하게 바라는 것

당신은 자신이 자랑스럽다. 금주한 지 1주일도 넘었기 때문이다. 침실에서까지 술병을 끼고 사는 자신과 대면하면서 당신은 술을 끊어야 할 때라는 것을 알았다. 물론 여전히 온종일 술 생각이 간절하기는 하다.

점심때만 해도 당신은 자연스럽게 치킨에 맥주 한 잔으로 점심을 때우려고 외출하려는 중이었다. 다행스럽게도 동료가 사무실 바깥으로 나가려는 당신을 붙잡고 집으로 전화해야 한다는 사실을 알려준다. 당신은 술 대신 구내식당에서 점심을 해결하고 다시 사무실로 들어온다.

집으로 가는 길에도 당신은 이제 더 이상 술집에 들르지 않는다(최소한 며칠 동안은 가지 않았다). 하지만 오늘은 금요일이고 당신의 친구들은 모두 술집에 모여 있을 것이다. 일찍 빠져 나올 것이므로 잠시 들르도 될 것이다. 인사만 살짝 나눌 것이므로 결코 무슨 일이 일어나지는 않을 것이다. 아무것도 마실 필요는 없다. 오로지 맥주 한 잔 외에는.

딱 한 잔만!

통제 불가능한 욕망, 갈망

갈망은 단순한 욕망과는 다르다. 자신에게 좋지 않다는 것을 뻔히 알면서도 바라는 것, 그것이 바로 갈망이다. 갈망하는 것을 얻기 위해 그들은 갖은 노력을 다하며 어떤 수고도 아끼지 않는다. 걸어서 한 시간쯤 되는 편의점이라 해도 맥주 한 병을 사기 위해 한밤중에라도 달려간다. 담배 한 갑을 사기 위해 새벽 4시에 차를 몰고 달려 나간다. 어떤 때는 자신 인생에서 이것보다 더 중요한 일은 결코 없는 것처럼 보인다. 직장에서도, 집에서도 거짓말을 하고 하루 일과는 이 갈망을 중심으로 돌아간다. 심지어 자신에게까지 거짓말을 한다. 스스로의 행동은 충분히 통제할 수 있으며, 갈망 따위는 아무 문제가 되지 않는다고 다짐하면서 자기최면을 건다. 또는 갈망한다 해서 해로울 것은 전혀 없다고 자신을 기만한다. 갈망은 충족되었을 때 기쁨과 강렬한 만족을 준다. 인생을 조금 즐길 뿐인데 무슨 문제가 된단 말인가? 그러나 제정신이 돌아왔을 때 그들은 과거의 자기 모습과는 얼마나 딴판이 되어 있는지 보게 될 것이다. 갈망은 기생충처럼 그들 몸에 달라붙어 떨어지지 않고 그들 전체를 차지하고 있다.

몇몇 종교는 약물이나 술을 마시는 것 자체를 죄악시한다. 많은 나라에서는 알코올, 약물, 도박, 혼외 섹스를 엄격하게 단속하기도 한다.

그렇다면 정확히 어떤 시점에서 약물, 섹스, 도박, 혹은 다른 종류의 **충동적 행동**들이 문제가 되기 시작할까? 정신의학자들은 위에서 언급한 충동이나 행동들을 원래부터 비정상이라고 간주하지는 않는다. 사실 이런 행동들이 즐겁다는 것을 알아가는 것은 지극히 정상적인 반응이다. 그렇기 때문에 이런 행동들이 매우 유혹적인 것이다. 그래서 정신과 의사들은 대신 그런 행동이 통제 가능한가 또는 우리의 삶에 부정적인 영향을 미치는가에 주목한다.

지나친 갈망은 중독을 낳는다

지속적으로 사용하면 모든 약물은 몸에 해롭다. 담배와 마리화나는 폐기종이나 암을 유발할 수 있다. 알코올 또한 간염과 간경화 이외에도 다양한 병들을 불러올 위험성이 있다. 코카인의 경우 고혈압, 뇌졸중, 심장발작을 일으킬 수 있다. 정맥 내에 주사하는 약물의 경우 HIV(에이즈를 일으키는 바이러스)나 바이러스성 감염 같은 치명적인 질병을 초래할 수 있다. 또한 정맥 내에 주사하는 약물은 과잉 복용으로 죽음을 불러오기도 한다. 헤로인 주사는, 사실 매번 주사할 때마다 러시안 룰렛(회전식 연발 권총의 여러 개의 약실 중 하나에만 총알을 넣고 총알의 위치를 알 수 없도록 탄창을 돌린 후, 참가자들이 각자의 머리에 총을 겨누고 방아쇠를 당기는 게임-역주)과 같은 위험성이 따른다. 만약 성욕을 조절하지 못한다면 원하지 않는 임신을 하거나, 매독이나 에이즈와 같은 성병에 감염될 수도 있다.

약물과 알코올은 정신건강에 직접적인 영향을 미칠 수도 있다. 알코올이나 불법약물을 사용하는 것은 독성물질 속에 뇌를 담그는 것과 같다. 이 경우 우리의 뇌는 붕괴되기 전까지, 오로지 약물 오남용을 견뎌내는 수밖에 없다. 정기적이고 지속적으로 복용할 경우 거의 모든 약물과 알코올은 **우울**과 **불안**을 유발할 위험성이 있다. 정신분열병이나 양극성 장애와 같이 다른 정신과적인 질병에 취약하다면, 위와 같은 물질들에 의해 *정신병*이나 *조증*이 촉진될 위험이 있다. 약물 사용으로 인해서 생기는 정신과적 문제가 일어나지 않는다 하더라도 자기 삶을 조절할 수 없다는 사실 앞에서 좌절은 너무 커진다. 이는 곧바로 *자존심*의 상실로 이어지고, 자존심의 상실에서 벗어나기 위해 또 다시 약물에 중독되는 악순환에 말려든다.

모든 탐닉(심리적 의존이 있어 계속 물질을 찾는 행동을 하고, 신체적 의존이 있어 복용을 중단하지 못하며, 신체적·정신적 건강을 해치게 되는 상태-역주)은 가정과 직장에서 많은 문제를 일으킨다. 약물을 구하거나 사용하는 시간이 많이 걸리고, 섹스 상대를 찾고 게임을 하는 데 너무 많은 시간이 든다. 이 일들에 일단 **빠져들**

었다 하면 끊기 힘들다. 이런 활동에 빠져들어 시간을 소모하면 할수록 가족과 친구, 직장에 투자할 시간은 줄어들며 인간관계 역시 최소화된다. 일상은 점점 망가지고 약속과 일거리는 시간을 지킬 수 없게 되며 직장도, 데이트도, 과거에 즐겼던 취미들도 점점 멀어져 감을 느끼게 된다. 자신의 가능성과 잠재력은 발휘되는 것이 아니라 휘발되며, 사랑하던 사람들과 동료들로부터 받던 신뢰와 애정이 싸늘한 침묵과 말없는 비난, 그리고 불신으로 바뀌게 되는 것을 경험할 수 있다.

중독된 상태이거나, 갈망을 채우기 위해서건 간에, 이들은 점점 더 무모하고 과격하게 갈망을 좇는 사람이 된다. 갈망하는 것을 얻기 위해 한밤중에 낯선 거리를 배회하다가 목숨이 위태로워질 수도 있다. 콘돔이나 피임대책 없이 성행위를 하거나 생면부지의 사람과 섹스를 할 수도 있다. 술 마신 채 운전을 할 수도 있다. 카지노에서 크게 한판 따려다가 통장의 모든 잔고가 바닥나고 시계, 귀금속, 자동차까지 말아먹을 수도 있다. 불법약물이나 성매매로 인해 체포당할 위험도 감수해야 한다. 처음에는 이런 위험을 감수하는 것이 두렵게 느껴지거나, 나중에 다시 생각해보면 매우 위험한 일이었다는 것을 느끼곤 한다. 그러나 몇 번 되풀이하다 보면 이런 위험을 감수하는 것조차 익숙해진다. 자신과 주변 사람들이 처한 위험을 망각하게 되는 것이다.

이런 사례들은 상당히 직접적인 탐닉 행동의 결과다. 그러나 특정한 시점이 지나면 갈망 자체가 나름의 생명력과 의지를 가진 것처럼 보인다. 갈망을 자제하려고 노력하지만 오히려 점점 더 자주, 점점 더 오래 그것에 매달리고 있는 자신을 발견하게 된다. 과거와 같은 정도로 만족감을 얻으려면 사용량을 더 늘려야 한다. 이들의 뇌가 약물에 점점 익숙해지기 때문이다. 이러한 현상을 내성이라고 한다. 만약 약물을 중단하거나 사용량을 줄이면 금단증상에 시달리게 된다(〈중독 상태〉 참조). 금단 때 약물을 향한 갈망이 가장 극심해진다. 정신과 의사들은 내성과 금단증상 때문에 사용량이 증가하는 현상을 의존dependence이라고 일컫는다. 비록 섹스와 도박은 약물이나 알코올처럼 뇌에 직접적인 화학반응을 일으키진 않지만, 이러한 행동에 중독된 환자들도 마찬가지로 갈망이 증폭되며, 그 갈망을 중단하게 되면 비참한 기분이 든다는 점에서 유사한 의존성이 있다.

모든 중독들의 공통된 양상은 *부정*denial이다. 세상사람 모두가 술을 끊지 못하더라도 난 절대 그럴 리 없어! 마리화나는 사실 약물이 아니잖아! 1주일에 코카인을 몇 봉지 흡입하는 게 뭐 그리 대수겠어! 매춘부와 단지 오럴섹스만 했을 뿐 절대 바람피운 것은 아니야! 라고 부정하면서 스스로를 속이려 든다. 이들은 점점 더 많은 돈을 낭비하게 되고, 집에 들어가지도 않으며 직장에 지각을 하면서도 이 모든 상황을 통제할 수 있다고 생각한다. 이런 것을 끊는 것이야 누워서 떡먹기라고 스스로에게 속삭인다. 행여 재활치료를 받는다 하더라도 단 며칠 만에 중독에서 완전히 벗어났다고 생각한다. 다시 약물에 손을 대면서도 자기 자신과 지인들에게, 그저 단순한 실수였다고 변명한다. 이처럼 핑계를 둘러대면서도 어떻게 하면 약물을 손에 넣을까 무의식적으로 궁리한다. 갈망과 싸울 때 가장 먼저 할 일은, 자신의 중독 정도가 얼마나 심각한지를 진솔하고 일관되게 인정하는 것이다.

약물 갈망은 어디서 기인할까?

사람들에게 내재된 선천적인 호기심이 어느 순간 중독성 물질에 빠져들도록 유혹한다. 그런 호기심 때문에 대체로 어린 시절부터 약물중독에 빠져들게 된다. 미국의 1/3정도의 사람들이 불법약물을 시도해보았으며, 열두 살 이상에서는 절반이 주기적으로 술을 마신다. 20명 중 1명 이상이 마리화나를 피우며, 전체 국민의 30퍼센트가 담배를 피우거나 입담배를 씹는다. 100명 중 1명은 코카인을 사용한다. 대략 열두 살 이상의 미국인들 10명 중 1명이 불법약물, 알코올, 혹은 둘 다에 중독되어 있다. 그러나 모든 사용자가 하나같이 중독이 되는 것은 아니다.

탐닉이란, 어떤 물질이 자신을 기분 좋게 해주며(《중독 상태》 참조) 이로 인해 지속적으로 물질을 사용하고 싶도록 만드는 것이다. 행동심리학자들은 이를 강화효과reinforce effect라고 부른다. 모르핀 혹은 헤로인 등의 아편계 약물은 뇌의 수용체를 직접적으로 자극시켜 고통을 약화시키고 긴장을 풀어주며 행복한 기분이 들게 만든다. 코카인, 암페타민amphetamine, 에페드린 ephedrine, 니코틴, 카페인과 같은 정신자극제들은 뇌의 각기 다른 수용체에 결합하여 정신적 각성, 자신감, 행복감을 심어준다. 벤조디아제핀 benzodiazepine이나 바르비튜레이트barbiturate같은 진정제, 혹은 안정제downer라 불리는 약물들은 또 다른 수용체를 자극하여 불안감을 안정감으로 바꿔준다.

과학자들은 알코올이 뇌에 어떻게 작용하여 사람들로 하여금 긴장을 풀고 현기증이 나게 만드는지 아직 완벽하게 알아내지 못했다. 다른 모든 약물들, 즉 환각제, 마리화나, 휘발성 물질들도 각각 어떤 방식으로든 기분을 좋게 해준다. 전부는 아니더라도 대다수 약물들은 습관적 행동을 강화시키는 뇌의 도파민 분비를 자극한다. 뇌의 구조가 이에 익숙해지면, 약물 사용을 중단하기가 매우 힘들어진다(어떤 실험에서는 실험대상인 쥐에게 자극이 되면 기분이 좋아지는 뇌의 특정 부위를 자극시키는 스위치를 만들었는데 쥐는 이 스위치를 누르는 데 지나치게 집중한 나머지 먹는 것조차 잊어버릴 정도였다).

대부분의 약물들은 끊임없이 약물을 섭취해야 금단증상이 생기지 않게 되므로 의존이 강화되는 현상이 나타날 수 있다. 예를 들어, 코카인을 끊으면 즉각적으로 심각한 우울증에 시달리게 된다. 이 경우 죽을 것 같은 느낌이 들며 아예 죽고 싶다는 생각이 든다. 설령 기분이 업되기에는 턱없이 부족한 양이나마 일단 코카인을 얻을 수 있다면 이들은 무엇이든지 할 기세다. 지금 당장 느끼는 비참한 기분(금단증상)에서 그저 벗어나고 싶을 따름이다.

사람들은 각각의 약물에 제각각 다른 반응을 보인다. 그다지 놀랄 일도 아니다. 이로 인해 우리는 여러 가지 약물에 번갈아가며 중독될 위험성이 있거나 아예 중독되지 않게 모든 약물을 피하곤 한다. 예를 들어, 알코올중독의 경우, 가족력이 있는 것으로 알려져 있다. 만약 일차 친족(의학적으로는 유전자의 50퍼센트를 공유하는 친족을 이야기하며, 부모, 형제, 자매, 자식들이 포함된다) 중에 알코올중독자가 있다면, 남들에 비해 알코올에 중독될 위험성이 4배나 높을 수 있으며 그것도 매우 어린 시기부터 그럴 확률이 높다. 어떤 경우 상당히 많은 알코올 섭취량에도 잘 견디며 부작용에 비교적 덜 민감할 수 있다. 몇몇 사람들에게 마리화나는 기분 좋고 행복한 안락감을 심어주지만 또 다른 사람들에게는 **편집증**을 유발하기 때문에 한 번 이상 시도하지 않을 수도 있다. 약물을 사용하는 사람들 중 일부는 정신자극제를 더 선호하고 또 다른 일부는 진정제를 선호하기도 한다. 어떤 사람들은 환각제가 유도하는 환각을 즐기기도 하고, 어떤 사람들은 **환각**을 두려워하며 기피한다.

어떤 약물은 본질적으로 다른 약물보다 중독성이 더 강하다. 대단히 광범하게 사용되고 있는 것으로 보아 중독성이 가장 강한 것은 니코틴일 것이다. 담배를 처음 입에 댄 사람 가운데, 결국 주기적으로 담배를 피우게 될 사람의 확률은 매우 높다. 지속적으로 흡연을 하게 되면 점점 끊기 힘들어진다. 물론 니코틴은 합법적인 약물이다. 니코틴이 불법이었더라면 지금과 같이 광범위하게 사용되지는 않았을 것이다. 코카나무에서 딴 나뭇잎 상태의 코카인Cocaine을 천천히 씹어서 몸에 섭취하는 방법은 중독될 위험이 낮다. 그러나 가공하여 정제된 코카인Crack으로 만들면 중독성이 엄청나게 높아진다. 정제된 코카인은 피우거나 혹은 용해시켜 혈관에 직접 투여한다. 두 가지 경우 모두 약물이 빠르게 뇌에 도달하며, 단시간 동안 강렬한 *다행감 euphoria*을 유발한다. 무엇인가 자신을 기분 좋게 만들어 준다면 그것을 더 원하는 것은 당연한 일이다. 그러나 정제된 약물 사용자들의 진술에 따르면 처음 경험했을 때의 그런 강렬한 느낌은 두 번 다시 얻을 수 없다고 한다.

알코올 남용 혹은 약물남용에 취약한 인격장애라는 개념은 존재하지 않는다. 누구든지 간에 갈망과 중독의 위험은 있기 때문이다. 이는 니코틴의 경우를 보면 명백해진다. 담배가 불법약물이 아니고, 흡연중독이 사회적으로 허용되어 있기 때문에 많은 사람들이 담배에 중독된 것을 볼 수 있다. 그러나 다른 종류의 약물들은 종종 불법적인 통로를 통해서만 얻을 수 있는데 이로 인해 *충동적*이며 무모하고, *반사회적* 인격을 가진 사람들이 불법약물을 복용하게 될 가능성이 높다. 또한 인격장애의 경우, 자신과 주변 사람들에게 끼칠 부정적인 결과에 대해 별로 걱정을 하지 않기 때문에 멈추려는 동기가 상대적으로 약하다. 그러나 중독에 시달리는 사람들 대다수는 아무런 인격장애가 없는 경우가 많다. 단지 지나친 남용으로 인해 멈추기 힘들어진 경우가 대부분일 따름이다.

어떤 사람들은 주변 환경으로 인해 약물과 알코올에 좀 더 취약한 경우도 있다. 예를 들어, 대학 사교모임에서는 지나친 음주를 권하는 분위기가 조성되어 있다. 마리화나는 부모가 해롭지 않은 약물로 보는 시각을 가진 가정에서는 허용될 수도 있는 것으로 고려되는 경우가 많다. 상당수 고등학생들은 흡연을 어른스럽고 멋있다고 생각할 수도 있다. 코카인 같은 약물은 어떤 도시에서는 너무 쉽게 구할 수가 있고 베트남전쟁에서 헤로인에 중독되었던 대부분의 많은 사람들은 미국에 돌아와서 별 다른 도움을 받지 않고도 헤로인 사용을 그만두었다. 주변에 과음하거나 과도한 약물복용을 하는 사람에게 둘러싸여 있다 보면, 이들 역시 과음과 약물남용을 하고 있다는 점을 깨닫지 못할 수 있다.

심각한 정신질환을 앓고 있는 사람들은 그렇지 않은 사람들에 비해 약물중독이나 알코올중독에 걸릴 확률이 3~4배나 높아진다. 정신의학자들은 이렇듯 약물중독과 정신질환을 동시에 앓고 있는 경우를 이중진단dual diagnosis이라고 부른다. 불안장애에 시달리는 많은 사람들은 대중의 앞에 나서는 그런 경우에 긴장을 이완시키려고 알코올에 의존한다. **우울증**에 시달린다면, 기분이 나아지고자 정신자극제나 알코올에 의존하려 할 수 있다. **조증**에 시달리는 경우, 많은 사람들은 약물을 사용하거나 음주를 통해 다행감을 높이려 할 수 있다. 대부분의 경우 약물과 알코올의 남용은 우울증과 불안을 유발하므로, 그것이 근본적으로 정신과적인 병 때문인지 직접적·간접적인 약물의 효과 때문인지 구별하기가 몹시 힘들다. 정신분열병 환자들은 알코올과 약물을 남용할 경향이 높다. 알코올, 마리화나, 진정제가 *정신병* 증상으로 인한 불안 증세를 일시적으로 완화해주기는 한다. 혹은 니코틴으로 인한 집중력의 향상과 명료한 사고를 위해 엄청난 양의 담배를 태울지도 모른다.

약물과 알코올 이외의 다른 갈망들

어떤 행동이든 넓은 의미로 볼 때 중독이라고 부를 만한 것들은 많다. 예를 들어, "초콜릿 중독"은 약물이나 알코올 남용과는 비교할 수 없는 사소한 갈망이다. 이와 동시에 많은 습관들이 약물과는 전혀 상관없지만 스스로 강화되어 중단하기 힘든 경우가 많다. 도박, 성적 취향, 쇼핑중독, 식사행동의 경우 강력한 갈망에서 비롯된 것으로 생각할 때 가장 잘 이해가 된다. 위에서 언급한 습관들은 뇌에 작용하는 근본적인 메커니즘은 같을지도 모른다. 성행위, 음식, 돈, 쇼핑에서 쾌감을 얻는 것은 전혀 놀랄 만할 일이 아니지만, 일부 사람들은 유해하다는 것을 알면서도 자신들의 **충동**을 이기지 못하는 경우가 있다.

성적 갈망은 약물에 대한 갈망과 아주 비슷하다. 약물을 사용하는 사람들은 약물에서 얻는 고양감을 성행위에서 오는 충족감과 비교하기도 한다. 약물을 섭취할 때 뇌에서 분비되는 몇 가지 화학물질은 성적 공상이나 성적 쾌감을 느낄 때 뇌에서 분비되는 화학물질들과 유사하다. 성적 행동들은 강화효과가 매우 크다. 기분을 좋게 해주므로 그들은 이를 더 많이 원하게 된다. 대부분의 사람들은 최소한 몇 분, 몇 초라도 현실에서는 절대 하지 않을 위험한, 변태적인 성행위에 대한 공상을 한다. 그러나 만약 이러한 공상들이 실제 성행위들보다 더욱 흥분되고 만족감을 준다면 이것을 현실로 만들고 싶어질 수 있다. 이 공상들 중 몇몇은 불법이거나 장기적 인간관계에 악영향을 줄 수도 있다. 그럼에도 여전히 이 공상들이 즐겁게 느껴진다면 이를 자꾸 되풀이하려고 할 것이다(《성적인 집착》 참조). 결국엔 자신의 갈망을 제어하지 못하고 매춘을 하거나 포르노물에 손을 대거나, 낯선 타인과 성관계를 맺거나 성행위에서 일종의 성적인 흥분을 일으키는 물건들을 사용하는 수도 있다. 이들은 재정적·사회적·의학적·법적인 문제가 발생하더라도 이를 멈출 수 없을지도 모른다.

정신의학자들은 전체 미국인의 약 2퍼센트가 도박중독 문제에 시달리고 있다고 추정한다. 도박에서 승리할 때 느끼는 짜릿한 스릴은 너무나도 강력한 강화효과가 있기 때문에 언젠가는 대박이 터진다고 기대하며, 번번이 지면서도 계속한다. 어떤 사람들은 이와 유사한 경험을 쇼핑 혹은 도둑질(《충동성》 참조)에서 느끼기도 한다. 음식 역시 높은 만족감을 주며 엄청난 양의 음식을 먹거나 어떤 대가를 치르고서도 먹으려고 할 것이다(《섭식장애》 참조). 강박증이나 신경성 대식증 등에서 보이는 반복행동들은 갈망이라기보다는 강박행동으로 보는 편이 나을 것이다. 강박행동은 그 자체로 만족감을 주지는 않지만 심각한 불안에서 벗어나기 위해 마지못해 반복적으로 시도하는 것이기 때문이다.

✚ 갈망에 대처하는 법

스스로 인정하고 치료 목표를 세워라

갈망은 앞에서 비유적으로 묘사한 것과는 달리 우리 몸에 달라붙은 기생충이 아님은 물론이다. 갈망은 우리 뇌가 만들어낸 산물이다. 갈망을 충족시키려는 행동 하나하나는 결국 갈망에 굴복해가는 과정을 만드는 것이나 다름없다. 중독이 더 이상 쾌락을 주는 것이 아니라 문제가 있다고 느낀다면, 우리는 중독을 멈출 수 있다. 갈망은 내부에서 우러나오는 것이므로 이를 스스로 극복할 수 있다. 그렇지만 그러기 위해서는 도움이 필요한 경우도 있다.

가장 중요한 단계는, 자신에게 문제가 있다는 것을 깨닫고 인정하는 것이다. 갈망은 처음에는 충족하기도 쉽고 깊은 만족감을 준다. 지쳤거나, 불안하거나, 외롭거나, 심심하거나 화가 났을 때 알코올을 섭취하거나 약을 먹으면 쉽게 기분이 좋아진다. 문제가 드러나기까지 상당한 시간이 걸리기도 한다. 가족이나 주변 사람들이 먼저 이들의 문제점을 알아차릴 수도 있다. 직장상사, 배우자, 치료자, 혹은 부모는 이들에게 절제해야 한다고는 말해줄 수도 있다. 그들은 이들의 문제를 해결하기 위해 도움을 요청하도록 권한다. 이러한 충고, 즉 본인이 중독되었다는 사실을 지적하는 것에 이들은 모욕을 느끼거나 황당하다는 반응이나 짜증으로 응수한다. 정신의학자들은 이와 같은 심리적 상태를 *부정* 단계라 부른다.

만약 지금 중독된 그 무엇을 즐기고 있으면서 그로 인해 자기 인생이 어떻게 변할 것인지 걱정하지 않는다면, 이들은 아직 변화의 필요성을 깨닫지 못하고 있는 것이다. 만약 체포당해서 강제로 특정한 치료를 받게 된다면, 이들은 치료를 통해 증상을 호전시키려하기는커녕 치료 시스템과 싸우는 데 모든 에너지를 쏟아 부을 수도 있다. 그러나 일정한 단계가 지나면 이들은 직업, 결혼생활, 우정 등을 잃게 될지도 모른다는 사실을 깨닫게 된다. 갈망 충족에 들인 돈과 시간에 대해 걱정하기 시작한다. 어쩌면 빈도수는 훨씬 늘었지만 과거와는 달리 중독성 약물이나 중독성 활동이 더 이상 쾌감을 주지 못한다는 사실을 깨닫게 될지도 모른다. 이런 심리 상태는 양가감정적인 단계다. 즉, 중독을 포기하고 싶은 마음은 없지만, 할 수만 있다면 포기하거나 줄이는 편이 더 좋을지도 모른다고 생각하는 것이다. 이들은 양을 줄이는 것이 생각보다 힘들다는 사실에 당황할 수도 있다. 이 상황에서 이들은 스스로 멈추려고 노력하거나, 이런 저런 선택을 재면서 여전히 중독된 생활을 계속할 수도 있다.

일정 시기가 지나면 이들은 자신이 처한 현실을 불현듯 극적으로 깨닫게 된다. 중독이 자신에게 즐거움을 주지만, 이제는 멈춰야 한다는 사실을 인정한다. 자신이 자기통제력을 잃었으며 갈망이 완전히 사라지지 않는다는 사실을 깨닫게 된다. 중독 상태에서 벗어나기 위해 진지하게 치료에 임해야 한다는 사실을 이해하게 된다. 중독에서 벗어나기 위해 생활습관을 바꾸고, 주변 사람들에게 도움을 얻고, 정신치료나 자조모임에 참여할 수도 있다. 때때로 임상의사, 정신치료자의 정확한 진단이나 가족들의 개입을 통해 자신이 정확히 중독의 어느 단계에 있는지 파악할 수 있다.

만약 당신이 중독 상태에 빠져 있고 이를 중단하고 싶다면, 금욕 상태를 하루하루 유지할 수 있는 단기적인 목표를 세워야 한다. 금단증상을 안전하게 견뎌나갈 수 있도록, 해독치료나 재활치료를 받아야 할지도 모른다(〈중독 상태〉 참조). 중독치료법의 가장 핵심인 재발방지치료에 참여할 수도 있다. 약물 사용을 촉발시키는 원인을 이런 치료를 통해 식별해내고 이에 대처하기 위한 전략을 얻게 된다. 예를 들어, 당신에게 약물을 제공하거나, 지속적으로 약물을 사용하는 친구가 있다면, 약물을 그만두겠다는 본인의 결심에 찬성하지 않는 한 그런 친구들과의 만남을 피해야 한다. 또한 당신의 중독과 관련된 상황이나 장소들을 피해야 한다. 코카인을 사곤 했던 장소 근처로는 가지 말 것이며, 늘 술을 마시던 술집에 들어가서도 안 된다. 그러나 이러한 장소에 가고자 하는 핑계거리들을 만들어내려 할 것이다. 이때 이러한 변명에 휘둘려서는 안 된다. 스스로 자기를 유혹하지 않더라도 금욕 상태를 유지하는 것만으로도 충분히 힘들기 때문이다.

치료에 따른 재발 요소를 파악하라

치료를 통해 갈망의 본성과 재발 요소들을 파악할 수 있다. 이들은 자신에게 내재되어 있는 양가감정과 지속되는 공상에 대해 상의할 수도 있다. 과거에 자신의 중독 상태를 유발시켰던 감정(외로움, 분노, 과민함 등등)에 대해 치료자와 터놓고 이야기하게 된다. 자기의 작은 결정 하나하나가 어떻게 서로 맞물리면서 약물남용을 극대화하는지를 파악해야 한다. 예를 들면, 오늘 남들이 퇴근 후에도 오랜 시간 사무실에 남아 일을 했으니 일종의 보상심리가 생겨 집으로 오는 길에 알코올을 찾게 된다거나 하는 것이 이에 해당한다. 다음 단계로 저녁 늦게까지 직장에 남아 있도록 했던 자신의 의사결정들을 파악해보고 앞으로 개선의 여지가 있는지 살펴보아야 한다.

이들은 과거에 약물들이 주었던 행복감을 그리워하게 될 것이다. 다시

한 번 약물을 사용하는 공상을 하게도 될 것이다. 약물을 사용하지 않은 지 몇 달 정도 지나게 되면 신중하게 고려하던 위험들을 압도하는, 약물을 통해 다시 한 번 고양감을 느끼고 싶은 심한 갈망에 시달린다. 또 다시 약물을 하고 싶다는 강렬한 유혹에 시달리게 되는 것이다. 이런 생각과 충동을 이겨내야 한다. 충동이 생기는 즉시 약물남용이 자신에게 가져온 문제들을 다시 한 번 기억해내고 다른 활동들을 통해 주의를 딴 곳으로 돌리는 것이 좋다.

공상과 갈망을 충족시키려는 충동으로부터 벗어나는 가장 좋은 방법은 다른 뭔가를 하면서 끊임없이 바쁘게 시간을 보내는 것이다. 중독에서 벗어나려고 애쓰는 많은 사람들이 새로운 프로젝트를 통해 여유시간을 채우고 이를 통해 약물과는 다른 만족감을 추구한다. 기본적으로 이 프로젝트는 자신의 갈망과는 아무런 연관이 없는 것이어야 한다. 이를 통해 본인의 갈망을 촉발시키는 요소들로부터 벗어날 수 있어야 한다. 예를 들어, 혼자 있으면 술 마시는 습관이 있다고 하자. 그 경우 홀로 집에 앉아서 시를 쓴다면 그것은 최악의 선택이다. 술을 마시고 싶다는 욕구가 커질 것이기 때문이다. 차라리 남아도는 시간에 병원이나 도서관처럼 다른 사람들이 가득한 장소에서 봉사활동을 하는 편이 좋다. 지속적으로 가족과 함께 계획된 시간을 보내는 것도 다른 생각을 방지해주는 동시에 자신을 지지하는 사람들에게 둘러싸일 수 있어서 딴 생각을 막는 데 도움이 된다.

만약 중독 상태로 다시 퇴행하거나 재발하더라도 포기해서는 안 된다. 완전한 금욕 상태가 목적이지만, 치료를 받는 거의 모든 사람들이 한 번 정도는 재발을 경험한다. 예를 들어, 금주를 시작한 알코올중독자들 중 오직 1/4만이 첫 6개월이 지나고도 금욕 상태를 유지하는 데 성공한다. 중요한 것은 최대한 빨리 금욕 상태로 되돌아오는 것이다. 재발은 심각한 문제지만 자기 실수를 파악하고 치료 전략을 수정할 좋은 기회이기도 하다. 비록 몇 개월 동안 재발되지 않도록 피해왔더라도 언제든 재발에 취약하다는 사실을 알아야 한다. 재발의 위험성은 첫 1년 이내에 가장 높다. 많은 자조집단은 "오늘 하루만"을 강조하며, 자신이 완치되었다고 절대 과신하지 않는다. 항상 경계를 늦추지 말아야 하며 특히 스트레스가 가중될 때는 더욱 주의해야 한다.

약칭 AA로 알려진 익명의 알코올중독자모임Alcoholics Anonymous이라는 자조집단은 1930년대에 발족되었으며 다른 많은 자조집단에 영향을 미쳤다. 자조집단은 같은 증상을 앓고 있는 회원들만으로 구성되어 있지만 몇몇 단체의 경우는 다른 병을 가진 사람들에게도 참가와 협력을 인정해주는 개방적인 단체도 있다. 대부분의 집단들은 12단계 치료법을 따른다. 12단계 치료법은 자신에게 문제가 있다는 점을 인정하고 재발을 방지하려면 하느님 (혹은 "저 높은 존재")을 포함하여 타인의 도움이 필요하다는 것을 서서히 깨닫는 방식으로 전개된다.

다른 자조집단은 합리적 회복요법을 사용한다. 다른 정신치료에서 사용하는 인지행동치료법과 유사하다. 집단은 회원들로 하여금 재발을 초래하는 감정적 촉발요인들을 알아낼 수 있도록 도와준다. 자조집단은 매우 효과가 좋을 수 있는데, 회원들은 당신이 무엇을 경험하면서 무엇에 시달리고 있는지 잘 알기 때문이다. 그들은 당신이 *부정* 단계에 있는지, 도움이 필요한 단계인지 제대로 파악할 수 있다. 그들은 당신에게 용기를 북돋아주고 고통스럽지만 영감을 줄 수 있는 경험담을 들려줄 것이다. 당신은 갈망을 느낄 때 연락을 취하고 도움을 얻을 수 있는 후견인을 정할 수 있다. 이러한 단체들은 또한 사회화 과정을 도와준다. 집단과 연관된 활동을 통해 남아도는 여가시간을 채워 갈망을 느낄 시간을 없애준다.

적극적으로 주변에 도움을 청하라

대다수 중독자들은 가족이나 친구들의 도움 없이는 중독에서 빠져 나오기 대단히 힘들다는 것을 깨닫게 된다. 스스로 중독에 빠져 있다는 사실을 인정하는 것보다 사랑하는 사람들에게 그 사실을 알리는 것이 더욱 힘들 수도 있다. 그러나 당신이 계속 주변 사람들을 속이게 되면 자기 자신을 기만하기는 점점 더 쉬워진다. 가족들에게 중독 사실을 알리면 그들은 당신을 관찰해주고 갈망을 느낄 때 도움을 줄 것이다. 때로는 자기 갈망에 굴복하고픈 생각이 굴뚝같을 수 있다. 하지만 가족들에게 먼저 말해놓으면 가족들이 당신의 금욕의지를 지지해줄 것이고 이를 통해 완전한 금욕에 성공할 확률이 커진다.

이러한 약물과 알코올 갈망의 재발을 막기 위한 방침들 중 대부분은 성적인 갈망과 도박에 대한 갈망에도 적용될 수 있다. 우선 자신의 성적 갈망, 카드놀이, 도박 등을 촉발하는 요소들과 공상들을 찾아야 한다. 이러한 촉발요소들을 피하고 가족과 친구들의 도움을 받아야 한다. 중독행동 중에서도 특히 성적 중독은 사랑하는 사람과 상의하기에는 난감하고 수치스러울 수도 있다. 그러나 자신의 행동을 통제하지 못하여 생기는 결과는 더욱 난감한 것이다. 이 경우 자기 갈망과 행동을 일기로 기록함으로써 자기 문제의 정도를 파악하고 이를 통해 극복하는 데 도움을 얻을 수 있다.

✚ 갈망을 줄이는 데 치료약물이 도움이 된다

약물남용이나 갈망을 줄이는 데 효과적인 약물이 몇 종류 있다. 디술피람disulfiram(안타부스Antabuse)은 알코올 남용 치료에 사용된다. 이는 알코올의 대사를 방해하여 조금이라도 알코올을 섭취하면 매우 고통스럽게 만든다. 어떤 사람들은 디술피람 치료 중에 알코올을 섭취하다 죽은 경우도 있으므로, 디술피람은 금욕 상태를 오랫동안 유지해오고 충동을 잘 느끼지 않을 경우에만 안전하게 사용할 수 있다. 치료의 목적은 술을 끊도록 도와주려는 것이지 실패했을 때 처벌을 하기 위한 것이 아니다. 이 약은 직접적으로 갈망을 줄여주지는 않는다. 아캄프로세이트Acamprosate(캄프랄Campral)는 유럽에서 사용되어 왔으며 미국에서는 최근에야 승인을 받은 약물로서 금주시 알코올에 대한 갈망을 줄여주는 효과가 있으며 술을 마시지 않고 금주를 유지할 가능성을 높여준다. 하지만 아직까지 코카인에 대한 갈망을 줄여주는 효과가 있는 약물은 발견되지 않았다.

메타돈methadone과 LAMM(레보 알파 아세틸메타돌 levo-alpha-acetylmetha

dol)는 아편중독 치료에 효과적이며 장기간 효력을 발휘하는 약물들이다. 이 약들은 약 자체가 중독성이 있기는 하지만 남용을 엄격하게 규제할 수 있도록 허가받은 클리닉에서 주의 깊게 처방을 한다면 중독을 예방할 수 있다. 이 약들은 또한 헤로인보다 훨씬 안전한데 이는 피하주사제가 아니라 경구약이기 때문이다. 비록 이 약물들이 하나의 중독을 다른 중독으로 바꾸는 것에 불과하지만 사용자들은 건강을 되찾고 일터로 돌아갈 수 있다. 새로운 혼합약물인 부프레노르핀-나록손buprenorphine-naloxone(수복손Suboxone)은 아편에 대한 갈망을 억제하고 뇌의 아편수용체를 차단하여 헤로인을 사용하더라도 더 이상 높은 고양감을 느낄 수 없도록 만든다.

만약 금연을 하고 싶다면, 도움이 될만한 치료약물이 두 가지가 있다. 니코틴 패치, 니코틴 껌, 니코틴 흡입기, 니코틴 드롭스는 헤로인 중독에 메타돈이 미치는 치료적 과정과 유사한 형태로 흡연중독에 치료적 영향을 미친다. 즉, 이것은 흡연 대신 좀 더 건강한 약물로 대체한 것이다. 니코틴 패치는 피부를 통해 혈액에 적절한 양의 니코틴을 공급한다. 이러한 니코틴 대체물은 담배에 대한 갈망을 줄여준다. 천천히 대체물의 용량을 몇 주에 걸쳐 줄여나가며 니코틴 금단증상을 피할 수 있다.

또 다른 방법으로 항우울제인 부프로피온bupropion(자이반Zyban)이 있다. 부프로피온은 니코틴에 대한 갈망을 줄이고 끊기 쉽게 만들어준다. 어쩌면 니코틴의 금단증상에서 나타나는 우울한 기분을 막아주기 때문일지도 모른다. 약물치료와 정신치료를 병행할 때 성공할 확률은 1/3 정도이다. 약물치료와 정신치료를 병행하지 않고 단지 의사의 금연권고만으로 담배를 끊으려면 금연성공률은 겨우 1/10 정도이다. 담배는 식욕을 억제하기 때문에 금연을 하게 되면 체중이 늘어나므로 운동을 하는 편이 좋다.

SSRI 항우울제나 호르몬 조절제 같은 몇몇 약물들은 *성적 집착*을 억제시켜 주지만 많은 사람들에게 충분히 실험하여 약효를 연구한 적이 없다.

만약 갈망에 시달린다면, 우울증이나 불안 같은 갈망의 근원이 되는 정신과적인 질병에 따른 약물치료의 도움을 얻을 수 있다. 그러나 약물이나 알코올을 여전히 사용하면서 정신치료와 약물치료를 받는다면 전혀 효과가 없을 것이다. 약물의 직접적인 독성효과는 정신치료와 약물치료의 효과 정도는 가뿐히 뛰어넘기 때문이다. 정신의학자들은 치료 도중에 종종 약물복용 여부를 알아내기 위한 소변검사를 시행하여 이들이 금욕 상태를 유지하고 있는지 살핀다.

✚ 당신 곁에 지나친 갈망에 빠진 이가 있다면

사랑하는 사람이 약물이나 알코올중독이라면, 당신은 회복하는 매 단계마다 중요한 역할을 할 수 있을 것이다. 당신은 그 사람이 중독에 빠져 있다는 것을 가장 먼저 알아차릴 수도 있다. 상대방에게 당신이 걱정하고 있다는 사실을 알리는 것은 매우 힘들다. 처음에 상대는 자신에게 문제가 있다는 사실을 부정하고, 중독 사실을 당신에게 숨기려 할 것이다. 상대는 분노하거나 당신 탓이라고 당신이 자기 문제의 일부라고 지적할지도 모른다. 당신은 상대의 스트레스를 가중시켜 상대의 중독이 더욱 심해질까 봐 걱정할지 모른다. 최선의 접근 방법은 위협하거나 분노를 표출하는 것이 아니라 사실 그대로 말해주는 것이다. 여러 가지 걱정이 되기는 하지만 당신은 침착하게 상황을 솔직하게 이야기해야 한다. 만약 상대가 전문가에게 도움을 청하지 않는다면 당신이 상대와 헤어질 수밖에 없다고 말하는 것이 그런 실례가 될 수 있겠다. 당신은 상대로 하여금 함께 임상의사, 정신치료자, 자조집단을 방문할 때 동행해주겠다고 말할 수도 있다. 이럴 경우 우선 당신은 상대방에게 중독이 초래할 문제점과 당신 두 사람에게 미칠 해악에 관해 충분히 상기시켜주어야 한다.

중독 상태에서 벗어날 때 생기는 문제들에 대해 현실적으로 대처해야 한다. 갈망은 극복하기 매우 어려우며 생활방식을 대부분 뜯어고쳐야 할 필요가 있다. 당신은 상대에게 정서적 지원을, 지지를 하고 상대를 끊임없이 바쁘게 하면서 그 사람의 상태를 파악하는 데 도움을 줄 수 있다. 당신의 생활에서도 어떤 부분을 바꿔나가야 할 것인지 정해두는 것이 좋다. 예를 들어,

특정 동네에서 이사를 가거나, 상대의 직장을 바꾸거나 하는 것이다.

결과적으로 두 사람의 관계에서 상대가 어느 정도까지 당신을 속여도 받아줄 것인지 그 한계를 정해야만 한다. 만약 환자가 심한 갈망을 느낀다면, 환자 본인은 물론이거니와 남들에게도 거짓말을 할 것이다. 설령 당신이 이러한 거짓말이 병의 부산물이라는 것을 알아도 당신은 이를 받아들일 수 없을지도 모른다. 환자에게 화를 내고 경멸하기보다 사실에 근거한 실제적인 태도를 취함으로써 상대로 하여금 본인과 당신 두 사람에게 솔직해지는 것이 치료의 가장 근본임을 깨닫도록 한다. 갈망이 생길 때 환자가 혼자만의 비밀로 묻어두기보다는 고백하겠다고 동의하였고, 만약 약물이나 알코올을 사용하게 되면 단지 자조집단에서나 치료자에게만이 아니라 당신에게도 고백할 것이다.

당신은 중독에 시달리는 거의 모든 사람들이 중독생활에서 벗어나 있더라도 한번쯤은 재발한다는 사실을 인정해야 한다. 만약 지인과의 관계를 계속 유지하고 싶다면 상대방이 재발과 퇴행현상을 보이더라도 상대에게 도움을 주어야 한다. 상대에게 당신이 기대하는 것과 상대가 실수하더라도 상대가 마땅히 해야 할 일을 확실히 밝혀야 한다. 상대가 진정으로 중독에서 탈피하고자 노력한다면, 마침내 완전히 벗어날 수 있다는 사실을 당신은 항상 명심해야 한다.

10
Deceitfulness
거짓말과 속임수
병적인 거짓말

우연도 이런 우연이!
당신은 옆자리에 앉은 남성에게 자신 역시 고등학교 때 반장을 했다고 말해주었다. 학생회장도 될 수 있었지만 현대무용부 활동에 전념하느라 그럴 수 없었을 뿐이었다. 물론 그 해의 현대무용부는 당신 덕분에 전국대회에서 우승을 거두었다.
그는 당신이 현대무용을 했다는 사실에 놀라는 듯 했다. 물론, 20년 전의 몸매를 여전히 유지할리 없지 않은가. 그래도 나이에 비해 아직까지도 꽤나 괜찮은 몸매이지 않은가 하고 되물어본다.
그게 아니라, 하면서 상대가 입을 열었다. 그가 놀란 이유는 자기 아내가 당신에 대해 한 번도 언급한 적이 없다는 사실에 놀란 것이라 해명했다. 그의 아내도 같은 해 같은 고등학교의 현대무용부였기 때문이다.
정말요? 라고 당신은 되묻는다. 그녀의 이름은 뭔가요?
그는 당신보고 아내를 데려오는 동안 조금만 기다려 달라고 부탁한다. 물론 당신은 그녀를 너무나 만나보고 싶다고 대답한다. 그 뒤 당신은 재빨리 한 잔 마시고 술집을 서둘러 나왔지만 말이다.

누구나 거짓말은 한다

거짓말이 늘 정신질환의 징후라는 뜻은 아니다. 거의 모든 사람들이 날마다 거짓말을 하면서 살아간다. 만약 우리가 사회생활에서 받는 모든 질문에 가능한 진실하게 대답한다면 그것이 오히려 매우 기이해 보일 것이다. 사생활을 지키기 위해서, 상대방의 기분을 배려하기 위해서, 혹은 복잡한 설명을 피하기 위해서, 우리는 선의의 거짓말을 한다. 설령 거짓말은 윤리적으로 옳지 않다고 동의하더라도, 거짓말을 하는 것이 정당화될 수 있는 상황은 얼마든지 있다(예를 들어, 암살자로부터 희생양을 지키기 위해 방향을 일부러 잘못 가르쳐 준다든가).

비록 이런 거짓말이나 거짓된 행위가 일상생활에서 다반사로 있더라도, 이는 동시에 여러 가지 정신질환의 주요 증상이기도 하다. 사람들이 다른 사람을 "병적인 거짓말쟁이"라고 표현한다면 이는 그 상대방에게 인격장애가 있으며 그런 사람은 진실을 말하는 것보다 거짓말을 하는 것이 편하다고 생각한다는 의미다. 정신의학자들은 마치 억제할 수 없는 발작적인 충동처럼 거짓말만을 하는 정신과적 질환이 있다고는 생각하지 않는다. 거짓말을 할 때는 거짓말이 도움이 되기 때문에 하게 된다.

병적인 거짓말은 곧 인격장애의 징후

반사회적 인격장애

반사회적 인격장애가 있다면, 이들은 다른 사람들을 조종하고 속이기 위해, 혹은 자신의 행동이 불러일으킨 결과와 책임을 회피하기 위해 거짓말을 할 수 있다. 이들은 감정을 가장하는 데 능숙하고 손쉽게 말을 꾸며낸다. 이들은 속기 쉬운 낯선 사람을 구슬려 돈을 우려내기도 하고 바람을 피우는 것을 들키고서도 애인이 헤어지자는 말을 하지 않도록 설득하고 구슬릴 수 있

다. 만약 가게 점원이고 계산대에서 돈이 사라지는 것을 매니저가 눈치챘다면, 이들은 다른 점원이 가져갔다고 슬쩍 흘리는 이야기를 능숙하게 지어내면서도 이를 누설하는 것이 몹시 곤혹스러운 것처럼 꾸미기도 한다. 이들은 거짓말을 너무 자주, 능숙하게 행하다 보니 거의 자동적으로 거짓말을 하게 된다. 다른 사람들이 자신의 이야기에서 모순점을 지적하면 깜짝 놀라는 척하면서, 즉시 새로운 설명을 거짓말로 지어낸다. 만약 이것도 통하지 않으면 상대방이 자신을 거짓말쟁이로 취급한다는 것에 충격을 받은 척하거나 혹은 분노하는 척한다. 거세게 항의하기만 해도 대부분의 사람들은 이들 말을 믿어주거나 딴소리를 못할 정도로 겁을 먹는다.

자기애적 인격장애

거짓말이나 과장하는 것은 여러 가지 다양한 인격장애에서 흔히 나타난다. 만약 자기애적 인격장애(〈과대성〉 참조)에 시달리고 있다면, 이들은 자신의 개인적인 문제점이나 실패는 부정하는 반면 자신의 능력과 성과들을 과장하거나 아예 꾸며낸다. 탁월해 보이는 겉모습 이면에는 자신의 무가치와 나약함을 감추고 있다. 이들은 자신이 얼마나 중요한 인물인지 남들에게 확신시키고 싶어 한다.

히스테리성 인격장애

*히스테리성 인격장애*의 경우 거의 모든 것을 과장한다. 이들은 "인생은 곧 쇼"라고 생각하거나 당연히 그래야 한다고 생각하며, 자신의 인생을 좀 더 화려하고 드라마틱하게 만들기 위해 약간 과장하는 것에 아무런 문제점도 느끼지 못한다. 이들의 이야기 속에서, 혹은 어느 정도 이들 마음속에서까지, 자신은 사회 저명인사들과 친구이며 그들 중 매력적인 이성들과는 하룻밤 정도 지낸 것처럼 묘사한다. 자기애적 인격장애 환자에서와 마찬가지로 히스테리성 인격장애 환자의 *자존심*은 사실 몹시 허약하다. 이들은 남들이 자신을 중요한 인물인 것으로 알고 자기 주변에 머물렀으면 하고 간절히

바란다.

때때로 사람들은 자기 증상에 대해 거짓말을 한다

종종 의사들은 증상을 만들어내거나 혹은 고의적으로 조작하는 환자들을 다뤄야 할 때가 있다. 예를 들어, 필자가 치료한 환자 중에는 묽게 희석한 대변을 자기 혈관에 주사한 여성이 있었다. 주사는 발열을 초래했고 그녀는 입원하여 박테리아성 감염에 대한 치료를 받았다. 그러나 그녀는 마땅히 회복해야 했음에도 전혀 회복되지 않았다. 그녀는 병원 침대에서 더러운 주사 바늘로 주사를 놓다가 마침내 들키고 말았다.

일부 환자들은 관심을 받고 보살핌을 받고 싶다는 충동에 시달리며 억지로 병에 걸리려고 한다는 심리적 욕구가 있다는 사실을 정신의학자들은 밝혀냈다. 어쩌면 이들은 의사와 간호사들에게 둘러싸여 매우 어려운 질병으로 분류 받고 치료받는 것을 즐기는지도 모른다. 불행하게도 이러한 경우 진단과 환자의 동기에 대한 분석이 매우 부족한데 이는 대부분의 환자가 기만 행위를 들켰을 때 이를 부정하고 도망가 버리기 때문이다.

정신의학자들은 이러한 현상을 인위성 장애라 부른다. 인위성 장애 환자의 대부분은 여성들이며 어떤 경우에는 의학적 지식과 의료기, 혹은 약물을 손쉽게 얻을 수 있는 간호사들인 경우도 있다. 심각한 경우에는 환자가 여러 병원을 돌아다니며 진단되지도 않았으며, 혹은 치료받지도 않았던 질병이 있음을 주장하며 불필요한 여러 가지 수술을 받고는 한다. 과거에는 이야기를 지어내고 엄청 허풍을 떨었던 역사상의 실존 인물의 이름을 따 문하우젠 증후군 Münchausen's syndrome(미국의 정신과 의사 리처드 아셔가 18세기 모험소설 『말썽꾸러기 폰 문하우젠 남작의 모험』에서 병명을 따와 이름 붙인 것으로, 자신이 돌보는 아이를 아프게 해서 병원을 찾아가고 그것을 통해 자신의 보호본능을 대리만족하는 정신질환을 일컫는다. -역주)이라 불렸다. 이와 연관하여, 어떤 환자들은 자기 아이들에게 특이한 질병이 있다고 거짓말을 하다가 들킨 경우도 있는데 아마 스스로를 비극적이고, 아이를 위한 헌신적이고 희생적인 어머니인 것처럼 보이고 싶어서였을 것이다.

때때로 사람들은 환자로서 치료받고 싶어서가 아니라 다른 이유로 신체적 혹은 정신적 질병이 있는 척할 수도 있다. 사실 이들은 직접적인 치료를 받고 싶어 하지 않는 경우가 많다. 자동차사고를 당한 뒤 소송에서 더 많은 보험금을 얻고자 일부러 목과 등의 고통을 과장하거나, 범죄의 책임을 회피하고자 환청이 들리는 척 하기도 한다. 혹은 군복무를 피하고자 스트레스로 인한 증상들을 과장하거나, 추운 날에 따뜻한 병원에 들어가 편안한 침대와 한 끼 식사를 얻기 위해 가짜로 자살시도를 할 수도 있다. 만약 마약에 중독되어 있다면, 동네병원을 찾아가서 약국에서 처방전 없이 바로 구입할 수 있는 약이 효과가 없을 정도로 심한 고통에 시달린다고 거짓 주장을 하며 마약성 진통제를 얻으려고 하며, 여러 병원을 이런 식으로 다니기도 한다. 정신과 의사들은 이러한 고의적 거짓말을 꾀병이라고 칭한다. 이는 실제로 정신질환이 있는 것이 아니라 자신의 욕구를 충족시키기 위한 합리적인 전략이다.

또 다른 극단적인 경우, 진짜 정신질환이 있다는 것을 알면서도 그렇지 않은 것처럼 자기 병을 감추는데, 이것을 정신의학자들은 최소화minimization라고 부른다. 예를 들어, 자해할 생각을 여전히 갖고 있으면서도 치료자에게 전혀 자살충동에 시달리지 않는다고 말한다면 이는 우울증을 최소화하는 것이다. 이런 최소화는 흔히 일어난다. 불행하게도 정신질환을 진단하고 이를 위한 적절한 치료법을 제공하려면, 속내와 감정을 정확하게 전달하려는 환자의 의지와 능력에 크게 의존할 수밖에 없다. 사랑하는 사람, 의사, 치료자가 이들을 도와주고 싶어 하며 증상을 밝혔다고 이들을 처벌(예를 들어, 이들을 입원시킨다던가)하려는 것이 아니라는 사실을 믿기 시작해야 겨우 솔직해질 수 있다. 부정 역시 정신질환에서 흔히 나타나는 증상이지만 최소화와는 달리 이는 속이는 것이 아니다. 부정은 자신이 정신질환이 있다는 사실 자체를 받아들이지 않는다.

거짓말은 약물남용과 알코올중독, 도박, *성적 집착*에서 흔히 드러나는 증상이다. 각각의 경우 이들은 남들에게 말하기 부끄럽거나, 이런 행동들이 불법이거나(몇몇의 경우, 불법일 때가 종종 있다), 남들이 자신에게 멈추라고 타이르거나 강요받는 것이 싫어서 자기 *갈망*을 남들에게 감추려 한다. 비록 자기 자신에게는 끊어야지 하면서도 만약 남들이 끼어들면 선택의 여지를 잃을까봐 두려워한다. 만약 아내가 끊기를 부탁한다면 이들은 문제가 있다는 사실을 부정하거나, 남의 일에 참견 말라고 화를 낸다. 약물을 사기 위해 집에 늦게 도착했어도 이들은 일을 마감하느라 늦었다거나 동료를 집까지 바래다주느라 늦었다고 거짓말을 한다. 만약 치료자와 만나기로 동의했다 하더라도 이들은 자기 문제의 진짜 원인을 밝히지 않은 채 그저 우울하거나 불안하다고 얼버무리고 더 이상 진심을 말하지 않는다.

마지막으로, 사실은 환자가 혼돈을 경험하고 있지만 마치 거짓말을 하고 있는 것처럼 보이는 경우도 있다. 치매의 경우(《기억상실》 참조) 이들은 최근의 일을 기억하지 못하고 기억의 빈 부분을 채우기 위하여 이야기를 지어낼 수 있다. 이를 작화증이라 부르는데 이는 전혀 고의가 아니다. 정신분열병이나 여타 *정신병*의 경우, 이들은 *환각*이나 *망상*에 시달리곤 한다. 이들의 기이한 믿음이나 경험을 묘사할 때 사람들은 이들이 이야기를 지어내거나 거짓말을 한다고 생각한다. 이들은 비록 자신이 묘사하는 것이 잘못된 것일지라도 이를 사실이라고 믿는다.

✚ 거짓에 대처하는 법

만약 당신이 거짓말을 하는 버릇이 있다면, 치료하고자 하는 마음이 전혀 없는 것이다. 거짓말로 대부분의 사람들을 속일 수 있으며 이런 거짓말을 효과적인 전략으로 여긴다. 당신은 자신에게 이득이 된다고 판단될 때에만 오직 진실을 말할 것이다. 거짓말이 문제를 회피하도록 도와주기보다는 문제를 일으키기 시작하고 나서야 당신은 진실을 말해야 함을 느끼게 된다. 혹은 자신의 배우자, 가족, 동료, 치료자, 혹은 경찰이 더 이상 당신을 믿지 않는 등 자신에게 신뢰 문제가 있다는 것을 깨닫고 나서야 진실을 말해야 할 필요성을 느끼게 된다.

거짓말은 *강박행동*이 아니라 전적으로 자유의지로 행하는 것이므로 동기부여 이외에 특별히 효과가 있는 치료법은 아직 발견되지 않았다. 만약 본인의 성과를 과장하거나 질병의 증상을 꾸며내는 경우라면, 정신치료가 당신의 *자존심*을 높여주고 남들과 관계를 맺는 데 좀 더 효과적인 방침을 마련하도록 도와줄 것이다. 만약 정신질환의 증상을 최소화하려고 한다면, 치료자는 보호자와 더 나은 신뢰관계를 통해 의사소통할 수 있도록 노력해야 할 것이다.

✚ 당신 곁에 거짓말과 속임수를 부리는 이가 있다면

만약 아끼는 사람들 중에 정직하지 못한 사람이 있다면, 당신은 상대방이 꿍꿍이가 있어서 당신을 속이려는 것인지 아니면 상대가 그저 자기 사생활을 지키기 위해서인지, 혹은 자신의 실질적인 성과와 능력에 불안감을 느껴서 그런 것인지 잘 파악해야 한다. 만약 후자의 경우라면 당신은 그녀의 겉모습을 사랑하는 것이 아니라 있는 그대로의 그녀를 사랑한다는 점을 알려주어야 한다.

일부 사람들은 누군가를 해치고자 함이 아니라 그저 사생활을 지키고자 자잘한 거짓말을 할 수도 있다. 부모로서 당신은 청소년기에 막 들어선 자녀들이 당신으로부터 뭔가를 숨기기 시작하거나 처음으로 거짓말을 하기 시작하면 특히 걱정이 될 것이다. 자녀들에게 부모로서 당신은 이를 전혀 바라지 않으며 믿음과 신뢰가 없이는 인간관계를 형성할 수 없다는 사실을 확실히 말해주어야 한다. 물론 동시에 당신이 지나치게 간섭하고 요구하며 권위적인 것은 아닌지 잘 파악해야 한다.

만약 지인 중에 뭔가를 얻기 위해 당신을 지속적으로 속이는 사람이 있다면 그런 사람과의 친밀한 관계는 피해야 할 것이다. 거짓말은 무수한 *반사회적* 행동 중 하나에 불과하다. 당신이 의심한다는 사실을 확실히 밝혀주지 않고서는 계속 속여 온 상대방의 거짓말을 직면시켜도 아무런 소용이 없을 것이다. 거짓말을 직면시키면 부정, 논쟁, 협박으로 이어질 가능성이 높다. 다른 친구, 동료, 혹은 가족들에게 당신의 걱정거리를 밝히는 것이 좋다. 왜냐하면 그들 역시 속고 있을지도 모르기 때문이다.

11
Delusions
망상

부적절하고 터무니없는 근거를 바탕으로 한
확고한 믿음

드디어 때가 되었다. 새해를 맞이할 즈음 세상은 멸망할 것이다. 모든 징후가 맞아 들어간다. 플로리다에서 허리케인이 일어나고 멕시코에서 지진이 있었다. 캘리포니아에선 불길이 치솟았고 지난밤에는 달을 중심으로 일곱 개의 별이 원을 그리고 있었다.

주변 사람들이 걱정에 휩싸여 있다는 사실을 당신은 쉽게 감지할 수 있다. 거리를 지나가면 사람들이 당신을 경건한 눈으로 쳐다본다. 그들은 서로에게 귓속말을 주고받고는 눈물을 흘린다. 그들 역시 당신이 예언자이며 그들의 영혼이 위험하다는 사실을 알고 있는 것이다.

당신은 이를 이전부터 예견하고 있었으며 모든 것을 일기에 적어놓았다. 모든 징후들을 자세하게 매년 적어놓았던 것이다. 작년에는 아무도 당신을 믿어주지 않았지만 올해야말로 그들은 알게 되리라.

세상은 진정 끝장날 것이다.

터무니없는 확고한 믿음, 망상

망상은 부적절하고 터무니없는 근거를 바탕으로 한 확고한 믿음이다. 망상은 논리를 무시하고 믿음과는 반대되는 증거들이 있음에도 불구하고 결코 흔들리지 않는다. 망상은 *환각*과 더불어 *정신병*의 가장 흔한 증상이며 현실감을 붕괴시킨다. 망상은 가장 흔히 정신분열병을 떠올릴 수 있지만 다른 정신병과 심각한 *우울증*이나 *조증*에서도 일어날 수 있다.

일부 망상은 대다수 사람들의 눈에는 기이하고 명백히 잘못된 믿음이다. 자신이 다른 별에서 왔다고 믿는 망상도 있다. 또 다른 망상은 현실에서 실제로 일어날법한 것들이다. 배우자가 바람을 피우고 있다고 믿거나 음식에 독을 탔다는 그릇된 믿음을 스스로 만들어내고 이를 철석같이 믿는다. 때로 망상은 개인적인 의미가 있는 경우도 있지만, 다른 사례에서는 환자의 성격과 전혀 어울리지도 않고 환자가 겪어온 경험과도 전혀 상관이 없을 수도 있다. 망상은 오랜 세월 전혀 변하지 않는 경우가 많지만, 또 다른 망상들은 주된 질환의 치료경과에 따라 나타났다 사라지고 변하기도 한다. 망상의 가장 큰 특징은 아무리 많은 시간을 투자하여 설득하더라도 상대의 믿음은 전혀 흔들림이 없다는 점이다. 정신병으로 인해 논리적인 사고를 할 수 없기 때문이다.

흔한 망상의 종류들

피해망상

망상의 가장 흔한 형태는 남들이 자신에게 해를 끼치려 한다고 믿는 피해망상이다. 가족, 직장동료, 유명한 정치가, 경찰, FBI, 혹은 특정 인종의 사람들이 자신을 괴롭히려 든다. 악마가 자신을 쫓고 있거나, 사람들이 주술, 마술, 혹은 주문을 통해 본인을 해치려든다. 혹은 사람들이 첨단기술을 이용하여 자신을 감시하거나 자신의 사고를 조종하려 든다. 또 다른 경우 사람들이 특정 목적을 달성하고자 자신을 괴롭히려 든다. 그때 특정 목적이란 본인과 섹스를 하려고 하거나, 자신에게 비밀임무를 맡기거나, 본인의 의지를 꺾으려 하거나, 자신을 미치게 만들려고 한다는 것이다. 정신의학자들은 이처럼 박해받고 있다는 비현실적인 공포를 *편집증*이라고 부른다.

과대망상

과대망상은 피해망상 다음으로 가장 흔한 망상의 형태다. *과대성*이란 자신을 대단히 중요한 인물이라고 믿는 것이다. 말하자면 자신을 정치가, 종교적인 예언가, 연예인, 저명한 과학자와 같이 위대한 인물로 간주한다. 과대망상은 정신분열병과 *조증*에서 잘 나타난다. 과대망상과 피해망상은 종종 동시에 발병할 수 있다. 어쨌거나 본인이 그토록 중요한 인물이 아니라면 주변 사람들이 왜 자신을 괴롭히려들겠냐는 것이다. 만약 사람들이 자신이 얼마나 중요한 인물인지 알아보고 축하해주지 않는다면, 그것은 누군가가 자신이 유명해지는 것을 시기하여 음모를 꾸미고 있기 때문이라고 믿는다.

색정망상

색정망상이란 유명인사, 그 중에서도 주로 연예인이 자신을 사랑하며 본인과 결혼하려 한다는 잘못된 믿음이다. 많은 스토커들이 이와 같은 색정망상에 사로잡혀 있다. 이들은 피해자가 끊임없이 자신을 법정에 세우고 반대 증언을 하더라도 상대방이 본인과 관계하고 싶어 한다는 믿음은 변함이 없다. 이들은 망상의 대상으로부터 피해와 욕망을 동시에 받고 있다고 생각하게 된다. 필자가 치료한 환자 중에는 자신이 대통령의 딸과 사귀고 있어서 대통령이 FBI를 시켜 자신을 감시하고 있다고 믿는 환자가 있었다. 망상적 *질투*는 자신의 파트너가 다른 사람과 연애를 하고 있다는 믿음이다.

타인의 신원과 주체성에 대한 망상

남들의 신원과 *주체성*에 대한 망상 역시 정신분열병에서 흔하게 나타나는 증상이다. 이들은 자신과 가까운 사람이 납치당하여 가짜와 바꿔치기 당했다고 믿을 수도 있다(Capgras syndrome이라고도 한다). 그런 가짜들은 본인이 좋아하던 사람들과 똑같이 생긴 로봇, 마녀, 혹은 스파이들이라고 믿는다. 그들이, 자신이 알고 있던 사람과는 생판 다른 사람이라고 생각하는 이유를 제대로 설명하지 못하지만 오로지 그렇다고 확신한다. 이들은 사랑하던 사람을 이전과는 다르게 대하거나 아예 공격할 수도 있으며, 아내를 집에 가둬놓거나 어머니를 체포해달라고 경찰에 전화할 수도 있다.

신체망상

신체망상이란 자기 몸의 일부에 *신체적*인 문제가 있다는 그릇된 믿음이다. 예를 들어, 모든 의료검진에서 정상 판정을 받는다 하더라도 스스로는 몸이 암으로 가득 차 있다고 믿는다. 이들은 일종의 벌레의 숙주가 되어 자신의 위나 혈관 속으로 벌레들이 스멀스멀 기어 다니는 것을 느낀다고 믿는다. 성관계가 없었는데도 임신을 했다고 믿을지도 모른다.

허무망상

허무망상이란 세상이 곧 멸망할 것이라는 믿음이다. 다가오는 세상의 멸망이 자신의 탓이라고 믿을 수도 있다. 신체망상과 허무망상은 정신분열병보다 심각한 우울증에서 더 많이 나타난다.

특이한 믿음이라고 해서 전부 망상은 아니다

공상과 망상의 차이

정신의학자들은 정상으로 보이는 특이한 믿음과 망상을 구별하기 힘들어한다. 어쨌거나 우리는 완벽하게 합리적이고 이성적인 세계에서 살고 있는 것만은 아니다. 남들에게 설명하기 힘든 믿음을 가질 수도 있다. 인정하기 싫더라도 우리 또한 종종 비합리적인 믿음을 가질 수 있다. 우리는 감정적인 주제에 대하여 이야기할 때면 대단히 비합리적일 수 있다. 감정적인 주제란 우리의 약점, 희망, 욕구, 혹은 우리가 사랑하거나 동경하는 사람들에 관한 것을 뜻한다. 이러한 믿음은 종종 공상이라고 불린다. 가족, 친구, 혹은 치료자에게 이러한 공상에 대해 이야기하면, 십중팔구는 친구들의 현실적인 반응과 조언을 접하게 될 것이다. 그러면 자신의 공상이 현실적인지, 혹은 희망사항일 따름인지 논리적으로 접근할 수 있게 된다.

이것이 공상과 망상의 차이다. 망상은 어떤 반응에도 끄떡하지 않기 때문이다. 대상의 믿음이 이성적인 반응과 증거에 어떻게 대응하는지를 따져보는 것을 현실검증 reality-testing이라 부른다.

문화로서의 믿음

또 다른 믿음의 경우 잘못된 것임에도 불구하고 문화를 통해 전수되는 것이므로 아무런 의문 없이 받아들이는 것들이 있다. 편견, 소문, 역사적 신화들은 충분한 정보가 없거나 지금까지 진실로 여겨졌던 것들을 논리적으로 따져보려는 의지가 없는 사람들 사이에서 의심의 여지없이 받아들여진다. 우리는 모두 편견을 가지고 있으며 우리가 잘 알지 못하는 일에 대해 정확하지 못한 의견들을 내세우곤 한다. 이런 것들은 망상도 정신질환의 징후도 아니다.

그러나 종종 정신병에 걸린 사람들 중에 예전부터 가지고 있던 이러한 믿음이나 편견을 그대로 수용했다고 하더라도 이들의 믿음이 망상으로 발전하는 시점에서는 훨씬 더 과장될 수도 있다. 예를 들어, 만약 이들이 아프기 전에도 인종차별 의식을 가지고 있었다면 정신병이 발병하는 순간 아랍인, 흑인들과 같은 타 인종 사람들이 자신에게 음모를 꾸미고 있다고 확신할 수 있다. 망상의 경우, 흔한 편견에서 발단되는 것이기는 해도 일단 망상이 형성되면 논리성을 완전히 상실하곤 한다. 예를 들어, 필자는 그들이 KKK단원(Ku Klux Klan, 백인우월주의자 단체로 구성원은 모두 백인임)이라고 주장하는 흑인 환자들을 치료하기도 했다.

종교적 믿음

종교적 믿음 역시 망상과 혼동을 일으킬 수 있다. 종교적 믿음은 개인적인 신앙의 문제이다. 종교적 믿음은 거짓인지 진실인지 증명할 수 없다. 이는 같은 종교를 믿는 다른 사람들도 그런 믿음을 공유하기 때문이다. 예를 들어, 정신병에 걸리지 않은 많은 사람들이 죽은 자의 영혼, 천사, 악마가 일상적인 자기들의 삶에 영향을 미칠 수 있다고 생각한다. 종교지도자는 그런 믿음이 정신질환에서 기인된 기괴한 믿음인지 아니면 정통적인 믿음인지 구별하는 데 도움을 줄 수 있다.

여타 여러 가지 질병에서 망상이 초래될 수 있다

정신분열병과 망상장애

망상은 정신분열병(〈정신병〉 참조)에서 가장 많이 나타난다. 그러나 환각이나 와해된 사고가 없는 사람이라 할지라도 오래 지속된 망상에 시달릴 수 있다. 이런 경우의 망상은 시간이 지나도 별다른 변화를 보이지 않으며, 아주 기이한 것도 아니다(즉, 그럴 가능성은 있지만 현실은 아닌 믿음이라는 뜻이다). 정신의학자는 이러한 질병을 망상장애라 부른다. 예를 들어, 필자가 치료한 환자는 자신이 잠복근무 중인 경찰이며 자기 마을을 지켜야 한다고 믿고 있었다. 그는 병원에 입원하기 전까지 매일 마을을 순찰했으며, 낯선 사람에게 신분을 밝히도록 요구했다. 그는 "신분증"을 지참하고 다녔는데 이는 손수 프린트하여 코팅한 것이었다. 그는 환청을 듣지도 않았고 언제나 조리 있게 이야기하곤 했다.

망상장애는 특히 40대나 50대에 발병하곤 하는데, 이는 정신분열병에 비해 늦은 나이에 발현한다. 망상은 약물치료를 하더라도 그다지 효과가 없으며 알코올중독을 종종 동반한다. 망상장애는 연구가 많이 되어 있지 않다.

우울증, 조증

심각한 우울증과 조증이 현실감을 붕괴시킬 수도 있다. 자신의 기분이 이런 질병이 야기하는 망상의 내용을 결정할 수 있다. 조증의 경우 과대망상을 불러일으키며 우울증의 경우 질병망상, 죄책망상, 허무망상을 일으킨다. 조증으로 인한 망상은 하루가 멀다고 그 내용이 변할 수도 있다.

치매로 인한 기억상실, 약물남용, 부상

노후에 겪게 되는 망상은 *기억상실*에 대한 흔한 반응인 편집증에 시달리게 되는 치매에서 비롯된 경우가 많다. 약물남용과 질병(머리에 부상을 입거나 뇌졸중을 겪거나)으로 또한 망상이 발병할 수도 있다.

✚ 망상에 대처하는 법

망상에 시달리는 사람은 본인이 그 사실을 전혀 의식하지 못하므로 치료하기 위해 정신과를 방문하는 일은 극히 드물다. 어쩌면 망상이 불러일으킨 공포로 인한 불안을 치료하려고 정신과를 찾아올 수는 있다. 그가 생각하기에는 어디까지나 자신의 믿음은 사실이다. 그러나 만약 다른 사람들에 의해 강제로 치료를 받거나 혹은 자발적으로 치료를 원한다면, 항정신병 약물(《정신병》 참조)이 적어도 상당한 치료 효과를 볼 수 있다. 정신분열병을 앓고 있는 동안 망상은 몇 주가 지나야 치료약물에 반응하기 시작한다. 망상에 동반되는 지독한 스트레스와 공포는 치료를 시작한 지 며칠이 지나면 줄어들기 시작할 수 있다.

장기적인 망상적 믿음은 치료하기가 더욱 힘들다. 설령 망상적인 믿음은 사라지지 않는다 하더라도, 치료약물이 망상적 신념의 강도를 약화시켜 줄 수는 있다. 예를 들어, 필자가 치료한 환자 중에는 마피아에게 쫓긴다고 믿는 환자가 있었다. 자기 집 앞으로 차가 지나갈 때마다 그는 허겁지겁 가구 뒤에 숨고는 했다. 그는 이중자물쇠를 설치하고 비밀스러운 작은방의 마루에서 잠을 자고는 했다. 언제라도 공격받을 때를 대비하여 자동차에 총을 가지고 다녔다. 그는 자기가 망상에 시달리고 있다고 생각해서가 아니라, 잠을 잘 수 없을 정도로 극심한 불안 때문에 치료를 받기 시작했다. 치료가 진행됨에도 그는 여전히 마피아가 자신을 뒤쫓고 있다고 믿었지만 그 전과 같이 겁을 먹는 정도는 아니고 재미있다고 생각하기 시작했다. 그는 자기 목숨이 위태롭다는 걱정을 하지 않게 되었으며 가장 중요한 것은 더 이상 총을 가지고 다니지 않게 되었다는 점이다.

망상은 정신치료 하나만으로는 그다지 효과를 볼 수 없다. 망상은 논리적인 사고와 토론에 전혀 반응하지 않기 때문이다. 정신병적인 상태에서는 현실에 반응하는 방식으로 말하거나 사고할 수 없게 된다. 그러나 항정신병 약물을 통해 생각이 명료해지면, 정신치료가 현실에 적응하도록 해주거나 망상과 현실을 구별하는 전략을 개발시켜주거나, 병을 앓고 있다는 현실에 대처할 수 있도록 도와줄 수 있다.

만약 망상에 시달린다면, 이들은 약을 복용하고 있음에도 불구하고 주변 사람들의 눈에는 기이하고 비합리적으로 비치는 생각을 간간이 할 수도 있다. 환자는 어떤 생각은 친구와 낯선 사람들에게 털어놓고 공유할 수 있으며, 어떤 생각은 혼자 간직해야 하는지를 배우게 될 것이다. 예를 들어, 누가 자신을 미행하고 있다는 느낌이 든다면, 과거에도 그런 느낌이 들었지만 아무런 일도 일어나지 않았다는 사실을 자신에게 거듭 상기시켜야 한다. 두려워할 필요가 없으며 미행한다고 생각되는 사람에게 다가가 따질 필요도 없다. 그 대신 집에 도착하면 정신과 의사에게 이런 일이 있었다고 전화를 해야 한다. 환자는 치료하는 동안 모든 걱정을 치료자와 공유해야 한다.

✚ 당신 곁에 망상에 시달리는 이가 있다면

    망상적인 믿음은 친구나 가족들에게는 힘든 시련으로 다가올 수 있다. 우리는 다른 규칙을 가지고 4차원에서 사는 것처럼 보이는 사람과 대화를 나누는 것에 익숙하지 못하다. 대부분의 사람들은 망상에 시달리는 사람들과 이야기하는 것이 마치 백일몽을 꾸는 아이와 이야기하는 것과 유사하다고 생각할 것이다. 그러나 만약 정신분열병에 시달리는 어른에게 마치 아이를 대하듯 한다면 상대방은 당신이 은혜라도 베푸는 것처럼 한다고 생각할 것이다. 당신이 자기를 바보 취급한다고 생각하게 될 것이고 결과적으로 당신의 진짜 의도가 무엇인지 환자는 수상쩍게 여길 것이다.

    망상적인 믿음에는 최대한 예우를 표하면서도 직접적인 방식으로 대화하는 것이 효과적이다. 상대의 믿음에 흥미를 표하고 상대의 믿음을 경청하지만 그러한 믿음에 공감하지 않는다는 점을 밝혀야 한다. 당신의 관점과 상대의 관점이 어떻게 다른지 밝히는 편이 상대를 믿고 신뢰하는 척하는 것보다 오히려 상대의 믿음을 얻기 쉽다는 것을 알아야 한다. 상대가 뭔가를 하도록 납득시키기 위해 상대의 망상체계 속으로 들어가는 것은 전혀 좋은 방법이 아니다. 예를 들어, 필자가 아는 간호사 중에는 자신이 군대의 높은 지위에 있다고 믿는 과대망상 환자에게 대통령에게 약물복용 허락을 요청하는 척하며 정기적으로 환자를 속이고는 했다. 이런 방식은 단기적으로는 효과가 있을지 모르지만 환자의 망상적 믿음을 강화시켜주며 그러지 않아도 의심이 많은 편집증적인 환자에게 불신의 씨앗을 심어주는 것과 다름없는 행동이다.

    당신의 의견이 아무리 논리적이라고 해도 망상에 시달리는 환자와 논쟁을 벌이는 것은 전혀 효과가 없을 것이다. 오히려 당신은 분노와 좌절을 드러냄으로써 환자의 상태를 악화시킬 수도 있다. 망상 환자는 당신이 이성적인 이유에서가 아니라 감정적인 이유로 자신과 논쟁을 하고 있다고 점점 더 확신하며, 당신이 진심으로 자신을 위하지 않는다고 더 확신하게 된다. 만약 상대가 이미 공포에 질려 있고 주변을 의심하고 있다면 이러한 논쟁은 상대로 하여금 고독감, 공포, 분노를 유발할 뿐이다.

 필자는 망상 환자를 치료하는 과정에 종종 유사한 믿음을 가진 이를 치료해본 적이 있다고 환자에게 밝히고 또 환자들이 자신의 곤경에 대해 누군가와 이야기함으로써 그들은 좀 더 기분이 나아진다는 사실을 알게 되었다는 것도 이야기해준다. 나는 그들에게 치료약물이 그들을 진정시켜주고 사고를 좀 더 명료하게 해줄 것이라고 일러주고 치료를 하려면 전적으로 나를 신뢰하고 따라주어야 한다고 알려준다. 이와 유사한 전략이 꽤 효과가 있음을 알 수 있다. 망상에 시달리는 사람은 자신에게 일어난다고 생각하는 일로 인해 매우 스트레스를 받고 있음을 알 수 있다. 당신은 상대에게 당신 또한 그런 경험을 해본 적이 있으며, 상대방에게 전문가의 도움을 받으면 좀 더 기분이 나아질 거라고 설득할 수 있다.

 만약 상대가 급성기의 심한 상태가 아니고 오래 지속되는 망상적 믿음을 가지고 있다면, 당신에게는 당신 나름의, 상대방에게는 상대방 나름의 믿음이 있다고 인정하는 일종의 휴전을 제안할 수 있다. 당신은 상대에게 어떤 믿음에 따라 행동하고 어떤 믿음은 그저 마음속에 간직해야 하는지 상기시켜줄 수 있다.

12
Denial
부정

자신의 병을 인정하지 못하며 받아들이지 않는 것

당신은 왜 의사를 계속 만나야 하는지 이해할 수 없다. 의사는 그저 제때 약을 복용하라는 말 이외에는 해준 것이 없다. 먹으라는 약들은 두통과 졸음만 유발할 뿐 아무런 효과도 없다. 한술 더 떠 약을 복용하기 시작한 이후 종종 환청까지 일어난다.

지난주부터 환청이 더 커지기 시작했으므로, 당신은 저녁에 먹는 약들을 먹지 않고 몰래 숨겨두었다. 당신은 벌써부터 기분이 한결 나아진 것 같다. 환청은 여전히 머물러 있다. 자세히 들어보니 그 소리는 시를 쓰기 위한 아이디어를 속삭여 주고 있다.

당신은 밤이 깊어질 때까지 잠을 청하지 않고 글을 쓴다. 당신의 책이 출간되면 의사가 얼마나 놀랄까! 의사는 벌써부터 질투하는 것이다. 의사의 눈을 보면 알 수 있다. 의사는 당신이 제정신으로 돌아올까 봐 두려워하고 있다. 그는 "약은 제대로 먹고 있습니까? 잠은 잘 자고요? 지나치게 활기가 넘치진 않나요? 생각들이 쏜살같이 내달리지는 않습니까?" 같은 질문을 하기 시작한다.

"아니오!" 라고 의사에게 대답한다.

지난 몇 개월 중에서 가장 기분 좋은 순간이다.

병을 부정하고 치료에 동의하지 않는다

　환자 자신의 질병이나 심리적 어려움에 대한 병식(病識)lack of insight이 부족한 것을 정신과 의사들은 부정이라고 부른다. 부정은 심리적·의학적인 지식부족으로 발생하는 것이 아니다. 남들 눈에는 명백히 보이는 병을 정작 본인만 인정하거나 받아들이지 못하는 데서 비롯한다. 정신분열병 환자의 1/3은 자신에게 병이 있다는 사실조차 인정하지 않는다. 만약 조울병(양극성장애), 우울증, 범불안장애에 시달린다면, 그들 중 1/4은 자기 병의 본질을 인정하지 않으려는 경향이 있다. 정신질환에 시달리기는 하지만 아직까지 의사에게 진단받지 않은 사람들 중 90퍼센트 이상이 스스로 병을 앓고 있다고 생각하지 않는다. 이는 정신질환에 대한 충분한 이해부족과, 병에 걸렸다는 사실을 부정하려는 심리가 동시에 작용한 것으로 볼 수 있다.

　부정의 가장 극단적인 형태는 정신의학보다는 신경의학에서 찾아볼 수 있다. 만약 왼쪽 뇌 부위에 뇌졸중을 일으키게 되면 우리는 오른편 다리와 팔을 움직일 수 없게 되고 동시에 기능의 상실로 인한 우울증과 좌절을 겪을 수도 있다. 그러나 우리의 오른쪽 뇌 부위에 뇌졸중을 일으키면 몸의 왼편이 마비되었다는 사실을 전혀 깨닫지 못할 수 있다. 필자가 만나본 환자 중에는 오른쪽 팔을 움직여 보라면 왼쪽 팔을 들던 환자가 있었다. 필자가 그의 왼쪽 팔을 들자, 전혀 움직이지 않는 팔을 보면서도 자신이 팔을 움직이고 있다고 주장했다. 또 다른 환자의 경우 필자가 들고 있는 팔이 환자 자신의 것이 아니라 인접한 침대에 있는 남자의 팔이라고 주장했다. 만약 우뇌가 뇌졸중을 겪었다면, 병원에 입원하여 주변의 관심을 한몸에 받고 있는 자신의 처지에 대하여 놀라울 정도로 관심이 없을 수 있다. 신경의학자들은 이러한 다양한 부정들을 신체실인증 또는 병식불각증anosognosia이라는 용어로 지칭하는데 이는 뇌의 특정 부위가 손상되어 발생한다.

　치매의 경우 본인의 *기억상실*에 대한 병식이 없는 경우가 흔하다. 처음에는 기억력이 떨어지는 것을 최소화하여 고령 탓으로 치부하여 웃어넘긴다. 혹은 잘못된 기억의 조각들을 모아 기억의 틈새를 무의식적으로 채울 수도 있다. 예를 들어, 환자는 가족들에게 의사가 오늘 진료를 취소한다고 전화했다고 말하지만 실은 본인이 가는 것을 잊어버렸을 뿐이다. 치매가 있는 사람이 보여주는 이런 변명이나 만들어내는 말들은 다른 사람을 속이려고 하는 것이 아니다. 자기가 말한 것이 실제로 일어난 일들이라고 믿는다. 정신의학자들은 이것을 작화증이라 부른다. 이는 기억을 상실하면서, 무너지는 논리의 일관성을 유지하려는 뇌의 보호 작용으로 추측된다. 치매가 심해짐에 따라 기억장애가 있다는 사실조차 잊어버릴 정도로 환자는 많은 것들을 잊어버리게 되고 이로 인해 병식을 인지하지 못하게 된다.

어떤 의미에서는 이러한 부정은 자기보호를 위한 것이다. 심각한 문제가 있다는 사실을 인식하지 못하면 우울증에 시달리지 않을 수 있기 때문이다. 반면 부정으로 인해 시장에 가는 길도 잊었으면서도 차를 타고 나가려는 행동처럼 비현실적이며 위태로운 행동을 취할 위험성도 있다.

부정은 정신병과 조증의 두드러진 특징 중 하나다

정신분열병

만약 정신분열병이 있다면, 최초의 *정신병* 에피소드가 발병하는 동안 정작 본인은 병을 앓고 있다는 사실을 깨닫지 못할 수도 있다. 특히 이들은 *편집증*적으로 행동하지만, 그 이유는 자신이 오해한 것이 아니라 주변 사람들이 해코지하기 때문이라고 생각한다. *환청*이 들리면 그 목소리를 복화술, 최면술, 악마, 혹은 비밀요원의 무선이라고 생각한다. 점점 혼란스러워지고 주의력이 상실됨에 따라 누군가가 자신의 음식에 독을 섞고 있거나 뇌를 망가뜨리고 있다고 생각한다. 치료받겠다는 생각은 결코 떠오르지 않는다. 심지어 치료를 권하는 사람이 자신을 가두려는 음모를 꾸민 것으로 오해한다.

망상

망상은 급성 정신병 에피소드에서 부정의 근원이 된다. 본인이 받는 스트레스가 정신질환에서 오는 것이라면 결코 인정하려 들지 않을 것이다. 차라리 편집증적 믿음이나 과대망상적 믿음에서 비롯된 것이라는 설명이 받아들이기 쉬운 것처럼 보인다. 어쨌거나 우리 모두는 경험을 공유하지 못한 타인의 말보다는 자기 자신이 직접 보고 듣고 추론한 것을 더욱 믿는 경향이 있기 때문이다. 부모가 마피아가 본인을 뒤쫓고 있지 않다고 말해줘도 이들은, "난 지금 거짓말을 지어내고 있는 게 아니라니까요!" 라고 항의하고 싶을 것이다. "그들이 날 쫓아오지 않는다면, 나에 관해 이탈리어로 속삭이는 이 목소리가 왜 들리는 건데요? 지금 당신네들의 목소리처럼 그 목소리도 뚜렷하게 들리는 걸요." 사실 급성 정신병에서는 병식 결여가 가장 흔한 증상으로써, 편집증이나 환청보다도 더욱 흔하게 나타난다.

정신분열병에 시달리는 많은 사람들은 증상이 호전되고 더 이상 망상에 시달리지 않아도 여전히 병식이 부족하다. 몇몇 연구에 따르면 정신분열병을 가진 환자들 중 3/4은 노골적인 장애가 나타남에도 불구하고 자신들의 심각하고 만성적인 정신질환을 믿으려 들지 않는다고 한다. 병식이 부족한 사람들은 질병이 악화되어도 병원을 찾거나 약을 복용하려 들지 않는다.

뇌 전두엽 손상

더 이상 망상에 시달리지 않는데도 왜 여전히 자기 질병에 대한 병식이 부족할까? 정신분열병으로 인해 자기를 인식하고 합리적 사고를 담당하는 뇌의 전두엽에 손상이 가해졌기 때문이다. 뇌졸중을 경험한 신경과 환자처럼, 이들은 지능이나 교육수준과는 상관없이 혹은 의사와 다른 사람들의 설명에도 불구하고 자신의 질병을 받아들이지 못한다. 흥미로운 것은 많은 환자들이 자신의 정신질환의 징후는 인지하지 못하면서 유사한 다른 환자의 정신질환 징후는 알아본다는 점이다. 필자가 치료한 환자가 말하길 "선생님, 난 약이 필요 없어요. 근데 저기 저 구석에서 혼자 중얼거리고 있는 저 남자에게 뭘 좀 처방해주시죠. 편집증도 저런 편집증이 없네!"

양극성 장애

양극성 장애가 있는 경우, 병식의 결여는 조증으로 넘어가면서 제일 먼저 나타나는 징후일 수 있다. 조증과 우울증 삽화 사이에 잠시 동안 이들은 자기 질병의 심각성을 인지하고 치료약물의 필요성을 확연히 인지할 수도 있다. 어떤 증상을 주의해야 하는지 알 수도 있고, 첫 징후가 발현하면 의사를 만나러 갈 준비를 할 수도 있다. 그러나 불행하게도, 다시 조증이 발병하기 시작하면 이들은 조금 더 낙천적이고, 에너지가 넘치고, 행복감에 휩싸여 의사를 만나러 가려던 마음이 바뀌게 된다. 이들은 이런 행복감을 느끼는 것에 아무런 문제가 없다고 생각하기 시작한다. 이들은 의사가 기분안정제를 먹으라고 권하는 것에 점점 짜증이 나기 시작한다. 또 이런 행복감을 느끼는 것에 아무런 문제가 없다고 생각하기 시작한다. 며칠이 지나지 않아 이들은 자기 병식을 완전히 상실하고 자신이 조증이라는 사실 자체를 부정하기 시작한다. 이제 이들은 주변 사람들이 자신을 오해하고 있으며, 그저 그들이 본인의 잠재능력을 질투할 뿐이며, 의사는 자신을 조종하는 것에 즐거움을 느끼고 있다고 생각하기에 이른다.

대부분의 사람들은 자기가 아프다고 생각하기 싫어한다

다른 정신질환에서는 부정이 그처럼 극단적인 형태로 나타나지는 않는다. 하지만 사람들은 대체로 자신의 병을 어느 정도 최소화하려 한다. 심각하고 만성적인 당뇨병에 시달리고 있는 많은 사람들은 그것이 병이 아니라 단지 "설탕"을 먹는 데 문제를 일으켰을 뿐이라고 생각하고 싶어 한다. 우울증에 시달리면서도 그저 지쳤거나, 의욕상실이거나, 다만 피로할 뿐이라고 여긴다. 강박증이 있다면 이를 숨기려 하고, 강박적인 의식에 대한 핑계를 대려고 한다. 담배에 중독되어 있다면 언제든지 금연할 수 있다고 주장할 것이다. 설령 과거에 몇 번이고 금연에 실패했더라도 말이다.

우리는 여러 가지 이유로 자신의 병을 최소화하고자 한다. 비록 질병이 삶의 많은 부분에 영향을 미치고 있더라도 그것이 병과 연관된다는 사실을 인정하려 들지 않는다. 자신이 아프기 전과 전혀 다르지 않은 사람이라고 생각하고 싶어 한다. 약을 때맞춰 잘 먹는 것, 의사를 찾아가는 것, 재발과 퇴행의 징후가 있는지 없는지를 주변 사람들에게 감시당하는 것과 같은 생활의 변화를 거부하고 싶기 때문이다. 더 이상 자신의 삶을 남들로부터 강요받고 싶지 않을 것이며 사생활을 자율적으로 유지하고 싶어 하기 때문에 증상을 숨기거나 그럴싸한 변명을 하기 시작한다. 이들은 누구도 과잉 반응하길 원치 않는다. 이는 의도적인 속임수라기보다 차라리 작은 소망에 가깝다. 정신질환을 당혹스러운 재앙으로 보거나, 그런 환자들에게 부여되는 낙인과 마주치는 것이 두려워서 그럴 수도 있다. 어떤 경우에는 의사들은 자기 병을 최소화하려는 환자들과 종종 결탁하게 된다. 이럴 때 어떤 의사들은 단순히 숙면을 돕거나 진정시켜주는 약이라면서 우울증이나 정신분열병 약물을 처방하기도 한다. 무엇보다도 환자가 정신질환에 관해서 아는 것이 거의 없는데다, 의사가 정직하게 대해주지 않으면 병식을 인정하는 것이 무척 어려워진다.

부정의 경우와는 정반대로 증상을 과장하는 경우도 있다. 예를 들어, 건강염려증이나 신체화 장애에 시달린다면(《신체 증상 호소와 통증》 참조) 이들은 자기 몸에 지나치게 신경 쓴 나머지 이유 없는 고통이나 불편을 느끼게 된다. 어떤 의사들은 인생의 실존적 딜레마와 도처에서 직면하는 도전들을 너무 심각하게 받아들이는 과잉 병식을 우울증의 특징으로 꼽기도 한다. 이런 질환에서 증상에 대한 인식은 민감하고 높지만 병식의 정확도는 떨어진다. 상황을 부정적으로 보려는 경향이 현실적인 염세주의 때문이 아니라 우울증적인 절망에서 비롯된 것이라는 사실을 알아채기 어렵다

정신분석학자들은 부정이 정신질환의 징후인 동시에 방어기전의 하나이

기도 하다는 가설을 세웠다. 방어기전이란 받아들일 수 없는 욕구나 두려운 현실에 휘둘리지 않으려는 무의식적인 작용이다. 예를 들어, 어머니가 암으로 돌아가셨다면, 우리가 해마다 받는 정기적인 신체검사에서 X-레이에 특이한 반점이 나타났다는 사실에 적절히 대처하기 어려울 수 있다. 이 경우 정밀검사를 다시 받아보고 필요하다면 치료를 받는 것이 가장 이성적인 태도일 것이다. 그런데도 우리는 추후 정밀검사 예약을 취소해버릴 수 있다. 이런 식의 부정은 꽤나 널리 사용되고 있다. "상황이 부정적이야"라고 고개를 흔들 때, 이런 상황은 파괴적인 관계나 승진할 기회가 희박할 때 흔히 사용하는 부정이다. 부정을 방어로 이용하는 것은 정신치료에서 종종 다루어지기는 하지만, 다른 한편 보다 심각한 부정은 많은 정신질환에서 관찰될 수 있으며 정신질환에서 부정은 주변사람들의 의견과 교육에도 불구하고 잘 고쳐지지 않는다.

✚ 부정에 대처하는 법

만약 아플 때 치료를 받아야 한다는 병식이 없어진다면, 병세가 호전될 동안 치료를 충실히 받을 수 있도록 미리 조치를 취해 놓아야 한다. 정신병과 조증에서 오는 부정은 너무 심각해서, 병세가 악화될 경우 신뢰할 만한 사람들이 치료의 통제권을 맡을 수 있도록 조치해 두는 것이 좋다. 어떤 약물을 사용하고 어떤 치료를 받을 것인지에 대한 계획을 미리 세워 둘 수 있다. 실제로 앓게 되면 미리 세워둔 계획에 따른 치료방침에 대한 병식은 사라질 수 있지만, 삽화가 해소되어 다시 회복되었을 때 미리 치료계획을 세워두었다는 사실에 감사할 것이다. 이들이 정신질환이 있다는 사실을 인정하더라도 약물치료가 필요하다는 사실을 받아들이는 것은 힘들 수가 있다. 약물치료가 자신의 사고나 성격을 바꾸지 않을 거라는 사실을 받아들여야 한다. 약물치료는 가족이나 의사가 본인에게 채우는 족쇄가 아니다. 치료약물은 적절히 사용되기만 하면 생각과 기분을 다스리는 데 도움이 될 것이다. 안정감을 얻고 인생의 목표를 이루는 것을 도우기 위해 약물치료를 전체 치

료계획에 포함해 둘 수 있다

불행하게도 약물을 중단하거나 건너뛰는 사람들을 너무나 흔히 볼 수 있다. 연구에 의하면 대부분의 사람들(심지어 의사들마저도)은 아플 때 처방받은 항생제 등을 처방전에 따라 충실하게 복용하지 않는 것으로 밝혀졌다. 당뇨 환자, 고(高)콜레스테롤증 환자, 혹은 고혈압 환자들은 지시된 식단을 어기고, 약물복용을 건너뛰고, 때로 의사에게 알리지도 않은 채 처방된 약을 중단한다. 당연하게도, 약물을 지시대로 제때 복용하지 않는 경향(비순응)은 정신과적 질병에서 훨씬 높게 나타나는데 이는 많은 사람들이 자신이 지속적인 치료가 필요한 만성적 혹은 재발 위험성이 높은 질병이 있다는 사실을 받아들이기가 힘들기 때문이다. 불행하게도 정신분열병 환자의 절반이 치료를 시작한 지 첫 1년 이내에 약물치료를 중단한다. 약물을 중단한 거의 대부분의 사람들이 2년 안에 재발한다. 만약 조울병에 걸렸고 기분안정제 복용을 그만 둔다면, 1년 이내에 조증이 재발할 확률은 50퍼센트나 되며, 25퍼센트는 우울증에 걸린다. 대부분의 경우 몇 개월 이내에 재발하게 된다. 우울증에 걸린 사람들 중 1/3이 항우울제를 중단한 지 1년 이내에 재발한다. 심지어 제때 투약하는 것을 까먹고 건너뛰기만 해도 체내의 약물농도가 떨어지게 되고 재발할 확률은 증폭된다.

✚ 당신 곁에 마음의 병을 부정하는 이가 있다면

자신이 아프다는 병식 자체가 없는 정신질환 환자는 약물치료를 중단하거나 의사와 만나는 것을 그만두고 싶어 한다. 그는 자신이 병을 앓고 있으므로 치료계획에 따라야 한다는 사실을 상기시켜주기 때문에 당신을 싫어할 수도 있다. 당신이 아끼는 사람이 스스로 결정을 내리고 자기 삶에 책임지도록 하고, 그와 동시에 그의 병세가 재발하거나 퇴행하지 않도록 하는 두 가지 과업 사이에서 균형을 잡는다는 것은 결코 쉬운 일이 아니다. 환자가 당신을 위협적이거나 보호자인 것처럼 군다고 생각하지 않기를 바랄 것이다. 당신은 환자의 치료과정에 도움 주는 사람이라는 것을 알려주어야 한다. 당신이 환자를 도울 수 있는 까닭은 당신이 환자처럼 자기 병에 변덕스런 태도를 취하지 않기 때문이다. 당신은 환자가 병으로 인해 과거에 어떤 지경에 이르렀으며 상태가 어땠는지, 그리고 꾸준히 치료를 받으면서 얼마나 호전되었는지 등을 알려줄 수 있다.

설령, 환자가 정신질환의 특정한 성격에 대한 병식의 결여가 계속된다고 할지라도, 과거의 경험으로 효과가 있다는 것을 알게 될 것이고 그로 인해 꾸준히 치료하려고 할 것이다. 질병이 있다고 느끼지 않는데도 질병이 있다는 것을 받아들이는 것과 치료의 목적이 무엇인지 확신도 없는 상태에서 치료계획을 따르는 것은 환자의 입장에서는 무조건적인 신뢰와 용기가 필요하다는 것을 당신이 이해하고 있다고 환자에게 언제나 이야기하는 것이 좋다.

환자가 의사의 처방에 충실히 따르도록 특정한 방침을 세울 수도 있다. 몇몇 항정신병 약물(〈정신병〉 참조)들은 한번 주사를 받고도 장기간 약효가 지속되는 약제도 사용할 수 있다. 이 주사는 매 2주나 4주마다 한 번씩 맞도록 되어 있으며, 대체로 정신과 클리닉에서 맞는다. 이 약물은 적어도 다음 처치일정까지 환자의 체내에 남아 있다. 다른 약물을 사용할 경우 정기적으로 혈액검사를 함으로써 환자가 적정량을 복용하고 있는지, 처방대로 따르고 있는지 알 수 있다. 물론 혈액검사를 하지 않더라도 환자의 베개 밑에 약이 쌓여 있거나 변기에 버려져 있거나 약통의 약이 전혀 줄어들지 않고 있다면, 환자가 약 전체는 아니더라도 최소한 몇 번 정도는 약 먹는 것을 건너뛰고 있음을 알 수 있다.

Depression
우울증

우울하고 슬픈 감정이나 의욕저하 등
다양한 신체적인 증상을 동반하며 지속되는 질환

당신은 이 괴물을 격퇴시켰다고 생각했다. 괴물이 사라지자 삶이 한결 나아지는 듯했다. 두 딸들은 대학에 다니는데 공부를 잘 하고 있다. 아내는 행복해 보인다. 그리고 당신도 근 2년 동안 직장에 한 번도 결근하지 않았다. 그런데 왜 아침마다 일어나기가 점점 두려워지는 걸까. 하루하루 지날수록 점점 더 힘겨워졌다. 이토록 힘든 나날들은 왜 이다지 끝날 기미조차 보이지 않는 걸까? 지금 생각해보면 당신은 진짜로 행복했던 적이 없었던 것 같다. 당신은 그냥 자신을 속이고 있었던 것이다.

간밤에 당신은 잠을 이룰 수 없었다. 침대에 누워서도 온갖 걱정을 하느라 잠을 못 이루었다. 해가 뜨기 시작하고 나서야 커튼을 치고 잠을 청했다. 온종일 잠옷 바람으로 지냈다. 아파트는 엉망이다. 접시는 싱크대 위에 넘쳐나고 있다. 아내가 퇴근하고 아파트를 한번 둘러보곤 그저 한숨만 내쉬고 자동 세척기에 그릇들을 집어넣었다. 당신은 아내가 종일 일을 했고 휴식을 취해야 한다는 사실을 알면서도 그녀를 돕기에는 너무 게으르다. 당신은 그녀가 왜 당신을 참고 견디면서 같이 살아주는지 이해를 할 수 없다. 아내마저 당신을 떠난다면 만사 끝장일 것이다.

저녁에 아내는 당신의 기분을 북돋워 주려고 애쓴다. 아내는 직장동료들에 대한 이야기를 들려준다. 아내는 함께 외출하여 영화나 보자고 제안했지만, 당신은 밥그릇만 뚫어지게 내려다보고 있다. 아내는 당신이 그럴 만한 기운이 없다는 사실을 알고 있다. 당신은 종일 아무것도 먹지 않았는데도 저녁식사 또한 거의 손대지 않는다. 음식이 맛이라고는 전혀 없는 것 같다. 어쩌면 암이라도 걸렸는지도 모른다. 하지만 당신은 검사하고 싶은 마음은 조금도 들지 않는다. 암에 걸렸다고 한들, 죽어버리면 그만인 것이다.

한동안 당신은 일을 하려고 무진 애썼다. 가족에게는 돈이 필요하고, 직장에 출근함으로써 최소한 집안에서 바깥으로 나올 수는 있으니까. 그러나 당신은 집중할 수 없었다. 마음이 허공을 맴돈다. 때때로 당신은 방문을 닫아야 했다. 그렇게 해야 두 손으로 얼굴을 감싸고 아무런 이유도 없이 울고 있는 당신 모습을 남들에게 들키지 않을 것이기 때문이다. 참다못한 직장상사가 남들의 시간이나 빼앗지 말고 집에 가라고 했다. 당신은 집으로 가는 동안 내내 울었다. 집에 도착한 뒤 아내에겐 아무 말도 하지 않았다.

삶이라는 게 정말 이처럼 비참해야 하는가? 삶이라는 게 이렇게 무의미하다는 걸 아무도 깨닫지 못한단 말인가? 어쩌면 당신만 그런 건지도 모른다. 당신만 괜히 너무 많은 걸 걱정하고 있는지도 모른다. 하지만 당신이 이룬 것이라고는 전무하고, 인생에서 살 만한 가치라고는 이다지도 없는 걸까? 삶이 이처럼 무가치하다는 사실을 어떻게 무시할 수 있단 말인가?

건강한 슬픔과 다른, 우울증

누구나 가끔씩은 이런저런 이유로 울적한 기분을 경험한다. 스트레스를 받거나, 살면서 나쁜 일이 생기면 우리는 상심하고 우울해한다. 다른 결과가 나왔더라면 좋았을 텐데 하고 바랄 수도 있다. 과거를 후회하고 미래를 걱정하기도 한다. 사랑하는 사람이 우리 곁을 떠났다면 울면서 저주할 수도 있다. 한때는 절친했던 친구가 자신에게 등을 돌리면 원망하고 슬퍼할 수도 있다. 친구들은 이런 우울한 기분을 풀어주려고 애쓴다. 이러한 반응은 정상이며 우리는 얼마 가지 않아 우울에서 벗어난다. 이러한 현상은 우울증에 걸린 사람들이 경험하는 보다 더 심각하고 오랜 기간 계속되는 감정에 대한 대략적인 이해를 제공해준다.

우울증이라는 단어는 많은 것을 의미할 수 있다. 슬픔과 동의어로 사용되기도 하는데, 이런 경우는 단순한 증상을 의미한다. 정신의학자들은 수면 장애, 식욕의 장애, 성적인 장애와 동반되는 슬픔, 무망감(無望感), 게으름을 포괄하는 증후군을 지칭하는 폭넓은 의미로 우울증이란 단어를 사용한다. 의사들은 이러한 증후군을 누구나 살다보면 가끔씩 경험하게 되는 정상적이고 건강한 슬픔과 구분하여 우울증 삽화depressive episode, 주요major 우울증, 임상적clinical 우울증 등으로 지칭한다. 그냥 울적한 기분과는 달리, 주요 우울증은 몇 주, 몇 달, 혹은 몇 년이나 지속되며 우리로 하여금 삶을 계속해나가려는 의지를 꺾어버린다. 울적한 기분이 도로에 튀어나온 과속방지턱이라면, 우울증은 길에 깊게 패인 홈이다.

우울증은 정신질환 중 가장 흔한 증후군이며 족히 2천 년 전부터 발견되어 환자와 정신의학자들이 정확히 묘사해왔다. 여성 4명 중 1명은 살아가면서 한번쯤은 주요 우울증에 시달린다. 남성은 8명 중 1명꼴로 우울증이 발병한다. 미국에서는 매년 20명 중 1명은 우울증에 시달린다. 우울증은 선진국에서 그 어떤 질병보다 많은 장애를 불러일으킨다(한국의 경우는 1년에 320만 명 정도 발병하며 여성이 남성에 비해 발병빈도가 2배 정도 높다. 여자는 평생 10~25퍼센트, 남자는 평생 5~12퍼센트 정도가 적어도 한 번은 우울증에 걸린다. 우울증은 전 연령에서 나타나는데, 평균 발병 연령은 약 40세이다. 환자의 50퍼센트 이상이 20대에서 50대 사이에 발병한다. - 역주).

모든 생각이 슬픔으로 귀결되는 우울증

　우울증의 주요한 특징은 압도적이고 그 사람 개인뿐만 아니라 주변 전체에까지 영향을 미치는 기분변화이다. 딱 집어서 묘사하기 힘들 정도로 무겁고 답답한 슬픔의 감정을 느낀다. 자신들이 겪었던 고통 중에서 최악의 고통이라고 묘사하는 많은 우울증 환자들을 필자는 자주 보아왔다. 이런 고통은 겉으로 보기에도 확연이 드러난다. 얼굴 근육은 탄력이 없어 늘어지고, 시선은 아래로 향하며, 어깨가 축 처진다. 느닷없이 울음을 터뜨린다. 우울증이 유발하는 슬픔은 전염성이 있다. 필자는 우울증 환자와 이야기를 나누는 도중에 저절로 슬퍼져서 거의 눈물을 흘릴 뻔한 적이 있다.

　어떤 사람들은 다른 방식으로 우울증을 경험하고 표현한다. 즐거움을 느끼지 못하고 과민해진다. 이는 청소년이나 노인들에게 흔한 증상이다. 슬픔보다는 불안이 더 많은 경우의 사람도 있다. 또 다른 경우, 아예 감정을 숨기고 주변 사람들과 어울릴 때는 조금이나마 쾌활해 보이려고 애쓰기도 한다. 늘 쾌활해 보이던 친구가 실은 우울증에 시달리고 있다는 사실을 알면 우리는 크게 놀라게 된다.

　슬픔을 표출하기 싫어하는 사람들(특히 남성들)은 절망감을 *분노와 자기 파괴적인 행동*으로 표출하기도 한다. 낙천적이고 상냥했던 사람이 갑자기 무뚝뚝하고 상대를 저주하거나, 약속을 취소하거나 사소한 일로 큰 말다툼을 벌이고는 한다. 또 다른 경우 슬픔은 아무런 의학적인 원인을 찾을 수 없는 막연한 *신체 증상 호소와 통증*으로 나타나기도 한다. 신체 증상은, 두통, 위통, 현기증, *피로* 등이 많다. 우울증은 감정적·신체적으로 내면적인 공허감을 초래하며 이런 공허감은 음식으로 채워지지 않는다.

우울증 환자의 심리

우울증에 시달리게 되면, 어떤 것도 자신의 기분을 좋게 해줄 수 없다. 과거에는 즐거움을 주었던 사람이나 활동들을 더 이상 즐길 수 없게 된다. 필자는 우울증에 시달리는 몇몇 나이든 남녀 환자들을 치료한 적이 있는데, 그들은 손자가 방문해도 웃지 않았다. 정신의학자들은 어떤 것도 즐길 수 없게 되는 이런 현상을 무쾌감증anhedonia이라 부른다. 심각한 우울증에 시달리는 사람은 아예 어떤 감정도 표현하지 못하는 경우도 있다. 얼굴은 무표정해지고 울지도 않는다. 마치 눈물샘이 메말라버린 것처럼 보인다. 우울증에 시달리게 되면 모든 생각은 슬픔으로 물든다. 세상이 자신을 지치고 녹초로 만드는 것처럼 보인다. 뭐든지 제대로 해낼 수 없다고 느끼게 된다. 자기 인생이 쓸모없는 폐기물처럼 느껴진다.

만약 종교가 있다면 신이 자신을 저버렸거나 자신이 신을 실망시켰다고 생각하기에 이른다. 이들은 모든 것, 심지어는 본인의 우울증마저 자기 책임이라는 생각이 든다. 자기가 좀 더 나은 사람이었더라면 지금쯤 자신의 무기력과 슬픔을 극복해낼 수 있었을 것이라고 생각하게 된다. 사실 다른 사람들도 힘겨운 삶을 살지만 그렇다고 자포자기하지는 않는다. 이들은 왜 이렇게 자신이 나약한지 궁금하다. 또한 우울증이 널리 알려진 현상이 아니기에 주변 사람들은 혼자 힘으로 이겨내지 못하는 이들을 이해하지 못할 경우도 있다.

우울증 환자는 자신이 가족과 친구들에게 짐이 된다고 생각한다. 필자가 치료한 환자들 중 많은 사람들이 배우자나 아이들에게 자신을 돌봐주어야 하는 수고를 끼치고 싶지 않다는 마음에 자살을 시도하려 했다. 우울증에 걸린 사람은 자기 질병이 초래한 단기적인 불편함보다 자신의 죽음이 주변 사람들에게 끼칠 상처와 상심이 더욱 깊다는 사실을 깨닫지 못할 수도 있다. 우울증은 이들에게 균형 있는 시각으로 멀리 바라보는 능력을 잃게 만들고 주변 사람들의 걱정과 요구에 무감각해지도록 만든다.

우울증에 시달릴 때, 이들은 끊임없이 생각한다. 자기 어깨에 세상의 모든 짐을 짊어진다. 직장, 연애생활, 가족, 종교, 건강, 어느 것 하나 제대로 돌아가지 않는다고 걱정한다. 좋지 않았던 과거의 기억에 집착하게 된다. 이러한 사고에서 빠져나오기 힘겨워한다. 사소한 일을 예사롭게 넘기지 못하게 된다. 과거에 있었던 대화 내용을 기억하고는 갑자기 울기 시작한다. 이들은 끊임없이 주변 사람들에게 사과를 한다. 그저 파티에 참석하지 못했다는 이유만으로 친구를 잃게 될까 봐 걱정한다. 아이들에게 충분한 뒷받침을 해주지 못할까 봐 걱정한다. 배우자가 자신을 떠날까 봐 걱정한다. 이들에게 세상은 온통 걱정거리투성이다. 때때로 이러한 걱정들이 지나쳐서 현실감을 상실하기에 이른다. 예를 들어, 필자가 치료한 여성은 결혼하기 전에 사귀었던 남자에게서 성병이 옮았다고 믿었다. 그녀는 감염되었다는 증거가 없었음에도 불구하고 남편과 아이들에게 성병을 옮겨버렸다고 믿었다. 그녀의 믿음은 죄책감과 우울증으로 인해 현실감각을 잃었기 때문이다. 이러한 현실감각의 상실을 망상이라 부른다. 우울증에 시달리는 많은 사람들에서 파산위기에 처해 있거나 버림받을지도 모른다는 거짓된 믿음이 증상으로 나타난다.

    우울증은 사람들로 하여금 미래에 대한 균형 잡힌 시각을 잃게 만든다. 이렇듯 우울증으로 인한 희망의 상실은 몹시 심각하기 때문에 우울증을 경험한 적이 없는 사람들은 이를 이해하기 힘들다. 바이러스성 위장질환에 걸려 구토를 멈출 수 없었을 때를 한번 상상해 보라. 이런 구역질과 고통이야말로 세상에서 가장 끔찍한 것이며, 게다가 절대로 끝나지 않을 것 같다고 그 당시에는 생각했을 것이다. 머릿속으로는 며칠 지나지 않아 다시 괜찮아질 것이라는 사실을 금방 알 수 있지만, 고통이 자꾸만 지금의 괴로운 현실로 자신을 끌고 들어간다. 우울증도 이와 비슷하게 비참한 기분을 초래한다. 그러나 우울증은 위통과는 다르게 하루가 지나고 몇 주가 지나도 나아질 기미가 보이지 않는다. 절대 나아질 거란 기분이 들지 않고, 인생이 점점 나빠질 일밖에 없다는 기분이 들기 시작한다. 한두 달 전만 하더라도 행복했던 기억은 간 곳 없고, 행복이라는 느낌이 과연 어떤 것인지 알 수 없는 상태가 되어버린다. 의사나 친구들처럼 자신을 도와줄 수 있는 사람들을 의심하기 시작한다. 모든 희망을 버리게 되면서 이들은 삶이 과연 살 만한 가치가 있는지 자문하기 시작한다. 자신이 없으면 세상이 좀 더 나아지지 않을까 고민하기 시작한다.

우울증은 수면, 식욕, 성욕에 영향을 미친다

심각한 우울증은 기분 이외의 영역에도 영향을 미친다. 우울증은 몸의 신진대사와 생체리듬에 장애를 초래한다. 정신의학자들은 수면, 식욕, 기운, 성욕에 영향을 미치는 이러한 현상을 우울증의 생리적 증상이라 부른다.

대부분의 경우 우울증은 *수면장애*를 동반한다. 입맛이 떨어져 식사가 더 이상 즐겁지 않다(《섭식장애》 참조). 우울증에 시달리는 어떤 사람들은 죽음에 이를 정도로 굶는 경우도 있다. 수면부족, 식욕부진, 그리고 심각하면서도 명백한 슬픔 이 세 가지는 멜랑콜리 우울증의 가장 전형적인 증상이다. 멜랑콜리 우울증은 우울증의 한 종류이며 몇 세기 전부터 알려져 온 것이다. 멜랑콜리는 고대 그리스어로 "검은 담즙"이라는 뜻인데, 과거에는 이것이 우울증의 원인이라고 생각했다.

또 다른 우울증 형태는 비전형적atypical 우울증이라고 일컫는데, 이런 우울증은 수면습관과 식사패턴을 완전히 뒤바꿔 놓는다. 이 경우 늦은 밤까지 잠을 이루지 못하다가 결국 아침 늦도록 잠을 잔다. 느지막이 일어나면 어제 밤보다는 훨씬 기분이 나아진다. 식욕이 넘치는 것을 느낀다. 음식 섭취는 늘어나고 활동은 적어지므로 체중이 늘어날 수도 있다. 만약 비전형적인 우울증에 걸렸다면 사람들과 어울려 지내면 밝아질 수도 있다.

우울증은 성적 관심사가 사라지도록 만든다. *성행위 수행장애*는 관계에 갈등을 불러일으킬 수 있고 이에 따라 의사는 우울증 치료가 아니라 커플치료(부부치료)를 잘못 권장할 수도 있다. 불행하게도 우울증을 치료하기 위해 사용되는 많은 약물이 성욕을 억제하기도 한다. 이는 우울증 증상이 약해지고 나서도 한참동안 지속될 수 있다. 여성의 경우 우울증에 시달리는 동안에 월경이 멈출 수도 있다.

우울증에 걸리면 모든 것이 느려진다

우울증을 겪는 사람들 중 대부분은 사고와 행동이 눈에 띄게 느려진다. 정신의학자들은 이를 정신운동성 지체psychomotor retardation라고 부른다. 모든 동작과 움직임이 너무 많은 에너지를 요구하는 것처럼 느껴진다. 천천히 걷고, 천천히 먹고, 천천히 말한다. 말 중간마다 오랜 시간 침묵하거나 한숨을 내쉬곤 한다. 자발적인 움직임이나 제스처라고는 거의 찾아 볼 수 없다. 필자는 실제로 움직이는 것을 멈춰버린 환자들을 많이 만났는데, 그들은 온종일 의자에 고정된 듯 꼼짝 않고 앉아 있다. 쉽게 피로해지며 많은 일들을 마무리하지 못한 채 방치해둔다. 옷차림이 단정치 못하고, 아예 씻지도 않고 옷을 갈아입지도 않으며 외모에 대한 관심도 사라진다.

말하는 것과 사고 역시 우울증으로 인해 느려진다. 조용하고 천천히 그리고 리듬과 억양이 없는 모노톤으로 말한다. 말이 줄어들다가 결국에는 한 번에 한 음절만 간신히 하는 정도에 이른다. 목소리가 목구멍으로 기어들어가서 사람들은 이들의 말을 듣기 위해 몸을 숙이고 귀를 기울이다가 말을 듣는 것에 질리거나 지쳐버린다. 사고는 너무 느려서 주변 사람들의 빠른 대화에 참여할 수 없게 된다. 집중하는 것, 암기하는 것, 혹은 문제를 해결하기 힘들어진다. 나이가 들면 이를 노인성 치매로 착각할 수도 있다〈기억상실〉 참조).

이와는 반대로 신경이 곤두서서 끊임없이 불안에 떨며 잠시도 가만히 있지 못하는 경우도 있다. 모든 것을 걱정하기 시작한다. 그런 걱정은 끊임없이 초조하게 움직이는 것으로 표출된다. 방안에서도 잠시를 가만있지 못하고 서성거리며 이곳에서 저곳으로 물건을 옮기곤 한다. 손을 비틀거나 이마를 치기 시작한다. 한편 아무런 성과도 없는 작은 일에 너무 집착한 나머지 정작 중요한 목적을 달성하는 것이 지연될 수도 있다. 우울증이 보여주는 불안과 *과잉행동* 패턴은 노인들에게서 자주 나타난다.

주요 우울증의 경과는 어떤가?

우울증은 나이에 상관하지 않고 발병할 수 있다. 어떤 사람들에게 우울증은 계절적인 패턴을 따른다. 예를 들어, 가을과 겨울에 우울증이 발병하여 봄이 되면 회복하기도 한다. 이러한 계절적 *기분요동*은 심하지 않을 때는 자연스러워 보이지만 매 겨울마다 슬프고 우울해지면 우울증에 걸린 것일 수도 있다.

우울증의 첫 번째 삽화는 20대에 나타날 가능성이 높다. 우울증이 울적함에서 유발되는 것 같기는 하지만 대부분의 경우 직장의 상실, 가족의 죽음, 사랑하는 이와의 이별처럼 스트레스가 쌓이는 사건 후에 생겨난다. 또 다른 예로는 집을 떠나거나, 새 직장을 얻거나 전학했을 경우다. 심지어 행복했던 경험도 스트레스를 줄 수 있다. 아이가 태어났거나, 결혼을 했거나 졸업을 하는 것에서도 스트레스를 받을 수 있다. 몇 주 혹은 몇 달 동안 이들은 심각하게 불안해하며 비생산적이게 된다. 이들은 자신이 실패자라는 생각이 든다. 점점 슬퍼지면서 울음이 많아진다. 참을성이 없어지게 된다. 문제가 생겨도 이를 해결할 방도를 찾지 못한다. 우울증이 발병되기 시작하면 수면습관과 식습관의 패턴이 변한다. 이 정도에 이르렀는데도 아직 치료를 받지 않고 있는 사람이라면 의사를 찾아가야 한다.

우울증에 걸린 대부분의 사람들은 정신과 치료를 받으려 하지 않는다. 불행한 일이다. 치료를 받지 않으면 주요 우울증 삽화는 적어도 거의 6개월은 지속된다. 간혹 시간이 지날수록 강도가 심해져서 집 바깥으로 나오려 하지도 않고 끼니도 거르고 *자살사고*에 시달리기도 한다. 어떤 경우 환청을 듣기 시작하고 현실감각을 상실할 수도 있다(〈정신병〉 참조). 그러나 치료를 받기 시작하면 우울증은 몇 주 만에 사라지기 시작한다. 경미한 우울증은 정신치료가 효과적이다. 좀 더 심각한 우울증은 정신치료는 별 효과가 없고 증세가 자연적으로 사라지지 않지만, 약물치료를 하면 해소할 수 있다.

대다수 사람들은 우울증 삽화를 한 번 이상 경험한다. 첫 번째 우울증 삽화가 어린 시절에 발병했을 경우 두 번째 우울증 삽화를 경험할 확률은 높아진다. 여러 해 동안 경미한 우울증에 시달렸거나, 현실감각을 잃었거나, 가족 중에 우울증 병력이 있는 경우에도 두 번째 우울증 삽화로 발전할 확률은 높아진다. 일반적으로 항우울제 치료는 우울증 삽화를 두 번 이상 경험한 환자의 경우 중단해서는 안 된다. 약을 중단한 뒤에 또 다시 우울증에 걸릴 확률이 극도로 높기 때문이다. 우울증을 세 번이나 경험한 사람이라면, 끊임없이 치료하지 않는 한 십중팔구 우울증이 재발한다.

다른 질병에서도 우울한 기분이 유발될 수 있다

정신의학자들은 주요 우울증과는 달리 강도는 약하지만 장기간 영향을 미치는 우울증을 기분부전장애dysthymia라고 하여 구분한다. 기분부전장애에 시달린다면 늘 불행하고 기운이 없다고 느낀다. 이들은 평생 한 번도 행복한 적이 없다고 생각할 정도지만 정작 수면, 식욕, 성욕의 장애는 일어나지 않으며 직장에서의 임무도 적절히 완수한다. 기분부전장애는 매년 전체 인구의 약 2퍼센트가 발병하며 자발적으로 사라지지 않는다. 치료를 받지 않으면 몇 년이고 경한 우울증에 시달릴 수도 있다. 자기 주변의 지인들이나 본인 스스로도 우울증이 그저 성격의 일부인 것처럼 여긴다.

많은 치료자들은 전체 인구의 10~20퍼센트가 주요 우울증보다는 강도가 약하고 인격의 전반적인 부분은 침범하지 않는, 하지만 여전히 문제가 되는 경도 우울증minor depression을 겪는다고 믿는다. 이처럼 비교적 경미한 우울증의 경우 다양한 *신체 증상*, 막연한 불평불만, *불안*, *수면장애*, *피로* 등을 느낄 가능성이 있다. 그러나 이 모든 증상이 그 자체로는 큰 장애를 일으키지도 집요하게 계속되지도 않는다. 이로 인해 정신치료를 받으려 할 수도 있지만, 이러한 증상들이 약물치료만큼 효과를 볼 수 있는지는 불확실하다. 일부 사람들은 2주 이내로 짧게 지속되다가 없어지는 우울증 삽화가 반복적으로 생기는 반복성 단기 우울장애에 시달리기도 한다. 반복성 단기 우울장애는 증상의 강도는 심하지만 오래 지속되지는 않는다.

양극성 장애는 우울증 삽화와 조증 삽화가 번갈아 나타나는 증상이다. 우울증 삽화를 경험한 사람들 중 25퍼센트는 나중에 조증 삽화를 경험하며, 결국 양극성 장애라는 진단이 내려진다. 양극성 장애로 진행되기 전까지, 주요 우울증과 양극성 장애에서 생기는 우울 삽화를 구별하기란 매우 어렵다. 우울증 삽화가 두 질환에서 거의 똑같은 양상으로 나타나기 때문이다. 만약 가족 중 한 명이 양극성 장애이거나, 자신이 우울에서 벗어나면 기분이 점점 좋아지는(〈다행감〉 참조)증상을 보이곤 한다면, 이 사람의 근본적인 병은 양극성 장애일 가능성이 높다. 이런 경우에는 항우울제가 장기적인 치료에 도움이 되지 못할 것이다.

사랑하는 사람이 죽으면 사람들은 우울증의 증상을 보이곤 한다(〈슬픔〉 참조). 우울한 기분은 심각한 스트레스나 좌절을 겪은 뒤 일시적으로 나타나기도 한다. 정신의학자들은 이를 적응장애라 부르는데, 이 경우 일상으로 복귀하는 데 일시적인 시간이 걸리는 것을 의미한다.

우울증은 출산 직후의 여성에게서도 흔하게 나타난다. 특히 첫 아기의 출산 후에는 발병률이 매우 높다. 하지만 증상은 가볍고 한두 주 지나면 사라진다. 이제 막 엄마가 된 여성은 쉽게 짜증을 내고 피로해지며 무력감을 느낀다. 또한 즐거운 순간이 슬픈 삽화와 뒤섞이기도 한다. 가벼운 우울증은 한두 주면 사라지지만, 여성들 중 1/10은 보다 심각하고 장기간 지속되는 산후우울증에 걸리기도 한다. 이런 경우 주요 우울증에서 나타나는 대부분의 증상을 겪게 되며 치료가 필요할 수 있다. 만약 첫 아이를 낳고 나서 우울증에 걸렸다면 그녀는 다음 번 임신에도 산후우울증에 걸릴 위험이 높다.

정신분열병(《정신병》 참조)이 있다면 동시에 우울증에 걸릴 위험이 높다. 역설적으로 들릴지 모르겠지만 많은 환자들은 그들의 정신병 증세가 완화되면서 우울증에 걸리기 시작한다. 증상의 완화가 곧 그들 자신이 심각하고 만성적인 정신병에 걸렸다는 사실에 대한 자각으로 이어지기 때문이다.

몇몇 질병과 약물 역시 우울증을 유발할 수 있다. 예를 들어, 우울증은 갑상선 비대증이나 뇌졸중으로 인해 나타날 수도 있다. 고혈압이나 관상동맥질환의 치료에 사용되기도 하는 베타차단제(예를 들어, 프로프라놀롤이나 인데랄)가 우울증을 유발하기도 한다. 우울증은 치매에서도 흔히 나타난다(《기억상실》 참조). 파킨슨병에 걸린 사람들의 절반은 우울증에 걸리며 다발성 경화증에 걸린 사람들 중 25퍼센트가 우울증에 걸린다. 암처럼 심각하고 고통스러운 질병에 걸리면 심리적 영향으로 인해 간접적으로 우울증의 원인이 될 수도 있다.

우울증에 걸린 많은 사람들이 알코올이나 불법약물을 사용한다(《중독 상태》 참조). 이러한 물질들은 우울증을 유발하거나 악화시킬 수 있기 때문에 우울증의 치료를 받을 예정이라면 약물의 사용 중지와 금주가 매우 중요하다. 때때로 우울증은 코카인을 끊었을 때처럼 약물 사용을 멈췄을 때 잠시 동안 나타날 수도 있다. 사람들이 약물을 그만두지 못하는 이유 중 하나가 금단현상으로 일어나는 우울함이 너무나 고통스럽고 끔찍하기 때문이다.

우울증의 원인

우울증의 원인이 단일한 것은 아니다. 과거 정신의학자들은 우울증을 크게 내인성 우울증과 반응성 우울증으로 구분했다. 내인성endogenous 우울증은, 심장발작이나 폐렴처럼 별다른 스트레스가 없이 자발적으로 일어나는 생물학적 질병이다. 반응성reactive 우울증은, 일종의 상실감이나 스트레스에 대한 심리적 반응이라고 본다. 과거와는 달리 지금은 우울증의 원인이 좀 더 복잡한 것으로 생각되고 있다. 우울증 삽화는 주로 생물학적 소인(개인의 저항력, 반응성, 이환 경향 등 그 사람의 병에 걸릴 소질을 의미함)이 있는 사람들이 다양한 스트레스(유발인자)를 겪을 때 발병한다고 본다. 말할 상대가 없거나, 집안에 박혀 있거나 남을 보살펴야 하는 역할을 맡고 있다면 이들은 스트레스로 인한 우울증에 걸리기 쉬울 것이다.

많은 연구에 따르면 일차 친족(의학적으로는 유전자의 50퍼센트를 공유하는 친족을 이야기 하며, 부모, 형제, 자매, 자식들이 포함된다)이 주요 우울증에 걸렸던 병력이 있으면 이 사람 또한 우울증에 걸릴 확률이 3배는 증가한다. 또한 여성이 남성보다 우울증 발병 확률이 대략 2배 정도 높고 쉬운 것으로 나타났다. 이러한 성별에 따른 차이가 생물학적인 차이(예를 들어, 호르몬 수치의 변화로 인한 차이)로 인한 것인지, 아니면 남성과는 다른 여성들의 삶(예를 들어, 아동기에 학대받을 확률이 더 높다거나, 남성에 비해 경제력이 여전히 낮거나)으로 인한 것인지는 아직 밝혀지지 않았다.

아동기 시기의 부모의 상실, 부모의 불화, 시도 때도 없는 예측 불가능한 학대와 같은 가정환경으로 인해 장차 어른이 되어 겪게 되는 상실감이나 우울함에 대한 저항력이 떨어질 수 있다. 이러한 경험을 한 사람들은 다른 사람들에 비해 우울증이 발병할 확률이 매우 높다. 그와는 정반대로 어린 시절에 경험한 역경을 극복하면서 길러진 힘은 장차 일어나게 될 스트레스에 면역력과 저항력을 키울 수도 있다.

이들의 타고난 기질 자체가 우울증에 걸리기 쉬울 수도 있다. 일이 잘못되었을 때 자신을 탓하는 성격인가? 자신에 대해 긍정적이지 못한가? 자긍심이 결핍되어 있는가? 쉽게 불안해하는가? 좌절감에 휩싸이는가? 자신이 실패와 상실을 견뎌낼 수 없다고 생각하는가? 주변 환경의 덫에 걸려 빠져나가지 못하고 있다고 생각하는가? 만약 이 질문들에 그렇다고 대답한다면, 이러한 생각 방식 자체가 실망과 좌절을 더욱 우울한 것으로 만든다. 그러나 설령 이러한 성격이 우울증에 영향을 미쳤다고는 해도, 우울증이 이들 잘못 때문은 아니다. 불행하게도, 우울증은 단지 노력하는 것만으로 벗어날 수 있는 병이 아니다. 하지만 생각을 좀 더 긍정적인 방향으로 전환함으로써 장차 다가올 우울증에 영향을 적게 받을 수는 있다.

다른 정신과적 질환과 마찬가지로 정신의학자들은 우울증이 결국엔 화학적 불균형의 표현이라고 생각한다. 뇌의 신경세포들이 방출하는 화학적 신호인 신경전달물질의 불균형이 우울증으로 나타난다. 정신의학자들은 항우울제가 이러한 화학물질의 작용을 증대시키거나 차단시켜서 균형을 되찾게 해준다는 사실을 발견했다. 우울증에서 중요한 역할을 하는 신경전달물질은 세로토닌serotonin, 에피네프린epinephrine, 노르에피네프린norepinephrine이다. 혈액 속을 통해 전달되는 화학적 신호인 호르몬들 역시 우울증에 영향을 미치곤 한다. 예를 들면, 갑상선 호르몬의 농도가 낮은 경우 우울증이 잘 생긴다. 연구에 의하면 정신적 스트레스가 호르몬과 신경전달물질의 농도 변화를 유도한다고 한다.

✚ 우울증에 대처하는 법

좋은 소식은 우울증이 치료 가능한 질병이라는 것이다. 항우울제는 매우 효과가 좋다. 약물치료를 병행하든 하지 않든 정신치료는 우울증에 도움이 된다. 어느 쪽을 선택하든지 간에 의학적인 정밀검사와 적절한 진단을 받으려면 의사의 평가를 받아야 한다. 비록 증상이 상대적으로 심하지 않더라도, 몇 달이고, 몇 년이고 방치해두면 누적효과가 있다. 치료를 받지 않으면 우울증이 점점 심각해져서 절망적이고 자포자기할 수 있다. 우울증은 대체로 집에서 치료를 받을 수 있지만, *자살사고*에 시달린다면 입원하는 편이 보다 안전하다.

중등도 우울증에서부터 멜랑콜리 우울증 같은 심한 우울증에 이르기까지 정신치료 하나만으로는 그다지 효과가 없을 수 있다. 뿐만 아니라 병적으로 자기 비판적이고 염세적일 수 있는 심각한 우울증에 걸렸을 때 정신치료에 시간을 허비하는 것은 오히려 비효율적일 수 있다. 항우울제는 정신치료보다 더 효과적이고 효과가 더 빨리 나타난다. 그러나 약물치료를 하더라도 인내심을 가져야 한다. 왜냐면 최소한 2~3주는 지나야 기분이 나아지기 시작하기 때문이다. 항우울제를 처방해주는 대부분의 의사들은 정신과 의사가 아니라 일반 의사일 경우가 많기 때문에 불행하게도 극히 소량을 처방해주며 치료를 너무 일찌감치 종결해버리기도 한다. 약물치료를 시작하고 3~4주가 지나도 기분이 좋아지지 않는다면 대체로 복용량을 늘려야 한다.

약물치료의 효과가 좋다면 의사와 약물치료를 지속할지의 여부를 상담해 볼 필요가 있다. 만약 이번이 첫 번째 우울증 삽화이고 증상이 상대적으로 심하지 않다면, 6개월 뒤부터 약물치료를 중단하고 증상의 소멸을 기대해 볼 수도 있다. 그러나 대다수 사람들에게 우울증은 만성적이고 재발할 위험이 높은 병이다. 항우울제 치료를 중단한 사람들 중 3년 이내에 우울증 삽화를 다시 경험할 확률이 75퍼센트나 된다. 약물치료를 지속하면 25퍼센트 이하의 재발률을 보인다. 증상이 심각하거나, 자살충동에 시달렸거나, 가족 중 우울증 병력이 있다면, 처음 우울증 삽화라고 하더라도 약물치료를 유지하는 것이 보다 안전할 수 있다.

정신치료는 경미한 우울증에서부터 중등도 moderate 우울증에는 어느 정도(50퍼센트) 효과가 있다. 정신치료를 통해 우울증에 관해 알게 되고 우울증에서 벗어나려는 이들의 노력에 용기를 줄 수 있다. 이들은 실성한 것도 아니며 상태가 호전될 것이라는 확신을 얻을 수 있다. 어떤 유형의 정신치료를 받는가에 따라서 우울한 생각을 관찰하고 바꾸는 데 중점을 두거나, 인간관계와 같은 현재의 문제해결에 중점을 두거나 할 수도 있다. 이런 유형의 정신치료는 인지행동치료 혹은 대인관계치료라고 불린다. 어떤 사람들의 경우에는 우울증이 어떠한 병이라는 것을 단순히 배우게 되는 단 한 번의 정신치료만으로도 우울감이 매우 경감되는 경우가 있으며, 이럴 경우 더 이상 치료를 받을 필요가 없을 수도 있다.

✚ 당신이 만약 우울증이라면

당신이 우울증이라면, 자신에게 너무 가혹하게 대하지 않도록 해야 한다. 우울증에 걸린 것이 본인의 잘못은 아니기 때문이다. 자신 외에도 많은 사람들이 우울증에 시달렸으며 그중에는 유명하고 성공한 사람들도 있다. 우울증은 지나갈 것이다. 우울증에 걸렸을 때 남들에 대해 너무 걱정하지 않아도 된다. 친구들과 가족들은 오직 당신이 나아지기만을 바란다. 그리고 그들은 당신이 평소와 다르다는 사실을 이해해줄 것이다. 기분이 좀 나아질 때까지 자신에게만 집중하라. 가능한 활동적으로 행동해야 한다. 만약에 바쁠 때나 주변에 사람들이 있을 때 기분이 나아진다면 계속 직장에 다니는 것이 좋다. 그러나 일이 너무 스트레스를 주거나 직장에 나가서 아무 일도 못한다면 누구에게도 이득이 되지 못한다는 점을 명심해야 한다.

    우울증에 걸렸을 때 자기 삶에 중대한 변화를 추구해서는 안된다. 우울로 인해 당신의 판단은 흐려질 수 있으며 사소한 문제조차 해결할 수 없는 거대한 문제처럼 보일 수 있기 때문이다. 기분이 좀 나아지고 나면, 당신의 직업, 결혼, 부모로서 겪는 스트레스들이 우울했을 때 생각했던 것보다는 그렇게 심각하지 않다는 사실을 알게 될 것이다. 그런 반면에 우울증은 때때로 당신이 기존에 누리던 삶을 재고해 볼 수 있는 기회를 주기도 한다. 우울증에서 회복되고 난 뒤에는 삶의 스트레스를 줄일 수 있는 조치를 취해야 한다. 만약 직장생활이 당신의 삶을 비참하게 만든다면 다른 직장을 고려해봐야 한다. 당신의 삶이 가치 없다고 느끼게끔 하는 사람과 관계를 맺었다면, 그런 사람과의 관계가 정말로 가치가 있는지 진지하게 재고해보아야 한다. 원한다면 정신치료 시간에 이런 고민을 의논해 볼 수 있다. 이렇게 치료를 통해 나중에 또 다시 우울증에 걸릴 위험성을 줄여줄 작은 삶의 변화를 가져다주는 방법을 배울 수 있다.

    우울증에서 벗어난 뒤에 또다시 우울한 감정이 생기더라도 놀랄 필요는 없다. 당황하지 마라. 항우울제 치료를 받고 있더라도 다른 사람들과 마찬가지로 당신도 때때로 울적한 감정은 느낄 수 있다. 만약 슬픈 감정, 의심, 피로감이 지속되거나 심화된다면 그때는 정신과 의사와 다시 상담할 필요가 있다. 치료약물의 용량을 조금 높이거나, 약물치료를 다시 시작하는 것만으로도 이전에 겪었던 정도의 심한 우울증이 완전히 다시 생기는 것은 피할 수 있다.

✚ 당신 곁에 우울증으로 힘들어 하는 이가 있다면

만약 사랑하는 사람이 우울증에 시달린다면, 당신은 우울증이 병이라는 것을 깨닫고 그것에 대해 배움으로써 당신 자신과 상대방에게 도움이 될 수 있다. 우울증에 걸린 사람을 탓하는 것은 피해야 한다. 우울증은 대부분 그 사람도 어쩔 수 없이 생기며 그 사람의 의지로 그렇게 되지 않으려고 해도 어쩔 수 없는 것이기 때문이다. 즉, 그가 조절할 수 있는 것이 아니기 때문이다. 우울증은 의지, 동기, 혹은 도덕심이 무너져서 발생하는 것이 아니다. 심장발작이나 유방암이나 폐암에 걸리고 싶은 사람은 아무도 없는 것이나 마찬가지로 우울증에 걸리고 싶어 하는 사람 또한 아무도 없다. 다행히도 치료법이 있으므로 사랑하는 사람에게 필요한 치료를 확실히 받도록 당신이 도와줄 수 있다.

설혹 성격적 결함 때문에 발병하는 것은 아닐지라도, 우울증이 어떤 사람의 성격에 일시적으로 영향을 주기도 한다. 우울증으로 인해 잠시 침울하거나 무관심해졌다고 하여 사랑하는 사람이 당신에게 아무런 관심이 없는 것으로 오해해서는 안된다. 우울증에 걸린 사람은 성행위는 물론이거니와 당신과 함께 했던 거의 모든 활동에도 흥미를 상실하기 쉽다. 우울증으로 인해 사랑하는 사람이 당신에게 두 사람의 관계가 완전히 메마르고 황량해졌다고 말하더라도, 우울증이 세상을 바라보는 그 사람의 전반적인 관점에 영향을 미치고 있음을 잊어서는 안된다. 우울증에 시달리는 동안 그는 모든 것을 최대한 암울하고 삭막하게 바라보며 이로 인해 당신은 화가 날 수도 있다. 당신은 그를 반드시 설득하거나, 그의 기분을 좋게 해주려 할 필요는 없다. 단지 그에게 참고 인내하라고 말할 수는 있다. 왜냐면 우울증이 사라지고 나면 그는 지금과는 다르게 생각할 확률이 높기 때문이다. 당신은 민감하게 환자의 말과 행동을 지켜보고 반응하면서도 환자의 말과 행동에 휘둘리지 말고 자신의 마음의 평정심을 유지해야만 한다.

물론 당신이 해야 할 가장 중요한 역할은 환자가 너무 우울한 나머지 *자살사고*에 시달리지 않도록 도와주는 것이다. 비록 자살이 주요 우울증이 가져다주는 가장 파멸적인 결과이기는 하지만 자살 이외에도 다른 심각한 부작용들이 있다. 우울증은 어떤 신체적 질병보다도 심각한 장애를 초래한다. 부모는 아이를 돌보기 힘들어지고, 배우자는 직장에 가길 힘들어하며, 젊은 이는 학업을 따라가기 힘들어한다. 누군가가 우울증에 걸리면 가족 모두가 영향을 받는다. 당신은 다른 가족구성원들에게 정서적, 실제적 지원을 해줌으로써 귀중한 도움을 줄 수 있다. 또 다른 작은 일들을 챙김으로써 도움을 줄 수도 있다. 예를 들면, 의사를 만날 시간을 알려주거나 날마다 약을 먹도록 확인할 수 있다.

✚ 항우울제

항우울제는 대부분의 우울증과 기분부전장애dysthymia에 대단히 효과적이다. 다수의 연구결과에 따르면 약물치료를 시작한 주요 우울증 환자의 2/3는 몇 주 만에 증상이 완화된다. 적절한 용량을 복용하였음에도 증상이 호전되지 않는 사람들은 약물의 종류를 바꾸거나 다른 약물을 추가하는 증강요법을 실시한다. 환자들 중 거의 절반가량은 두 번째 약물로 호전되기 시작한다. 우울증에 걸렸다가 치유되기 시작하는 환자들 중 1/3은 플라시보(위약)에 효과가 있는 것을 볼 때, 약물의 일부 효과는 우울증에 특정적인 것은 아님을 알 수 있다. 상태가 호전될 것이라는 기대 자체가 치유에 도움이 될 수 있다.

1950년대 후반 이미프라민imipramine이 발견된 이후 다수의 항우울제가 개발되었다. 현재 항우울제는 여러 부류로 나뉘어져 있다. 삼환계 항우울제, 단가아민 산화효소 억제제Monoamine oxidase inhibitors: MAOI, 선택적 세로토닌 재흡수 억제제SSRI, 또 이들 그룹에 어디에도 속하지 않는 새로운 약물들이 있다. 모든 항우울제는 거의 동일한 효과가 있지만, 그 중 예외가 트라조돈trazodone(데시렐Desyrel)인데, 트라조돈은 중증 우울증에는 그다지 효과가 없다.

삼환계 항우울제는 가장 먼저 개발되었으며 이미프라민(토프라닐 Tofranil), 데시프라민desipramine(노르프라민Norpramin), 노르트리프틸린 nortriptyline(파멜로Pamelor) 등을 포함한다. 한때는 가장 먼저 선택되던 치료 약물이지만 지금은 부작용 때문에 잘 사용하지 않는다. 입안이 건조해지고, 시야가 흐려지고, 변비가 생긴다. 진정작용, 현기증, 성기능 장애를 일으키곤 한다. 또한 심장박동을 느리게 하기 때문에 나이든 환자와 몇몇 관련된 질병을 가진 환자들에게 매우 위험하다. 이런 심장 부작용 때문에 삼환계 항우울제는 종종 다량 복용함으로써 자살을 시도하게 된다면 종종 생명이 위험하다.

페넬진phenelzine(나르딜Nardil), 트라닐시프로민tranylcypromine(파르네이트Parnate)를 포함한 단가아민 산화효소억제제MAOI는 가장 덜 처방되는 약물이다. 이는 특정한 음식이나 다른 약물을 같이 복용하였을 때 상호작용할 위험이 있다. MAOI를 복용할 때는 오래되고, 숙성시킨 과일, 발효된 음식물들과 다른 다양한 약물들을 같이 먹거나 복용하는 것을 피해야 한다. 그렇지 않으면 상호작용으로 인해 고혈압 위기가 발생하는데, 고혈압 위기의 증상은 심한 두통과 함께 혈압이 아주 위험할 정도로 급격하게 증가하는 것이다. MAOI 약물은 다른 항우울제가 효과가 없을 때 효과가 있을 수는 있다. 다른 계열의 약물에서 MAOI로 바꾸거나 MAOI에서 다른 약으로 바꿀 때는 몇 주간 약을 복용하지 않은 채 기다려야 한다(약물 체외 배출 기간: 약을 복용하지 않아도 일정기간은 약물이 몸속에서 남아 있으므로 그동안에 다른 약물을 복용하면 약물 상호작용이 일어날 수도 있으니까 기존에 복용하던 약물이 완전히 몸에서 빠져나갈 때까지 기다려야 함). 그래야 약이 상호작용하지 않도록 할 수 있다.

✢ 새로 나온 항우울제는 부작용이 적다

가장 흔히 처방되는 항우울제는 SSRI로 플루옥세틴fluoxetine(프로작 Prozac), 세르트랄린sertraline(졸로프트Zoloft), 플루복사민fluvoxamine(루복스 Luvox), 퍼락세틴paroxetine(팍실Paxil), 시탈로프람citalopram(셀렉사Celexa), 엑시탈로프람escitalopram(렉사프로Lexapro) 등이 있다. 이러한 약물들은 심장에 큰 영향을 주지 않으며 과잉 복용을 해도 훨씬 덜 위험하다. 또한 부작용이 훨씬 적으며 부작용 자체도 심하지 않다. 하지만 구역질, 두통, 불안, 초조함, 혹은 수면장애를 일으킬 수도 있으며 특히 복용 초기에 이러한 증상이 일어날 수 있다. 또한 성적 욕구와 *성행위* 수행에 영향을 주기도 한다. 그러나 성적 부작용은 실데나필sildenafil(혹은 비아그라)을 통해 치료할 수 있다. 대부분의 의사는 무해하다고 간주하지만, 이들 약물들이 다른 약물의 대사에 영향을 주는 것은 사실이다. 부작용을 막기 위해 의사는 행여 나타날지 모르는 약물들의 상호작용을 주의 깊게 고려하고 살펴보아야 한다.

앞서 언급한 카테고리에 포함되지 않는 항우울제도 있다. 버프로피온 bupropion(웰버트린Welbutrin)은 다른 약물에서 보이는 성적 부작용을 일으키지 않는다. 그러나 일부 환자들은 구역질과 수면장애를 일으킬 수 있다. 처방보다 더 많은 양을 복용하면 발작을 일으키기도 한다. 벤라팍신venlafaxine(이펙사Effexor), 미르타자핀mirtazapine(레메론Remeron), 가장 최근에 발견된 둘록세틴duloxetine(심발타Cymbalta)은 최근에 발매가 시작된 약물이며 SSRI 약물과 유사한 효과를 가진다. 또 상대적으로 새로운 약물에 해당하는 다른 약물로는 네파조돈nefazodone(세르존Serzone)이 있는데, 간에 부작용을 일으킬 위험성이 있기 때문에 잘 사용되지 않는다.

의사들은 처음에는 소량으로 처방해준다. 기분이 좋아질 때까지 매주 복용량을 늘릴 수도 있다. 만약 최고 용량에도 효과가 없다면 다른 항우울제를 시도해야 한다. 정신의학자들은 하나의 항우울제가 원하던 효과를 내지 않는 경우 리튬을 첨가하거나⟨조증⟩ 참조) 다른 항우울제를 조합하는 등의 다른 방식을 시도하기도 한다. 어떤 경우든 인내심이 필요하다. 항우울제 치료의 긍정적 효과는 4~6주까지 분명히 드러나지 않을 수 있다. 일단 자신에게 효과가 있는 약물을 찾으면, 항우울제가 1년 이내에는 재발하지 않도록 효과를 발휘한다는 사실을 알고 안심할 수 있을 것이다.

✚ 우울증을 치료하기 위한 다른 방법들

계절성 우울증에 시달리는 환자들은 광선요법(혹은 빛치료)이 효과가 있을 수 있다. 광선요법은 햇빛과 유사한 매우 밝은 빛을 하루에 30분씩 한두 번 비춰 준다. 광선요법은 가을과 겨울에 사용된다. 광선요법 하나만을 사용하거나 정신치료 및 약물치료와 병행할 수도 있다. 계절성 우울증에 걸린 환자의 절반이 광선치료를 시작한지 1주일 만에 효과를 보기 시작한다.

전기충격요법Electroconvulsive therapy: ECT은 충격요법shock therapy으로 더 잘 알려져 있는데 이는 우울증에 가장 효과가 좋은 치료법이다. 이 치료는 약물치료가 가져다주는 어떤 부작용도 유발하지 않는다. 그리고 약물치료보다 훨씬 효과가 빨리 나타나 1~2주 만에 효과가 나타나기 시작한다. ECT는 우울증의 증상이 심각하여 빠른 치료가 시급할 때 가장 우선적으로 선택되는 치료법이다. 우울증에 *정신병*적 증상, *자살사고*, 느려진 행동(지체), 임신, 영양실조, 심각한 신체적 질병이 동반될 때 ECT를 사용한다. 이처럼 가장 치료가 어렵고 심각한 질병에 시달려서 ECT를 사용한 환자들 중 3/4은 증세가 호전된다.

ECT는 뇌에 전류를 흘려보내기 때문에 경련을 유발한다. 경련으로 인한 근육 경련을 예방하기 위하여 ECT는 마취 상태에서 시술된다. 왜 ECT가 우울증에 효과가 있는지 명확한 이유는 알지 못하지만, 우울한 환자들은 두세 번의 치료만 끝나도 훨씬 상태가 나아짐을 느낀다. ECT는 주로 몇 주에 걸쳐 주마다 두세 번 정도 시행되며 증상이 호전된 후 나중에는 유지요법으로 한 주에 한 번으로 줄인다. 전형적으로 전체적인 ECT 치료는 약 두세 달 정도 걸리게 된다. ECT 치료 기간 동안 장기 유지치료로서 항우울제를 복용하기 시작할 수 있다.

ECT가 가지는 유일한 부작용은 치료받는 동안의 단기적인 혼동과 치료를 받은 날의 기억을 어느 정도 망각할 수 있다는 것이다. 물론 어떤 사람들은 좀 더 심한 *기억상실*을 경험하기도 한다. 마취와 인위적으로 만들어내는 경련이 잠재적으로 위험할 수도 있지만 이러한 위험은 항우울제 사용에 따른 위험이나 아예 우울증을 치료하지 않을 때 뒤따르는 위험과 비교하면 대체로 적은 편이다. 불행하게도 이 효과적인 ECT 치료는 평판이 좋지 않은데, 이는 과거에 마취를 하지 않고 치료를 시행함으로써 보기에 고통스러운 근육경련이나 이로 인해 치아와 뼈가 부러지는 경우가 있었기 때문이다. 요즘에는 치료방법이 상당히 안전해졌으므로 ECT를 받아온 환자들은 이 치료법을 강력하게 추천하고 있다.

  우울증의 치료법 가운데 의사의 처방 없이도 가능한 요법도 있다. 고추나물(St. John's wort, 학명: hypericum perforatum)이라는 식물인데, 이 식물은 항우울제와 똑같은 효과를 낼 수 있는 하이페리쿰이라는 화학물질을 함유하고 있다. 유럽에서 나온 다양한 연구에 의하면 고추나물이 경미한 우울증에 효과가 있으나 보다 심각한 중증 우울증에 효과가 있는지는 의심스럽다. 불행하게도 식물성 제품인 고추나물은 아직 규제대상이 아니며, 안정성에 대한 연구가 철저히 시행되지 않았고, 예기치 않은 부작용과 다른 약물을 같이 사용할 때 상호작용을 초래할 수 있다. 예를 들어, 고추나물은 피임약과 그 밖에도 다른 약물의 대사를 촉진시켜 때로는 그런 약물의 효과를 상쇄해버리기도 한다. 고추나물 추출물 제품에 포함된 화학물질(hypericum)의 양과 제형은 종류에 따라 대단히 다양할 수도 있다. 제품의 예측불가능성과 성능으로 인해 많은 의사들이 고추나물이나 그 밖의 식물성 제품을 추천하기를 꺼려한다. 만약 이런 요법을 사용하기로 결심했다 하더라도 의학적 검진과 복용으로 인한 우울증의 증상 변화와 정신치료를 받아야 하는지 여부를 확인하기 위해 정신과 의사를 방문하는 것이 여전히 필요하다.

Dissociation
해리

의식 상태가 변함으로써 정신기능의 한 부분이 분열되고
인식능력이 제한되는 것

당신은 과거의 노상강도사건에 대해 완전히 잊었다고 생각했다. 하지만 오늘 퇴근길에 갑자기 심장박동이 빨라지고 입안이 바짝바짝 마르기 시작했다. 집은 왜 이렇게 멀기만 할까. 한시바삐 집으로 가고 싶었다. 집에 거의 다 왔을 무렵에는 사실상 걷기보다는 거의 달리다시피 했다. 집안으로 들어와 등 뒤로 문을 잠갔다.

당신은 언니에게 전화를 걸었다. 언니는 당신이 강도를 당한 지 정확히 1년이 되는 날이라고 알려주었다. 신기하게도, 당신의 정신은 그날을 까먹었지만 당신의 몸은 기억하고 있었던 것이다. 만약 그 강도가 잡혔다면 기분이 나아질 수도 있겠지만, 당신은 경찰에게 아무런 도움이 되질 못했다. 당신이 기억하는 것이라고는 당신의 등에 닿아있던 칼끝의 감촉과 얼굴이 벽에 눌리던 고통스러운 감촉이 전부다.

누구나 한번쯤은 경미한 해리를 경험한다

해리는 의식 상태가 변함으로써 정신기능의 한 부분이 분열되고 인식능력이 제한되는 것을 뜻한다. 일반적으로 우리의 몸과 마음은 일관성이 있고 서로 통합되어 있으며 시간이 지나도 이러한 주체성을 유지한다고 믿는다. 그러나 해리 상태에서 우리는 자신의 몸이 타인의 몸처럼 낯설게 느껴지거나 자신의 기억이 남의 것처럼 느껴지기도 한다. 무서워서 겁을 먹었거나 놀랐던 경험을 기억해낼 수도 없게 된다. 자신이 누구인지 확신이 서지 않고, 자기감정과 행동을 과연 자신이 결정하는지도 혼란스럽다. 해리는 주로 *외상적인* 경험에 따른 충격에서 시작된다.

대다수 사람들은 살다가 한 번 정도는 경미한 해리 형태를 경험한다. 지나치게 스트레스를 받거나, 지치거나, 잠을 전혀 자지 못했거나, 굶주렸을 때, 자기 자신의 몸과 마음이 이상하게 느껴지기 시작한다. 정신의학자들은 이렇듯 자신의 감각이 낯설게 느껴지거나 자신의 생각과 행동에 서로 단절되어 따로 노는 것 같은 상태를 이인증(離人症)depersonalization이라 부른다. 이 감각은 말로 표현하기 매우 힘들다. 이 경우 자기를 제3자의 입장에서 바라보게 된다. 혹은 자기 몸을 움직이는 로봇이나 자동인형처럼 느끼게 된다. 심한 경우 자신의 혼이 자기 몸에서 빠져나가서 자신을 타인의 시선으로 바라보게 된다. 마치 무대 위에서 연극을 하고 있는 자신을 관객으로 지켜보는 것처럼 느끼게 되는 것이다.

비현실감 역시 위와 유사하다. 비현실감은 주변이 느닷없이 낯설게 느껴지는 이상한 감각을 의미한다. 마치 주위 세계와는 자신이 다른 속도로 움직이는 것 같다는 느낌을 받는다. 영화의 한 장면처럼 주변이 2차원적으로 느껴질 수 있다. 자기 주변을 감싸고 있는 공기가 뭔가로 가득 차 있다고 느껴지기도 한다. 들리는 소리조차 평소보다 시끄럽게 들리거나 아니면 부드럽게 들리기도 한다. 색깔은 선명하거나 아니면 흐려 보인다. 사물이 지나치게 가깝게 보이거나 멀리 보일 수도 있다. 필자가 치료한 환자 중 한 명은 벽에 걸려 있는 포스터가 마치 벽에서 튀어나온 것처럼 보인다고 했다.

기시감deja vu은 시간감각과 기억이 잠시 장애를 일으키는 것으로 흔히 볼 수 있는 해리 증상 중 하나다. 이 경우 과거에 경험했었던 삶의 일부를 지금 똑같이 겪고 있다는 느낌을 받게 된다. 자신은 머릿속에서 과거의 경험을 떠올려 보려고 하지만 명확하게 기억할 수가 없다. 또 다른 해리 증상으로는 단조로운 작업을 수행하면 시간에 대한 감각을 상실하게 된다. 예를 들어, 익숙한 고속도로를 운전하다 보면 통상적인 이정표를 스쳐 지나왔던 기억은 전혀 나지 않지만, 어느새 목적지에 도착하곤 한다.

대부분의 경우 현실감과 *주체성*에 대한 낯설고 기이한 혼란은 이내 사라진다. 이 경우 이러한 감각이 현실의 본성에 대해 새로운 암시인 것은 아닐지 의아해하면서 이런 감각을 좀 더 붙잡아 두려고 애를 쓴다. 그러나 여러 번 겪다 보면 현실적으로 변한 것은 아무 것도 없다는 사실을 자연스럽게 깨닫게 된다. 자기 주변의 세계는 물리적으로 과거와 똑같다는 사실을 깨닫게 될 것이다(만약 주변세계가 실은 컴퓨터 시뮬레이션이라고 생각하게 되거나, 완전복제에 의한 클론로봇과 같은 가짜imposter에게 자신의 몸을 빼앗겼다는 등 현실이 실제로 변했다고 느낀다면 당신은 *망상*에 시달리고 있는 것이다). 분열성 인격장애를 겪고 있지 않는 한, 이인증과 비현실감은 만성적이고 장기적으로 나타나지는 않는다(〈괴상함〉 참조).

최면은 해리 상태를 유발한다. 최면술사는 우리의 주의를 집중시켜 최면술사의 지시 외에의 모든 의식을 자신에게서 차단해버린다. 최면술에 걸린 동안 우리는 깨어있을 때 의식할 수 없었던 감정과 기억에 접근할 수 있게 된다. 이 극도로 민감한 상태인 최면에 빠졌을 때 형성된 기억은 마치 이 모든 행위가 마음속의 비밀스러운 방에 보관된 것처럼 최면에서 깨어났을 때에는 회상을 할 수 없게 된다. 최면 상태에서 풀려나면 우리는 시간이 그토록 많이 흘렀다는 사실에 놀라게 될 것이다. 이와 유사한 현상이 명상에서도 나타난다. 간단한 기도문, 상징, 소리, 혹은 스스로의 호흡에 집중하게 되면 우리는 최면 상태에 빠지게 된다. 이러한 상태에 빠지게 되면 자기 몸에서

의식이 빠져나오는 유체이탈감을 느낄 수도 있고 마치 세상을 좀 더 높은 관점에서 내려다보게 되어 좀 더 깊은 진실을 깨닫게 되거나 우주와의 일체감을 느낄 수도 있게 된다.

해리는 또한 종교적 트랜스 상태(비몽사몽 상태, 최면 상태, 일시적으로 신이 들린 상태 모두를 의미함 -역주)나 빙의 상태에서도 나타난다. 많은 종교들은 최면이나 명상과 흡사한 해리 상태를 유발하기 위해 리드미컬한 음악, 성가, 향, 단식을 이용한다. 이러한 트랜스 상태에서는 마치 신이 자신의 몸에 강림한 것 같은 기분이 들고 평소의 자신이 아니라 신의 말투와 행동을 취하게 된다. 방언을 하듯 말문이 터지고, 어떤 선언을 하며, 기물을 부수거나 갑자기 춤을 추곤 한다. 그 후 트랜스 상태에서 빠져 나오게 된다. 트랜스 상태에서 빠져 나오면 아무것도 기억하지 못할 수도 있다. 트랜스 상태나 빙의 상태에 빠졌을 때 우리는 아무런 고통도 느끼지 못한 채 못 위나 뜨거운 돌 위를 걷거나 몸에 상처를 낼 수도 있다.

해리의 원인과 그 증상

외상으로 인한 해리

우리들 중 대부분은 목숨을 위협받는 상황에 처하게 되면 해리 증상을 보이게 된다. 우리의 몸은 위험에 처하면 수많은 화학물질을 내뿜기 시작하는데, 이런 화학물질은 오로지 우리가 처한 위협에만 집중하도록 해준다. 심지어 고통과 같이 집중에 방해가 되는 거추장스러운 정보를 차단해버린다. 그러면 이루 형언하기 힘든 정신집중 상태가 된다. 이런 상태가 지나고 난 뒤에 그때를 묘사하려고 하면 난감해진다. 예를 들어, 이들은 자신의 심장 뛰는 소리나 자신을 공격한 남자의 냄새는 기억하지만 상대가 한 말이나 상대의 얼굴은 잘 기억하지 못할 수 있다. 이들은 이러한 기억의 공백과 틈새에 당혹해할 수도 있다. 외상을 초래할 만한 사건 동안 이들은 혼란스러워하거나 무감각해질 수 있다. 모든 일이 마치 꿈속에서 일어나는 것처럼 느리게 느껴질 수도 있다. 의식이 몸에서 이탈되어 멀찍이 떨어진 곳에서 자신을 바라보고 있는 것 같은 느낌이 들 수도 있다. 사랑하는 이의 죽음이나 말기 환자라는 소식 같은 끔찍한 상실감에도 이들은 무감각하게 반응할 수 있다 (《슬픔》 참조).

대략적으로 *외상*을 경험한 사람들 중 1/3은 며칠 혹은 몇 주가 지나도 여전히 이러한 해리 증상에 시달리는 것으로 나타났다. 일부 사람들은 인생이 새로운 의미로 다가오기 시작했다고 말한다. 하지만 이처럼 긍정적으로 해석하지 못하는 나머지 사람들의 경우 자기 삶이 더욱 어둡고 위험하다고 느낀다. 9.11 사건 당시 그 시각에 뉴욕 맨해튼에 있었던 사람들에게 그날 이후 맨해튼 거리는 몇 주 동안 더욱 생생하고 신기하다는 느낌을 주었으며, 이와 동시에 무섭게도 다가왔다는 것이다. 예상하지 못했던 소음에 이들은 공포감에 사로잡힐 수도 있었지만 동시에 살아 있는 매 순간이 자신에게 더욱 풍요하며 가치 있는 것처럼 느껴질 수도 있다.

외상을 겪은 후, 자신의 몸이 동작을 실행하는 로봇기계가 된 것처럼 무감각하고 분리된 것처럼 느껴질 수 있다. 외상적인 사건에 대한 기억이 완전히 날아가 버린 것을 발견할 수 있을 것이다. 반면에 외상에 대한 기억이 갑자기 의식 위로 떠올라 악몽이나 *플래시백*의 형태로 나타날 수도 있다.

외상 사건이 길어지고 위협적일수록, 사고 뒤 해리 증세에 시달리거나 *외상*후 스트레스장애PTSD에 걸릴 위험이 높다. 많은 과학자들은 해리 증상이, 이들의 정신이 외상적인 사건과 정면대결 할 수 없어서 의식적 자각을 통해 가능한 한 분리시키려는 현상이라고 말한다.

정신적인 충격으로 인한 해리

다른 해리 증상이 정신적 충격으로 인해 나타날 수 있다. 전환장애의 경우, 이들은 신체적으로는 아무런 손상을 입지 않았음에도 불구하고 신경학적 장애가 생길 수 있다. 예를 들어, 직업이나 인간관계에서 파탄이 날 위기에 처하게 되면, 갑자기 시력을 잃게 되거나, 벙어리가 되거나, 몸에 마비가 오게 된다(〈신체 증상 호소와 통증〉 참조). 해리성 *기억상실*이 초래되면 이들은 갑자기 일정시기 동안의 기억을 상실하게 된다. 예를 들어, 어느 날 오후 모텔에서 있었던 혼외정사에 대한 기억을 잃어버릴 수 있다. 만약 가족이 전부 죽게 된 화재에서 혼자 살아남았다면, 이들은 마치 가족이 아예 없었던 것처럼 행동할 수도 있다. 해리성 둔주 Dissociative Fugue(가정이나 직장 등에서 벗어나 전혀 다른 공간에서 전혀 다른 사람으로 생활하면서 기존의 기억을 상실하는 정신 장애-역주)의 경우, 이들은 자신의 *주체성*을 완전히 망각하고 전혀 낯선 도시나 낯선 마을에 모습을 드러낼 수도 있다. 이들은 새로운 주체성을 받아들인 채 과거의 삶을 기억해내지 못하는 것에 전혀 신경 쓰지 않은 채 살아갈 수도 있다.

이 모든 증후군들은 결국 직접적으로 해결할 수 없는 갈등으로 인해 나타나는 것이다. 이들의 기억상실이나 신경학적 장애를 통해 갈등을 의식적으로 인지하지 못하게 해준다. 마치 정신이-컴퓨터 작동 시스템처럼-망가져서 "안전 모드" 상태로 작동되는 것과 마찬가지다. 컴퓨터의 "안전 모드"는 문제가 해결될 때까지 접근을 차단해버리기 때문이다. 다행히도 해리 증세는, 주로 단기적인 증상이며 쉽게 치료될 수 있다. 최면치료나 항불안제(〈불안〉 참조)를 사용해서 치료자는 증상을 유발하는 외상이나 정신적 갈등을 알아낼 수 있다. 감춰졌던 갈등이 명백해지기만 해도 증상은 신속하게 완화된다.

다른 정신과적 질환으로 인한 해리

해리 증상은 다른 정신과적 질환으로 인해 나타나기도 한다. 예를 들어, 공황장애는 무감각, 부유감, 혼동을 유발할 수 있다. *정신병*의 경우는 신체 지각과 주체성을 방해하는 온갖 종류의 기이한 장애를 겪게 된다. 많은 약물들이 해리 증상을 유발할 수 있다(〈중독 상태〉 참조). 환각제는 시간감각과 공간감각을 왜곡시킨다. 엑스터시는 자기 몸의 경계에 대한 감각이 흐려지게 하므로 이들은 다른 사람의 피부를 만지는 것만으로도 남들과 정서적으로 연결되어 교감하고 있다는 느낌이 들게 된다. 케타민과 다른 휘발성 물질의 경우 의식이 몸에서 벗어나는 것 같은 부유감을 느끼도록 만든다.

해리감은 여러 가지 의학적인 질환에 따라 다르게 나타나기 때문에 의학적인 정밀검사가 매우 중요하다. 예를 들어, 경련은 종종 이인증이나 비현실감과 매우 유사한 이상한 느낌이 생긴 후에 나타나기도 한다.

아동기의 외상은 만성 해리 증상을 유발할 수 있다

아동기의 장기적인 학대나 방임 등은 여러 형태의 정신과적 질환을 유발할 수 있지만, 그 중 가장 심각한 것은 해리성 주체성장애이다. 다시 말해 이는 다중인격장애로 널리 알려져 있다. 이른 아동기부터 반복적으로 성적인 학대를 받으면 성숙한 인격을 형성하는 데 문제가 있을 수 있다. 학대를 당할 때마다 아이는 학대의 기억을 의식이 닿지 않는 곳으로 밀쳐둘 수도 있다. 이 경우 인격은 예측 불가능한 환경에 적응하기 위해 여러 가지 영역으로 구분해서 성숙하게 된다. 이 인격의 성숙 영역은 제각각 다른 경험, 기억, 기질로 구획이 나누어진다. 학대받을 때 자기와 안전할 때의 자기가 서로 다를 수 있다. 시간이 지나면 이들은 상황에 따라 문제에 대처할 수 있는 각각 다른 특정한 인격을 형성하게 된다. *주체성*의 분열은 보호자로부터 심각하고 지속적인 학대를 받는 아이의 절박한 생존 전략이다.

성장하여 학대받던 집에서 탈출하게 되면, 더 이상 주체성의 분열은 필요 없겠지만, 일단 한 번 형성된 인격을 바꾸기는 힘들다. 이들은 자기 주체성이 분열되었다는 사실을 알아차리지 못할 수도 있다. 상황에 따라 시시각각 침범해오는 여러 인격들 때문에 가장 "자신"답다고 느껴지는 인격이 없을 수도 있다. 이들은 자신이 가끔씩 의식을 완전히 잃는 암전 상태 blackout가 있다는 사실을 눈치챌 수 있다. 친구와 시간을 보내고도 어떤 대화를 나누었는지 전혀 기억하지 못할 수도 있다. 언제 획득했는지 전혀 기억에 없는 물품을 손에 들고 있다. 혹은 생전 처음 보는 사람이 이들을 다른 이름으로 부르면서 반길 수 있다. 친구들은 자신이 이상한 목소리로 이야기하는 등 이들 자신답지 않은 행동을 하는 것을 봤다고 말하지만 이들은 전혀 기억할 수가 없다.

이와는 반대로 자신의 인격이 분열됐음을 느끼는 경우도 있다. 자기 인격에는 여러 가지 측면이 있으며 상황에 따라 주도권을 쥐는 인격이 변하는 것을 느낄 수 있다. 때로는 이들이 제각기 다른 자기 인격들과 서로 대화를 나누는 것처럼 느낄 수 있다. 어떤 목소리가 자신에게 말을 걸거나 본인에게 특정 행동을 취하도록 설득하려 한다. 정신분열병에서 종종 나타나는 *환각*과는 달리 이러한 목소리가 외부에서 들리는 것이 아니라 이들 안에서부터 들려오고 있다는 사실을 알고 있다. 이들을 아는 사람들은 이들이 상황에 따라 얼마나 태도가 돌변하는지에 놀랄 수도 있다. 이들의 목소리, 감정표현, 버릇에 어떤 인격이 현재 표현되고 있는지에 따라 변할 수 있기 때문이다.

몇몇 과학자들은 다중인격의 존재 자체를 의심한다. 그들은 과도하게 열성적인 치료자들과 다른 사람의 영향을 너무나 받기 쉬운 상태의(암시에 잘 걸리는) 환자가 부지불식간에 서로 은밀히 공모하여 세간의 이목을 끄는 이러한 증후군을 만들어낸다고 주장한다. 치료를 시작하면서 스스로 다중인격장애가 있다고 주장하는 환자들은 대부분의 그렇지 않은 것으로 드러난다. 이들은 모종의 이유로 자기 *주체성*에 대한 확신이 없거나 자신의 행동에 대한 핑계로 쓰일 만한 특이한 질병을 갖는 것에 매혹될 수도 있다. 필자가 치료한 환자들 중 인격의 해리에 시달리는 사람은 치료받고 싶어 하지 않았다. 자발적으로 찾아오기보다는 배우자의 권유에 못 이기거나 특정한 기억이 사라졌다는 사실에 대한 막연한 불안으로 병원을 찾은 경우가 훨씬 많다. 어느 쪽이든 해리성 주체성장애는 매우 희귀하게 나타나는 질병이다.

✚ 해리 증상에 대처하는 방법

대부분의 경우 해리 증상은 단기적이며 별다른 치료 없이도 자연스럽게 사라진다. 주변이 혼란스럽거나 위협적이지 않다면, 이들의 정신은 자연스럽게 조각난 경험들을 재결합하고 통합하려고 한다. 해리 증상이 지속되는 경우 이는 *외상*이 원인일 경우가 많다.

해리성 주체성장애를 위한 손쉬운 치료법은 존재하지 않는다. 정신치료의 목적은 이들의 다중인격의 다양한 측면을 가능한 통합시키려는 것이다. 우선적으로 이들 인격의 분열을 탐색하기에 안전한 공간을 제공하고 이러한 인격의 분열을 인지시키는 것이다. 다중인격장애를 치료하는 치료자는 정신치료를 통해 환자가 해리 증상을 덜 겪고 좀 더 통합되어 있는 느낌을 받도록 도와준다고 확신한다. 그러나 이 질환이 너무나 드물어서 치료에 대한 철저한 연구는 별로 없다.

환자의 문제는 자신이 기억하지 못함에도 불구하고 아동기에 학대를 받았기 때문이라고 주장하는 치료자가 있다면 이런 치료자는 일단 경계해야 할 필요가 있다. 연구에 의하면 중대한 외상은 수년 동안 잊어버리고 있다가 어느 날 불쑥 떠오르는 것이 아니기 때문이다. 이들은 고통스러운 기억을 곰곰이 생각하지 않을 수는 있지만, 만약 원한다면 떠올릴 수 있기 때문이다. 최면 상태에서 재구성된 기억이나 치료자의 유도나 지시로 인해 재구성한 기억은 종종 잘못된 것으로 밝혀지는 경우가 더러 있다.

15

Euphoria
다행감

아무 근거도 없이, 병적일 정도로
행복감에 젖는 정신 상태

정말 훌륭한 쇼였다! 당신은 모든 곡마다 휘파람을 불고 매 곡마다 자리에서 일어나 박수를 쳤다. 공연이 끝나고, 당신 주위의 사람들이 극장을 떠나면서 왜 불편한 얼굴을 하는지 이해가 안 된다. 공연은 환상 그 자체였는데?
당신은 이번 공연을 통해 영감을 얻는다. 당신도 이런 뮤지컬을 아니, 이보다 더 좋은 뮤지컬을 쓸 수 있을 것만 같다. 거리를 걸으며 흥얼거리기 시작한다. 집에 도착하기도 전에 한 곡 정도야 충분히 완성할 것이다. 당신은 길을 마구 가로질러 걷기 시작한다. 달려오던 차가 급브레이크를 밟아서 겨우 당신을 피한다. 무단횡단 좀 하면 어때, 보행자는 어디로든 걸을 권리가 있지 않은가? 당신은 왜 운전자가 화를 내는지 이해할 수가 없다.
이처럼 멋진 날에!

다행감은 온 세상을 정복한 것 같은 행복감이다. 사랑에 빠졌을 때, 정신적인 영감을 얻었을 때, 신나는 일을 겪었을 때 우리는 자연스럽게 행복감을 느낀다. 다행감은 우울증과 정반대의 경우다. 정신의학자들은 누군가가 약물중독이나 양극성 장애, 정신분열병 같은 질병으로 인해 지나치게 기쁨을 느낀다면 이를 다행감이라고 부른다. 다행감은 조증의 가장 흔한 증상이다.

다행감의 증상과 형태

조증-경조증

다행감은 조증에서 맨 처음 보이는 징후 중 하나다. 처음에 이들은 매사에 낙관적이고 자신감이 넘치며 쾌활해진다. 모든 것을 긍정적으로 해석한다. 예전에는 자신을 상심하게 만들었을 법한 사건들이 지금은 사소하게 느껴진다. 이들은 관대해지고 사랑이 넘치게 된다. 주변의 모든 사람들이 친구처럼 보인다. 창의력이 샘솟듯 흘러넘치고 아이디어가 마구 떠오른다. 창대한 계획을 세우기 시작한다. 자신은 뭘 해도 성공할 수 있을 거라 믿는다. 모르는 사람이든, 몇 년이고 이야기를 나누지 않았던 사람이든 가리지 않고 연락을 취하려 한다. 아주 조금만 수면을 취해도 개운하게 일어난다. 일생을 통틀어 지금보다 더 멋진 적이 없었던 것처럼 느낀다.

정신의학자들은 조증으로 보기에는 증상이 심하지 않은 이런 단계를 경조증hypomania이라 부른다. 경조증은 굉장히 기분이 좋은 상태인데, 기분 좋은 사람들이 치료를 받으려 하지 않는 것은 전혀 놀랍지 않다. 만약 우리 모두가 항상 이런 수준에서만 행동하고 살아갈 수 있다면 우리는 누구보다 더 빨리 성공할 수 있으며 인생은 기나긴 축제행렬이 될 것이다. 만약 경조증 상태라면 주변 사람들은 이들이 좀 더 활동적이고 친근해졌으며 에너지가 넘친다는 사실을 깨닫게 된다. 이들은 사교적이고 어울리기에 즐거운 사람이 된다. 이들이 경조증 상태를 완전히 통과하기 전까지, 본인과 주변 사람들은 이런 변화를 질병이라기보다는 건강해진 것으로 해석하려 할 것이다.

　많은 사람들이 완전히 조증으로까지는 진행되지 않더라도 가벼운 기분 변화와 *기분요동*을 느끼곤 한다. 정신의학자들이 type Ⅱ 양극성 장애라고 부르는 가벼운 양극성 장애는 우울증 삽화와 종종 경조증 삽화가 번갈아 있는 것을 말한다. 이 경우 우울증에서 벗어날 때마다 조금씩 더 행복감을 느끼게 된다. 심각한 우울증과는 달리 경조증 상태는 별로 신경을 쓰지 않는 것은 이해할 만하다. 기분순환장애cyclothymic disorder를 앓는 사람들의 경우 며칠, 혹은 몇 주를 주기로 약한 강도의 우울증과 경조증이 번갈아 나타난다. 두 경우 모두 기분안정제(〈조증〉 참조)가 가장 효과 있는 치료방법이기 때문에 이러한 증상이 양극성 장애의 하나임을 재빨리 파악하는 것이 중요하다.

양극성 장애

　전형적인 양극성 장애에 시달릴 경우, 경조증은 조증으로 진행하는 도중에 나타난 일시적인 단계일 가능성이 높다. 조증이 진행됨에 따라 이들의 기분은 점점 고양된다. 이들은 그 어떤 것에도 개의치 않게 되며, 모든 것이 이들을 행복하고 즐겁고 신나게 해준다. 이들은 말장난과 농담을 하고 다닌다. 혼자 생각하면서 웃음을 터뜨리고 주변 사람들이 이상하게 보더라도 전혀 신경 쓰지 않는다. 주변 사람들과도 자신이 느끼는 행복감과 즐거움을 함께 나누려고 한다. 기분이 더욱더 좋아져 팽창된다. 이들은 끊임없이 주변 사람들을 즐겁게 해주려는 충동에 시달린다. 생판 모르는 타인에게도 접근한다. 자기 말을 들어주기만 한다면 누구든지 간에 자기 삶에 대한 세세한 이야기까지 다 들려주려 한다. 지나가면서 사람들이 가볍게 던진 말 한마디만으로도 이를 화제로 삼아 상대와 이야기를 이어나가려 한다. 주위의 사람들은 이들을 보면 어쨌거나 슬며시 웃지 않을 수 없다. 그러나 이와는 정반대로 진지함이 부족한 태도와 주제넘은 행동이 주변 사람들에게 짜증을 유발할 수도 있다. 그럼에도 이들은 자기가 주변에 미치는 영향에 대하여 전혀 간파하지 못할 수 있다.

종교적인 집착-성적인 집착

세상에서 가장 조신하고 부끄러움이 많으며 세속적인 사람이라 할지라도 다행감이 생기면 매우 *종교적*으로 변하거나 *성적 집착* 증세를 보이곤 한다. 영적인 교감과 사랑은 거의 모든 사람들에게 일종의 다행감의 느낌을 맛보게 해줄 수 있다. 그러나 조증 환자는 자기가 성적인 매력이 넘쳐나며, 다른 사람들이 하나같이 자신을 사랑하고, 자기만이 신에 대하여 가장 잘 이해한다고 생각하기에 이른다.

조증이 심각해지면 다행감은 전지전능하다는 느낌으로 대체되거나 과민함으로 변하게 된다. 이렇게 되면 이들은 주변 사람들에게 흥미와 재미를 느끼기보다는 짜증을 느낀다. 호의를 베풀기보다는 주변 사람으로부터 관심과 경외심을 요구하기 이른다. 신과 가까워졌다는 느낌이 과장되어 이들은 스스로가 신이라는 생각에 빠져든다. 명랑하고 다정하기보단 쉽게 분노하고 좌절한다. 결국 이들은 행복해하기보다는 우울증에 빠지게 되거나 두 가지 기분 사이에서 시시각각 변하기 시작한다. 정신의학자들은 이러한 상태를 "혼재성 조증"이라 부르는데, 이는 우울함과 조증 상태가 동시에 존재하기 때문이다.

약물중독

약물중독 역시 다행감을 유발할 수 있다. 알코올, 니코틴, 진정제, 마리화나를 적당하게 투여할 경우 가벼운 다행감이나 활기를 느낀다. 이들은 주변 사람들과 함께 있으면 충만감과 긴장의 이완, 행복감을 느낀다. 몇몇 약물과 환각제의 경우 인류나 우주와의 일체감이나 행복감을 유발하기도 한다. 코카인과 다른 정신자극제는 삼키거나 호흡기를 통해 흡입함으로써 일종의 안녕감을 느끼게 해주지만, 아예 혈관에 주사하거나 담배처럼 피우면 대부분의 경우 극적인 쾌감 혹은 성적인 쾌감을 유발한다. 헤로인과 다른 아편류 약물(합법적인 진통제를 포함해서)들은 더없이 행복한 느낌과 기면상태(의식이 명확하지 않은 상태로 자극이 없으면 졸거나 반응을 하지 않는 정도의 의식으로 매우 무기력해 보이고 늘어져 보이는 상태)를 유발한다. 결국엔 모든 중독성 약물이 어느 정도의 행복감, 즉 고양감을 유발하며 이를 통해 약물을 다시 사용하고 싶어지는 욕구가 유발된다.

✚ 당신 곁에 다행감이 있는 이가 있다면

다행감을 위한 특별한 치료법은 없다. 다행감은 조증이 다가오고 있다는 징후이므로 매우 중요하다. 만약 당신이 아끼는 누군가가 아무 이유도 없이, 그리고 평소 행동과는 다르게 이유도 없이 갑자기 다행감을 느낀다면 상대를 의사에게 데려가야 한다. 특히 상대가 과거에 조증이나 우울증을 겪었다면 더더욱 그러하다. 필요하다면 상태가 악화되기 전에 치료 받을 수도 있다.

다행감이 있는 사람에게 치료를 권하면 상대는 기분 나빠하면서 저항할 것이다. 애초에 덜 행복하게 만드는 약을 누가 먹고 싶어 하겠는가? 이에 대하여 논쟁을 벌이기보다, 상대에게 약물치료를 받지 않았을 때 우울증과 조증으로 인해 자제력을 상실했던 과거를 상기시켜주는 것이 좋다.

16
Fatigue
피로

기운이 없어서 지속적인 노력이나
집중을 요하는 일을 할 수 없는 상태

당신은 사촌에게서 감기가 옮자마자 직장에서 1주일 휴가를 받았다. 찾아간 의사는 감기가 좀 오래 갈지도 모른다고 말했지만, 의사도 당신이 여름 한철 내내 자리보전을 하리라고는 상상도 못했을 것이다. 침대에서 간신히 벗어나 직장에 출근했지만, 집중할 수가 없었고 일은 그다지 진척되지 않았다.

당신은 서류를 그저 멍하게 바라보면서 지금까지 뭘 읽었는지도 종종 잊어버리고는 한다. 때때로 극심한 두통을 느껴 그저 불을 끄고 잠을 청하기도 한다. 운동을 그만두었음에도 불구하고 체중이 줄어들기 시작한다. 조금 걷는 것만으로도 쉽게 지쳐버린다. 처음엔 우울해하진 않았지만, 지금은 쉽게 짜증스러워지고 피곤해서 아무리 시간이 지나도 절대 나을 것 같지 않아 불안하고 초조한 기분이 든다.

도대체 무엇이 문제인지 누가 그 이유만이라도 알려줘도 훨씬 기분이 나아질 것만 같다.

흔한 증상 만성피로

피로는 아프지 않은 사람들에게도 흔하게 나타나는 증상이다. 피로는 우울증이나 불안 같은 정신과적인 병과 빈혈이나 갑상선기능저하증, 바이러스 감염 같은 신체적인 질병에서도 흔히 나타난다. 전체 미국인구 중 거의 절반가량이 한번쯤은 인생에서 골칫거리로 여길 만한 심한 피로를 겪은 적이 있다고 밝혔다. 설문조사에 의하면 피로는 가장 흔히 접수되는 정신과적인 증상 호소인데, 일정 시점에서 모든 연령대의 여성의 1/3과 남성의 1/4이 피로에 시달리는 것으로 드러났다. 최근 몇십 년 동안 다양한 *신체 증상*을 호소하는 만성피로증후군의 존재가 밝혀지고 있지만, 아직 그 원인은 밝혀지지 않았다. 다른 여러 나라와 과거 미국에서 만성적 피로는 신경쇠약 혹은 신경성 탈진이라고 불리기도 한다.

만성피로증후군에 시달린다면, 종일 피로감을 느끼며 증상이 며칠이고 지속된다. 하루 일과가 자신을 지치게 만들고 이를 수행하는 데 어려움이 많다. 조금만 움직여도 빨리 힘이 없어지는 기분이 든다. 집중력은 떨어지고 일종의 건망증이 생겼다는 사실을 깨닫게 된다. 밤에 잠은 그럭저럭 잔다 해도 아침에 일어날 때 상쾌하지 못하고 찌뿌듯한 느낌을 떨칠 수 없다. 두통, 관절과 근육은 쑤시고 뻣뻣하다. 목이 쓰라리고, 림프절이 어디에 닿으면 아파온다. 약물의 부작용에 예민하다. 100명 중 3명은 만성피로증후군에 시달리며 이러한 증상은 몇 달이고 지속된다.

피로의 원인과 증상

과학자들은 만성피로의 정확한 원인이 무엇인지 아직 밝혀내지 못했다. 몇몇 과학자들은 만성바이러스 감염 같은 근본 원인이 있다고 주장한다. 또 다른 과학자들은 신체적 질병과는 상관없이 전적으로 정신과적인 증상이며 우울증이나 불안의 일종이라고 주장한다. 아마도 실제로는 여러 원인이 있겠지만 이 두 가지 극단적 주장의 절충안이 설득력 있다. 예를 들어, 만성피로가 가족력과 상관이 있다는 연구결과가 있다. 만약 자신이 만성피로증후군에 시달리는 일란성 쌍둥이 중 한 명이라면, 다른 한명은 만성피로증후군에 걸릴 확률이 40퍼센트나 된다. 과학자들은 피로가 면역체계의 장애나 특정 바이러스로 인한 것이라는 증거를 거의 찾아내지 못했다. 그러나 많은 사람들이 바이러스 감염 이후에 지속되는 피로를 호소했는데, 이는 감염이 만성피로를 일으키는 소인이 될 수 있다는 것을 뜻한다. 몇몇 연구에 의하면 스트레스 호르몬의 미묘한 변화나 다른 신호전달체계의 변화를 만성피로 환자에게서 발견해냈지만, 이러한 요소가 원인인지 만성피로의 결과인지는 알아내지 못했다.

만성피로증후군에 시달리는 환자의 절반 정도가 피로의 발병 이전에 우울증 삽화를 경험한 것으로 나타났다. 과거 *불안장애*를 겪었던 사람들의 수치 또한 이와 유사한 비율이었다. 이런 비율은 매우 높은 편인데, 이는 기분장애와 불안이 나중에 만성적인 피로를 유발시킬 위험성을 높다는 점을 암시하는 것이다. 만성피로증후군과 주요 우울증을 구별하는 방법은, 피로에 시달리는 사람들은 전형적인 우울증 증상인 슬픔, 눈물이 많아짐, 희망의 상실, 자신감 상실, 그리고 무가치감 등으로 고통받지 않는다는 것이다. 만약 이러한 증상들을 보인다면 이들은 우울증에 걸렸기 때문에 피로한 것이다. 또한 피로와 졸림 역시 서로 다른 증상이다. *수면장애*가 있다면, 항상 피곤하고 짜증을 내며 낮 시간에 집중하지 못한다. 이런 수면장애를 치료한다면, 피로감은 더 이상 느끼지 않을 것이다.

만성피로증후군은 구체적인 이유가 없음에도 불구하고 모호한 *신체 증상*을 호소하고 통증을 유발하는 다른 질병들과 증상이 겹치는 것으로 보이기도 한다. 예를 들어, 만성피로에 시달리게 되면 다양한 통증유발점trigger point과 신체 전반적인 부위에 압통, 통증, 불편함을 느끼게 된다. 의사는 이러한 상태를 섬유근육통이라 부르는데, 이 질병은 구체적인 발병 원인이 밝혀지지 않았으며 확진할 수 있는 검사도 없다. 또한 복부팽만감, 오심, 허약함, 장운동장애, 음식 알레르기, 삼키기 어려움과 같은 지속적인 불편함을 느낄 수도 있다. 여기에 덧붙여, 남성의 경우 발기부진에 시달릴 수도 있다.

정신의학자들은 확실한 신체적 원인이 존재하지 않는 이러한 증상들을 "신체화 장애"라고 칭한다. 의사들은 이 질병의 원인이 정신과적인 것인지, 신체적인 것인지 하는 이분법적인 가설에 의존하여 섬유근육통, 피로, 신체화 장애를 각각 인위적으로 구별할 수도 있다. 뇌는 몸의 여타 장기들과 상호 영향을 주고받으며 고통, 피로, 소위 그 밖의 신체적 증상들이 언제나 심리적 요소의 영향을 받고 있다는 사실을 깨닫는다면, 원인규명이 훨씬 더 정확해질 것이다.

✚ 피로에 대처하는 방법

만약 지속적인 피로에 시달린다면, 치료를 위한 첫 단계는 의학적인 정밀검사를 받는 것이다. 혈액세포의 수가 낮거나, 갑상선이 충분한 양의 호르몬을 생산하지 못하고 있거나, 당뇨에 걸렸거나, 바이러스에 감염되어 있을 수도 있기 때문이다. 필자를 찾아온 많은 환자들이 갑상선 호르몬 투여를 통해 쉽게 치료 받을 수 있는 갑상선기능저하증으로 인한 피곤이 원인이었던 경우가 많았다. 의사는 *우울증과 불안*의 증상을 평가해줄 것이다. 몇몇 치료 약물과 중독성 물질들은 피로를 유발할 수 있으며, 만약 중독성 약물이나 알코올을 섭취하고 있다면 이를 중단할 필요가 있다.

전문적인 신체검사와 심리검사에도 불구하고 피곤의 이유를 찾아내지 못했으며, 그런데도 피로가 수개월간 계속된다면 만성피로증후군에 걸린 것이다. 만성피로를 위한 치료법은 아직 개발되지 않았다. 항바이러스제, 스테로이드제, 면역증강 약물들은 만성피로에는 효과가 없었다. 삼환계 항우울제(《우울증》 참조)는 몇몇 통증증후군의 치료에 효과가 있는 것으로 밝혀졌으며 만성피로에도 어느 정도 효과가 있는 것으로 알려져 있다. 그러나 이러한 효능은 전반적으로 플라시보(위약)의 효과보다 좋지는 않으며 오히려 이들의 질병을 악화시키고 다양한 부작용을 유발할 수 있다. 비타민을 다량 복용하는 방법을 사용할 수도 있지만, 이런 방법이 효과가 있다는 증거는 없다. 어떤 연구결과에 따르면 마그네슘의 섭취가 도움이 된다고 했으나 마그네슘 부족이 만성피로를 겪는 사람들에게서 나타난다는 증거가 없다.

가장 중요한 접근법은 생활방식을 바꾸는 것이다. 삶을 좀 더 단순화하고 스트레스를 주고 피로하게 만드는 업무나 책임감에서 벗어나는 것이다. 그러나 스스로 즐기는 활동은 지속적으로 수행하도록 노력해야 하며, 그렇지 않다면 극도로 고립되고 비활동적이 될 위험성이 높다. 특히 운동을 하는 것이 중요하다. 만성피로의 가장 흔한 증상은 힘을 쓰면 운동정도에 비해 너무 심하게 지친다는 것이다. 반면에, 육체적 운동은 건강한 사람이든 만성피로에 시달리는 사람이든 상관없이 기분과 에너지를 향상시키는 효과를 가진 것으로 나타났다. 연구에 의하면 조심스럽게 운동습관을 유지하거나 다시 운동을 하게 되면 처음에는 조금 더 피로감을 느낄지라도 결과적으로는 기분이 좋아지게 된다.

피로를 느낀다고 해서 반드시 치료자를 찾아가야 할 필요는 없다. 그러나 만약 불안이나 우울증이 자신의 질병에 큰 부분을 차지한다면, 정신과적인 치료가 매우 중요하다. 약물치료와 정신치료를 통해 증상을 개선시키고 건강을 회복할 수 있다. 만성피로증후군에 시달린다면, 자신이 정신적인 장애를 가지고 있다고는 생각하지 않을 것이다. 그러나 본인의 질병을 영속시키거나 악화시킬 만한 심리적 요인에 대해 이야기를 나누고 자신의 장애를 최소화할 수 있는 심리적인 전략을 세우면 도움이 될 것이다.

17
Fears
공포

특정 대상이나 상황에 대한
비이성적인 두려움

당신이 시골을 그리워하는 이유 중 하나는 시골에서 3층 이상의 빌딩이 없다는 것이다. 도시로 이사한 뒤로 직장에서는 8층을 계단으로 오르내리고 집에서는 2층 계단을 오르내린다. 주변 사람들은 당신이 운동중독에 걸린 줄 알고 있다. 실은 당신이 엘리베이터가 무서워서 그런다는 것을 아는 사람은 얼마 되지 않는다.

엘리베이터가 안전하지 않다는 것은 아니야! 라고 당신은 자기최면을 걸어본다. 하지만 예전에 엘리베이터를 탔는데 한 번은 엘리베이터가 층과 층 사이에서 멈춰버렸다. 다른 승객 네 사람과 갇혀 있었고, 당신은 공황발작까지 일으켰다. 그때 생각만 해도 당신은 심장이 요동치기 시작한다. 뿐만 아니라 로비에서 엘리베이터 앞을 지나치는 것만으로도 식은땀이 난다.

엘리베이터 문은 아무 일도 없는 것처럼 순진한 얼굴을 하고 벨을 울리며 당신에게 손짓을 한다.

공포와 공포증은 다르다

공포는 인간으로서 당연하게 느끼는 감정이다. 공포는 우리에게 위험을 피하도록 도와준다. 공포는 우리의 몸이 직면한 위험에 대처하도록 해준다. 과학자는 이를 "투쟁 도피fight or flight" 반응이라 부르는데, 이런 현상은 특정 화학물질(예를 들어, 에피네프린)이 뇌와 혈관에 퍼짐으로써 일어난다. 맥박이 빨라지고, 피부가 간질거리는 느낌을 받으며, 우리의 눈은 위험요소에 집중한다. 세상에는 조심스러운 성격을 가진 사람도 있지만, 반면에 모험을 즐기는 사람도 있다. 어떤 성격을 가진 사람이든 간에 우리 모두는 두려움이라는 감정을 공통적으로 가지고 있다. 그런데 우리들 중 많은 수가 실제로 위험하지 않은 것에서 공포심을 만들어내곤 한다.

공포증은 미국에서 가장 흔히 나타나는 정신건강 문제이다. 공포증은 특정 대상이나 상황에 대해서 논리적으로는 이해가 되지 않는 공포를 보이는 증상이다. 미국인의 약 1/10이 최소한 한 가지 이상의 공포증을 가지고 있으며, 대부분 일상생활에 방해가 될 정도로 그 증상이 심하다. 많은 사람들이 뱀, 거미, 벌, 쥐, 새, 고양이, 혹은 개 같이 흔히 볼 수 있는 동물이나 곤충을 두려워하곤 한다. 또 많은 어른들이 비행기, 엘리베이터, 혹은 자동차를 두려워하기도 한다. 아이들의 경우 폭풍이나 물, 혹은 어둠 속에 산다고 믿어지는 상상의 괴물을 두려워하곤 한다. 그리고 많은 사람들이 피나, 피가 관련된 상황(주사 바늘이나 주사를 맞는가, 혹은 수술)을 두려워하기도 한다. 요즘은 모두가 높은 곳에 대한 공포(고소공포증)나 밀폐된 장소를 두려워하는(폐쇄공포증)을 지칭하는 의학용어 정도는 알고 있다. 정신의학자들은 이를 "특정" 공포증이라 부른다.

공포증의 증상과 형태

만약 두려워하는 대상과 직면하게 되면, 우선 극도로 불안해진다. 심박동수가 상승하며, 호흡이 빠르고 얕아진다. 입이 마르고 손바닥에 식은땀이 흥건하고, 머리카락이 곤두서는 느낌을 받는다. 살갗에 소름이 돋고, 토할 것처럼 속이 울렁거린다. 공포를 유발하는 상황이 지나가기 전까지는 자신이 직면한 공포 외에는 아무것도 생각하지 못한다. 정신을 못 차리거나 공황발작을 일으킬 수도 있다. 주변에 사람들이 있는데 이렇게 겁을 먹은 모습을 보이게 된다면, 그 모습이 심할수록 더욱 더 창피해질 것이다. 그래서 얼굴을 붉히며 말을 더듬으며 사과를 거듭할 수도 있다. 필자도 비행기 난기류에 대한 공포증을 가지고 있었는데, 며칠 전까지만 해도 처음으로 흔들거릴 때마다 식은땀을 흘리곤 했다. 내 심장은 요동쳤고 기체가 흔들릴 때마다 잡지를 내려놓고 기도하곤 했다. 기내 승무원들을 바라보며 왜 자리로 돌아가 빨리 안전벨트를 매지 않는지 의아해하곤 했다. 나는 온몸의 근육을 긴장시키곤 다음에 올 충격에 대비했지만 다른 승객들은 편안하게 잡담을 나누거나 독서를 했다.

만약 피, 주사바늘, 혹은 부상에 대한 공포증이 있다면 반응이 달라진다. 혈압이 떨어지고, 현기증을 겪으며, 만약 서서 지켜보았다면 기절할 수도 있다. 이는 의학도가 처음으로 수술 장면과 대면하거나 자원봉사자가 첫 헌혈을 할 때 잘 일어나곤 한다. 이렇듯 피와 연관되어 있는 공포증은 가족력과 관계가 있으며 유전적 원인이 있을지도 모른다.

공포는 다른 정신적 질병에서도 종종 나타난다. 대중의 앞에서 창피를 당할지도 모른다는 공포에 질릴 수도 있다. 이런 경우 필사적으로 대중의 앞에서 평가받거나 세밀히 조사받는 것을 피하려 한다. 이를 사회공포증 social phobia이라 부르며 이는 사회적 상황이나 직업적 상황에 대한 *회피*가 특징이다. 또 다른 질병인 건강염려증에 걸리면, *신체* *증상과 통증*을 잘못 해석하거나 과잉 해석하여 자신이 심각한 질병에 걸렸다고 상상하여 공포에 떤

다. 혹은 *공황장애*나 극도의 공포감에 시달릴 수도 있다. 공황발작은 대중 앞에 나서는 것을 두려워하게 만든다. 정신의학자는 이를 광장공포증이라 부른다.

만약 자신이 겪은 *외상*을 상기시키는 상황(자동차사고나 강간사건)을 두려워하거나 피하려 한다면, 공포증이 아니라 외상후 스트레스장애PTSD를 가지고 있을 확률이 높다. 만약 강박장애에 시달린다면 이 사람은 자기 *강박행동*에 따라 행동하지 않으면 뭔가 나쁜 일이 일어날지도 모른다는 공포에 시달린다. 또 만약 정신분열병에 시달린다면 누군가 혹은 무엇인가가 자신에게 해를 가하려 한다는 *편집증*에 시달릴 수 있다. 정신분열병에서 나타나는 공포는 특정 상황이 아니라 항상 위험에 처해 있다고 생각하는 점이 기존의 공포증과는 다르다. 공포증의 경우 본인이 공포에 질려 정신이 없는 와중에도 자기 공포가 비이성적이라는 것만큼은 안다.

✚ 공포증에 대처하는 법

공포증은 어디서 오는가? 예를 들어, 어떤 사람이 개에 대한 공포가 처음으로 생기는 경우는 과거에 개에게 물린 경험이 있기 때문으로 많은 사람들이 생각할 수 있다. 하지만 뱀에게 물리는 경우는 매우 적은데 상대적으로 뱀에 대한 공포증은 흔한 편이다. 정신의학자들에 의하면 일부 사람들은 유전적으로 공포증이 발병할 높은 확률을 가지고 태어날 수는 있지만 공포증 자체는 누구든지 후천적으로 학습하는 것이라고 한다. 과거 한때 그런 대상에게서 좋지 못한 추억을 가지고 있기 때문일 수도 있고 다른 사람들이 이를 피하라고 가르쳐주기 때문일 수도 있다.

예를 들어, 과거 탈의실에서 예상치 못한 *공황발작*을 일으켰던 경험이 있으면 남들 앞에서 옷을 벗는 것을 무서워하게 된다. 혹은 부모가 물을 무서워해서 수영은 위험한 것이라고 믿도록 자신에게 주입시키면서 길렀을 수도 있다. 이럴 경우 결국엔 이 사람은 물 근처에 갈 때마다 불안해하게 되고, 부모로부터 배운 정보를 믿어버리게 된다. 우리는 자신이 두려워하는 것을 피하면 안전할 수 있다는 사실을 학습하게 되며, 이로 인해 우리는 두려워하는 것을 계속 피하게 된다.

정신치료-노출치료

공포증을 위한 치료는 정신치료를 통해 학습되어진 공포에 탈학습시키는 것이다. 가장 성공적인 방법은 노출치료다. 만약 자신의 공포증이 직업이나 삶의 즐거움을 방해하므로 그런 공포증으로 벗어나고 싶다는 충분한 동기가 있으면, 본인이 가장 무서워하는 것을 조금씩 노출하라고 권유하는 치료자를 신뢰하게 될 것이다. 처음에는 긴장을 푸는 법을 배우게 된다. 이는 근육이완운동, 호흡법, 마음을 안정시키는 풍경의 상상(불안 참조)을 포함한다. 다음으로 자신의 공포가 비합리적이라는 사실을 배운다. 실제로 대부분의 경우, 엘리베이터를 타거나, 비행기를 이용하거나, 애완견 옆에 있다고 해서 뭔가 나쁜 일을 당하지는 않기 때문이다. 몇몇 치료자들은 최면을 이용해 환자의 자신감을 북돋아주기도 한다.

노출치료는 자신을 두렵게 만드는 대상이나 상황에 대해 생각하거나 상상하는 것을 도와준다. 몇몇 치료자는 컴퓨터 프로그램을 이용하여 두려워하는 상황을 가상으로 꾸며내기도 한다. 점차적으로 그는 용감해져서 이를 통해 공포증의 대상을 그린 그림을 바라보거나 가까이 다가가는 연습을 하게 된다. 예를 들자면, 뱀이 그려진 그림을 바라보거나, 가상 비행기를 타러(타진 않지만) 공항에 가는 것이다. 마침내 그는 직접적으로 대상과 직면할 수 있을 정도로 자신감을 얻게 된다. 공포의 대상과 직면했을 때 긴장을 푸는 방법을 적절히 사용하기만 한다면, 다음 번 노출 때에는 좀 더 자신 있게 대처할 수 있을 것이다. 결국에는 자신의 두려움이 완벽하게 사라지게 할 수 있다. 혈액공포증의 경우 조금 대처법이 다른데, 이는 긴장을 푸는 법이 아니라 긴장하는 법을 배워야 하기 때문이다. 그렇지 않으면 혈압이 떨어져 기절할지도 모른다.

약물치료

약물 역시 공포증 치료에 도움이 될 수 있다. 베타수용체 차단제(프로프라놀롤propranolol이나 인데랄 같은 약물을 지칭함)의 경우 주로 고혈압 치료에 사용되지만 수행불안이라 불리는, 대중 앞에서 말하는 것을 두려워하는 경우에 매우 도움이 된다. 알프라졸람alprazolam(자낙스Xanax)같은 항불안제(〈불안〉 참조)의 경우, 비행기에 대한 공포증이 있음에도 불구하고 가족의 결혼식에 참석하기 위해 비행기를 타야 하는 경우처럼 어쩌다 찾아오는 공포증에 효과를 보일 수 있다. 그러나 이러한 항불안제는 계속 사용할 경우 중독을 유발할 수 있으며 혼동이나 과도한 진정 상태를 일으키는 것과 같은 부작용을 유발할 수 있다. 새롭게 개발된 항우울제(〈우울증〉 참조)는 대중의 앞에서 창피를 당할까 봐 두려워하는 사회공포증과 광장공포증을 장기적으로 치료하는 데 도움이 된다.

18

Flashbacks
플래시백

격렬한 과거의 경험을 다시 떠올리는 경험

언제나 그랬던 것처럼 당신은 시내를 향해 운전하고 있다. 그때 갑자기 뭔가가 타는 듯한 냄새가 난다. 자동차 창문을 열고는 반사적으로 차를 인도 옆에 멈춘다. 당신은 핸드폰을 꺼내들었지만, 번호를 어디다 저장했는지 도무지 기억나지 않는다. 아이가 비명을 지르고 있다. 당신은 아들의 목소리임을 알아듣는다. 단지 아들이 과거에 비해서 좀 더 나이가 들었을 뿐이다. 당신은 아들이 불을 피해서 바깥으로 뛰쳐나오려는 환각을 본다. 당신은 아이를 들쳐업고는 현관문으로 뛰어가는 자기 모습을 보고 있다. 구급차의 시끄러운 사이렌이 두터운 연기를 찢으며 들려온다. 연기가 걷히자 당신은 자동차 옆에서 핸드폰을 들고는 멍하게 서있는 모습으로 되돌아온다.

무엇인가 타는 것 같은 냄새가 사라진다. 아무도 위험에 처하지 않았다. 당신의 아들은 대학에 있다. 아마도 누군가가 아침밥을 태운 냄새를 맡은 것이리라. 당신은 자동차에 기대서 천천히 심호흡을 하려고 애쓴다.

어느 순간 되풀이되는 끔찍한 경험

"플래시백"은 본래 영화에서 쓰이는 용어였으나 격렬한 과거의 경험을 다시 떠올리는 경험을 지칭하기 위해 정신의학적 용어로 사용되어 왔다. 만약 과거에 *외상*을 경험할 만한 사건이 있었다면, 그런 기억이 자신을 쫓아다닐 뿐만 아니라 처음 겪었을 때와 거의 똑같을 정도로 선명하게 떠오른다는 사실을 알고 있을 것이다. 외상적인 기억은 다른 기억들처럼 시간이 지날수록 흐릿해지지 않을뿐더러 불규칙적으로 일상생활에 개입하며, 현실보다 더 현실처럼 느껴진다. 플래시백이 발동하면, 마치 그때의 경험이 다시 한 번 되풀이되는 것처럼 생생하게 다가온다.

플래시백은 종종 주변에서 외상을 상기시키는 무엇인가로 인해 촉발될 수 있다. 전투에 오랫동안 참전했던 퇴역군인들은 저공비행하는 비행기 소리를 들으면 자신이 적병에게서 공격을 받고 있다고 생각하게 된다. 폭행을 당한 피해자는 사람들이 가득한 길거리에서 특정 면도용 로션의 냄새를 맡는 것만으로도 낯선 사람이 자신의 얼굴을 벽에 짓눌렀던 기억을 떠올린다. 자동차사고의 희생자는 자동차 브레이크가 내는 파열음을 들으면 온몸이 긴장하며 자동차가 뒤에서 또 받지 않을까 두려워한다. 어렸을 때 부모의 학대를 받았던 경험이 있는 어른의 경우 상사가 소리를 지를 때마다 과거와 유사한 공포와 분노를 느낀다. 심지어 개인의 생각과 감정만으로도 플래시백의 계기가 되고 우울한 상태에서 유발되는 것처럼 보인다.

플래시백의 증상과 형태

플래시백을 겪을 때 이들은 과거의 경험을 되풀이하는 느낌을 받을 수 있다. 이들은 공격적으로 반응하거나 방어적으로 반응할 수 있다. 퇴역군인들은 과거의 전쟁 경험이 플래시백으로 되돌아오면 포복하거나, 엄폐물을 찾거나, 갑자기 공격을 감행하곤 한다. 플래시백을 겪는 사람들은 공포에 질려 소리를 지르거나 분노에 찬 소리를 상상 속의 인물들에게 지르곤 한다. 이들은 주변 사람들을 마음속에서 상상해낸 인물로 착각하고 그들을 협박할 수도 있다. 만약 외상후 스트레스장애PTSD가 있다면, 깨어 있을 때 겪는 플래시백과 유사할 정도로 선명한 악몽을 꾸기도 한다. 잠을 자면서 몸부림을 치거나 옆에서 자고 있는 사람을 공격해 본인과 침대를 같이 쓰는 애인(혹은 배우자)을 방해하거나 심하면 상처를 입힐 수도 있다.

목숨이 위험한 상황에서 기억이 형성되고 저장되므로, 플래시백은 기존과는 다른 독특한 방식으로 진행된다고 과학자들은 믿는다. 너무 놀랐거나, 협박받고 있거나, 희망을 상실했거나, 부상을 입었을 때 이들은 자신의 내적 경험과 주변 환경에 서로 다른 방식과 강도로 집중한다. 뇌 속 화학물질이 분비되면서 이들의 마음은 기존과는 다른 상태로 작동한다. 이들은 몇 가지 요소들은 매우 자세하게 기억하면서, 또 다른 요소들은 아예 무시하고 기억해내지 못하거나 즉시 잊어버린다.

많은 사람들이 외상은 자신들의 기억에 "새겨져" 있거나 "낙인이 찍혀" 있다고 묘사한다. 그리고 실제로 스트레스 호르몬은 기존의 기억보다 좀 더 강하고 영구적으로 기억하는 데 영향을 주는 것으로 추정된다. 그러나 이들의 정신은 그때 느꼈던 감정을 언어로 표현하기에는 어려운 암묵적 기억(의식으로 분명히 알지는 못해도 기억되고 있는 형태의 기억, 습관, 운전 등)으로 저장한다. 예를 들어, 우리는 암묵적 기억을 자전거를 탈 때 사용한다. 이들은 스스로가 무엇을 하고 있는지 묘사할 수는 없지만 몸은 무엇을 해야 하는지 기억하는 것이다. 이와 유사하게 과거에 공격당했을 때 본인에게 어떤 일이 일어났는지 묘사할 수는 없지만 플래시백을 겪을 때 과거와 완전히 똑같은 환각을 보게 된다. 이들은 과거의 경험을 남에게 말할 때 무감각하게 아무 감정 없이 말할 수 있지만, 자신을 폭행했던 남자가 입었던 코르덴 양복 바지와 똑같은 재질의 섬유를 만지는 것만으로 이유도 모른 채 공포에 질릴 수도 있다. 겉보기엔 아무런 해도 주지 않을 것 같은 감각이 평소에 숨겨져 있던 생생한 기억을 불러일으킬 수 있다.

외상후 스트레스장애PTSD를 가진 사람들 중 1/10이 플래시백을 겪었다고 밝혔다. 시각적 플래시백이 가장 많이 보고되고 있으나, 이는 시각적인 경험이 냄새, 소리, 감정보다 묘사하기 쉽기 때문일 수 있다. 이들은 종종 나타나는 플래시백을 견뎌내며 살아가는 법을 배울 수도 있으며 플래시백을 다시 한 번 촉발할 것 같은 사람이나 장소를 피해 다닐 수 있다.

✚ 플래시백에 대처하는 법

플래시백을 치료하는 데 지속적이고 일관되게 효과가 있다고 알려진 특별한 약은 없다. 그러나 항우울제(《우울증》 참조)가 외상후 스트레스장애 치료에 많이 이용되어 왔으며, 종종 플래시백의 빈도와 강도를 약화시키는 효과가 있는 것으로 밝혀졌다. 이들은 인지행동치료를 통해 도움을 받을 수 있다. 인지행동치료는 플래시백을 촉발시키는 감정과 경험들이 무엇인지를 알아내는 데 도움이 된다. 이 치료를 통해 자신감을 얻고 유발 요소들을 피하거나 이에 대처하는 방식을 조정할 수 있음을 배우게 된다. 마지막으로 이들은 촉발 요소들에 자신을 노출시키면서 과잉반응을 하지 않고 긴장을 푸는 법(《불안》 참조)을 연습하게 된다. 시간이 지나면 플래시백이 덜 자극적으로 변하며 다른 기억들과 마찬가지로 마침내 사라져버릴 수도 있다.

플래시백은 *환각*과 종종 혼동되곤 한다. 환각은 외상과 전혀 상관이 없는 다른 여러 가지 질병에서도 나타난다. 플래시백과 환각 두 가지 모두 생생하게 느껴지며 현실감을 잃을 수도 있다. 그러나 외상후 스트레스장애 PTSD로 인해 플래시백을 겪게 되면, 이들은 플래시백이 끝난 후에(혹은 플래시백을 겪는 도중에라도) 자신이 기억을 다시 한 번 체험하고 있음을 깨닫게 된다. 플래시백이 잠시나마 현실처럼 느껴진다 하더라도 과거의 경험과 똑같은 상황이 또다시 발생하지 않는다는 사실을 깨닫는다. 또한 외상이 기억에 장애를 일으켜 자신의 마음이 적절하게 작동하고 있지 않다는 사실을 깨닫게 된다. 그러나 환각을 겪는 사람들은 전반적으로 환각이 질병의 증상임을 깨닫지 못한다. 예를 들어, 만약 환각 증상으로 인해 환청을 듣는다면 이들은 문제가 자기 마음에 있는 것이 아니라 자신에 대해 이야기를 하는 환각 속의 사람들에게 있다고 생각한다.

"플래시백"이라는 단어는 환각제를 사용하고 나서(사용 직후에 나타나는 중독 증상이 아니라) 나중에 나타나는 후유증을 지칭하는 데 사용되기도 한다. 만약 LSD(라이서직 산 디에틸아미드 lysergic acid diethylamide)를 복용했다면, 이들은 때때로 복용한 지 몇 주나 몇 달 뒤에 중독 증상을 보이기도 한다. 과학자들은 이러한 반응이 어째서 일어나는지 아직까지 밝혀내지 못했다.

Grandiosity
과대성

자신이 중요하고 특별한 사람이라는 과도한 확신

당신은 깜짝 놀랐다. 당신이 승진할 줄 알았는데 그 비열한 딸랑이가 당신 자리를 채갔기 때문이다. 지난주 새 상사 될 분이 방문했을 때, 당신은 일부러 제시간에 도착해서 때맞춰 생색을 낼 수도 있었다. 심지어 당신은 다른 직원들을 설득해서 새 여자보스에게 줄 환영 화환을 준비했다. 물론 환영 카드에는 오직 당신 이름만 적어서 건네줬지만. 당신은 다른 동료도 당신과 똑같은 짓을 할 거라고 생각한다. 물론 그들이 당신만큼 똑똑할 때의 이야기지만. 애초에 사람 보는 눈이라고는 조금도 없는 저 진상의 여왕 밑에서 일할 사람이 나 말고 누가 또 있을까. 당신은 아프다는 핑계로 며칠 동안 출근하지 않는다. 그녀가 당신을 놓치진 않을까 노심초사하도록 만들고 싶었기 때문이다. 그녀는 분명 당신 같은 인재를 놓쳤다는 사실에 땅을 치며 후회할 것이다.

지나치게 과장된 자신감, 자기애적 인격장애

과대성은 자신이 중요하고 특별한 사람이라는 과도한 확신에서 비롯된다. 오로지 본인만이 고유하고 특별한 사람으로서, 그런 특별한 대우를 받을 가치가 있다고 믿는다. 설령, 실적이나 업무능력이 미미하더라도 남들이 자신을 중요하고 재능 있는 사람으로 보길 바란다. 남들이 자신의 말을 잘 듣고 자기 지시에 따르기를 원하면서도, 규칙은 아래 사람들이나 따르는 것이라며 정작 본인은 규칙 따위는 무시한다. 실제로 사람들은 이들을 지루하기 짝이 없고 자기중심적인 사람이라고 여기고 있음에도, 정작 본인은 자신을 재치있고, 매력적이며, 남들이 시간을 함께 보내고 싶어서 안달할 만큼 가치 있는 사람이라고 상상한다.

이들은 타인을 오직 이용하고 조종할 수 있는 대상으로만 간주한다. 만약 누군가가 자신과 친해지려 한다면, 이들은 재빠르게 상대가 중요한 인물인지 아닌지를 계산해보고 만약 그렇지 않다면 상대를 아예 무시해버린다. 이들은 끊임없이 권력을 얻을 방법을 고민하며 종종 다른 사람들이 자신의 능력과 성과들을 시샘한다고 상상한다. 이들은 자신은 언제나 최고로 대접받을 만하며, 최고들과만 어울리려 하고, 남들이 인정하지 않으면 상처받는다.

정신의학자들은 이러한 증상을 그리스 신화에서 연못에 비친 자기 모습에 반한 나르시서스의 이름을 따서 자기애적narcissistic 인격장애라 부른다. 만약 자기애적 인격장애가 있으면 자기 자신의 중요성에 대해 과대감을 가지며, 남들을 따돌리거나 조종하려든다. 모든 인격 특성은 정도에 따른 연속선상의 어느 지점에 있다. 자기애적인 인격장애 특성의 어떤 부분은 가벼운 형태로 흔히 존재한다. 심지어 조금 과장된 자존심을 가지는 편이 건강할 수 있다. 정신의학자들에 의하면 모든 증상이 발현된 자기애적 인격장애에 시달리는 사람은 전체 인구의 1퍼센트 미만으로 추정한다. 그런 인격장애의 사례로서 과대적 특성은 지속적으로 나타나는데 자아 자체도 과대적 특성으로 가득 차 있고 남들과의 상호작용에서도 그런 특징이 계속된다.

과대성의 증상과 형태

자존심 장애에서 나타난다

정신의학자들은 자기애적인 인격장애에서 나타나는 과대감은 심각한 *자존심 장애*의 위장된 형태라고 믿는다. 자기애적인 성향이 있으면 매우 쉽게 상처받는다. 실제로는 자신이 무가치하다고 여기기 때문에 오히려 자신이 강하고 재능있고 주변으로부터 사랑받는 사람이라는 이미지를 만들어낸다. 설령 상대가 의도하지는 않지만 사소한 거절의 뜻을 내비치면 그 즉시 자신의 이미지는 심하게 흔들리며, 이로 인해 이들은 *분노*나 *우울증*에 빠지게 된다. 조그마한 실수나 상실에도 정말로 자신이 특별한지 자문하도록 만든다. 이 경우 십중팔구 직장과 연애사업에 문제가 있을 확률이 높은데, 이는 이들이 거만하고 다른 사람들을 조종하려 들므로 주변 사람들이 이들을 쉽사리 받아들여 주지 않기 때문이다.

히스테리성 인격장애에서 나타난다

과대적 특성은 다른 인격장애에서도 나타날 수 있다. 만약 *히스테리성 인격장애*가 있다면 이들은 모든 사람의 관심의 한가운데에 있고 싶어 하며 남들의 관심을 끌기 위해 극적이거나 유혹적인 태도를 취한다. 이들은 다른 사람들을 자기 드라마에 장단을 맞추기 위한 꼭두각시로 간주한다. 이들은 그저 안면이 있는 사람들에게 마치 절친한 친구이거나 친구 중 한 사람인 것처럼 자연스럽고 친근하게 말을 건다. 만약 그런 접근이 거절당하거나 무시당하면 이들은 협박을 하거나 분노발작을 보인다.

반사회적 인격장애에서 나타난다

반사회적 인격장애가 있다면, 이들은 자기 목적에 이용할 때를 제외하고는 남들에게 신경조차 쓰지 않는다. 이들에게 규칙은 위반하라고 만들어 놓은 것이며 처벌받지 않고 넘어갈 수만 있다면 규칙은 당연히 위반하는 것이

다. 이들에게 세상의 모든 사람들은 오로지 자기 자신이 최우선이며 자기 밖에 모른다고 믿는다. 그렇지 않은 척 하는 사람들은 바보이거나 위선이거나 거짓말쟁이로 간주한다.

정신병과 조증에서 나타난다

인격장애에서 나타나는 과대성은 인생을 통틀어 타인들과 공감하고 부적절한 감정에 대처하는 데 실패했음을 의미한다. 다른 종류의 과대성은 양극성 장애나 정신분열병 같은 주요 정신질환에서 나타난다. 이러한 질병에서 과대성은 현실감각을 상실하기 시작하면서 나타난다. 이는 그 사람의 일상적인 자존심 수준과는 관계없이 생기며, 평소 다른 사람들을 공감하는 수준 정도와도 전혀 상관없이 나타난다.

이들은 조증이나 정신병의 에피소드가 잠복하는 동안에는 전혀 과대적이지도 않고 자기애적 성향을 나타내지 않을 수도 있다. 조증일 경우, 과대적 믿음이 생긴다. 자신이 세상 꼭대기에 올라 정상을 정복했으므로 세상 모든 사람들은 자신에게 관심을 가져야 한다고 믿는다. 주변의 어느 누구보다 본인이 가장 흥미롭고, 재밌고, 재능있는 사람이라고 생각한다. 에너지가 넘치고, 뭐든지 할 수 있을 것 같다고 느낀다. 주변의 모든 사람들이 자신의 곁에서 자신의 영광을 함께 누리고자 구름같이 몰려든다고 생각한다. 이들은 자신이 말하고 쓰고 하는 것 모두가 너무나 탁월하게 느껴진다. 만약 다른 사람들이 자신에게 자기 생각에 적합하지 않다고 생각되는 업무를 맡기면 짜증을 내거나 자기 재능이 낭비되고 있다고 생각한다. 그리고 사회 저명인사들을 마치 자기 동료나 도우미처럼 말한다. 자신이 유명하거나 명성을 휘날리기 일보직전이라고 여기며 남들이 자신에 대해 들어본 적이 있을 거라고 여긴다. 자신이 7개 국어를 능통하게 말하는 것과 같은 특별한 능력이 있다고 믿는다. 자기 언어능력을 자랑하기 위해 다국적 언어로 계속 회화를 이끌어 나가려고 할 수 있다.

종교와 성행위에 관한 것 역시 조증에서 흔히 볼 수 있는 과대적 주제이다. 이들은 *종교적* 구원에 심취할 수 있다. 자신이 목하 영광과 계시의 순간을 경험하고 있다고 믿는다. 종교 서적에 적혀 있는 글들이 자신에게 직접적이고 뚜렷하게 말을 걸고 있는 것처럼 느껴진다. 신의 메시지를 사람들에게 전달해야 할 의무감을 느끼기 시작한다. 이들은 예언을 하기 시작한다.

다른 한편 *성적 집착* 증세를 보일 수도 있다. 이들은 성적으로 결코 고갈되지 않는 것처럼 느껴진다. 자신이 남성답고(여성은 여성답다고 느끼겠지만) 매력적이라고 여긴다. 이들의 말은 성적 암시로 가득 차 있으며, 낯선 사람과 함께 공공장소에서 성행위를 즐긴다든가 하는 등의 자의적이고 위험한 성적 관계를 유혹하고 추구한다. 지나치게 화장을 하거나 너무 화려한 옷차림을 한다. 이들은 창피함을 느끼지 않는다. 조증이 아니었더라면 절대로 대중의 앞에서 하지 않을 성적 제스처와 용어들을 사용한다. 종교와 성적 집착은 동시에 일어나기도 한다. 필자가 치료한 환자 중에는 자신에게 키스할 기회를 허락해주겠노라고 말하며 성경 구절로 필자에게 "축복"을 내려주던 여성이 있었다.

결국 과대적 사고는 점점 확대되어 그야말로 *망상*에 이른다. 이제는 자신이 유명해져야 한다고 믿기보단 이미 유명해졌다고 믿는다. 이들은 자신이 지금의 자기 자신이 아니라 다른 사람이라고 믿기 시작할 수도 있다. 예를 들어, 자신을 대통령, 가수, 혹은 메시아라고 여긴다. 이들은 *환각*을 보기 시작한다. 이러한 환각으로 인해 신의 목소리가 자신을 통해 들려오거나 라디오에서 자신의 이름이 흘러나오고 있다고 해석한다. *편집증*적으로 되면, 남들이 자신을 질투하고 자신의 돈과 업적과 명성을 훔치려 한다고 생각하기에 이른다. 이러한 상태에 이르면 이들은 조증과 더불어 *정신병*을 앓고 있는 것이다. 현실감을 완전히 상실했다는 것이 바로 그런 증거다.

과대망상의 내용은 종종 시대상을 반영한다. 19세기였더라면 정신질환을 앓고 있는 환자는 프랑스 장군의 모자를 쓰고 코트 호주머니에 한쪽 손을 집어넣고는 자신이 나폴레옹인 것처럼 행동할 수도 있었다. 오늘날에는 자신이 유명한 랩 가수이거나, 대통령과 결혼하게 될 약혼자라거나, 에이즈의 치료약을 만들어낸 과학자라고 믿을 것이다.

과대망상은 정신분열병(《정신병》 참조)에서도 나타나 수 있다. 정신병은 과대망상과 편집증 둘 모두로 나타날 확률이 높지만 빠른 말투나 *다행감*과 같은 조증 증상은 나타나지 않을 수 있다. 예를 들어, 자신이 핵관련 분야에 종사하는 핵물리학자이며 그래서 FBI가 비밀을 훔치려고 본인을 납치하고자 한다고 믿는다.

✚ 과대성에 대처하는 방법

인격장애는 치료하기가 매우 힘들다. 가장 효과 있는 치료는 정신치료다. 정신치료를 받게 되면 이들이 경험하는 과대망상이 실은 자신의 취약성을 위장한 것임을 알게 된다. 만약 자기애적인 인격장애가 있으면, 치료자의 분석을 믿지 않으려 하고 비판적인 평가를 견디기 힘들어한다. 그러나 이들이 이러한 난점들을 극복해낸다면, 자신에 대해 더욱 현실적인 측면을 보게 된다. 즉, 과대적인 생각이 줄어들게 되면 사소한 비판에도 견디기 힘들어하고 상처받는 것 또한 줄어들 수 있다. 일견 견뎌낼 수 없을 것만 같은 실패나 거절로 인해 우울해진다면 가끔씩 항우울제(《우울증》 참조)의 도움을 받을 수 있다.

✚ 당신 곁에 과대성을 가지고 있는 이가 있다면

만약 당신이 아끼는 친구가 자기애적인 성향을 가지고 있다면, 당신은 친구의 자멸적인 기대를 충족시켜줘서는 안 된다. 상대를 무작정 칭찬을 해서도 안 되며 그렇다고 하여 자기중심적인 괴물이라고 비난해서도 안 된다. 그 대신 친구가 좀 더 균형 잡힌 관점을 공유할 수 있도록 도와주어야 한다. 예를 들어, 당신은 친구가 새로 구입한 자동차가 매우 멋있다는 점에는 동의하더라도 마을에서 가장 비싼 차를 가져야 한다는 친구의 욕구를 인정해서는 안 된다는 것이다. 당신이 친구를 좋아하는 것은 그가 최고로 비싼 차를 타고 다녀서가 아니라 다른 이유 때문이라는 점을 깨닫도록 일러줘야 한다.

정신병이나 ***조증***이 발발하는 동안 나타나는 과대망상은 항정신병 약물과 기분안정제를 각각 사용하거나 둘을 병행하여 치료한다. 아끼는 사람이 과대망상에 시달린다면, 당신은 상대가 치료를 받는 동안 도움을 줄 수 있다. 일단 기본적으로 상대의 과대망상적인 믿음에 대해 논쟁을 피해야 한다. 아무리 많은 이야기를 나눠도 상대의 믿음은 변하지 않을 것이기 때문이다. 그 대신 현실에 대한 당신의 관점을 공유하면서도 환자에게 그가 병으로 인해 그런 과도한 믿음을 갖게 되는 것이라는 점을 상기시켜주도록 한다. 상대방을 윽박지르면서 정면으로 상대의 과대성을 깨부수고 싶은 유혹이 들더라도 이런 방법으로 얻을 수 있는 것이라고는 상대가 당신이 좌절하였으며 당신이 그를 더 이상 사랑하지 않는다고 믿게 만드는 역효과밖에 없다. 당신은 사랑하는 사람이 보여주는 기괴한 믿음에 지나치게 감정적으로 대응하지 말고, 배려하는 태도를 유지한 채 상대와 대화를 이끌어 나가야 한다.

20

Grief
슬픔(상실로 인한)

상실로 인해서 생기는 슬픈 마음이나 느낌

자녀들은 당신을 걱정스러워한다. 당신은 온종일 집안을 서성이거나 밤늦도록 앨범 속의 사진만 쳐다보고 있다. 최근엔 교회도 가지 않는다.

자녀들이 당신을 설득하며 함께 외식하자고 한다. 그러나 당신은 아내와 늘 가던 곳이 아닌 새로운 곳으로 가고 싶다. 아내가 당신 곁에 없는데 어떻게 두 사람이 그처럼 좋아하던 식당으로 갈 수 있겠는가.

사실, 아내가 당신 곁에 있었더라면 그 레스토랑의 생선 요리를 아내가 얼마나 좋아했을까, 자녀들이 졸업하는 것을 지켜보면서 아내가 얼마나 자랑스러워했을까, 딸아이의 새 남자친구를 바라보며 아내가 얼마나 행복해 했을까 등등의 생각이 당신 머릿속에서 떠나지 않는다.

아무도 아내의 이야기를 꺼내지 않는다. 하지만 당신은 오로지 아내 생각뿐이다.

슬픔을 대하는 우리들의 자세

우리는 때때로 죽음에 대해서 잊어버리곤 한다. 우리는 죽음을 삶의 필연적인 한 부분으로서가 아니라 일종의 탈선으로 여기는 경향이 있다. 질병과 죽음으로부터 차단되어 있으므로 죽음을 직면했을 때 일어나는 슬픔은 더욱 걷잡을 수 없고 그런 슬픔에 제대로 대처하지 못하는 것은 아닐까 짐작해본다. 하지만 명백하지는 않다. 만약 사랑하는 사람의 죽음이 다가오고 있다는 것을 예상한다면, 우리는 죽음이 다가오기 전에 미리 슬픔을 경험할 수도 있을 것이다. 사랑을 나누고, 작별인사를 나누고, 친구와 가족을 만나보고 죽음에 대비할 시간을 가진다. 우리는 장례의 뒤에 여전히 슬프고 외롭겠지만 충격은 덜 받을 수 있다.

만약 갑작스러운 죽음을 맞이했거나, 비극적인 죽음을 맞이했다면 우리는 매우 놀라고, 멍해지며, 운명이 기대에서 어긋난 것처럼 느껴질 것이다. 자신이 버림받은 것 같은 느낌이 든다. 안절부절 못하고 자신이 사랑한 사람에게 도대체 무슨 일이 일어난 것인지 아직까지도 받아들일 수가 없다. 내가 무엇을 잘못해서 그 사람이 죽었는가 하는 의문이 들 수도 있다. 이런 터무니없는 일은 있을 수 없다고, 이건 뭔가 실수가 있었던 것이라고 끊임없이 자신에게 되뇐다. 우리는 슬픔보다는 분노의 감정을 더 느낄 수도 있다.

상실에서 오는 슬픔

초기의 충격이 며칠 혹은 몇 주 동안 지속될 수 있다. 그러나 결국 죽음을 받아들이며 정해진 애도과정을 겪게 된다. 사랑하는 사람이 죽으면, 우리는 외로움을 느끼고 과거의 기억에 사로잡히게 된다. 장례식의 기억이 빈번하게 꿈에 나타나며, 잠에서 깨어나 사랑하는 아내가 정말로 더 이상 자기 곁에 없다는 사실에 절망한다. 침대에서 팔을 뻗어보지만 아내는 없고 팔은 허공을 휘저을 뿐이다. 머릿속에서 아내의 목소리를 듣거나, 그녀의 존재를 느끼거나, 심지어 잠깐은 그녀의 모습을 볼 수도 있다. 이는 어떤 정신질병에서 나타나는 *환각* 증세와 매우 비슷하다. 이러한 증세가 환각과 다른 것은, 그는 사랑하는 아내가 정말로 살아 있지도, 자신에게 말을 걸고 있지도 않다는 사실을 알고 있다는 점뿐이다.

이들은 무슨 대화를 하더라도 죽은 사람과 장례식에 대한 이야기를 하려고 할 수도 있다. 필자는 자동차사고로 아내를 잃은 후 배를 타고 여행을 떠난 남자를 알고 있는데, 그는 여행하는 동안 만나는 모든 사람들에게 아내의 죽음에 대한 이야기를 나눴다. 필자가 추측하건데 자녀들은 여행을 통해 아버지가 돌아가신 어머니에 대한 생각을 잠시라도 떨쳐버리고 마음을 잡고 돌아오기를 바랐겠지만 그는 자기 슬픔을 그대로 이끌고 돌아왔다.

반면 일부 사람은 상실을 상기시키는 어떤 대화도 일부러 *회피*하려 할 수도 있다. 이야기를 하는 중에 그와 관련된 모든 화제를 피하려 든다. 주변 사람들도 이들을 슬프게 만들까 봐 이들이 사랑했던 사람에 대한 언급을 피하고자 한다. 이별에 대한 언급이 이들에게 슬픈 기억을 떠올리도록 할 수 있다. 같이 찍은 사진을 보거나 과거에 함께 다녔던 장소나 사람들을 만나는 것을 힘들어할 수 있다. 사랑하던 사람이 죽기 전에 했던 일이나 해내지 못했던 사소한 일들마저 죄책감을 느낄 수 있다. 이들은 슬픔을 느끼고 종종 울기도 한다.

이런 현상은 *불안*이나 *우울증과* 함께 나타나는 증상이기도 하지만, 이는 사별을 겪는 동안 당연하게 나타나는 증상이다. 실제로 이별한 지 몇 달이나 1년 정도, 혹은 더 오랫동안 슬프고 외로우며 추억에 사로잡힌다 하더라도 이상한 것은 아니다. 이들은 *수면장애*에 시달리거나, 기운이 없거나, 식욕이 사라질 수도 있다. 과거 이들의 시간을 즐겁게 채워주었던 활동이나 계획에도 더 이상 신이 나지 않는다. 주변 사람들에게 흥미를 잃을 수도 있고 새로운 관계를 맺는 데 관심이 전혀 없을 수도 있다. 실제로 상실에서 오는 슬픔에 잠긴 3명 중 1명이 우울증의 모든 증상을 겪는다.

비록 상실에서 오는 슬픔은 매우 당연한 경험이지만, 사랑하는 사람의 죽음은 정신질환을 유발할 만큼 스트레스를 주는 일이기도 하다. 이런 슬픔에 빠진 사람들 20명 중 1명은 주요 우울증이라는 별개의 진단이 내려질 만큼 좀 더 심각하고 지속적인 증상으로 진행된다. 삶의 의욕과 에너지가 모두 상실되거나, 어떤 증상이 지속적이고 심각하게 생활을 방해하기 시작한다면, 이들은 정신과적인 치료를 받을 필요가 있다. 만약 강렬하고 심한 죄책감에 시달리거나, 자기 자신을 무가치하게 느끼거나, *자살사고*에 시달린다면 반드시 정신과적인 치료가 필요하다. 우울증에서 나타나는 죄책감은 비현실적인 경향이 있다. 이들이 망자의 죽음의 원인이거나, 스스로를 매우 나쁜 사람이라고 생각할 수도 있다. 상실에서 오는 슬픔이 주요 우울증으로 진행하였을 경우에는, 몇 개월 이상 항우울제 치료를 하면 효과를 볼 수 있다. 과거 우울증 삽화에 시달린 적이 있다면 이들은 사별을 경험하는 동안 우울증이 재발할 확률이 높아진다.

아이들 또한 부모의 죽음을 통해 슬픔이나 다른 심리적 문제를 겪을 수 있다. 아직 취학 전의 아이들은 부모를 잃게 되면 아이는 죽음이 무엇인지 이해하지 못하더라도 불안해 할 수는 있다. 좀 더 큰 아이들 역시 우울증이나 파괴적인 행동 경향을(《반사회적 행동》 참조) 보일 수 있다. 아이들은 그들이 사랑했던 사람이 죽은 것이 어쨌거나 다소간은 자신들 탓이라고 생각할 수도 있다.

다른 상황에서도 사랑하는 사람의 죽음으로 인한 슬픔과 비슷한 감정을 느낄 수 있다

우리는 죽어가는 사람이 겪는 감정적 경험을 묘사할 만한 어휘를 가지고 있지 않다. 그러나 임박한 자기 죽음과 직면하는 것은 상실에서 오는 슬픔을 직면하는 것과 매우 유사하다. 대부분의 사람들은 자기 죽음을 생각하기 싫어한다. 예를 들어, 말기 질병으로 인해 더 이상 살 수 없다는 사실을 깨닫게 되면, 우리의 첫 반응은 **부정**의 표현이 될 가능성이 많다. 이때는 의사와 논쟁을 벌이거나 의사의 말을 믿지 않으려 할 수 있다. 혹은 충격을 받고 무감각해질 수도 있다(〈해리〉 참조). **분노**하고 그런 분노로 인해 병원 의료진이나 가족에게 화풀이를 할 수도 있다. 자신이 처한 상황에 대해 생각하길 거부하거나, 아무리 비현실적인 방법으로 보여도 다른 방도는 없는지 미친 듯이 찾아보려 한다. 그리고 의사나 신과 일종의 협상을 해보려 한다. 좀 더 열심히 살고 노력할 테니 신에게 조금만 더 살려달라고 애원하기도 한다.

결국은 죽게 될 거라는 사실을 받아들인 시기의 사람들은 **우울증의 시기**를 겪게 된다. 이는 상황을 고려해 볼 때 자연스러운 반응으로 보인다. 자신이 죽어간다는 사실을 아는 사람이 미래에 대한 희망을 가지고 현재를 즐기는 것은 매우 힘들 것이다. 그럼에도 불구하고 앞으로 살날이 얼마 남지 않았다면 슬픔, 절망감, 혹은 무기력한 상태로 남은 시간을 허비하는 것은 너무나 안타까운 일이다. 만약 우울함 때문에 아무것도 할 수 없다면 정신치료, 종교적 상담, 혹은 항우울제(만약 죽음이 촉박해 있지 않다면)를 통해 남은 날들을 최대한으로 활용할 수 있다. 마침내 자기 죽음과 대면한다. 이것은 모든 사람들이 결국 이르게 되는 마지막 정점이다. 영적인 믿음과 남겨질 가족에 대한 사랑, 희망이 삶의 끝을 덜 힘들게 해줄 수 있다.

이혼처럼, 사랑하는 사람과 헤어질 때 역시 상실에서 오는 슬픔과 유사한 경험을 겪는다. 이들은 상대가 자주 다니던 장소를 찾아다니거나 아니면 아예 이러한 장소를 피하려 한다. 그러다가 우연히 사랑하는 상대와 마주치게 되면 정신적 **공황**을 일으킬 수도 있다. 헤어진 사람들 중 일부는 **질투**를 경험하기도 한다.

사람들은 그들의 고향을 떠날 때에도 상실에서 오는 슬픔과 비슷한 감정을 느낄 수도 있다. 만약 갑작스럽게 마주친 비극적 상황일 경우, 예를 들어, 전쟁 때문에 해외로 강제이민을 떠날 수밖에 없으면 더욱 힘겨울 수 있다. 많은 이민자들이 동포들과 추억을 함께하는 것으로 위안을 얻는다. 반면 어떤 사람들은 너무도 괴로운 나머지 과거는 전부 다 잊어버리고 새로운 삶에 모든 정신을 집중하며 살아가는 경우도 있다.

또한 가족 아닌 사람의 죽음에서도 상실에서 오는 슬픔은 나타난다. 멘토나 종교적 지도자의 죽음이 굉장한 영향력을 미칠 수 있다. 어떤 사람들은 자기 애완동물에 감정적으로 많은 애착을 가지고 있어서 몇 주고 몇 달이고 슬퍼할 수도 있다. 국가적 인물이 죽으면 사회 전체가 이런 상실에서 오는 슬픔에 빠질 수도 있다. 역대 대통령들의 갑작스런 죽음 이후에 나타나는 증상이 이에 해당한다. 사회는 테러 공격이나 아동 유괴사건 같이 공감대를 형성하는 재난을 겪어도 이와 유사한 슬픔의 단계를 보일 수 있다. 대부분의 사회는 9.11 테러 같은 사건을 겪으면 상실에서 오는 슬픔과 유사한 반응을 보인다. 상당수는 자신이 직접 겪은 일이 아니더라도 우울증, 불안, *외상*, *해리* 증상을 보일 수 있다

✚ 상실로 인한 슬픔에 대처하는 법

만약 애정을 쏟은 사람과 사별해야 한다면 우리는 지금 겪고 있는 상실로 인한 슬픔이 당연한 것임을 염두에 두어야 한다. 슬픔, 외로움, 낙담을 느끼는 것은 자연스러운 현상이다. 결국에는 상실로 인한 슬픔은 멈추게 될 것이다. 자신이 겪은 상실을 반추하는 횟수가 점점 줄어들 것이다. 과거에 즐겨했던 활동들을 다시 시작할 것이다. 점차 새로운 일들을 시도하고, 새사람을 만나고, 새로운 인간관계를 만들기 시작한다. 물론 자신이 잃은 사람을 어느 누구와도 대체할 수는 없겠지만, 그래도 이들은 앞으로 나아가기 시작하면서 좀 더 편안함을 느낄 수 있다. 인간관계라는 것이 장차 다가올 상실의 근원이라기보다는 관계가 지속되는 동안 그것이 가져다주는 만족으로 생각하기 시작할 것이다. 자신이 잃게 된 사람에 대해 슬픈 기억들보다는 행복했던 기억들을 떠올리게 된다.

대부분의 종교는 사랑하는 사람을 잃었을 때 지역공동체의 모든 사람들이 모이도록 해주는 특정한 애도의식을 가지고 있다. 비록 이들이 사람들 앞

에 나서서 조문객들을 마주해야 하는 것에 중압감을 느끼고 사람들을 피해 홀로 숨고 싶을지라도 이러한 의식이 이들에게 사회적 연결고리를 부여해준다. 이들이 과거의 기억에만 집착한다면, 친구와 외출해 과거에 즐겼던 활동을 하면서 주의를 환기시켜야 한다. 상실을 생각하는 것마저 너무나도 괴롭다면, 이들을 괴롭힐 만한 사진, 장소, 이들을 슬프게 할 것 같은 사람들과 만나는 일들을 서두르지 않고 천천히 점진적으로 노출시켜나가도록 한다. 카운슬러가 이러한 문제를 해결해나가는 데 도움을 줄 것이다. 카운슬러는 이들이 우울증이라면 좀 더 장기적인 보살핌을 제공해줄 수 있을 것이다.

✚ 당신 곁에 상실로 인한 슬픔에 빠져있는 이가 있다면

당신이 아끼는 사람 중에 누군가가 상실로 인한 슬픔에 빠져 있다면, 상대가 충분히 슬퍼할 만한 시간을 준 뒤 자연스럽게 슬픔에서 치유될 수 있도록 해주어야 한다. 상대의 곁에 있으면서 그가 이끄는 대로 따라줌으로써 도움을 줄 수 있다. 만약 그가 자기 이별에 대해 이야기하고 싶어 한다면, 이야기를 들어주도록 한다. 만약 상대방이 자신의 상실에 관해 이야기하는 걸 회피한다면, 강제로 말하도록 해서는 안 된다.

만약 두 사람 모두 상실을 겪고 있다면, 둘 중 한 사람은 상실에 관해 이야기를 하고 싶어 하는 반면, 다른 한 쪽은 그 이야기를 피하고 싶어 하는 경우가 종종 생기게 됨으로써 위에서 언급한 행동방침대로 하기가 몹시 힘들 수도 있다. 이런 경우에는 서로에게 애정과 호의를 지속적으로 보이는 것이 서로가 필요할 때 옆에 있다는 신호를 보내는 것이 가장 좋은 방법이다. 일정 시기에 이르면 상대는 마음속의 감정을 쏟아내기 시작하는데 당신은 이에 대비해야 한다. 평소에는 너무나도 인내심이 강했던 사람이 갑자기 주체하지 못할 정도로 울음을 터뜨리는 모습에 당황할 수도 있다. 심지어 당신뿐만 아니라 슬픔을 폭발시킨 당사자도 자기 자신에게 놀랄 수도 있다.

둘 중 한 명이 특히 힘든 시기를 보낼 때에는, 함께 상담을 받으러 가는 것이 도움이 될 수 있다. 아이를 잃거나 했다면 특히 견디기 힘들다. 아이를 잃은 후 부부가 서로 이혼하는 경우도 종종 있다. 커플치료가 당신의 감정이 당신을 갈기갈기 찢지 않도록 해주고 좌절과 슬픔에 대처하도록 도와줄 수 있다.

만약 아끼는 사람이 상실로 인한 슬픔에 빠졌다가 심각한 우울증 증세를 보이면 당신은 상대로 하여금 정신과 의사를 방문하도록 설득해야 한다. 위에서 언급한 것처럼, 몇몇 사람들은 심각한 우울증에 빠져들며 이로 인해 상실로 인한 슬픔에서 헤어나지 못할 수 있다. 이 경우 항우울제가 도움이 될 수 있다.

✚ 당신이 사랑하는 이가 죽음을 앞두고 있다면

만약 당신이 사랑하는 사람이 죽어간다면, 최대한 그에게 도움이 되도록 해야 한다. 어떤 사람들은 누군가를 잃는 것이 두려워 아예 도망쳐 버리는 경우도 있다. 일에 몰두하거나 사소한 약속을 통해 주의를 딴 곳으로 돌리거나, 아예 보지 않으려는 유혹에 빠질 수 있다. 그러나 사랑하는 사람이 자기 죽음을 받아들이는 과정의 여러 단계를 통과하게 될 때 그의 곁에 있어주고 지켜봐주는 것이 정서적으로 많은 도움이 될 수 있다. 아무도 홀로 죽고 싶어 하지 않는다. 죽어가는 사람에게 당신의 존재가 커다란 의미가 될 것이다. 어떻게 해야 도움이 될 수 있을지 잘 모르겠다면 직접 그에게 물어보는 것이 좋다.

당신은 자기 자신 또한 잘 보살펴야 한다. 보살펴주는 당신 본인이 슬프거나, 지치거나, 분노를 느끼거나, 술에 취한다면 당신은 사랑하는 사람의 옆에서 도움이 되기 힘들다. 사랑하는 사람의 죽음을 예상하면서 점점 슬픔을 느끼는 와중에는 상대에게 도움이 되기란 매우 힘든 일이다. 남아 있는 대부분의 시간을 그와 함께하고 그를 이미 죽은 사람처럼 대하지 않는 것이 매우 중요하다. 애도의 시간은 그 다음에도 있다. 비록 그 당시로서는 두 사람 모두에게 힘든 시간이겠지만, 그래도 함께할 시간이 얼마 남지 않은 동안 이를 최대한 활용하는 것이 중요하다. 많은 사람들이 종교적 믿음과 상담이 죽음을 마주하거나 사랑하는 사람의 죽음을 마주하고 있는 사람에게 큰 도움이 된다고 밝힌 바 있다.

21
Hallucinations
환각

실제로는 존재하지 않는 것을
듣거나, 보거나, 느끼거나, 냄새를 맡거나,
혹은 맛을 느끼는 것

그들은 당신이 잠을 자지 못하도록 방해하고 있다. 당신은 그들이 누군지 확신할 순 없었지만, 추측하건데 아마 옆집에 사는 아이들일 것이다. 당신이 잠자리에 눕기만 하면 그들은 창 밖에서 떠들기 시작하고 당신의 이름을 속삭여대곤 한다. 그들은 당신이 잠들기만 하면 당신을 해칠 것이니 조심하라고 말한다.

아이들은 엄청 재빠르다. 당신이 창문으로 달려가면, 그들은 이미 자취를 감추고 그곳에 없었다. 당신은 때때로 마치 누군가가 당신 등 뒤에서 지켜보고 있었던 것처럼 쓰레기통 옆으로 흘깃 스쳐 지나가는 그림자를 발견하곤 한다.

환각은 어떤 느낌일까?

환각은 감각적인 오인이다. 환각을 느낀다 함은 실제로는 존재하지 않는 것을 듣거나, 보거나, 느끼거나, 냄새를 맡거나, 혹은 맛을 느끼는 것을 의미한다. 정신의학자들은 이런 감각적 오인을 환청, 환시, 환촉, 환후, 환미라 부른다. 환각은 *정신병*의 증상이며 현실적인 감각의 붕괴가 뒤따르게 된다. 환각은 주로 정신분열병과 동반해서 나타나지만, 약물남용이나 그로 인한 금단증상은 물론이거니와 다른 정신병적 장애에서도 나타난다.

우리의 뇌는 환각을 마치 실제인 것처럼 느낀다. 설령 외부의 감각 자극이 없어도 시각·청각·후각을 담당하는 뇌의 부분들이 활성화된다. 환각은 외부세계에서 일어나는 것이 아니라 뇌 속에서 일어나는 것이므로, 마치 뇌가 비디오를 틀어준다고 생각하면 된다.

어떤 사람이 환각을 보고 있는지 여부를 알 수 있는 경우가 있다. 환청을 겪는 사람들은 종종 중얼거리거나, 웃거나, 노래를 부르거나, 자신이 듣고 있는 목소리에 반박하면서 소리칠 수도 있다. 혹은 대화하는 도중에 말을 멈출 수도 있다. 아니면 귀를 손, 솜뭉치, 혹은 모자로 틀어막으려고 할 수도 있다. 필자가 만난 환자들 중에선 뇌에 전파를 타고 들려오는 목소리(본인이 그렇게 생각했음)를 막기 위해 모자 밑에 호일을 깔던 환자가 있었다. 만약 환시가 있다면 방안을 이리저리 둘러보면서 환자의 시선은 끊임없이 흔들릴 것이고 실제로는 그곳에 없는 대상을 만지려고 손을 뻗을 수도 있다.

환각은 정확히 어떤 느낌일까? 거리를 거닐고 있다가 누군가가 자신을 부르는 소리를 듣는다고 상상해보라. 어디서 많이 들어본 것 같은 익숙한 목소리가 들린다. 잘 아는 사람의 목소리 같다. 이들은 멈춰서 뒤돌아보면서 군중들 사이에 익숙한 얼굴이 있는지 찾아본다. 다른 사람이 대답하는 것을 보면서 이들은 약간 민망하고 창피함을 느끼겠지만 한편으론 안도하면서 가던 길을 재촉한다. 하지만 아무도 대답하는 사람이 없는데도, 누군가의 이름을 부르는 소리가 계속 들린다면? 만약 자기 등 뒤에서 자신의 옷차림에 대해 평하는 목소리가 들려온다면? 만약 누군가가 계속 자신을 창녀라거나 동성애자라거나 하면서 지저분한 욕설을 한다면? 설령 본인이 다른 정신병의 증상에 시달리지 않더라도, 진짜 같은 이 목소리로 인해 자신이 정말로 실성한 것은 아닌지 의심하게 된다. 애초에 우리의 눈과 귀를 믿지 못한다면 우리는 무엇을 믿어야 한단 말인가? 반면 오랜 기간 환각에 시달리는 사람이라면, 매일매일 존재하지 않는 것을 보거나 듣는 것에 익숙해질 수도 있다.

만약 정신병에 걸려 올바르게 사고하지 못하는 사람이라면, 이 목소리들이 주변의 사람들로부터 들려온다고 당연히 생각하게 된다. 이들은 곁으로 지나가던 애꿎은 행인에게 자신을 모욕했다고 화를 낼 수 있다. 주위를 둘러봐도 아무도 없다면 이들은 먼 곳에서부터 이 목소리가 전달된다고 생각한다. 이 소리가 방송 시스템이나 텔레파시 능력을 가진 사람들로부터 오고 있다고 믿을 수도 있다. 신, 천사, 혹은 악마가 자신에게 말을 걸고 있다고 생각할 수 있다. 만약 환시가 있는 이라면, 설령 주변의 그 누구도 보이지 않는다 하더라도 자신에게 말을 걸고 있는 누군가가 보이고 들린다고 믿을 수 있다.

환각은 여러 질병에서 나타난다

정신분열병으로 인한 환청

정신분열병을 앓는 대부분의 사람들(《정신병》 참조)은 환청을 경험한다. 그래서 정신분열병은 "목소리가 들리는" 병으로 연상되기도 한다. 목소리는 주로 머리 바깥에서, 다시 말해 누군가가 실제로 자신 옆에서 말을 거는 것처럼 들려오는 형태를 띠는 경우가 많다. 또 다른 경우 목소리가 너무 요란스럽고 무엇을 지시하고 명령하며 내 몸 안에서 들려오는 것처럼 느껴지기도 한다.

대부분의 경우 목소리는 가족이나 자신이 아는 누군가의 목소리처럼 들린다. 그렇지만 때로는 신이나 악마의 목소리로 여겨질 경우도 있다. 목소리는 이들이 하는 행동 하나하나에 촌평을 하는데 대체로 그런 평들은 비판적이다. 목소리가 이들의 이름을 부르기도 한다. 목소리는 옆으로 몸을 돌려라, 설거지를 해라, 텔레비전을 켜라, 창문을 닫아라! 등과 같이 이들에게 명령을 내리기도 한다. 때때로 이러한 명령들은 극적이고 기이하며 폭력적일 수도 있다. 예를 들어, 필자가 치료한 환자 중에는 신이 남들을 공격하라고 하는 목소리를 듣는다고 믿는 독실한 남자도 있었다. 신이 이러한 명령을 내리는 이유가 분명히 있다고 생각했으므로 그 환자는 신의 명령에 충실히 따랐다. 만약 이를 따르지 않으면 신이 자신을 벌할 것이라 믿었기 때문이다. 때때로 이들은 자기 생각이 메아리처럼 생각하는 순간 곧바로 외부세계로 울려 퍼진다고 생각할 수도 있다.

중독성 약물로 인한 환각

환시와 환촉이 신체질환이나 약물과 관련하여 흔히 나타나곤 한다. 예를 들어, 알코올의 금단증상을 겪는 동안 방안에 동물이 보이거나 벌레가 피부 위로 스멀스멀 기어 다니는 것 같은 느낌을 겪기도 한다. 많은 불법약물들이 광범한 환각을 불러일으킨다. LSD(라이서직 산 디에틸아미드 lysergic acid diethylamide), 사이로사이빈 psylocybin, 메스칼린 mescaline 같은 사이키델릭 약물(환각제)은 이러한 증상을 유발하는 것으로 유명하다.

이러한 증상은 또한 *중독 상태*에 있거나 나중에 *플래시백*을 겪을 때 일어나기도 한다. 코카인과 펜사이클리딘 Phencyclidine(PCP, 혹은 천사의 가루) 역시 시각적·청각적 장애를 유발할 수 있다. 코카인을 사용하는 사람들은 때때로 바닥에 누워 있지도 않은 하얀 가루를 집으려 하거나 바깥에서 경찰이 대화를 하고 있다고 착각하기도 한다. 마리화나와 다른 합성마약(엑스터시 혹은 MIDMA 같은 약물들)은 환각을 불러일으키기보다는 지각을 매우 예민하게 만들 수 있다. 색이 더 밝아 보이고, 시력이 더 뚜렷해지며, 촉감이 더 생생해진다.

특정한 경련 유형 중에는 경련이 일어나기 전에 고무 타는 냄새를 맡는 경우가 있다. 신체질환과 중독성 약물에 의해 초래된 상태라면, 이들은 환각이 비정상이라는 것을 인정한다. 하지만 이와는 대조적으로 정신분열병에 시달리는 이라면 올바른 사고가 불가능하고 그로 인해 자신이 듣는 목소리를 해석하기 위해 현실을 왜곡하려든다.

우울증·조증으로 인한 환각

환각은 흔히 중독성 약물이나 정신분열병 때문에 생기지만, 우울증이나 조증에서 나타나기도 한다. 심한 우울증에 시달린다면 이들이 듣고 있는 목소리는 음울하고 자신을 욕한다. 그 목소리들은 이들에게 당신은 가치가 없고 죽어야 한다고 말할 수 있다. 만약 조증 삽화 기간이라면, 그 목소리는 이들을 칭찬하고 숭배한다. 자신이 신의 메신저이며 신이 자신을 통해 직접 말씀하신다고 생각한다.

일상 속의 환각

때때로 환각이 정상적이며 정신질환의 부산물이 아닌 경우도 있다. 특히 우리가 주변에 집중하고 있지 않을 때가 그렇다. 잠들기 직전에 누가 자기 이름을 부르는 소리를 듣거나 하는 것이 가장 흔한 경우다. 그 소리에 침대에서 일어나지만 집에 아무도 없거나 다른 사람들은 다 잠들어 있다. 설령 깨어 있는 상태에서도 돌아가신 친척이나 사랑하던 사람의 목소리를 듣는 것도 돌아가신 지 1주일 이내에 듣는 것은 정상적인 반응이다. 몇몇 종교에서는 신의 목소리를 듣는 것이 이상하지 않은 일일 수도 있다. 특히 종교적 황홀경을 느낄 때 이런 환청을 들을 수 있다.

✚ 환각에 대처하는 법

정신분열병, 우울증, 혹은 조증으로 인해 발생하는 환각은 항정신병 약물(〈정신병〉 참조)을 통해 치료할 수 있다. 대개 환각은 다른 정신병 증상에 비해 효과가 빨리 나타나지만, 환각이 완전히 사라지지 않을 수도 있다. 많은 사람들이 환각과 더불어 살아가면서 실제 세계의 소리와 환각을 구별하는 법을 배우게 된다.

만약 목소리가 비판을 하거나 자신에게 바보 같은 짓을 하도록 명령을 내리면 속으로 비웃으며 무시하면 된다. 많은 사람들이 라디오나 헤드폰을 통해 환청의 목소리를 다른 소리에 파묻어버리는 방식이 효과적이라고 말한다. 독서, 게임, 텔레비전 시청, 집안일 등을 통해 주의를 돌리는 것도 도움이 된다고 한다. 필자에게는 정신분열병을 지닌 환자가 환각으로 인해 일상생활에 방해를 받을 때 핸드폰으로 통화하는 척하는 환자가 있었다. 이를 통해 지나가는 사람들이 사실은 자기 자신에게 말을 걸고 있는 이 사람을 이상하다고 생각하지 않을 수 있었다.

약물에 중독된 상태에서 일어나는 환각은 대개는 치료가 필요 없다. 친구가 마약으로 인해 생기는 끔찍한 환각체험이나 불쾌한 경험 bad trip 을 하는 동안 당신은 옆에 남아 말상대를 해주는 것이 도움이 될 수는 있다. 약물이 체내에서 빠져나가면서 왜곡된 지각은 사라지게 된다. 알코올의 금단증상으로 인한 환각은 강도가 심하지 않으나, 경련이나 섬망(〈혼동〉 참조)같은 목숨을 위협하는 장애를 예지하는 것일 수도 있다. 어떤 경우든 알코올이 환각을 유발하는 이상 이들은 의학적 치료를 받아야 한다.

22

Histrionics
히스테리성 인격장애

타인의 애정과 관심을 끌기 위한
지나친 노력과 과도한 감정표현을 하며
이로 인해 사회생활에 장애가 생기는 인격

세상은 너무 잔인해! 칵테일파티에서 집까지 배웅해줄 만큼 용기있는 기사가 한 명도 없단 말인가. 몇 시간째 여기 서 있는 걸 아무도 눈치채지 못했단 말인가? 불쌍한 강아지가 굶고 있을 텐데. 당신의 불쌍한 강아지는 배가 고파 죽어버릴지도 모른다. 강아지가 당신을 그리워하고 있는 모습이 머릿속에 선하다.

친구가 택시를 부르는 게 어떻겠냐고 제안했다. 세상에! 그럼 파티장에서 혼자 떠나는 뒷모습을 남들에게 보이란 말인가! 도대체 친구는 무슨 맘으로 그 따위 소릴 하는 걸까? 친구가 당신을 배웅해주는 것 역시 말이 안 된다. 당신은 남자가 당신을 배웅해주길 바란다. 그저 적당한 남자만 찾으면······.

그래, 저사람! 지금 막 들어온 영화배우처럼 잘생긴 저 남자가 좋겠군. 손가락에 반지도 없고 옆에 여자도 없는 것 같다. 당신은 친구와의 대화를 억지로 끝내고는 그를 향해 다가갔다. 어쩌면 좀 더 여기 머무는 것도 나쁘지 않을 것 같다.

마치 연극을 하는 듯 지나치게 극적인 행동

약간의 연극적인 요소가 없으면 삶은 정말 심심할 것이다. 모든 사람들이 활기차고, 재미있고, 에너지가 넘치고, 매력적인 사람의 옆에 있는 것을 좋아한다. 이처럼 외향적인 특징을 갖고 있는 이라면 인기와 성공을 얻을 수 있을 것이다. 또 엔터테인먼트 산업이나 정치 방면에서 특히 재능을 발휘할 수도 있을 것이다. 반면 이러한 특징이 지나친 경우라면 정신의학자들이 히스테리성 인격장애라 부르는 질병에 걸린 것일 수도 있다.

히스테리성 인격장애가 있다면 이들은 자기연민이 강해 딱해 보일 수도 있다. 누군가가 자신에게 아첨하고 있거나 자신을 유혹하지 않으면 이들은 그 즉시 자신이 매력 없고 무가치한 사람이라고 여기기 시작한다. 누군가가 자신과의 관계를 끝내겠다고 하면 절망감에 사로잡혀 몸부림친다. 만약 상대방에게 자신과의 관계를 지속하도록 설득하지 못하면 이들은 즉시 새로운 사람을 찾아 나선다. 만약 운이 좋다면 이들에게 부족한 안정감을 제공해주고 주변에 있는 모든 사람들을 유혹하려는 이들의 경향을 참아낼 수 있는 사람을 만날 수 있을지 모른다. 한편 이들은 강인하고 유명한 연인이 자신을 이 구질구질한 세상에서 구출하여 초콜릿과 샴페인이 가득한 환상의 세계로 데려다 주길 희망할 수도 있다.

히스테리성 인격장애의 증상

히스테리성 인격장애의 가장 뚜렷한 특징은, 본인은 깊은 감정을 느끼고 싶다고 주장하나 그런 감정을 표현하는 모습이 대단히 피상적이고 막연하다는 것이다. 이 경우 친구들은 이들의 과거의 모습을 정확히 알지 못할 수도 있다. 스스로를 지나치게 과장하거나 말할 때마다 계속해서 내용이 변하기 때문이다. 과거의 성공을 떠벌리거나 인간관계를 실제보다 훨씬 더 심각했던 것처럼 묘사할 수 있다. 이들은 가장 최근 사귀기 시작한 애인을 지금까지 만나본 적 없는 "가장 훌륭한", 그리고 "성생활에 능숙한" 사람이라고 말하기도 한다. 그러나 이들의 묘사는 상대방의 세세한 특징을 잡아내지 못하기 때문에 상상 속의 인물처럼 모호하고 흐릿하기만 하다. 이들은 상대방이 어디 출신인지, 그가 무슨 일을 하는지, 그의 관심사가 무엇인지 모를 수 있다. 그 사람이 사랑하기만 해준다면 그런 것들이 무슨 문제냐고 이들은 대답할 것이다.

특히 이들은 첫눈에 반하는 경우가 많다. 다른 사람들이 겪는 망설임이나 탐색의 시기를 거치지 않기 때문이다. 이들은 호의를 보이지 않는 사람에게 종종 반하기도 한다. 교수, 치료자, 유명인사, 유부남처럼 사귀는 것이 불가능하거나 사귈 가능성이 매우 낮은 다른 사람들을 사랑하기도 한다. 친구들은 이들의 관계가 항상 똑같은 패턴 즉, 완벽한 사랑을 추구한 끝에 거절과 실망으로 되돌아오는 관계를 반복한다고 지적할 것이다. 관계가 끝나거나 끝나기 직전에 이들은 공황 상태에 빠진다. 이들은 홀로 남았을 때 어떻게 버틸지 상상조차 가지 않는다. 이들은 스스로를 자해하겠다고 협박하거나(〈자해〉 참조) 난동을 부린다. 이들은 친구들이 모여서 도와주지 않는 한 침대에 일어나기도 힘들어할 수 있다.

"히스트리오닉histrionic"이라는 단어는 라틴어로 배우라는 어원이 있다. 히스테리성 인격은 매우 연극적이고 감정적이다. 이들의 삶은 마치 긴 연속극처럼 느껴진다. 이들은 자기감정을 마치 무대 위에서 연기를 하듯이 극적으로 드러낸다. 이들의 모든 경험은 언제나 극에 달한다. 이들은 종종 연극을 하는 것 같은 느낌을 스스로 받으며, 관객이 없으면 공허함을 느낀다.

히스테리성 인격장애가 있다면, 정서적 위기상황에서는 심한 두통, 요통, 호흡장애, 심계항진 등의 증상을 겪는다. *신체 증상과 통증*으로 도피함으로써 이들에게 내재되어 있는 *불안*, 고독, 자신이 무가치하다는 느낌과 정면으로 마주 보지 않게 된다. 이들은 자신과 다른 사람들에게 파티에 가지 못한 것은 자기 애인이 약속을 취소했기 때문이 아니라 자신의 감기 탓이라고 핑계를 댈 수도 있다. 친구들은 이들이 신체 증상을 하소연할 때면 이들이 정서적으로 고통받고 있다는 것을 알게 된다. 친구들은 이들의 신체에 관한 염려만큼이나 정서적인 도움을 제공해준다.

히스테리성 인격장애의 진단

히스테리성 인격장애는 100명 중 2명 비율로 발병한다. 히스테리성 인격장애는 남자에 비해 여자가 더 자주 발병하는 것으로 나타났다. 연구결과에 따르면 치료자들은 히스테리성 인격장애가 있는 남성에게는 *반사회적* 인격이라는 진단을 내리고, 반사회적 인격장애가 있는 여성에게는 히스테리성 인격장애가 있다고 잘못 진단하는 경우가 더러 있었다. 이는 남성적이다, 여성적이다 하는 편견에서 비롯된 것일 수 있다. 극적인 성향을 지닌 남성은 마초, 무모함, 위험함 등으로 생각되는 반면 규칙을 어기고 싸움을 거는 여성은 감정적으로 자기통제가 되지 않는다고 생각하는 것이다. 이러한 편견을 반영하듯 오직 여성스러운 남성만이 히스테리성 인격 성향을 가지고 있다고 진단하는 경향이 있다. 사실 이러한 인격적 특징은 성별로 구별해서는 안 된다. 히스테리성 인격은 다른 사람들로부터 사랑을 받고 싶어 하는 욕구이며 반대로 반사회적 인격은 냉정하고 다른 사람들을 조종하려 든다는 점을 구별기준으로 삼아야 한다.

과학자들은 히스테리성 인격장애의 원인을 밝혀내지 못했다. 다만 개방성·사회성 같은 성격적인 기질이 어린 시절의 방임, 지나친 관대함, 학대 같은 불행한 경험과 결합된 것이 아니냐고 추측할 뿐이다. 결과적으로 아이는 정서적 안정을 느끼지 못한 채 자라게 되면서 그저 *자존심*을 높이기 위해 주변의 인정과 호감을 갈망하게 된다. 히스테리성 인격장애를 위한 치료법은 아직 개발되지 않았지만 대부분의 치료자는 이들의 감정과 이들이 주로 빠져드는 인간관계의 패턴에 대한 이해를 높여주며, 안정감 있는 환경을 조성

해주는 정신치료를 권한다.

히스테리성 인격성향은
때로는 다른 정신질환에서도 보인다

만약 경계선 인격장애(〈자존심 장애〉 참조)가 있으면, 남들에게 의지하고 스스로의 감정을 표현할 때 매우 극적인 방식을 취한다. 그러나 정작 인간관계를 형성하는 능력(심지어 아주 피상적인 인간관계마저)은 현저히 떨어져 있다. 자주 *분노*를 표출하고 서로 다른 모순된 감정들을 동시에 보여주는 양가감정 때문에 인간관계가 시작부터 유지하기 어려워진다. 이들은 동화 속의 사랑 같은 피상적인 관계에 머물러 있고 싶어 하지 않는다. 이들은 어떻게 행동해도 상대가 자신의 옆에 있어줄 수 있는지 시험해보고 싶어 한다.

양극성 장애 혹은 조울병을 겪는다면, 고양된 기분을 체험하게 된다. 정신의학자들은 이런 증상을 경조증 혹은 *조증*이라 부른다. 이를 경험하는 동안 *다행감*을 점점 더 느끼고 자신의 기분을 들어주는 사람이면 누구든지 이런 다행감을 전하려고 한다. 원래는 내성적인 성격이었더라도 이때는 다른 사람들을 유혹하거나, 욕을 하거나, 스스로를 과대포장하게 된다. 점점 더 *과대적*으로 되어 이들은 자신이 받아 마땅하다고 생각하는 수준의 존중과 관심을 남들이 주지 않으면 화를 낸다. 비록 이런 특징 중 몇 가지는 히스테리성 인격으로 보일 수 있지만 이런 현상은 일시적인 기분요동과 기분변화로 나타난 것이지 이들의 인격이 반영되어 나타난 것은 아니다. 정신의학자는 조증을 수면장애, 에너지 증가, 그리고 *빠른* 언어와 같은 다른 증상들로 구분해낼 수 있다.

아동기에 나타나는 분노발작temper tantrum은 주로 히스테리성 감정의 표출, 흥분, 반항행동, 사소한 파괴행동 등으로 나타난다(〈반사회적 행동〉 참조). 때때로 아이들은 정말로 고통스러워서 분노발작을 보일 수도 있다. 예를 들어,

*학습장애*가 있는 아동인 경우 학교 숙제로 인해 좌절할 수도 있고, 혹은 부모의 죽음으로 인해(《슬픔》 참조) 슬픔에 휘둘릴 수도 있다. 때로 아이들은 분노발작이 효과가 있다는 것을 배워서 일부러 그러는 경우가 있다. 부모가 아이를 조용히 시키기 위해 아이스크림을 준다면, 아이는 하루에도 몇 번이고 분노발작을 보일 수 있다. 이때 부모는 침착하게, 아이에게 반성할 시간을 줘야 한다. 부모가 아이의 성질에 굴복하여 일종의 포상을 주어서도 안 된다. 시간이 지나면 아이가 점차적으로 울화통을 내는 횟수도 줄어들 것이다.

23
Hyperactivity
과잉행동

목적이 없는, 과도하고 급격한 움직임

아빠는 나 때문에 절망스럽다고 말한다. 잔디를 깎는다고 하면서 여기저기 들쭉날쭉 엉망이다. 그리고 정원 다른 쪽 잔디밭은 아예 깎지도 않은 채 그대로 남겨두었다. 나는 자동차를 세차하려고 했지만 물만 묻혀 놓아 얼룩덜룩하게 해놓고는 친구와 전화통화를 하고 있었다. 게다가 자동차 창문을 올리는 것을 잊은 채 물을 뿌려 차 시트가 흠뻑 젖어버렸다. 그 순간 엄마가 점심으로 뭘 먹고 싶으냐고 묻기에 나는 엄마에게 대답을 해주려고 가면서 수도꼭지를 잠그지 않은 채 내버려두었다. 결국 동생이 아빠에게 일러바칠 때까지 흘러나온 물이 차고를 물바다로 만들었다.

학교 숙제로 말하자면 이보다 정도가 더 심하다. 수학문제를 들여다보고 있노라면 나는 방정식 문제를 다 읽어내려 갈만큼 충분히 문제에 집중할 수가 없다. 의자에서 벌떡 일어나서 텔레비전에 중계해주고 있는 농구 스코어를 들여다본다. 비디오게임을 하고 싶지만 엄마가 숙제를 끝마치기 전에는 게임을 할 수 없다고 말한다. 하지만 나는 지루해서 몸을 비비꼰다. 더 이상 견딜 수 없었던 나는 연필을 책상 위에서 이리저리 튕긴다. 지우개를 집어들고 방 안 저편에 있는 쓰레기통을 향해 던진다.

"야, 골인!"

그러다가 나는 비디오 게임기를 꺼낸다.

어린 시절에 시작되는 과잉행동장애

　과잉행동은 과도하고 목적이 없는 빠른 움직임을 지칭한다. 신체적인 과잉행동은 종종 정신적인 주의산만을 동반한다. 이 경우 마음과 몸은 한 가지 과제에서 또 다른 과제로 자꾸 건너뛴다. 그 와중에 제대로 마무리하는 것이 하나도 없다. 과잉행동은 상대적인 용어이다. 아장아장 걷기 시작하는 걸음마기의 아이들은 분주하고 활력이 넘쳐야 한다. 아이들은 흥분하거나 스트레스를 받으면 신체적으로 활발해지고 소란스러워진다. 사실 미국 부모들의 절반은 자기 아이들이 과도하게 부산스럽다고 말한다. 하지만 일부 아이들의 경우에만이 과잉행동과 주의산만이 학교생활에서까지 내내 계속되고 그로 인해 학교생활을 제대로 하지 못하고 집에서도 행동이 산만하기 그지없으며 가족과 친구들을 괴롭히게 된다.

　정신과 의사들은 이런 상태를 주의력결핍 과잉행동장애Attention-Deficit Hyperactivity Disorder: ADHD라고 일컫는다. ADHD는 종종 어른이 되어서까지 계속되지만 증상은 언제나 어린 시절부터 시작된다. 여러 다른 정신질환에서도 과잉행동이나 신체적 초조가 초래될 수 있다.

주의력결핍 과잉행동장애ADHD의 특징

　만약 ADHD가 있다면 한 곳에 가만히 앉아 있지 못하고 조용하지 못하며 어떤 과제를 끝낼 때까지 한 가지 일에 매달리지도 못한다. 교회에서는 몸을 뒤틀고 교실에서는 수업 중임에도 이리저리 뛰어다닌다. 게임을 하는 친구들에게 훼방을 놓는다. 온 집안을 온통 어질러놓고 자기 방은 언제나 난장판이다. 부모는 아이가 가만있지 못한다고 언제나 불평이다. 심지어 휴식을 취하라고 해도 가만있질 못한다. 성급하고 참지 못하며 **충동적**인 것처럼 보인다. 행동하기 전에 잠시 뜸을 들이면서 생각할 틈이 없다. 자전거를 타고 달릴 때는 사고를 내기 십상이다. 무엇을 원하면 당장 그것을 요구한다. 쉽게 좌절하고 자주 말다툼을 한다. 자기 차례를 기다리기보다는 새치기를 한다. 선생님이 학생들에게 질문을 하면 손을 들고 기다리기보다는 큰소리로 자기가 알고 있는 답을 외친다.

주의력결핍 과잉행동장애ADHD의 또 다른 특징은 과잉행동에 덧붙여 주의력 결핍이다. 이것은 집중할 수 없는 상태를 말한다. 학교에서 가르치기 힘든 학생이다. 아이의 마음은 교실을 두루 헤매고 다니거나 창문 바깥으로 훨훨 날아간다. 공책에 수업내용을 적는 것이 아니라 낙서를 한다. 친구들과 게임을 하거나 함께 활동하는 데 집중할 수가 없다. 운동장 곁으로 지나가는 자동차를 쳐다보느라 친구가 던져준 공이 자기 곁을 스치고 지나가는 것도 모르고 놓쳐버린다. 보드게임을 할 때면 자기 차례를 잊어버리거나 규칙을 무시한다. 엄마가 집으로 오는 길에 우유를 사오라고 부탁한다. 하지만 길가의 강아지와 노닥거리느라 엄마가 시킨 심부름을 그만 완전히 잊어버린다. 숙제하는 것을 잊어버리거나 학교 준비물을 까먹는다. 어떤 일을 시작했지만 몇 분 지나지 않아서 포기한다. 아이는 머리가 상당히 영리할 수도 있지만 학교숙제는 너무 지루하고 시간낭비이며 따분한 일이다.

부모가 이야기를 하자면서 자리에 앉으라고 하면 아이는 좌불안석이며 다른 방에서 들려오는 텔레비전 소리를 듣느라 부모가 하는 말을 듣는 둥 마는 둥하며 이야기의 절반은 놓쳐버린다. 부모는 아이가 일부러 그런다고 생각한다. 왜냐하면 MTV를 볼 때나 비디오 게임을 할 때 아이는 한 시간 동안이나 꼼짝도 하지 않기 때문이다. 하지만 저녁식사 시간이나 집안의 잔심부름이나 집안일을 할 때면 잠시도 가만있지 못한다. 학교에서 선생님은 아동이 고의로 선생님 말씀을 무시하거나 심통을 부린다고 생각한다. 부모와 선생님은 아이에게 한 가지 일을 시키려면 귀에 못이 박히도록 말해야 한다고 툴툴거린다.

학령기 아동 20명 중 1명은 주의력결핍 과잉행동장애ADHD에 시달리는데, 일부 과학자들은 그 숫자가 좀 더 높은 것으로 간주한다. ADHD가 10명 중 1명이라고 주장하는 과학자들도 있다. ADHD는 남자아이들에게서 훨씬 더 많이 나타난다. 하지만 여자아이들의 증상은 쉽게 눈이 띄지 않는 경우가 많다. 여자아이들이 보여주는 증상은 과잉행동과 충동적인 행동보다는 주의력 산만과 집중력 결핍이 더 많기 때문이다. ADHD가 있는 대다수 아동들은 과잉행동과 주의력장애를 동시에 나타내지만 어느 한 쪽이 더 우세할 수 있다. 최근의 연구에 따르면, 과잉행동장애는 없지만 주의력장애 유형이 이전의 생각보다 훨씬 더 많은 것으로 드러났다. 이 집단은 주로 눈에 띄지 않아서 치료를 받지 못하는 경우가 많다.

주의력결핍 과잉행동장애ADHD의 원인

상당수 과학자들은 이 병이 운동적 측면과 정신적 측면 모두에서 충동을 억제하지 못하는 것과 관련이 있다고 생각한다. 움직이고 싶고, 뛰어다니고 싶고, 소리 지르고 싶은 충동이 들면 이들은 미처 그 점을 깨닫기도 전에 이미 행동으로 옮겨버린다. 이와 마찬가지로 잡다한 생각, 풍경이나 소음이 마음속으로 들어오면 어느새 먼저 추구하던 것을 내팽개치고 다음 생각으로 내달린다. 정상적으로는 충동을 억제하는 곳인 뇌의 전두엽에 ADHD에서는 정확히 알 수는 없지만 미묘한 장애가 있는 것이 아닐까 하고 추정한다. 뇌의 화학물질인 도파민은 전두엽과 뇌의 나머지 부분 사이에서 의사소통을 진행하는 역할을 담당한다. ADHD 치료에 사용되는 정신자극제는 도파민dopamine과 노르에피네프린norepinephrine 기능을 향상시킨다. 하지만 과학자들은 ADHD의 원인이 무엇인지 아직까지 정확히 밝혀내지 못하고 있다.

과잉행동장애ADHD는 가족적인 소인이 있으며 유전적 소인이 ADHD 발생의 대략 50퍼센트 정도를 설명할 수 있을 것이라고 보고 있다. 여러 가지 다른 요인들, 즉 가정환경, 감염, 독소에 노출 등과 같은 요인들 또한 유전적인 소인이 질병으로 나타나는 것을 결정하는 것으로 짐작된다. 한때 의심했던 것처럼 식품의 첨가물이나 설탕이 ADHD의 원인이라는 증거는 전혀 없다. 일부 아동들은 청력이나 시력에 장애가 있어서 과잉행동을 하거나 집중력이 떨어질 수 있다. 그러므로 ADHD가 의심되는 모든 아이들은 심리검사뿐만 아니라 청각과 시각검사를 해야 한다. 드문 경우이지만 어떤 아이들은 자라고 있는 주위환경이 너무나 엉망진창이어서 순전히 과잉행동을 보일 수도 있다. 이 경우 아이가 자라는 가정생활이 안정되면 과도한 행동은 일시에 사라질 수도 있다.

주의력결핍 과잉행동장애ADHD의 증상과 형태

학습장애와 행실장애는 ADHD를 흔히 동반한다

ADHD를 가진 아이들은 전반적으로 학습부진을 초래하는데 그다지 놀라운 일이 아니다. 집중할 수가 없고 가만히 앉아 있을 수 없다면 어떻게 읽고, 쓰고, 셈하는 것을 다른 학우들보다 잘 할 수 있겠는가. 사실 이런 아동은 학급아이들과 어울리기도 힘들다. ADHD 아동 중 1/3은 읽기장애도 가지고 있다. 그들은 읽기 수준이 동급생들에 비해서 1~2년 뒤쳐진다. 학습장애는 집중력 부족에 의해 이차적으로 생기는 것이라기보다는 ADHD를 초래하는 뇌 장애의 원인과 같은 원인에서 비롯된 것일 수도 있다. 이런 아동의 경우 ADHD가 성공적으로 치료되었다고 하더라도 특수교육이 필요하다.

행실장애와 적대적 반항장애는 ADHD를 흔히 동반한다

주의력결핍 과잉행동장애ADHD가 있는 모든 아동들이 어느 정도의 행동장애를 가지고 있지만 그 중 절반은 적대적 반항장애oppositional defiant disorder라고 진단받을 수 있다. 적대적 반항장애란 남들의 의견에 끊임없이 반대하면서 반발하는 것을 의미한다. 적대적 반항장애 진단은 ADHD가 있는 남자아이들에게서 흔히 볼 수 있다. ADHD가 있고 적대적 반항장애가 있으면, 그런 아동은 쉽게 짜증을 부리고 때로는 시무룩해진다. 학령기 이전의 아동들은 심통을 부리고 자주 성질을 폭발시킨다(분노발작). 학교에 입학하면서부터 다른 아이들과 싸움이 잦아진다. 예를 들어, 아이는 보드게임을 방해하고 훼방 놓는다. 다른 아이들이 저리 가라고 하면 보드판을 차버리거나 밀쳐버리기도 한다. 아니나 다를까 집에서도 형제들과 치고받고 싸움질이다. 엄마가 쓰레기통을 바깥에 내놓으라고 하면 엄마에게 싫다고 말대꾸를 하거나 쓰레기통을 발로 냅다 차버리기도 한다. 교실에서는 자기 자리에서 일어나 돌아다닌다. 제자리에 앉으라고 선생님이 지시하면, 아이는 책을 내동댕이치거나 다른 물건을 집어던짐으로써 선생님을 좌절하게 만든다.

다른 사람들에게 자꾸 끼어들고, 방해를 하며, 폭발적이고 공격적인 행동으로 인해 아이는 학교에서 인기가 없다. 불행하게도 인내심이 강하고 좋은 뜻을 가진 부모와 선생님이라고 하더라도 끝내는 아이에게 지치게 된다. 마침내 그들도 아이에게 소리를 지르고 비판하며 명령을 내리게 된다. 아이는 자신이 문제아이며 아무 것도 제대로 할 수 없다는 기분이 든다. 꾸중을 듣거나 비난을 받으면 아이는 자기 탓이 아니라 남 탓을 한다.

ADHD가 있는 10대 중 1/3은 또한 행실장애conduct disorder라는 진단이 같이 내려진다. ADHD와 행실장애를 같이 가진 아동들 중 대략 25퍼센트는 성인이 되어 *반사회적* 인격장애가 된다. ADHD 증상을 조기에 발견하여 치료하면 다른 친구들과 잘 살아갈 수 있게 되고 남들의 권리를 존중할 수 있게 될 가능성이 높아진다.

사고뭉치 취급으로 자존심 저하

주의력결핍 과잉행동장애ADHD가 있는 많은 아동들은 *자존심*이 저하되는데 이 또한 이해할 만한 일이다. 학급아이들이 자신을 사고뭉치 문제아로 보고, 다루기 힘들고 멍청하다고 여기는 것이 느껴지기 때문이다. 아무도 이 아이의 친구가 되려고 하지 않는다. 선생님은 아이를 별종 취급한다. 아이는 자신이 학급의 골칫거리처럼 보인다. 부모에게 보내는 가정통신문에는 언제나 아이가 너무 시끄럽고 산만하며 너무 많이 움직이며 도무지 공부에 집중하지 못한다고 적혀 있다. 아이에게 좋은 소리를 해주는 사람을 만날 수가 없다. 심지어 부모마저 아이가 자기네들의 인내를 시험하면서 특별한 규칙과 주의를 필요하다고 생각한다. 부모마저 아이를 짐이자 부담으로 여긴다. 어린 시절 ADHD 병력이 있었던 성인들은 어른이 된 뒤에도 여전히 낮은 자존심과 별 볼일 없는 직업을 가지며 친구도 없고 자살을 시도하는 횟수가 높은 것으로 보고되고 있다.

여러 가지 다양한 조건들이 성인들에게서도 과잉행동장애를 초래한다

지난 과거 10년 동안 과학자들은 주의력결핍 과잉행동장애ADHD가 어른이 되고 난 뒤까지 지속하는지에 대해 확신이 없었다. 하지만 최근의 연구에 따르면 아이들은 ADHD에서 완전히 탈피하지는 못하는 것으로 드러났다. ADHD 병력이 있었던 사람들 중 2/3는 성인이 되어서도 여전히 문제가 되는 증상들이 남아 있으며 그 중에서도 특히 직장에서 일을 완성하여 마무리하고, 집안일을 끝내는 것이 힘든 것으로 밝혀졌다. 세금을 처리하려고 책상머리로 향했지만 그 대신 장난감을 집어들거나 빨래를 거둬들이고 인터넷에 로그인을 한다. 하루가 끝날 무렵이면 집안일 중 어느 것 하나도 제대로 마무리하지 못한 채 우왕좌왕한 것으로 드러난다. 직장에서도 서류가 책상 위에 쌓여 있지만 어느 것 하나 완결짓지 못한다. 맡은 과제의 마감일이 지난 지 오래지만 미팅 준비를 하지도 못하고 아예 미팅이 있다는 사실도 까마득히 잊어버린다. 사장이 몇 번이고 미팅이 있다는 사실을 이들에게 상기시키지만 이들은 초조하고 불안감에 압도되며 자기 목표를 제대로 성취할 수가 없다.

그런 증상이 성인이 되어서까지 계속되는 경우는 있어도 ADHD가 성인기에 들어와서 처음으로 발병하는 일은 결코 없다. 어린 시절 ADHD의 병력이 없었다면, 과잉행동장애나 주의력 결핍은 다른 원인에서 비롯된 것이 틀림없다.

양극성 장애 - 조증으로 인한 과잉행동

과잉행동은 양극성 장애에서 흔히 보는 증상이다. 조증으로 기분이 바뀐다면 사고는 달음박질을 치고 점점 더 활동적이 된다. 다양한 계획을 세우지만 정작 어느 것 하나라도 완성할 만큼 집중력을 갖지는 못한다. 이 일을 하다 저 일을 하고 이렇게 이 일 저 일로 건너뛴다. 증상이 경미한 경우, 과잉행동과 집중력 결핍은 인격적인 스타일로 착각될 수 있다. 함께 일하는 직장 동료들은 이들이 일을 벌이기는 잘 하지만 벌려놓은 일들을 마무리하지 못하는 스타일로 간주한다. 그들이 보기에 이들은 기분이 한껏 고조되는 기간이 있는가 하면 어느새 염세적이고 비관적이고 굼뜨고 나태에 빠져드는 기간이 있다. 보다 극단적인 경우, 이들의 과잉행동은 틀림없이 비정상으로 보일 것이다. 먹는 것조차 잊어버리고 잠도 전혀 자지 않는다. 과로로 인해 탈진하고 탈수증에 걸린다. 증세가 이 지경에 이르면, 이들의 말은 너무 빠르고 터무니없어서 남들이 그 속도를 따라가지 못할 뿐만 아니라 무슨 말을 하는지 도대체 알아들을 수 없게 된다.

우울증과 불안으로 인한 과잉행동

과잉행동은 역설적이게도 우울증 상태에서도 초래된다. 우울증이 찾아오면 기력이 없고 목소리가 낮아지고 동작이 느려지는 것이 전형적인 특징이다. 하지만 많은 사람들은 과민하고 초조한 형태의 우울증을 경험하기도 한다. 이런 상태에서 우울증 환자는 걱정이 많고 좌불안석하여 끊임없이 서성거린다. 손을 비틀며 부질없이 집안의 물건들을 이리 옮겼다 저리 옮겼다 하면서 안절부절 못한다. 수화기를 들었다 놓았다, 다시 들었다 놓았다를 몇 번이나 반복한다. 이와 유사한 증상은 일반적인 범불안장애에서도 찾아 볼 수 있다.

치매로 인한 과잉행동

치매에 시달린다면(〈기억상실〉 참조), 집안에서나 양로원에서나 목적 없이 이리저리 어슬렁거릴 수도 있다. 무엇인가 잘못되었다는 것을 느낀다. 중요한 것을 잊어버린 기분이 든다. 하지만 문제를 어떻게 풀어야 할지 모른다. 너무 외롭고 아무것도 몰라 모든 것이 무섭고 두렵다. 과거를 되풀이하여 살고 있는 것 같은 기분이 들고 최근의 기억은 점점 더 잊혀져간다. 이 모든 생각으로 인해 배회하거나 길을 잃거나 끊임없이 똑같은 질문을 되풀이하거나 소리를 지르고 울기도 한다. 누군가가 안심시키면서 아무 일도 없으며 만사가 괜찮다고 말해주더라도 잠시 그때뿐 그런 위안의 말들을 뒤돌아서는 순간 잊어버리고 다시 되묻는다.

섬망delirium에 시달린다면 더욱 지독한 혼동에 빠져든다. 주변에 보살펴주는 사람을 때리고 비명을 지를 수도 있다. 혈관에 꽂힌 주사기를 뽑고 링거 줄을 뜯어내고 난동을 부릴 수도 있다. 병원복도를 위아래로 내달릴 수도 있다. 혼란스럽고 흥분된 행동으로 인해 의도치 않게 자신의 몸에 해를 입힐 수도 있다.

치료약물의 부작용으로 인한 과잉행동

과잉행동은 치료약물의 부작용으로 초래될 수도 있다. 정신분열병(〈정신병〉 참조) 치료에 사용되는 많은 항정신병 약물이 안절부절 못하게 만들 수도 있다. 몇 초를 가만있지 못해 앉아 있으면서도 다리를 떨고 발을 동동 굴린다. 초조하게 방안을 오락가락하며 무엇 때문인지 모를 가슴 답답함을 해소하려 한다. 환자들은 종종 이런 상태를 "바짓가랑이에 개미가 들어간(ants in one's pants: 불안해서 안절부절 못하다)"것 같다고 표현한다. 정신의학자들은 이런 상태를 치료약물의 부작용인 좌불안석증akathisia이라고 지칭한다.

그런데 그런 초조불안이 치료약물의 부작용인지 아니면 앓고 있는 정신질환의 증상인지 구분하기 힘들 수도 있다. 그런 상태가 항정신병제의 치료약물의 부작용이라면, 의사와 상의하여 용량을 낮추거나 약을 바꿈으로써 부작용을 줄일 수 있다. 혹은 좌불안석증을 치료하는 데 이용되는 프로프라놀롤(인데랄)과 같은 베타수용체 차단제를 추가할 수도 있다.

약물중독으로 인한 과잉행동

과잉행동은 약물중독 *상태*의 증상일 수도 있다. 암페타민과 코카인과 같은 정신자극제는 흥분을 초래하여 에너지가 넘쳐 펄펄 뛰게 만든다. 달려 나가 무엇이든지 하고 싶은 충동이 들게 만든다. 마음속에 떠오른 것은 무엇이든지 하고 싶지만 그런 마음은 쏜살같이 다른 것으로 옮겨감으로써 그 빠른 변화속도를 따라 잡을 수가 없다. 밤새 잠자지 않고 뜬눈으로 보내고 싶고 완전히 지쳐 떨어질 때까지 더 많은 약물을 원하게 된다. PCP(펜사이클라딘 phencyclidine)효과는 더욱 극적이다. 필자는 격정적인 혼미성 조증 상태에서 거리로 뛰쳐나가 옷을 훌러덩 벗어던지고 낯선 사람들에게 키스를 하거나 싸움질을 하다가 체포되어 병원으로 끌려온 환자를 치료한 적이 있다. 진한 커피를 연거푸 몇 잔을 마셔도 극단적인 초조와 불안으로 안절부절 못하게 된다. 많은 사람들은 술을 마시면 호전적이고 점점 더 행동적이 되기도 한다.

✚ 주의력결핍 과잉행동장애ADHD에 대처하는 법

ADHD 증상 치료에 가장 효과적인 방법은 약물치료이다. 과잉행동, 충동성, 집중력 결핍은 약물처방을 통해 자그마치 90퍼센트나 되는 사람들이 효과를 보게 된다. 정신자극제가 널리 처방되고는 있지만, 불행하게도 이 치료를 받고 좋아질 수도 있는 많은 아이들이 약물치료를 하지 않는다. 하지만 약물치료만으로는 이 병이 발병하는 동안에 초래될 수도 있는 사회적 장애나 학습장애를 언제나 해결해주지는 못한다. 일부 부모들은 자녀들에게 약물치료를 하는 것을 원하지 않는다. 경증인 경우는 행동치료기법을 부모와 교사에게 가르쳐줌으로써, 이 기법만으로도 치료에 도움이 될 수도 있다. 그렇지 않은 경우 이런 기법과 더불어 약물치료를 병행할 수도 있다. 정신치료와 약물치료를 병행한다면 약물을 소량으로 처방할 수도 있다.

주의력결핍 과잉행동장애ADHD를 겪는 아이를 둔 부모라면, 같은 장애에 처한 아이를 둔 부모그룹에서 행동관리기술을 배우고 학습함으로써 스트레스를 덜 받으면서도 보다 자신감이 생길 수도 있다. 자녀들이 그렇게 행동하는 이유를, 생각하는 것을 배우게 됨으로써 어떤 식으로 행동해야 할지 판단이 서게 되고, 자녀들에게 적절한 행동은 강화시키고 부적절한 행동은 금지시켜야 하는 법을 터득하게 된다. 아이들을 부정적으로 대하기보다는 격려해주는 새로운 방법을 알게 된다. 예를 들어, 훌륭한 행동(숙제를 하거나 집안일을 돕는 등)을 할 경우 점수를 쌓아가는 토큰을 줄 수도 있다. 획득한 토큰을 사용하여 하고 싶은 일을 할 수 있도록 해준다(텔레비전을 시청할 특혜를 주는 것 등). 아이의 선생님이 날마다 가정통신문을 보내주면 부모는 아이가 학교에서 그날 하루를 어떻게 지냈는지 알 수 있게 된다. 부모는 자녀와 함께 작업할 수 있는 테크닉을 배우게 될 것이다. 숙제 등을 여러 단계로 짧게 나눠서 간단한 지시와 더불어 하는 것이 좋은 예가 될 수 있다.

개인 정신치료는 ADHD의 증상 치료에는 대체로 효과적이지 않다. 그러나 치료에 참여한 아이가 카운슬러와 긍정적인 대인관계를 맺거나 양육하는 사람과의 관계를 배우는 것도 도움이 될 수 있다. 반면 자신과 다른 아이들을 구분하는 또 다른 표시라고 여길 수도 있다. 개인교습은 아이가 공부를 따라가는 데 도움이 된다. 특정 *학습장애*가 있는 아동들에게는 특수교육이 필요하다.

✚ 사랑하는 내 아이가 ADHD라면?

집중력의 문제와 과잉행동장애가 있다면 증상을 최소화할 수 있는 여러 가지 전략이 있다. 그날 해야 할 일들의 목록을 작성하고 한 번에 한 가지 일에만 집중하도록 훈련한다. 정신이 산만해지지 않도록 조용한 방에서 일하는 것이 도움이 될 것이다. 집중해서 해야 할 일이 큰일이라면 한 번에 작은 부분부터 집중하며 다음 단계로 넘어가기 전에 짧은 휴식을 취한다. 당신이 무엇을 하기로 작정했던 것이었는지 잊어버린다면, 주변 사람에게 물어보라. 자기 물건을 잘 정돈하고 언제나 같은 공간에 배치해둠으로써 그런 물건들이 어디에 놓아두었는지 잊어버리지 않도록 한다. 주요한 정보를 기록해둘 수 있도록 공책을 한곳에 항상 비치해두는 것이 좋다. 그날 해야 할 일들을 메모해둘 수 있도록 한다. 필요할 때마다 그런 메모들을 볼 수 있도록 공책을 편리한 곳에 비치해둔다.

주의력결핍 과잉행동장애ADHD 자녀를 둔 부모인 경우, 전국적인 ADHD 관련 단체와 접촉하는 것이 도움이 된다. 혹은 지역사회의 지지집단에 참석하는 것도 좋다. 다른 부모들도 당신과 같은 고민에 봉착하고 있으며 당신과 마찬가지 스트레스를 받고 있다는 사실을 알면 위안이 될 것이다. 그들과 경험을 공유하고 이런 질병에 대한 치료방법을 고민하고 모색하며 전략을 짤 수 있다. 그러면 자기 아이의 행동과 감정을 이해하는 데 자신감이 생기게 될 것이다.

ADHD가 있는 자녀들을 키우는 것은 여러 면에서 일종의 도전이 될 수도 있다. 부적절한 행동에는 한계를 설정해주어야 한다. ADHD라는 진단이 내려졌다고 해서 그것이 당신의 자녀가 내보이는 폭력적이거나 심술궂은 행동에 대한 변명이 될 수는 없다. 하지만 자녀가 ADHD라는 것을 알게 되면 부모로서 당신은 아이가 다른 형제들과 어울려 과제를 완성할 수 있도록 격려해주면서도 이 아이에게는 좀 더 많은 시간이 걸린다는 것을 이해하고 힘을 실어주게 될 것이다. 아이가 집중하는 것이 힘들다는 사실을 이해하고 아이와 그 점에 관해 이야기를 나눠야 한다. 아이가 장애가 있다는 사실을 강조하지 말고 그런 시련과 도전을 극복할 수 있는 능력을 키워주고 강화시켜 주어야 한다. 모든 아이들은 자기 나름의 도전과 부딪히게 된다. 그런 도전과 맞서는 것 자체가 성장과정이기도 하다.

진단이 되면서 아이의 문제를 해결할 가능성이 높다고 하더라도, 그런 진단으로 인해 아이는 자신이 남들과 다르다는 느낌이 강해질 수도 있다. 그래서 약물치료가 어떤 작업을 하고 다른 친구들과 어울리는 것에 도움이 된다는 것을 알면서도 약 먹는 것을 불쾌하게 생각하고 남들과 어울리는 것을 싫어할 수도 있다. 치료약물에 관해서 아이가 어떻게 생각하는지 물어보고 정신이 이상해져서 먹는 약이 아니라는 점을 알려주고 안심시켜야 한다.

✚ 정신자극제는 ADHD 최선의 치료

주의력결핍 과잉행동장애ADHD 증상은 정신자극제로 치료하면 극적인 효과가 있다. 정신자극제는 너무 많은 양을 남용하면 과잉행동을 초래할 수도 있지만 ADHD가 있는 이들에게 적정량은 집중력을 향상시키고 안절부절 못하는 증상과 충동성을 감소시킨다. 정신자극제들은 뇌의 화학물질인 도파민 분비를 자극시키는데, 도파민은 충동을 억제하는 데 중요한 역할을 한다. 이들 물질은 진정작용을 일으키지 않으면서도 침착하게 해준다. 모든 정신자극제들은 많은 용량을 투여하면 두통, 오심을 초래하지만 전반적으로는 큰 부작용 없이 잘 복용할 수 있다. 이들 물질은 어린 시절과 사춘기 동안 성장을 억제할 수 있다. 그래서 의사들은 여름방학 동안 약을 먹지 않는 "약물 휴가drug holiday"를 가지도록 함으로써 자연스러운 성장이 회복되도록 한다. 카페인과 같은 정신자극제는 잠을 방해하므로 약물은 아침시간과 이른 오후시간에만 처방한다.

암페타민(벤제드린의 형태)은 20세기 초반 아이들의 치료에 사용된 최초의 정신자극제였다. 덱스트로암페타민dextroamphetamine(덱세트린Dexedrine)과 메틸페니데이트methylphenidate(리탈린Ritalin)는 현재 가장 흔히 사용되는 정신자극제이다. 메틸페니데이트는 가장 많이 연구된 약물이다. 이 약은 등교하기 전 아침시간과 점심시간에 먹는다. 이 약을 먹고 나면 몇 시간 이내에 집중력이 향상된다. 약물의 효과는 몇 시간 동안 지속된다. 오후에 이 약을 먹는 것은 숙제를 완성할 만한 집중력을 향상시켜주기 때문이다. 하지만 그 이후에 복용하는 경우 **수면장애**를 초래할 수도 있다. 페몰린(Cylert)은 효과적인 또 다른 정신자극제이지만 간에 부작용이 초래될 수 있으므로 자주 처방되지 않는다.

정신자극제를 처음으로 투여하면 2/3 이상의 사람들에게는 약효가 있다. 효과가 없거나 부작용이 초래되면 다른 약으로 바꾸어야 한다. 사람마다 약물에 반응이 제각기 다르기 때문이다. 심지어는 동일한 계열의 약물에도 사람마다 반응이 다르다. 연구에 따르면 정신자극제 치료를 통해 ADHD의 여러 측면이 모두 호전을 보인다. 학급에서는 집중하고 집에서는 집안일에 집중할 수 있다. 초조하게 몸을 비틀거나 짜증을 부리지 않고 교실을 뛰어다니는 일이 없어진다. 학우들과 더욱 협동적이며 부모님, 선생님, 학우들과 함께 작업할 때보다 집중하고 주의력이 향상된다. 그로 인해 친구를 사귀게 되고 대인관계가 회복되고 뒤쳐진 학습진도를 따라잡게 된다. 완전히 정상적인 느낌이 든다.

정신자극제는 주의력결핍 과잉행동장애ADHD가 있는 성인들에게도 흔히 처방된다. 하지만 약물남용이나 약물탐닉이 있는 경우에는 처방되어서는 안 된다. 정신자극제 또한 중독 성향이 있다. 처방한 용량보다 더 많이 섭취하게 되면 약물에 대한 갈망이 생길 수 있다. 하지만 ADHD 치료를 위한 적정량의 정신자극제 처방이 중독을 초래한다는 증거는 여태껏 없었다. 틱에 시달린다면 치료약물로 정신자극제를 선택해서는 안 된다. 틱은 불수의적인 움직임으로 정신자극제로 인해 악화될 수 있다.

아토목세틴atomoxetine(스트라테라Strattera)은 ADHD 치료를 위해 최근에 출시된 정신자극제가 아닌 약물이다. 아토목세틴은 충동을 억제하고 생각을 조직적이고 논리적으로 만들어 주는 뇌에서 분비되는 또 다른 화학물질인 노르에피네프린을 증강시키는 작용이 있다. 정신자극제와 마찬가지로 아토목세틴은 식욕을 억제하고 두통과 오심을 초래할 수도 있다. 중독성이 있다는 징후는 보이지 않으며 따라서 ADHD가 있는 성인에게도 사용이 허용되었다. 연구에 따르면 아토목세틴은 아침에 단 한 번 복용하면 종일 효과가 있는 것으로 보고되었다. 그래서 학교에 가 있을 동안 한 번 더 복용하지 않아도 된다. 하지만 다른 많은 정신과 치료약물과 마찬가지로 아토목세틴 또한 약효가 나타나려면 적어도 2주 동안 날마다 복용해야 한다.

 삼환계 항우울제와 버프로피온(웰버트린)을 포함한 일부 항우울제(《우울증》 참조)는 집중력을 향상시키는 효과가 있으며 ADHD에서 과잉행동을 감소시키는 효과가 있는 것으로 나타났다. 하지만 이런 약물은 정신자극제만큼 효과적이지는 않으며 부작용이 좀 더 심한 것으로 보인다. 이런 항우울제들은 정신자극제 사용이 금기인 경우(중독의 가능성이 높은 경우)나 효과가 없었던 경우에만 대체로 처방된다.

Identity Confusion
주체성 혼동
자신의 본질을 혼동하는 것

여자 친구들은 요번 무도회에 대해 끊임없이 이야기를 하고 있었다. 그들은 함께 데려가고픈 남자를 점찍어둔 모양이었다. 당신은 친구들의 분위기에 맞추고는 있지만 지금 당신 안중에 남자는 없었다. 당신은 졸업무도회보다는 숙제와 육상 트랙 경기 훈련을 하느라 더욱 바쁘기 때문이다. 친구들에게 말하진 않았지만 무도회에 가는 것 보단 경기에 나가는 것이 더 나을 것만 같다. 당신이 속한 팀이 며칠 동안 원정 훈련을 떠났을 때, 당신은 주장과 한 방을 썼다. 두 사람은 남자 이야기만 빼고 모든 것에 관해 이런저런 이야기를 나누느라고 밤을 꼬박 새웠다. 친구들은 주장이 게이가 아니냐고 의심했지만 그녀가 신경 써서 옷을 입었을 때 당신의 눈에 그녀는 영화배우처럼 예뻤다. 그녀는 다른 여자아이들처럼 상고머리에다 미식축구의 라인배커(상대팀 선수들에게 태클을 걸며 방어하는 수비수) 같은 체격이 아니었다.

그게 뭐 어때서. 당신은 항상 스스로를 여자라고 생각해왔다. 당신은 드레스를 입고 헤어스타일 꾸미길 좋아한다, 그렇다고 해서 당신의 여자다움이 휴식시간에 남자애들보다 먼저 나가는 것을 막은 적은 없다.

만약 주장이 레즈비언이라면 정말 멋있을지도 모른다(그럼 그게 당신에게는 무슨 의미지?). 당신은 항상 주장 생각을 하고 있다. 당신은 그녀가 졸업무도회에 갈 것인지 궁금하다. 그럼 당신은 그녀와 함께 더블데이트를? 당신은 어떤 남자애들에게도 흥미가 없지만, 그냥 관심 있는 척하면서 함께 놀 수는 있을 것이다. 재미있을 것 같다. 당신은 다음 연습 후에 그녀가 뭐라고 하는지 반응을 보기 위해 한 번 졸업무도회에 가지고 권해보려고 마음을 먹는다.

사춘기에 누구나 한번쯤은 고민한다

주체성은 시간이 흘러가면서 형성되는 안정된 자기 자신에 대한 감각(자기감(自己感))이다. 우리들 대다수는 사춘기에 접어들면서 주체성의 많은 부분을 탐구하고 형성하게 된다. 10대에 경험하는 평범한 성장통으로 보이는 것이 실제로는 우울증, 정신분열병(《정신병》 참조) 혹은 약물과 알코올 남용이나 중독의 첫 증상일 수도 있다. 여러 가지 다른 정신질환으로 인해 안정된 자기감이 형성되지 않을 수도 있다. 이들은 안정감을 느끼지 못하고 자기 자신을 기분에 따라 다르게 생각할 수 있다. 남들의 지나친 간섭에 쉽게 흔들릴 수도 있다. 혹은 기억이 완전히 분절되어, 자기감을 완전하게 느끼지 못할 수도 있다. 이들은 자기 성별에 따른 특정한 행동양식을 요구하는 주변의 기대에 저항하려 할 수도 있다.

주체성 혼동의 증상과 형태

경계선 인격장애의 경우(《자존심 장애》 참조) 이들은 자신의 주체성에 관해 속수무책이라는 느낌이 들 수 있다. 사춘기의 특징인 끊임없는 소란과 질풍노도에 갇혀버린 것 같은 느낌을 받는다. 이들은 남들이 자신에게 긍정적인 관심을 보여주고 칭찬해줄 때에만 기분이 좋아진다. 누군가가 자신을 무시하거나 혹은 저버리면, 이들은 자신이 무가치하고 사랑받지 못할 거라는 절망적인 느낌에 휩싸인다. 이들은 자신을 확실히 지탱해줄 만한 근본적인 핵심 인격이 없는 것 같은 느낌이 든다. 이들은 주변 사람들의 인격을 빌려온 것 같은, 혹은 남의 삶을 대신 살아가는 느낌이 들기도 한다.

때로 사람들은 자기 삶을 지배하는 다른 사람과 자신을 동일시함으로써 정신질환에 취약하거나 걸리기 쉬울 수 있다. 예를 들어, 아버지는 FBI가 자신을 미행하고 있다는 편집증적인 믿음을 가지고 있고, 만약 아버지와 단 둘

이 살면서 그에게 의존하고 있다면, 이 아이는 역시 아버지와 비슷한 믿음을 가지게 될 수 있다. 정신과 의사들은 이를 공유정신병Folie a Deux이라고 부르는데, 같은 망상을 가지고 있다는 뜻의 불어다. 필자가 치료한 환자들 중에는 사춘기 자녀들이 마녀가 그녀를 괴롭힌다고 믿게 만들었다. 그래서 다른 모든 면에서 멀쩡하고 건강한 아이들이 어머니가 자신을 보호해달라는 수호마법을 거는 데 협력하도록 만든 경우도 있었다.

사이비 종교에 빠지거나, 장구한 세월 동안 납치 유괴되어 외부 세계와 접할 기회가 거의 없는 상황에 처하게 되면, 종교적인 카리스마를 가진 강력한 인물이 이들 삶의 모든 측면을 지배하게 된다. 이런 경우에도 위와 유사한 현상이 나타난다. 만약 누군가 납치당했다면 시간이 흘러감에 따라 이들은 납치범에게 연민을 느끼고 동정하여 심지어는 자발적으로 그들의 범죄활동을 도와주려 할 수도 있다. 사이비 *종교*에 빠지든 경우, 이들은 가족과 친구들과 떨어져 종교집단의 교도들과 모든 시간을 함께 보내게 된다. 사이비 종교의 지도자는 대부분의 경우 카리스마가 넘치고 추종자의 생각과 행동에 막강한 영향을 미칠 수 있다. 사이비 종교 속에서는 개인이 자신만의 주체성을 확립하려는 어떤 시도도 저지하며 그런 와중에 종교 특유의 동화작용을 통해 이들에게 사랑받고 있다는 느낌과 안정감을 부여해준다. 이러한 종교적인 교리의 주입과 개별적인 주체성 상실이 서로 결합하여 통상적으로 세뇌라고 불리는 현상이 초래된다. 전체주의적인 통치하에서는 이와 비슷하지만 스케일이 훨씬 큰 세뇌작용이 일어나게 된다.

아동기에 심한 학대를 받았다면 *해리*성 주체성장애를 겪을 수도 있다. 과거에는 다중인격장애라고 불리던 이 흔하지 않은 질병은 자기 주체성이 분열되어 있다는 느낌을 준다. 이들은 자기 인격 속에 서로 매우 다른 다중적인 측면이 있어서 상황에 따라 이 인격에서 저 인격으로, 저 인격에서 이 인격으로 바뀐다. 해리성 둔주dissociative fugue의 경우, 이들은 자신이 누구인지 까마득히 잊은 채 새로운 주체성을 가진다. 이들은 아무도 자신을 알아보지 못하는 다른 마을로 이사를 가기도 한다. 이들의 이전 인격과 기억이 완벽하게 사라지지는 않지만 단기적으로 기억을 무의식 저편에 감춰둠으로써 의식 상태에서는 이를 떠올리지 못할 수 있다. 해리성 둔주는 매우 드물게 나타나는 현상이며, 사랑하는 사람들이 이들을 찾아내거나 자기 자신의 과거와 직면하게 되면 이런 증상은 쉽게 치료될 수 있다.

어떤 사람들은 정신분열병(〈정신병〉 참조)과 이중인격 또는 다중인격장애를 서로 혼돈할 수 있다. 사실 정신분열병에서 주체성은 꽤나 안정된 편이다. 달리 말하면 이들의 사고와 관점이 착란을 일으키고 있음에도 불구하고 급성 정신분열병 삽화의 사이사이, 그리고 그런 삽화 기간 동안에도 이들은 자신의 주체성을 의심하지 않으며 자신이 과거와 변함이 없다고 생각한다는 측면에서 그렇다. 정신병에 시달릴 때 이들은 자신의 주체성과 관련된 망상에 시달릴 수도 있다. 예를 들어, 자신의 몸과 마음을 외부세력(흔히 외계인과 같은)이 빼앗아 갔다고 믿거나, 자신이 실제로는 저명인사이거나, 자신이 남자에서 여자로 변했거나, 혹은 그 반대로 변했다는 등의 **망상**에 시달릴 수도 있다. 또 이들은 남들의 주체성에 관해서도 망상이 생길 수 있다. 예를 들어, 이들은 아내가 가짜 복제인간으로 바꿔치기 당했다고 믿기도 한다.

주체성은 성적 역할, 성적 주체성, 성지남력을 포함한다

우리의 주체성을 정의하는 모든 범주 가운데서도 성별gender과 성적 특성이 가장 근본적인 것으로 보인다. 대부분의 문화에서 남자아이와 남성은 여자아이와 여성과는 다르게 행동하기를 원한다. 이러한 기대를 우리는 성적 역할gender role이라고 부른다. 물론 이는 남성과 여성 사이의 유전적·해부학적 발달과정의 차이로 인한 것일 수도 있으나 이들 각각의 영역들은 성별에 따른 차이보다는 공통점이 훨씬 더 많다. 사회는 이러한 차이가 생물학적으로 혹은 종교적으로 정해져 있다는 주장을 하면서 틀에 박힌 성역할을 강화하려 든다. 그러나 역할은 언제나 변화하며 성별에 따라 어떻게 행동해야 한다는 기존의 생각에 도전하는 남성과 여성들은 언제나 나타나기 마련이다.

성적으로 이성(異性)의 특징이라고 생각되는 행동을 하거나 관심을 가지는 것 자체가 근본적으로 잘못된 것은 아니다. 만약 남자아이가 계집애 같다고 놀림을 받거나, 여자아이가 선머슴 같다고 놀림감이 되는 아이들에게 문제가 있는 것이 아니라 어른에게서 배운 편견대로 행동하는 주변 아이들이 비판받아야 한다. 아이들은 개인적인 관심사를 탐구할 뿐만 아니라 남들과의 차이를 인정할 수 있도록 권장해주어야 한다. 만약 자신의 자녀가 자기 성적 역할에 맞지 않는 행동을 하는 것을 관대하게 보아 넘기면, 자녀들이 동성애, 여성스러운 남자, 남자 같은 여자로 자라지는 않을까 두려워하는 것은 이해할 법하다. 그러나 대부분의 아이들이 이성애자로 자라나며 어린 시기에 어떤 스타일과 흥미를 가지고 있건, 그들의 성적 역할(아이를 가진다든가)을 충실히 이행한다. 일부 여성스러운 사내아이들의 경우 동성애자로 자라날 확률이 높지만, 그들의 성지남력(성적 충동 대상이 누구인가 하는 것, 이성애자, 동성애자, 양성애자 등 –역주)은 일찍부터 확립되며 이를 말린다고 말려지거나 변화되지는 않을 성 싶다.

매우 드물기는 하지만, 사내아이들과 여자아이들이 운명의 장난으로 이렇게 태어났다고 여기는 경우가 있다. 남자아이들은 여자로 태어나야 했으며, 여자아이들은 남자아이로 태어나야 했다고 느끼는 것이다. 그들은 반대 성의 성적 역할을 따르는 것뿐만 아니라 그들의 해부학적 모습 자체를 싫어한다. 남자아이가 자기 성기를 창피하게 느끼면서 여자 옷을 입고 다른 여자아이들과 놀고 싶어 할 수 있다. 여자아이가 자기 젖가슴을 싫어하고 남성의 성기를 가졌으면 좋겠다고 생각한다. 이 아이들은 자라면서 다른 성별 집단의 구성원이라는 생각을 하기 시작한다.

✚ 성적 주체성장애에 대처하는 법

정신의학자는 이런 희귀한 상태를 성적gender 주체성장애라 부른다. 과거에는 성전환증이라고 불렀으며 아직까지 종종 그렇게 불리곤 한다. 특히 자신의 해부학적 특징(성별)을 변화시키려 하는 환자들을 이렇게 부른다. 성적 주체성장애의 치료는 본인으로 하여금 선호하는 성별에 편안함을 느끼게 하는 것을 최선의 목표로 잡는다. 본인의 해부학적 특성에도 불구하고 자신이 실제로는 남자 혹은 여자가 아니라는 느낌은 치료를 통해 바꿀 수 없다. 대부분의 성전환자들은 다른 성별의 생활 스타일과 복장 스타일을 받아들인다. 남자들은 여자처럼 옷을 입고, 화장을 하며 남자와의 사랑을 기대한다. 여성들은 그들의 가슴을 압박하곤 남자처럼 옷을 입는다(미국에서는 여성이 남성복을 입는 것이 남성이 여성처럼 옷을 입는 것보다 훨씬 자연스럽게 받아들여지는데 어쩌면 이로 인해 여성들이 성적 주체성에 대한 상담치료를 받으러 오는 수치가 남자에 비해 훨씬 낮은 것일 수도 있다). 성별과는 반대로 옷을 입는 것이 이들에겐 자연스럽게 여겨진다. 이들은 다른 동성애적 성향을 가진 사람들과는 달리 자신의 섹슈얼리티를 주장하기 위해 현란하게 옷을 입지 않는다. 혹은 의상도착증을 가진 이성애 성향의 사람들처럼 이성의 옷을 입는 것을 통해 성적 흥분을 느끼지도 않는다(〈성적인 집착〉 참조). 이들의 목표는 다른 성별의 구성원으로서 받아들여지는 것이다. 따라서 사랑에 빠지면 이들은 동성과 성적 관계를 가지면서도(대부분의 경우 그렇게 된다), 자신을 이성애자로 생각한다.

    성적 주체성장애가 있다면 가장 쉬운 해결방법은 자신이 선호하는 성별의 의복 스타일이나 생활방식을 채택할 때 편안함을 느낄 수도 있다. 그렇게 해서는 만족하지 못한다면, 자신의 자연스러운 신체적 특징을 억누르고 다른 성별의 특징을 이끌어내기 위해 호르몬 치료를 시도할 수도 있다. 여자로 태어났다면, 자기 목소리를 저음으로 낮추고 클리토리스를 확대하며 유방을 줄이고 피부를 거칠게 만들고 얼굴에 수염이나 털이 나도록 남성호르몬인 테스토스테론을 투여할 수도 있다. 남자로 태어났다면, 고환을 위축시키고, 젖가슴을 키우고, 피부를 부드럽게 만들며, 목소리의 톤을 높여주는 여성호르몬인 에스트로겐이나 프로게스테론을 투여할 수도 있다. 성적 주체성장애가 있는 사람들 중 1/10이 되돌릴 수 없는 성전환 수술을 받으려 한다. 여성의 경우 수술을 통해 가슴, 자궁, 난소를 제거하고 남성의 페니스와 흡사한 부속물을 만들어준다. 남성의 경우 고환과 성기를 제거하고 질과 비슷한 포켓 모양의 주머니를 만들어준다. 대부분의 경우 이런 환자들은 수술의 결과에 만족한다.

✚ 성지남력과 혼동하지는 말라

성지남력sexual orientation은 성적 역할과 성적 주체성과는 매우 다르다. 동성애 성향을 지닌 남성과 여성들 중 소수는 틀에 박힌 여성적 특징, 혹은 상투적인 남성적 특징을 각각 보여주지만, 대부분의 경우 태어나면서 자신의 성별과 분명히 동일시하며 전형적으로 남성적 태도, 혹은 전형적인 여성적 태도로 행동한다.

성지남력이란 동성에게 매력을 느끼는가, 아니면 이성에게 매력을 느끼는가, 혹은 양성 모두에게 이끌리는가를 지칭하는 것이다. 이렇듯 성적 관심의 대상에 따라 범주화하는 방법은 우리 시대와 문화에서는 다소 지나치게 과장되어 있다. 대부분의 사회에서 사람들은 성적인 쾌락을 이성에게서만이 아니라 어느 성으로부터 얻든지 그다지 문제시하지 않았다. 그런데 우리 시대에 이르러 동성에게 성적 매력이나 사랑을 느낀다면 이들은 자신이 게이인지(혹은 레즈비언인지), 양성애인지 고민하게 된다. 자신의 성적 주체성을 무엇으로 규정하느냐는 점과는 상관없이, 동성에게서 성적 환상이나 성적 흥분을 느낀다 하더라도 자연스러운 것이며 정신질환이 아님을 알아야 한다 (〈성적인 집착〉 참조).

Impulsiveness
충동성

아무런 계획도 없이, 행동의 결과를
전혀 고려하지 않은 채 드러내는 즉각적인 행동

친구가 당신에게 몸을 거의 기대면서 작은 목소리로 속삭이듯이 말을 걸어온다. 그녀는 당신에게 특별한 제안이 있다고 말한다. 그녀는 당신이 이 기회를 얻는 첫 번째 행운아라고 한다. 초기 투자금을 내야 하지만 거의 열 배를 되돌려 받을 수 있다고 그녀는 보장한다. 당신이 해야 할 일이라고는 열 사람을 모아오는 것이 전부라고 한다.

웨이터가 음식을 들고 당신의 옆으로 와서 보고는 조심하라고 경고한다. 접시가 매우 뜨겁다는 것이다. 당신은 즉시 손을 뻗어 접시를 만져본다.

"앗, 바보 같은 짓을 했네" 당신은 농담을 던지며 손을 재빨리 뗀다.

그래서, 내가 얼마를 내면 되는데?" 당신은 수표책을 꺼내며 묻는다.

충동조절이 되지 않는가?

충동은 행동하려는 욕구다. 충동성은 아무런 계획도 없고 그런 행동의 결과를 전혀 고려하지 않은 채 드러내는 즉각적인 행동을 의미한다. 지하철에서 낯선 사람이 자신의 발등을 밟는다면 우리는 어떤 식으로든 반응할 것이다. 우리는 알코올을 갈망하는 내면적인 충동에 반응할 수도 있다. 혹은 외부적인 사건이 우리를 충동적으로 행동하게 만드는 분노, 욕구, 혹은 절박함과 같은 자동적인 내면의 욕구를 촉발시킬 수도 있다.

충동을 만족시키게 되면 처음에는 기분이 좋다. 충동은 기쁨을 줄 뿐만 아니라 불쾌한 기분으로부터 구해주고 위안을 준다. 하지만 대부분의 경우 우리는 충동에 따라도 좋을지 충분히 고려할 시간을 갖기 위해 일단 충동을 억제하고자 한다. 충동이 문제를 일으키거나 남들에게 해를 입힐 것 같으면, 우리는 충동을 억제한다. 우리는 충동을 실제로 만족시키는 대신 환상으로 대체한다. 예를 들어, 직장에서 사장이 자신의 업무보고서를 보고 잔소리를 하면 사장에게 냅다 소리 지르고 싶을 것이다. 그래도 우리는 입술을 깨물고 마음속으로 욕설과 저주를 퍼부으면서도 사장이 지시한 대로 보고서를 수정한다. 길거리에서 섹시한 여성을 발견하더라도, 휘파람을 불거나 상대방이 원치 않을 제스처를 취하기보다는 상대가 완전히 지나갈 때까지 기다린 다음에 다시 한 번 뒤돌아본다. 우리는 디자이너가 디자인한 야한 옷을 입고 싶지만 가격을 생각해보고, 얼마나 자주 입을지 따져보다가, 도무지 아니다 싶으면 쇼윈도를 그냥 지나친다. 과학자들은 행동하기 전에 합리적으로 사고하는 이런 능력이 전두엽의 기능이라고 간주한다. 전두엽은 뇌의 기능 중에서 최고로 진화되고 인류를 다른 생물체와 명백히 구별하게 하는 특유한 영역이다.

어떤 사람은 자기 충동을 조절하기보다는 충동을 탐닉하는 습관이 있다. 많은 경우에 충동성은 타고날 때부터 있는 기질적 특성으로 나타난다. 어릴 때부터 쉽게 싫증을 내고 새로운 자극을 추구하는 성격도 있다. 혹은 집중하고 계획을 짜는 것에 어려움을 느끼는 성격도 있다. 충동성은 약물이나 알코올의 사용으로 판단력이 흐려져 일시적으로 나타나기도 한다. 뇌의 전두엽에 손상을 입은 일부 사람은 충동적으로 변하기도 한다. 굉장히 드문 경우이기는 하지만, 다른 모든 분야에서는 매우 온건하며 사려 깊은 사람일지라도 특정한 부분에서는 도무지 통제가 되지 않는 충동에 시달리는 사람도 있다.

몇몇 정신질환은
전반적인 충동성이 그 질환의 특징으로 나타난다.

아동기의 과잉행동장애

충동성은 아동기와 청소년기에 흔하게 나타난다. 아이들은 빨리 배운다. 우리는 아이들이 무엇이 위험한지 배우고 자기 판단력을 잘 발휘할 수 있을 때까지, 호기심과 충동으로부터 그들을 보호해주어야 한다. 만약 아이가 충동적 경향을 학교나 집에서 지나치게 드러낸다면 우리는 아이가 행실장애나 주의력결핍 *과잉행동장애* ADHD가 아닌지 의심해봐야 한다. 일부 과학자들은 ADHD의 특징이 근본적으로 충동조절장애라고 본다. 만약 ADHD가 있다면, 이들은 해야 할 일에 집중하지 못하고 끊임없이 딴 생각을 하게 된다. 자신이 보고 들은 것에 거의 자동적으로 반응한다. 예를 들어, 수업 중에 갑자기 자리에 일어나 창밖을 내다보거나 한다.

청소년기의 행실장애 – 반사회적 인격장애

청소년들은 유아나 어린이들보다 덜 충동적일 수 있다. 그러나 그들은 유아나 어린이들보다 더 독립적이기 때문에 자신에게 더 큰 피해를 초래할 수도 있다. 청소년들은 자동차사고, 총격으로 인한 부상, 성병, 갑작스러운 임신, 의도하지 않은 약물이나 알코올의 과잉 복용, 심지어 자살 등 여러 가지 위험에 쉽게 노출될 수 있다. 비록 충동성이 10대가 흔히 보여주는 정상적인 발달양상이라고는 하지만 이 또한 인격장애가 나타나고 있다는 신호일 수도 있다.

규칙을 무시하는 것과 타인의 마음을 공감하지 못하는 것이 *반사회적* 인격장애의 가장 큰 특징이다. 이들은 충동적이고 무모한 행동을 많이 한다. 쉽게 화를 내며 아무것도 아닌 일에 싸움을 벌인다. 술을 마시고서는 운전면허도 없이 차를 몰고 게다가 친구들에게 타라고 권하기까지 한다. 이들은 약물에 자주 손을 대고 술을 지나치게 자주 마시며 범법행위를 빈번히 저지른다. 이들은 학교수업에 자주 빠지고, 기분에 따라 행동한다. 이 모든 것들은 자기 통제력이 부족하여 일어난 일들이지만, 이들은 자신에게 문제가 있다는 사실을 부정하며 다른 사람 탓을 한다(죄책감과 부끄러움으로 인해 충동적 행동을 취하는 다른 정신질병과는 매우 대조적이다). 청소년기에 이러한 인격적인 특징과 행동들은 행실장애라고 불린다. 행실장애가 성인이 되어서까지 지속된다면, 반사회적 인격장애라는 진단이 내려질 것이다. 행실장애가 반사회적 인격장애로 발전하는 경우는 대략 1/3 정도이다.

단지 충동적인 기질 때문에

어떤 사람들은 반사회적 인격에서 보이는 다른 증상들은 없이 성격적으로 충동적일 수도 있다. 예를 들어, 이들의 의도는 좋은 뜻에서 비롯된 것일지라도 행동은 멍청하고, 사려 깊지 못하며 성급하게 할 수 있다. 이들은 판단력이 흐려져서 거듭된 실수를 통해서도 배우는 것이 없다. 이들 가족은 주변의 기대를 채우지 못하거나 본인의 잠재력을 발휘하지 못하고 의무를 제대로 완수하지 못하는 이들을 보며 좌절할 수도 있다.

경계선 인격장애, 양극성 장애, 외상후 스트레스장애

경계선 인격장애는 극심한 *자존심*의 저하와 충동적 행동이 특징이다. 거절당했거나 버림받았다는 기분이 들면, 이들은 자해하거나(〈자해〉 참조), *자살*을 시도하거나, 알코올이나 약물을 남용하거나, 닥치는 대로 섹스를 하려고 할 수도 있다. 쉽사리 고함을 지르고, 논쟁을 벌이거나, 눈물을 흘린다. 자기 감정이 널뛰기를 할 때마다 그런 장단에 맞춰서 성급하고 멍청한 결정을 내린다. 하루는 불같이 화를 내면서 직장을 때려치우겠다고 뛰쳐나왔다가 바로 그 다음날 복귀를 요청하기도 한다. 이들은 자기 행동을 어쩔 수 없었다고 변명한다. 자기감정에 따라서 행동하고 싶은 충동이 들면 그렇게 하는 수밖에는 달리 대안이 없다고 생각한다.

충동성은 양극성 장애에서도 역시 증가하게 된다. 조증을 겪는 이들은, 기운이 넘치고 자기 생각이 문제가 있다는 사실을 깨닫지 못한다. 이들은 장거리 전화를 헤아릴 수도 없이 걸거나 필요하지도 않은 사치품들을 왕창 구입한다.

충동성은 *외상*후 스트레스장애PTSD에서도 나타난다. PTSD를 겪는 이들은 언제나 긴장하고 신경이 예민해져 있다. 쉽게 놀라고 과잉 반응을 보인다. 짜증을 내고 쉽게 화를 낸다. 실패하는 것을 두려워해 다른 사람과 만나는 걸 *회피*하려 하고 자신의 감정을 숨기려 한다.

그 외 머리 부상, 치매, 간질 등의 신경학적 질병

충동성은 머리 부상이나 치매(《기억상실》 참조), 간질 같은 신경학적 질병에서도 나타날 수 있다. 이들은 공격적으로 변하거나 성적으로 부적절한 행동을 취할 수 있다. 간질에 걸린 몇몇 사람들은 경련을 일으킨 뒤 몇 시간 동안이나 탈억제 증상을 보일 수 있다.

약물 또는 알코올중독

중독 역시 충동적 경향을 대체로 부추긴다. 알코올과 진정제(정온제로도 알려져 있다)는 탈억제disinhibiting 효과가 있다. 술을 마시고 취했거나 약물로 기분이 좋아졌을 때 이들은 결과를 고려하지 않고 일단 행동부터 하고 본다. 제정신으로 돌아왔을 때 자신이 참담하고 부끄럽게 여길 행동들을 할 수도 있다. 자기 능력을 과대평가할 수도 있다. 예를 들어, 중독 상태에서는 자신의 시력, 운전실력, 반응속도가 전부 다 장애가 생겨 있음에도 스스로 안전하게 집까지 운전할 수 있다고 생각한다. 마리화나도 판단력을 흐리게 한다. 알코올, 코카인, 암페타민 역시 이들을 짜증나게 할 수 있다. 즉, 이들은 사소한 자극에도 적대적이고 공격적으로 반응할 가능성이 높아진다. 정신자극제나 코카인 또한 흥분을 유발할 수 있다. 이런 정신자극제들은 신경을 곤두서게 만들고 적극적이며 민첩하게 해준다. 그래서 이들의 주의를 끄는 것이 무엇이든지 간에 이에 재빨리 반응한다.

과학자들은 자주 성질을 폭발시켰다가 뒤이어 수치심과 죄의식이 따라오는 것이 특징적인, 간헐적 폭발장애라는 것이 독립된 진단인지에 관해 아직 결론을 내리지 못했다. 대부분의 경우 **분노**를 억제하지 못하는 것은 인격장애나 약물 혹은 알코올 장애로 인한 것이라는 해석이 더욱 설득력이 있기 때문이다.

몇 가지 정신질환은
특정 충동을 억제하지 못하는 것을 진단기준으로 삼는다

도벽

도벽kleptomania이란 물건을 훔치려는 참지 못할 정도의 충동에 시달리는 것을 의미한다. 어린아이일 때 우리는 어머니의 지갑이나 학교에서 작은 물건들을 훔쳤을 수도 있다. 어른이 되어서도 가게에서 상품을 훔치고 직장에서 물건을 훔치곤 한다. 당연하게도 대부분의 도둑질은 정신질환에 의한 것이 아니다. 그러나 도벽의 경우, 자신에게는 필요하지도 않고 자기 능력으로 쉽게 살 수 있는 물건들을 훔치려 한다. 이들은 훔친 물건을 버리거나 벽장에 처박아버린다. 이들은 도둑질하는 습관으로 되돌아온다. 때때로 붙잡혀서 벌금을 물고 처벌과 창피를 당하더라도 도벽을 멈출 수 없다. 순수한 도벽은 흔하지 않은 병이다. 그리고 일부 과학자들은 도벽이라는 것이 정말로 존재하는지 의문스러워한다. 자신의 부를 늘리기 위해 물건을 훔치는 사람들이 판사, 배심원, 혹은 검사로부터 동정심을 유발하려는 의도로 스스로 억제할 수 없는 충동성에 휘달리는 척할 수도 있다.

방화벽

방화벽pyromania은 불 지르고 싶은 참지 못할 욕구다. 이들은 성냥을 켜서 불을 붙인다. 불이 사물을 삼키는 것을 지켜보면서 즐거워한다. 사람들이 불을 끄려고 달려드는 모습과 소방차의 사이렌 소리를 듣거나 보는 것만으로도 흥분을 느낀다. 우리는 불꽃을 즐기고 물건이 불타는 모습을 보면서 흥분할 수 있다. 불꽃을 응시하는 것은 거의 모든 사람들이 좋아하는 보편적인 즐거움이다. 하지만 방화벽이 있는 이들은 불을 보면서 거의 성적인 오르가즘을 느낄 정도로 매혹되는 것이다. 이들은 점점 더 크게 불을 지르고 사람들이 어떻게 반응하는지 보려 한다. 붙잡혀서 처벌을 받은 후에도 방화의 쾌락을 멈출 수가 없다. 불을 지르는 사람들은 대부분 우연한 사고나 부주의로 불을 내지만, 아예 범죄적인 의도를 가지고 방화를 일으키기도 한다. 어떤 사람들은 소동을 일으키고 화재를 발견해서 이를 진화하는 데 도움을 줌으로써 "영웅"이 되고 싶은 욕망이 단지 화재를 일으키려는 욕망보다 더 클 수 있다. 이는 인격장애가 원인일 수도 있는 *반사회적* 행동이다. 대부분의 과학자는 진정으로 방화벽에 시달리는 사람은 얼마 되지 않을 것으로 추정한다.

중독

흔히 *갈망*이 특징인 중독적인 행동은 하나같이 충동성과 연관되어 있다. 약물복용이나 알코올 섭취가 습관화됐다는 것은 이들이 충동에 굴복하거나 갈망이 심화되고 있다는 뜻이다. 약물을 사용하게 되면 약물을 얻기 위해 계획을 짜느라 머릿속이 가득 차게 된다. 약물을 복용하는 것을 참고 참았지만 마침내는 기분 나쁜 금단증상에서 벗어나서 기분 좋았던 고양감을 다시 한번 느끼고 싶다는 충동에 굴복하고 만다. 어떤 시기이든지 충동에 저항하기 위해서는 엄청난 자기억제력이 필요할 뿐만 아니라 남들의 도움 또한 필요하다.

성적 충동

성적 행동 또한 본질상 충동적이다. 진화생물학자, 행태심리학자, 프로이트학파의 정신분석가, 종교적인 사상가들은 성적 본능이 인간의 모든 충동 중에서 가장 강하다는 사실에 공감한다(그 다음으로는 수면, 갈증, 식욕일 것이다). 대부분의 사람들은 성적 욕구를 억제해두었다가 사적이고 친밀한 관계에서만 그런 행위에 탐닉한다. 그러나 가끔씩 성적 충동에 굴복하는 것이 또한 인간의 본성이기도 하다. 종종 바람을 피우는 것이 그런 사례에 속할 것이다. 부정한 성관계가 있다고 하여 그 자체가 정신질환의 조짐은 전혀 아니다. 그러나 몇몇 사람들은 *성적 집착*으로 인해 문제를 일으키고, 그것을 억누르기 힘들고, 이로 인해 채포당하거나 다른 사람들에게 해를 입힐 수도 있는 성적 충동(예를 들어, 남들을 만지려 하거나 자신을 노출하는)을 겪는다.

강박행동, 강박증, 자해

정신의학자들은 충동과 *강박행동*을 서로 구분한다. 강박충동은 불쾌한 행동을 해야만 하는 원하지 않는 충동을 의미한다. 반면에 충동성은 장기적으로 볼 때는 좋지 않은 결과를 가져오더라도 즉각적으로 안도감과 기쁨을 준다. 이렇듯 서로 다름에도 불구하고, 강박행동과 충동은 많은 특징이 서로 겹친다. 발모광이 있다면, 자기 머리카락을 뽑고 질겅질겅 씹는다. 이것은 스스로 원하지 않지만 어쩔 수 없이 그런 행동을 할 수 밖에 없는 것이다. 습관적으로 손톱을 물어뜯는 것 역시 매우 유사하다. 결국은 강박행동과 충동은 결국 둘 다 좋지 않은 결과를 초래한다. 발모광으로 진행성 탈모가 생기고 내장에 머리카락뭉치가 쌓인다. 손톱을 물어뜯음으로써 이빨이 상하거나 닳게 되며 손톱 꼴은 말이 아니게 된다. 그럼에도 불구하고 이러한 충동을 만족시키기 전까지는 긴장이 고조되며 마침내 그런 충동에 굴복하면 안도감과 만족감을 얻는다.

이와 유사한 *강박증*OCD의 경우, 남들이 보기에는 터무니없고 웃기지도 않은 의식을 통해 위안을 얻게 된다. *자해* 역시 충동적 행동이 특징적이다. 자신을 해하는 충동적인 행동을 통해 불쾌한 기분에서 즉각적으로 벗어나게 해준다. 하지만 이는 자신에게 상처를 입히는 것에 관해 양가감정이 있으므로 또한 강박행동적이기도 하다.

✚ 충동장애에 대처하는 법

충동성의 치료는 충동성의 원인이 되는, 그 환자가 가지고 있는 질환에 따라 다르다. 인지행동치료가 이들에게 좌절에 견디는 법과 문제해결능력을 활용하는 방법을 가르쳐준다. 대부분의 경우 이러한 치료는 많은 도움을 준다. 또한 긴장을 이완시키는 기술(〈불안〉 참조)의 도움받을 수 있다. 이를 통해 스트레스와 자극에 침착하고 차분하게 반응할 수 있다.

때때로 치료약물이 도움이 될 수 있다. 정신자극제(〈과잉행동〉 참조)는 최소한 주의력결핍 과잉행동장애ADHD의 경우, 집중하고 계획을 세우는 것을 도와줄 수 있다. 기분안정제(〈조증〉 참조)는 충동을 완화시킬 수 있다. 이를 통해 행동하기 전에 생각을 할 시간을 얻을 수 있다. 이러한 약들은 베타 수용체 차단제인 프로프라놀롤propranolol(인데랄Inderal)과 더불어 특히 뇌 손상으로 인한 충동장애를 치료하는 데 도움이 된다. SSRI 유형(〈우울증〉 참조)의 항우울제는 충동적으로 행동하게 만드는 분노, 슬픔, 공허감 같은 내면적인 느낌을 진정시켜준다. 일부 과학자들은 충동이 뇌의 세로토닌 부족으로 일어난다고 본다. 세로토닌 농도의 부족은 SSRI 항우울제로 치료하면 특히 효과가 있다. 항불안제(〈불안〉 참조) 또한 일시적으로는 도움을 줄 수 있지만 중독성과 탈억제 작용이 있으므로 충동적인 질병의 치료에 일반적으로는 잘 처방되지 않는다.

26

Intoxication
중독 상태

유해 물질을 사용함으로써 초래되는
감정과 행동의 변화 상태

이 밤이 영원할 것처럼 보였다. 하지만 모든 것이 몽롱하고 흐릿해졌다. 당신은 피자집에서 시작했다. 그곳에서 친구들과 함께 생맥주를 피처로 마셨다. 그런데 이제 보니 당신은 생판 낯선 사람과 함께 클럽에서 춤을 추고 있다. 사실 그것은 춤이라고 할 수도 없다. 그냥 몸을 앞뒤로 흔들거리고 있을 뿐이다. 클럽이 당신 주변으로 빙빙 맴돌고 있다. 비틀거리거나 넘어질 때마다 당신은 마치 춤동작인 것처럼 꾸몄다. 아무도 알아채지 못했다.

당신의 댄스 파트너가 마리화나를 준다. 당신은 그것을 입에 물고 깊숙이 빨아들인다. 누가 당신 몸에 닿지만 누군지 알 수가 없다. 사실 누구든 상관하지도 않는다. 당신은 다시 한 번 더 흡입한다. 그 다음 완전히 의식이 끊어져버렸다. 아침이면 아무 것도 기억하지 못하리라.

유해물질에 의한 신체적·정신적인 증상, 중독

"중독"이라는 단어는 라틴어로 독에 취한 상태를 의미한다. 의사들은 유해한 물질을 소비함으로써 초래되는 느낌과 행동의 변화 상태를 언급하는 용어로 중독을 사용한다. 알코올과 니코틴 같은 일부 향정신성 물질은 사용을 규제되고는 있지만, 합법적으로 사용할 수 있다. 헤로인과 크랙 코카인과 같은 알코올과 니코틴 이외의 다른 물질들은 불법적인 것이다. 미국 성인들 중 1/3 이상이 불법적인 약물을 사용하는데 대부분의 경우가 마리화나이다. 상당수는 합법적인 의학적 목적으로 처방되지만 진정제(발륨, 리브리엄)와 마약(모르핀)성 치료약물은 다량 복용하게 되면 중독 상태를 초래할 수 있다. 아편, 에페드린(혹은 마황), 마리화나 같은 일부 향정신성 물질은 합성되어진 것이 아니며 자연에서 구할 수 있다. 휘발성 아교와 가솔린과 같은 물질은 본래 중독성 물질로 사용되기 위해서 만들어진 것은 아니지만 항구적인 위험을 초래할 수도 있다.

인간은 유사 이래 약물과 술을 사용해왔다. 고고학적인 증거에 따르면 심지어 유사 이전에도 중독성 물질이 사용되었음이 알려졌다. 중독 상태를 일으키는 대부분의 물질들은 *다행감*, 이완 상태, 의식의 변화와 같은 쾌감을 가져다준다. 언제나 그렇다시피 정확한 메커니즘은 알려지지 않았지만, 이런 물질 대부분은 기분과 지각과 행동에 변화를 초래하는 것으로 알려진 뇌세포에 직접적인 화학반응을 일으키는 것처럼 보인다. 이런 물질들은 우리를 기분 좋게 만들어주므로 한 번으로 만족하지 않게 된다. 약물에 대한 갈망을 느끼기 때문이다. 또 다시 하고 싶은 기분이 든다. 우리의 뇌는 쾌감을 주는 물질에 익숙해지게 된다. 이런 갈망에 굴복하게 되면 약물에 점차 더 의존하게 될 것이고 마침내는 그런 약물이 없이는 생활할 수 없을 것처럼 느끼게 된다. 이런 약물에 모든 사람들이 똑같은 반응을 보이는 것은 아니지만 위에서 언급한 물질 전부가 중독 가능성이 있다.

알코올, 아편, 진정제^{downers}, 진정 효과가 있다

알코올의 효과는 일반적으로 잘 알려져 있다. 알코올은 그만큼 널리 애용되고 있기 때문이다. 열두 살이 넘은 미국인들 중 대략 절반가량이 정기적으로 술을 마신다. 알코올은 맥주, 사이다, 와인, 화주(증류주)의 형태로 구매되거나 집에서 담글 수도 있다. 술을 마시고 나면 알코올은 혈관으로 흡수되며 약 1시간 안에 혈중농도가 최고치에 이른다. 빈속에 술을 마시면 더욱 빨리 흡수된다. 우리의 몸은 시간당 대략 작은 한 잔의 술에 든 알코올을 깨끗이 분해할 수 있는 능력이 있다. 하지만 많은 사람들 중에서도 아시아인이나 아메리카 원주민들은 알코올을 대사시키는 효소가 작아 작은 양을 마셔도 중독 상태가 될 수 있다.

알코올은 적당히 마시면 편안한 쾌감을 준다. 술이 들어가면 덜 초조해지고 평소보다 사교적이 되고 약간 졸리기도 하다. 하지만 여러 잔을 마시고 나면 자제력을 상실하기 시작한다. 자기 몸이 둔하고 혀끝이 풀리게 된다. 집중하기 힘들고 기억력도 떨어진다. 때로는 호전적으로 돌변하기도 하며 눈물을 흘리거나 성적으로 헤프게 군다. 맑은 정신이었다면 결코 하지 않았을 말들을 한다. 판단력이 흐려지고 자신이 취했다는 사실을 깨닫지 못하기도 한다. 이 무렵에 이르면 운전을 하거나 판단력이나 민첩성을 요구하는 과제를 하게 되면 위험해진다.

미국의 경우 여자는 하루에 두 잔 이상, 남자는 하루에 세 잔 이상을 마신다면, 알코올에 탐닉되거나 남용할 가능성이 높다. 성인 5명 중 1한 명은 술 때문에 문제가 일어난 적(문제음주)이 있으며, 여자보다는 남자들이 술로 인해 더 많은 문제를 일으킨다. 10대나 청년기부터 심하게 술을 마시면 30대가 되면 자기 통제력을 완전히 상실할 수도 있다. 대인관계나 직장생활이 곤란해질 수도 있다. 실직을 할 수도 있고 이혼을 당하고 자살을 시도할 수도 있다. 혹은 자동차사고를 낼 수도 있다. *기억상실*, *성행위* 수행장애가 생기고, *질투*가 생기기도 하고 *분노*를 자제하기 힘들 수도 있다. 술을 많이 마시면 간염, 간경화, 위궤양, 췌장염으로 발전할 수도 있다. 피하 모세혈관이 터져서 코끝이 벌겋게 되는 전형적인 술꾼 모습이 된다.

불안을 치료하는 약물이 알코올 문제에도 유사한 효과를 발휘하게 된다. 여기에는 벤조디아제핀(발륨, 리브리엄, 자낙스 같은), 바르비튜레이트(세코날, 넴부탈 같은), 바르비튜레이트와 유사한 계열인 궤일루드Quaalude 같은 것들이 포함된다. 바르비튜레이트는 불안치료제로서는 더 이상 거의 이용되지 않는다. 위험하기 때문에 처방되지 않지만 그럼에도 경련장애에는 처방되며 불법적으로 거리에서 팔려나가기도 한다. 이런 약물들은 하나같이 이완, 졸음, 어눌함, 탈억제(원래 억제되어 있어야 할 정신기능을 억제시켜 결국에는 억제하지 못하게 하는 것), 판단력 저하와 같은 부작용이 있다. 어른 10명 중 1명은 진정제를 처방받는데, 몇 개월 동안 계속 사용하면 그들 1/3 정도는 중독이 된다.

아편계 마약은 아편에서 화학적으로 추출된 진통제로서 양귀비 나무에서 나오는 자연적인 산물이다. 모르핀은 19세기 처음으로 아편에서 개발된 것이며 그 뒤를 이어 코데인, 헤로인, 데메롤demerol, 딜라우디드Dilaudid, 메사돈Methadone과 같은 합성약물이 나오게 되었다. 헤로인은 불법적이지만 성인들 중 1~2퍼센트는 살면서 헤로인을 사용한 적이 있었다. 아편은 먹거나, 코로 흡입하거나 피하주사 등으로도 투여되지만, 정맥주사를 통해 혈관에 직접적 주사하는 것이 가장 강력한 효과를 발휘한다. 이런 약물들은 처방된 용량대로 투여하면 통증이 경감되고 이완되는 좋은 느낌을 유발한다. 많은 양을 남용하면 따스한 느낌과 *다행감*을 초래한다. 몸이 무겁게 느껴지고 죽은 듯이 누워 있게 되고 아무 것도 개의치 않으며 잠에 빠져든다.

아편을 처음 사용하면 오심과 구토가 초래될 수 있다. 과잉투여하면 게워 올린 내용물에 질식하거나 호흡이 중단되기도 한다. 또한 변비, 식욕상실, *성행위 수행장애*, 동공수축을 초래한다. 아편을 주사하게 되면, 피부에 온통 바늘자국이 남게 되고 정맥을 따라 주사바늘 자국이 남을 수 있다. 주사바늘 감염을 통해 간염이나 HIV(에이즈를 일으키는 바이러스)로 인한 합병증이 발병될 수도 있다. 친구와 가족을 떠나서 다른 약물이용자들과 어울려 다니기도 한다. 약을 살 돈을 벌려고 매춘을 하거나 강도짓을 하기도 한다. 아편에 중독되면 사망할 위험이 대단히 높다. 치료받지 않은 중독자들 100명 중 1명은 매년 사망한다. 다행스럽게도 절반은 스스로 약을 끊는다. 수년 동안 사용한 이후에도 중단할 수 있다.

마리화나는 가장 흔히 사용되는 불법약물이다. 미국의 젊은이들 가운데 대략 절반은 적어도 한 번은 마리화나를 피워본 경험이 있으며 성인 8명 중 1명은 계속해서 마리화나를 핀다. 대마나무로부터 추출한 것이 마리화나인데 이것은 여러 가지 명칭으로 불린다. 팟pot, 풀grass, 잡초weed, 해시시 hashish라는 별칭이 있다. 마리화나는 식품으로 섭취할 수도 있기는 하지만 통상적으로는 담배처럼 피운다. 피운 효과는 몇 분 이내에 확연해지며 몇 시간 동안 그 효과가 지속된다. 마리화나를 피우면 대체로 *다행감*을 경험하게 된다. 긴장이 이완되고 기분이 좋아지고 삶이 행복하고 만족스럽게 다가온다. 자기 주변의 모든 것들이 즐겁고 흥미롭고 심오하게 느껴진다. 모든 일들이 속도가 느려지며 주변의 사물을 보다 강렬하고 깊숙하게 볼 수 있다. 대상을 대단히 구체적이고 상세하게 볼 수 있으며 색깔은 보다 선명하고 강도가 높다. 하지만 일부 마리화나 이용자들은 이완되지 않고 불안하고 심지어 *편집증*적이 되기도 한다. 마리화나에 공통된 물리적 효과는 눈이 충혈되고 입이 마르고 음식에 대한 갈망이 생긴다. 동작이 어눌하고 둔해지며 반응이 느려진다. 옷에 마리화나 특유의 향이 스며들기도 한다.

마리화나를 장기적으로 이용하면 각성과 기억력에 장애가 생기고 동기가 부족해진다. 이런 현상이 진행 중인 약물중독의 부작용인지 아니면 영구적인 결과인지 불분명하다. 마리화나 상용자의 절대다수는 중독되지 않는다.

또 다른 일부 식물제품 중에도 이완 효과와 진정 효과가 있다. 카바는 남태평양에서 중독 효과와 이완 효과로 사용되었으며 이는 고추식물에서 추출한 것이다. 이제 미국에서 카바는 알약으로 만들어져 의사의 처방전 없이도 구입할 수 있으며 진정제와 이완제로 사용되고 있다. 다른 식물제품과 마찬가지로 이런 약들의 품질과 효과는 연구된 바가 없었다. 카바는 피부발진과 간염을 유발할 수 있다. 발레리안(쥐오줌풀)은 약간 졸음이 오게 만드는 것으로 유명한 식물제품이다.

코카인과 암페타민은 정신자극제이다

코카인은 가장 중독성이 강한 불법적인 중독물질인데, 아마도 사람들이 어떤 약물과도 비교할 수 없을 정도로 강렬한 약효를 즐기기 때문일 것이다. 코카인은 남미의 코카나무에서 추출된다. 코카 나뭇잎은 약한 정신자극 효과를 얻는 데 이용되며 주로 잎을 씹는다. 코카 나뭇잎에서 분말 코카인으로 전환되면 스트로 등을 이용하여 코로 들이마시게 된다. 코카인은 직접적으로 혈관에 주사하거나 피울 수 있도록 정제된 코카인(crack)으로 변환시켰을 때 가장 강력한 효과를 낸다. 이런 제형으로 만들어진 코카인은 뇌에 아주 빠르고 강력하게 전달되어서 강도가 매우 높을 뿐 아니라 부작용 또한 강해서 위험하다.

코카인의 독성 효과는 1시간 이상 지속되지 않는다. 각성 상태를 일으키고 흥분되며, 압도적인 행복감에 젖어든다. 일부 상용자들은 이런 *다행감*을 오르가즘과 비교하기도 한다. 이와 같은 쾌감은 즐겁지 않은 심리적인 효과들, 특히 자주 사용하고 많은 용량을 취하게 되면 나타나게 되는 불쾌감에 의해 재빨리 잠식되어버린다. 코카인 상용자들은 점점 의심이 많아지게 된다. 때로는 *편집증*으로 드러나기도 하는데, 경찰이나 마약 딜러, 주변에서 약물을 하는 사람들에 관해 과도하게 걱정하고 두려워하게 된다. 초조하고 불안해지며 화를 내게 된다. 괴상한 강박행동과 반복적인 행동을 하게 된다. 예를 들어, 바닥에 떨어뜨렸다고 생각하는 것을 찾느라 마룻바닥을 계속 뒤지는 등의 기괴한 행동을 한다. *환각*을 경험하거나 빛이 번쩍거리는 것을 경험한다. 반복적으로 사용하게 되면 원하는 만큼의 쾌감을 주지 못하므로 점점 더 초조해지고 편집증적이 되고 날카로워진다. 불안을 진정시키기 위해 술을 마시기 시작하거나 사용하기도 한다.

코카인은 뇌에 있는 화학물질을 분비하도록 자극한다. 이때 분비되는 화학물질들은 고혈압, 빠른 맥박, 동공의 확장, 한기, 오한, 근육 틱, 심계항진을 초래한다. 다량을 취하면 뇌졸중, 심장마비, 경련을 경험하게 된다. 필자는 일반적으로는 훨씬 나이가 많은 사람들에게 나타나는 위험한 심장혈관 질환으로 인해 집중치료실로 들어가게 되었던 30대 초반의 남자를 치료한 적이 있었다. 코카인 상용자 중 많은 사람들이 영구적인 뇌손상을 입었다.

암페타민은 코카인보다는 강도가 약하지만 유사한 작용 성분이 정신자극 효과가 있다. 암페타민은 에페드린(혹은 마황)을 모방하여 합성한 물질이다. 에페드린은 선사시대부터 정신자극제로 사용되었던 식물 추출물이다. 에페드린은 의사의 처방전 없이 구입할 수 있으며 특히 체중감소를 위해 사용된다. 유사에페드린pseudoephedrine(수다페드Sudafed)과 프로프라놀라민 propranolamine을 포함한 합성제품은 코막힘 치료에 이용되지만, 과도하게 사용하면 정신자극 효과가 있다. 암페타민은 19세기 후반에 합성되었으며, 천식 치료에 이용되었다. 그 이후 암페타민은 지속적으로 사용되다가 전시에는 군인들이 장기적인 작전 수행 중에 수면부족에도 불구하고 피로를 잊고 깨어 있도록 하기 위해 사용되었다. 오늘날 다양한 암페타민류(덱세드린과 리탈린 등)가 주의력결핍, *과잉행동*장애 치료를 위해 처방되고 있다. 암페타민은 스피드, 크리스탈, 크리스탈 메스, 아이스와 같이 불법적으로 합성되어 팔리기도 한다. 이런 제품들은 코로 흡입하거나 담배처럼 피우거나 주사할 수 있다.

소량 사용할 때 암페타민은 졸음을 쫓고 각성 정도와 집중력을 증가시킨다. 암페타민제는 과민함, *과잉행동*, *수면장애*를 초래하기도 한다. 필자는 에페드린이 함유되어 있다는 것을 알지 못하고 체중감량을 위한 어떤 약물을 복용했다가 그 결과 화를 내면서 심한 말다툼에 말려든 남자를 치료한 적이 있었다. 암페타민 남용자들은 **분노**하기 쉽고 툭하면 싸우게 된다. 이런 약물을 다량으로 남용하면 코카인과 유사한 심리적·신체적 증상을 드러내게 된다.

카페인은 사회적으로 용인되고 널리 소비되는 정신자극제의 일종인 중독성이 있는 약물이다. 커피 한 잔은 마음을 편하게 해주며 각성 정도와 집중력을 높여준다. 하지만 하루에 커피를 몇 잔씩 마시게 되면 신경과민, 초조불안, *수면장애*, 근육 틱, 오심, 설사와 같은 부작용을 경험하게 된다. 커피 열 잔에 해당하는 카페인 용량은 혼동을 초래하는 것으로 알려져 있다. 카페인과 그와 유사한 화학물질들은 커피에만 포함된 것이 아니라 차, 소프트드링크(알코올이 함유되어 있지 않은 탄산음료 등), 초콜릿 바, 처방전 없이 약국에서 살 수 있는 감기약, 다이어트약, 수면억제제에도 포함되어 있다.

미국 이외의 다른 곳에서는 또 다른 정신자극제들이 이용된다. 과라나(브라질에서 팔리는 음료수), 마테(아르헨티나), 콜라(아프리카), 카트khat(예멘), 빈랑나무 열매(남아시아와 동남아시아 그리고 태평양 전체)가 정신자극제로 사용된다.

니코틴은 약한 정신자극 효과가 있는데 타바코에서 발견되었다. 니코틴은 각성과 집중력을 증가시켜주면서도 행복감을 준다. 니코틴 또한 과도하게 사용하면 오심, 위경련, 현기증, 두통을 초래한다. 타바코 잎을 씹거나 피울 때 다른 화학물질도 분비되어 암이나 심장혈관질환을 유발시킬 수도 있다. 타바코를 규칙적으로 이용하면 사망 위험이 2배나 높아진다. 3명 중 1명은 65세 이전에 죽을 확률이 높다. 금연을 하면 어느 정도의 위험은 즉각 되돌릴 수 있다.

환각제, 그 밖에 많은 물질들이 지각 혼란을 초래한다

많은 환각제는 *환각*을 불러오고 다른 *정신병* 증상을 초래한다. 종류에 따라 화학성분이 다르기는 하지만, 이들 물질은 모두 현실 지각을 왜곡시킨다. 가장 흔히 사용되는 환각제에는 라이서직 산 디에틸아미드 lysergic acid diethylamide(LSD라고 알려진 합성물질), 실로시빈 psilocybin(멕시코산 버섯인 환각버섯 얻어지는 환각 유발 물질), 메스칼린 mescaline(멕시코 북부 및 미국 남서부(텍사스스州)에서 나는 선인장과(科) 다년초인 구슬선인장의 일종인 로포라의 화두(花頭) 페요테 peyote에 함유되어 있다) 등이 있다.

환각제를 사용한 지 1시간 이내에 주변의 색깔은 너무나 선명하고 생생하며 강렬한 감정의 강도를 느끼게 된다. 시간은 천천히 흐르고 공간은 자기 주변에서 휘어지는 것처럼 보인다. 감각들은 공감각처럼 넘나들어서 색깔을 "듣고" 음악을 "본다". 시각적인 환각이 가장 흔하다. 정신분열병에서처럼 사람과 사물이 경험되는 것이 아니고 대체로 형태와 색깔이 보인다는 환각이다. 환각제에 취했을 때 마치 홀치기염색 셔츠에 디자인된 무늬처럼 생생하고 소용돌이치며 중복되는 기하학적인 지각을 경험하기도 한다. 우주에 대한 자신의 관계와 왜곡되고 자신에 대한 감각이 왜곡되기도 한다. 일부 사람들은 우주와 신비한 일체감을 느끼거나 *종교적*인 계시를 받기도 한다. 어떤 사람들은 두렵고 혼자라는 기분이 들기도 한다. 환각제는 땀이 나게 만들고 맥박이 빨라지며 근육이 떨리고 동공이 확장되며 시야가 흐려지기도 한다. 약물의 효과는 몇 시간 지속되며 *플래시백*으로 며칠 혹은 몇 개월이 지난 뒤에 되돌아올 수도 있다.

펜사이클리딘(PCP 혹은 엔젤 더스트로 알려진)은 원래는 마취제로 개발되었지만 LSD(라이서직 산 디에틸아미드 lysergic acid diethylamide)와 유사한 성질을 가지고 있다. 펜사이클리딘은 압지에 포장된 드롭스 형태로 얻을 수 있고 타바코나 마리화나에 분말로 뿌려서 흡수한다. 가벼운 중독 상태에서는 취해서 비틀거리거나 약간 얼얼한 느낌이다. 하지만 가끔은 기분요동이 극심해지고 예측불가능한 행동과 더불어 심각한 *정신병*을 초래할 수도 있다. PCP에 중독된 상태에서는 급성 정신분열병 삽화를 경험하게 된다. 급속히 혼자만의 세계에 빠져들어 다른 이들이나 주변 상황에 신경을 쓰지 않는 철수 상태가 되고 *환각*에 빠져들고 사고가 교란된다. 혹은 극도로 흥분하여 비명을 지르면서 뛰어다니거나 울거나 혼동 상태에 빠져든다. 위험하고 충동적인 행동을 하거나 사회적으로 부적절한 행동을 한다. 교통신호를 무시하고 달리거나 공공장소에서 옷을 훌렁 벗는다. 소량에도 체온과 맥박이 상승하고 비정상적인 근육운동이 초래되며 뻣뻣하게 몸이 굳는 현상이 초래되기도 한다. 많은 용량을 사용하면 고열, 경련, 호흡중단으로 사망에 이르기도 한다. 운이 좋으면 PCP 중독의 효과는 사용한 지 하루가 지나지 않아 소멸되지만, 어떤 경우 정신병이 1주일 혹은 그 이상 지속될 수도 있다.

케타민ketamine은 특수-K로 지칭되기도 하는데, 이 약물은 마취제로 개발되었지만 클럽에서 특히 인기 있는 남용 약물이다. 상용자들은 자신의 몸이 붕 뜨는 것 같은 부유감을 느낀다. MDMA(methylene-dioxymethamphetamine, 엑스타시로 흔히 알려진 것)는 암페타민 관련 화합물이다. 엑스타시를 사용하면 자기 몸과 타인의 몸 사이에 경계가 허물어지고 사람과 사물의 경계들이 액체처럼 유연해 보인다. 깊은 촉감을 느끼게 되고 모든 것에 닿을 수 있을 것 같은 느낌이 든다. 상용자들은 종종 만지고 욕망을 느끼고 남들과 부비고 휘감고 잡고 싶은 욕망이 강렬해진다고 보고한다. 그렇다고 그런 감각이 특별히 성적으로 지각되는 것은 아니라고 한다.

웃음가스(笑氣)로도 불리는 아산화질소nitrous oxide는 치과에서 마취제로 사용되는데 이 또한 부유감을 초래한다. 질산아밀(흔히 포퍼로 알려진 것)은 클럽에서 애용되는 또 다른 약물로 가벼운 상태변화를 초래하여 성욕을 증가시킨다. 이 모든 클럽 환각제들은 대단히 위험하다. 그 중에서도 다른 약물과 섞어서 사용하거나 술과 함께 사용하면 몹시 위험하다. 클럽의 댄스 플로어에서 탈수증으로 쓰러질 수도 있다.

여러 가지 식물들이 아트로핀을 함유하고 있다. 아트로핀은 소량만으로도 경미한 지각 교란을 초래할 수 있는 천연 독약이다. 이 식물의 열매와 잎은 수 세기 동안 독약으로 사용되었을 뿐만 아니라 경미한 환각을 만들어내는 속성으로 인해 제례의식에 사용되기도 했다. 종종 10대들은 기분을 고조시키려고 아트로핀을 소비하는데 이로 인해 혼동, 심각한 흥분, 혼수상태와 죽음을 초래하기도 한다.

　산업용 용매, 아교와 같은 접착제, 석유연료 등은 남용 약물로 개발된 것이 아니었지만 불행하게도 이런 물질들은 기분을 고조시키는 작용이 있어 일부 사람들이 남용하게 되었다. 이들 물질 전부가 코로 들이마실 수 있는 휘발성 화학물질이므로 이런 물질을 넣은 비닐봉투 등에 얼굴을 파묻고 코와 입으로 들이마실 수 있다. 이런 물질은 싸고 쉽게 구할 수 있으므로 세계의 빈곤지역에서 흔히 이용된다. 미국인들의 5퍼센트는 이런 휘발성 물질을 환각제로 이용하지만 통상적으로 한두 번 해보는 것으로 끝난다. 산업용 용매는 유체이탈감과 같은 부유감이 특징이다. 다량 사용하면 **환각**을 경험하게 된다. 환각 상태에서 흥분하거나 자기 주변세계를 완전히 잊어버리게 된다. 심한 혼동에 빠질 수도 있다. 또한 몸이 둔해지고 혀가 꼬여 말이 느려지고 어지럽다. 혼미 상태에 빠질 수도 있고 몇 시간 후 환각에서 깨어난 뒤에는 아무 것도 기억하지 못할 수도 있다. 주변 사람들은 이들 몸에서 가스냄새를 맡을 수 있으며 입과 코 주변의 피부가 자극된 흔적을 발견할 수 있다. 이런 물질을 흡입하면 극도의 독성이 있어서 뇌세포뿐만 아니라 간, 신장, 근육에 손상이 가해질 수 있다. 이런 물질들은 사용 중에 혼수상태를 초래하거나 죽을 수도 있다.

약물남용은 다른 정신질환과 혼동될 수 있다

　중독 상태란 어떤 물질이 체내에 남아 있을 때 단기적으로 나타나는 효과를 지칭하는 것이다. 대체로 중독 상태는 몇 시간 지속되며 사용하는 물질에 따라 지속되는 시간이 다르다. 약물이나 알코올을 장기간에 걸쳐 남용하면 훨씬 더 심한 부작용들이 추가로 나타난다. 약물과 알코올은 뇌에 유독한 결과를 미친다. 이 책의 다른 곳에서 기술했던 증상들, 즉 **불안**, **우울증**, **조증**, **기억상실**, **정신병**과 같은 전 범위에 걸친 정신과적인 장애가 생긴다.

근육강화제인 아나볼릭 스테로이드는 약물의 장기 효과의 흥미로운 사례를 제공한다. 스테로이드제는 중독 상태를 유발하는 것도 아니며 기분을 고조시키는 것도 아니다. 스테로이드제는 근육을 키워주기 때문에 남용된다. 스테로이드제는 또한 장기적으로는 정신과적 문제를 초래한다. 스테로이드제를 투여하면 짜증스러워하고 우울해지기도 한다. *분노*를 폭발시킬 수도 있다. 심지어 조증이나 정신병적 상태로 될 수도 있다. 신체적인 부작용은 여드름이 악화되고 고환이 쭈그러들거나 남자의 유방이 커지게 된다.

때로는 약물 때문에 정신과적인 문제가 생긴 것인지 아니면 정신과적인 질환 치료를 하려다가 약물을 잘못 사용하게 된 것인지 구분하기가 어렵다. 예를 들어, *불안과 우울증*에 시달리는 많은 사람들은 그런 질병으로 야기되는 고통을 완화시키려는 시도로 술을 마실 것이다. 그런데 현재의 알코올 남용 때문에 우울증과 불안이 생기기도 한다. 닭이 먼저인가 달걀이 먼저인가처럼, 술을 자꾸 마시면 우울증으로 진행되고 우울증의 고통을 달래려고 술을 마시는 악순환이 반복된다.

상당수 사람들에게는 약물 사용 중 *정신병* 상태가 될 수 있다. 만약 그런 경우라면 입원하는 것만이 문제 해결책이다. 입원 중에는 약물에 손댈 수 없으므로 정신병 증상이 신속하게 나을 수 있다. 이 경우 퇴원을 하면서 또 다시 약물에 손을 대지 못하게 하는 조치를 취할 수만 있다면 그것은 희소식이다. 하지만 다시 약물을 투여한다면 정신병 증상은 다시 재발하게 될 것이다. 약물을 사용하는 동안 정신병 증상이 있었던 사람들 중에는 증상이 신속하게 낫지 않는 경우도 있다. 치료를 함에도 불구하고 증상이 몇 주 동안 지속되고 약물을 중지하면 재발되기도 한다. 이런 경우라면 정신병 증상은 단지 약물 사용으로 야기된 것이 아니라 이미 기존에 가지고 있으나 겉으로 드러나지 않았던 정신분열병으로 인한 것일 수도 있다. 약물남용은 단지 감춰져 있던 질병을 표면에 떠오르게 한 것뿐일 수도 있다.

금단증상은 대체로 중독과는 반대로 나타난다

약물 사용의 가장 심각하고 장기적인 결과는, 약물의존성의 위험이 있다는 점이다. 위에서 언급한 약물을 상시적으로 투여하면 중독될 위험이 있다. 이런 약물들은 기분을 좋게 해줌으로 또 다시 사용하고픈 *갈망*이 생긴다. 그러면 이들은 약물에 의존하게 된다. 이들의 뇌가 그런 약물에 점점 익숙해지게 되고 약물을 중단하면 너무 고통스럽기 때문이다. 약물과 알코올은 오래 사용하면 결국에는 뇌세포 안에 있는 화학물질의 변화를 초래하게 된다. 약물을 중단하면 이들의 뇌세포는 쇼크를 경험한다. 이로 인한 심리적·신체적인 장애가 다름 아닌 금단증상으로 알려진 것이다.

알코올이나 진정제 중단은 위험할 수 있다. 술을 많이 마셨던 사람이 술을 끊게 되면 그중 5퍼센트는 진전 섬망delirium tremens: DTs으로 알려진 경련과 심각한 혼동을 경험하게 된다. 진전 섬망으로 인해 사망에 이를 수도 있다. 그렇지 않을 경우 알코올 기운이 끊어진 지 몇 시간 이내에는 초조하고 짜증스럽고 *불안*하며, 몸이 덜덜 떨리고, *수면장애*가 오기도 한다. 헤로인과 아편계 진통제 금단증상은 불쾌하지만 위험하지는 않다. 감기와 유사한 증상을 경험할 수도 있다. 즉 위경련, 설사, 전율, 오한, 콧물이 흐르기도 한다. 근육통이 오고 온몸이 전체적으로 끔찍하게 아프다. 화가 나고 우울해질 수도 있다. 정신자극제나 코카인을 사용하고 난 뒤 약효가 떨어지면 며칠 동안 연달아 줄곧 잠을 잘 수도 있다. 우울해지고 *자살사고*가 떠오를 수도 있다. 니코틴 금단증상 또한 우울증을 유발한다(버프로피온 혹은 자이반Zyban은 니코틴 갈망 치료에 사용되며 실제로 항우울제이기도 하다).

금단증상을 경험할 동안 좀 더 약물을 얻고자 하는 *갈망*은 대단히 강력하다. 증상이 극도로 심하면 불쾌하고 고통스런 상태에서 벗어나고 싶은 갈망에 잠시 동안은 오로지 약물 생각뿐이다. 아침에 일어나는 즉시 술을 마시거나 약물을 사용하고 싶은 갈망은 초기 금단증상의 결과이다. 중독 상태에서 회복하고 난 뒤에도 극도의 갈망이 지속될 수도 있고 혹은 몇 달이 지난 뒤 불시에 찾아오기도 한다.

✚ 중독과 금단증상에 대처하는 법

격심한 중독 상태에서는 스스로 할 수 있는 것은 거의 없다. 대부분의 경우, 중독이 되면 사리분별력이 무너지게 되고 약물을 하지 않을 경우에는 결코 저지르지 않을 행동을 하게 된다. 이들이 할 수 있는 최선의 방법은 자신에게나 남에게나 해롭게 만들 수 있는 자극과 여지를 줄 수 있는 곳을 피해 안전한 곳으로 가는 것이다. 이런 상태에서 운전은 금물이며 집중력과 신체 조정력과 빠른 반응을 요구하는 그 어떤 활동에도 참여하지 말아야 한다. 이성적인 판단이 필요한 결정을 내리지 말고 섹스를 하거나 돈을 소비하는 것과 같이 심각한 결과가 초래될 수 있는 결정을 내리지 말아야 한다. 물을 많이 마시고 자신을 편안하게 해준다.

앰뷸런스에서나 응급실에서는 아편 길항제인 낼럭손(나르칸)을 이용하여 과량 투여한 아편의 효과를 즉각적으로 되돌려놓을 수 있다. 이 원상태로의 회복은 몇 시간밖에 지속되지 않는다. 낼럭손과 같은 길항제를 사용하는 경우, 헤로인, 진통제나 메타돈을 상습적으로 이용했던 사람들에서는 즉각적으로 금단증상이 나타난다. 약물남용의 결과를 안전하게 원상태로 되돌릴 수 있는 다른 약은 없다. 중독의 효과에서 벗어날 때까지 대체로 인내하면서 기다려야 한다.

길항제를 사용하는 것 이외에 금단증상을 치료하는 다른 의학적인 치료방법도 있다. 알코올, 벤조피아제핀, 바르비튜레이트 금단증상은 경련과 혼동과 같은 금단증상을 방지하기 위해 진정제를 충분량 처방하고 며칠이 지나 금단증상이 점차 약해지면 진정제의 양을 서서히 줄여서 끊는 방법이 있다. 이런 치료법은 대체로 병원에서 실시하게 되는데, 금단증상은 위험하기 때문이다. 종종 클로니딘(카타프레스)은 아편 금단증상을 약간 완화해줄 수 있다.

일단 약물이 몸에서 모두 빠져나가 약물의 영향에서 벗어나면 자신이 사용한 약물이나 알코올을 자세히 살펴보고 자신이 통제력을 상실했는지 어땠는지를 결정해야 한다. 자신에게 문제가 있고 따라서 이런 약물을 중단할 필요가 있다는 점을 절실하게 깨달을 시기일지도 모른다. 약물을 중단하기 힘들고 아침에 일어나면 갈망이 생기거나 약물을 사용한 것에 죄의식을 느끼면서도 남들이 자신의 약물 사용에 관해 지적하면 화가 치민다면, 이들은 문제가 있는 것이다(〈갈망〉 참조). 친구와 가족이나 카운슬러가 이들의 문제가 어느 정도인지 알 수 있도록 도움을 줄 것이며 치료받을 수 있도록 도와줄 수 있다.

중독된 경우라면, 편안하고 물을 충분히 공급하고 안전하게 지내도록 보살펴주어야 한다. 무슨 일이 있어도 환자가 자동차를 몰도록 해서는 안 된다. 중독 상태의 환자는 당신에게 화를 내겠지만 약물에서 깨어난 뒤에는 차를 몰고 나가서 사고를 일으키거나 아무도 다치지 않도록 당신이 극구 말려준 것을 고맙게 여길 것이다. 금단증상으로 심각한 불안과 동요가 생기고, 다른 사람을 위협하거나 *자살*의 위험이 있을 수도 있다. 그럴 경우 환자를 병원으로 데려와서 응급처치를 받도록 한다. 항정신병 약물이 필요할 수도 있고(〈정신병〉 참조), 의학적인 정밀검사와 평가, 안전한 환경에서 치료적 조치와 대증요법(병의 원인에 대한 치료가 아니고 병의 증상 각각에 대한 치료로 예를 들면, 알코올 금단의 경우 근본적인 치료는 없으므로 금단 때 생길 수 있는 증상들에 대한 치료를 하면서 금단에서 벗어나도록 기다리는 것-역주)이 필요할 수 있다. 환자가 무슨 약물을 투여했는지 병원의 의료진들에게 말해준다면, 환자를 보다 효과적으로 신속하게 치료할 수 있다.

약물을 사용한 뒤 아무런 반응이 없는 상태라면 응급상황일 수 있다. 이런 경우 병원에서의 치료가 혼수, 경련, 심장마비나 호흡중단과 같은 심각한 사태를 방지할 수 있다. 평상시보다 약물을 다량투여하거나 여러 가지 약물을 섞거나 술과 함께 약을 먹었을 경우에도 환자는 의식을 잃고 무반응일 수 있다.

✚ 당신 곁에 중독에 빠져 괴로워하는 이가 있다면

대강의 경우에 중독된 상태의 환자와 말다툼에 휘말리는 것을 피해야 한다. 많은 약물이 사람을 호전적이고 공격적으로 만들고 예측이 불가능한 행동을 할 수 있다. 따라서 잔뜩 취하거나 약기운으로 고조된 상태의 환자를 빤히 쳐다보거나 말다툼을 하게 되면 의도치 않게 싸움을 유발할 수도 있다. 중독된 사람은 약물을 하지 않았을 때라면 전혀 하지 않았을 행동을 할 수 있다는 점을 명심해야 한다. 환자는 다음날 깨어난 뒤에는 전날 밤에 자신이 무슨 짓을 했는지 무슨 일이 있었는지 기억조차 못할 수도 있다. 당신이 환자가 한 짓을 무시해버리면 환자는 당신의 존재에 관해서는 완전히 잊어버리고 다른 곳에 가서 같은 행동을 되풀이할 것이다.

Jealousy
질투

남을 부러워하는 감정,
또 그것이 고양된 격렬한 증오나 적의(敵意)

전화벨이 울리는 소리에 당신은 잠에서 깨어난다. 당신은 왜 아내가 전화를 받지 않는지 궁금해서 옆을 돌아다본다. 그러나 당신의 옆 자리는 텅 비어 있다. 당신은 전화를 받는다. 수화기 건너편 남자는 모르는 사람을 찾고 있다. "잘못 걸었습니다"라고 말한 뒤 당신은 수화기를 내려놓는다.

그런데 상대의 목소리가 왠지 익숙한 것만 같다. 당신의 아내는 지금쯤 집에 들어와야 할 시간이다. 당신은 그녀가 일하는 곳에 전화를 해보았다. 그녀의 직장동료는 아내가 몇 시간 전에 퇴근했다고 말한다.

갑자기 문이 열린다. 당신은 아내가 침실에 들어오기 전에 부엌을 서성이는 것을 느낄 수 있다. 늦은 시간까지 어딜 다니다 왔는지 물어보자 아내는 주말 동안 먹을 음식을 장만하려고 슈퍼마켓에 들렀노라고 대답한다. 그녀가 전화를 하지 않은 이유는 당신을 깨우고 싶지 않았기 때문이라는 것이다.

"흥!" 당신이 말했다. "그렇담 당신 남자친구한테도 전화하지 말라고 말해뒀어야지" 아내는 무슨 뜻인지 모르겠다는 얼굴로 당신을 쳐다본다. 아내는 당신이 그런 화제에 빠져들 기회를 주지 않으려고 한다. 그녀는 옷을 벗고 욕실로 들어간다. 당신은 아내의 옷에서 남성용 스킨냄새가 나는지 보려고 코를 킁킁댄다.

질투감정이 병은 아니다

질투는 중요한 관계를 잃어버릴지도 모른다는 비이성적인 공포다. 어떤 이는 배우자에 대한 의심으로 머리가 가득 차 있어서 상대방의 일거수일투족을 감시하려 든다. 파트너가 다른 사람과 보내는 모든 시간에 사사건건 화를 낼 수 있다. 플라토닉한 관계가 성적인 관계로 발전할 가능성이 있지는 않을까 의심한다. 어떤 이는 사랑하는 사람을 붙잡기 위해 분노하거나 절박하게 협박할 수도 있다. 혹은 이유도 없이 배신감을 느끼고 사랑하는 사람에게 주먹을 휘두르며, 두 사람의 관계 속으로 쳐들어온 무례한, 상상의 인물에게 화를 낸다.

정신의학자들은 이를 병적인 질투라고 언급한다. 병적인 질투pathological jealousy는 사랑에 뒤따르는, 비교적 가볍고 전형적인 질투감정과는 구분된다. 파트너의 애정을 잃을까 봐 두려워하거나, 감정적으로 충실하길 바라거나, 관계가 위태로워질 때 상처받고 화내는 것은 매우 자연스러운 반응이다.

병적인 질투의 증상과 형태

인격장애의 징후

병적 질투는 종종 인격장애의 증거가 되기도 한다. 경계선 인격장애, 의존성 인격장애, 히스테리성 인격장애의 경우 *자존심*이 극도로 저하되어 있다. 따라서 이들의 자존심은 다른 사람과의 관계를 유지할 수 있느냐 없느냐에 따라 순식간에 변한다. 이들은 인간관계에서 올인하는 것이 불안하고 불편하지만 다른 한편으로 버림받을까 봐 두려워한다. 이들은 배신을 암시하는 요소들에 매우 민감하며 과잉반응을 보인다. 또 배우자를 끊임없이 자극해서 시험해보려 한다. 이로 인해 논쟁이 격해지고 심지어 폭력이 사용되기도 한다.

*편집증*이나 *반사회적* 인격장애가 있다면 이들은 다른 사람들을 항상 의심한다. 그리고 누군가가 자신을 속이려 들지 않을까 항상 불안해한다. 깃털만큼 가벼운 이유만으로도 배우자의 부정을 의심한다. 인격장애에 따라서 장애요소들은 다양하고 복잡해진다. 이는 과거 본인이 맺은 인간관계가 비참하게 끝났으며 연애 대상으로서는 매우 부적절한 사람을 계속해서 선택해왔기 때문이다. 그러므로 파트너에 대한 기대치가 낮을 수밖에 없는 나름의 이유가 있을 수도 있다.

정신병의 징후 – 망상적 질투

병적 질투는 또한 *정신병*의 징후일 수도 있는데 질투가 완전히 현실성을 결여했을 경우에 그러하다. 망상장애에서 질투는 필수불가결한 요소인데, 이 경우 셰익스피어의 비극적 주인공의 이름을 따와 오셀로 증후군이라 불린다. 망상적 질투의 경우 파트너가 몰래 바람을 피우고 있다고 확신한다. 모든 *망상*이 그러하듯 이러한 믿음은 아무런 근거가 없지만 아무리 증거를 들이대고 반박해도 전혀 요지부동이다. 예를 들어, 필자가 치료한 한 나이든 남자 환자는 자기 아내가 아들과 성관계를 몇 년 동안 맺어오고 있다고 믿었다. 망상적 질투가 있으면 자기 믿음을 증명해줄 증거만을 찾아내려 한다. 종종 몹시 기이한 방식을 사용하여 자기 믿음을 증명하려고 한다. 또 어떤 환자는 자기 생각에는 아내가 밀회를 다녀온 뒤에 아내의 속옷을 살펴보면 정액이 묻어 있다고 확신했다. 이러한 "증거"를 들이대며 이들은 자기 배우자를 비난한다. 배우자가 그렇지 않다고 부정하면서 아무리 전후맥락을 설명해줘도 이들의 의심은 결코 풀리지 않는다.

정신의학자들은 다른 망상과는 달리, 망상적 질투의 원인이 무엇인지 알아내지 못했다. 짐작컨대 유용한 정보와 잘못된 정보를 구별하는 뇌 부분에 문제가 발생한 것은 아닐지 추정한다. 이들은 터무니없고 통상적이지 않은 정보에는 민감한 반응을 보이면서 정작 의심을 불식시켜줄 정보들은 모두 무시해버린다. 어떤 경우에는 망상적 질투가 정신분열병(《정신병》 참조) 증상의 하나일 수도 있다. 망상적 질투는 치매에서 나타나기도 하는데 이는 *기억의 공백*을 채우려고 하는 도중에 발생하는 것일 수 있다. 아내가 실제로는 종일 집에 있었음에도 불구하고 숨겨둔 애인을 만나려고 외출했다고 믿을 수도 있다. 온종일 아내를 봤다는 사실을 기억하지 못하고서 질투에 가득 찬 해석을 하는 것이다.

색정광 망상

색정광 역시 일종의 *망상*적 질병의 하나다. 색정광은 망상적 질투가 반대로 뒤집힌 형태이다. 색정광 망상이 있다면, 이들은 누군가가 자기와 사랑에 빠졌다는 잘못된 믿음을 가지게 된다. 색정광 망상 환자들이 대상으로 삼는 사람들은 대부분 이미 결혼했거나 사귀는 것이 불가능한 저명인사나 권력자들이다. 색정광 망상은 10대가 간절히 바라는 상상과는 다르다. 다른 망상과 마찬가지로 색정광 역시 별다른 근거가 없고 반증이 있음에도 불구하고 확고한 믿음은 변치 않는다. 필자는 스토킹, 성희롱, 모욕죄 등등으로 체포되고 나서도 망상 속의 사랑을 포기하지 않던 남자들과 여자들을 치료한 적도 있었다. 심지어 피해자들이 법정에서 진술을 해도 그들은 이를 피해자의 의지가 아니라 피해자 가족이나 경찰의 압력에 의해 피해자가 어쩔 수 없이 거짓진술을 하는 것으로 믿는다.

만약 색정광 망상에 시달린다면, 자기가 사랑하는 사람과 함께 하겠다는 시도를 방해받으면 매우 *분노*하거나 위험스러운 인물로 돌변한다. 상대가 자신을 좋아할 것이라는 믿음을 가지고 있는 한편 상대에 대한 질투심이 불타올라서, 상대방이 실제로 사랑하는 사람들을 공격하려 할 수 있다.

질투는 가정폭력을 불러올 수 있다

질투는 가정폭력을 유발할 수 있다. 특히 *반사회적* 인격장애 환자의 경우 그 확률이 매우 높아진다. 이들은 모든 것을 자기 마음대로 하려고 하고 횡포를 부릴지도 모른다. 다른 한편으로 자기 *분노*를 표출하고 상대의 정절을 강요하기 위하여 협박, 폭행, 심할 경우에는 강간까지 할 수도 있다. 두 사람의 관계에 끼어든 사람들을 공격하거나 협박한다. 만약 상대로부터 이별을 통보받으면 스토킹하거나 상대를 괴롭히기도 한다. 설령 초기에 심한 질투를 보이지 않았더라도 이별로 인한 스트레스가 이들의 대처방식에 영향을 미쳐 절박한 방식으로 변화할 수 있다. 문화적 배경에 따라서 이들은 배우자의 정절을 지키지 못한 일종의 피해자로 보이는 것이 창피할 수도 있다. 불행하게도 신문에는 질투로 인해 과거의 연인을 죽이거나 종종 자기 자신과 남들을 죽인 인물에 대한 뉴스가 매일매일 실린다.

그렇다고 해서 질투가 언제나 사랑 관계나 성적 관계에서만 발생하는 것은 아니다. 아이들은 때때로 형제자매들 사이에서 경쟁구도를 형성하기도 하는데 이는 일종의 플라토닉한 질투의 형태다. 주로 가족구도 속에 동생이 태어날 때 아이들은 질투심을 보인다. 아이는 자기 나이보다 더 어리게 행동하는 퇴행현상을 보이고 부모의 관심을 되찾으려고 괜한 심술을 부릴 수도 있다. 형제자매들 사이의 경쟁구도는 시간이 지나면 대개는 사라진다.

✛ 질투에 대처하는 법

망상적 질투에 시달린다면, 항정신병 약물(〈정신병〉 참조)의 도움을 받을 수 있다. 물론 망상적 질투 환자가 자진해서 치료를 받으려 할 확률은 매우 낮다. 만약 자신이 질투하기 쉽거나 질투에 집착하기 쉬운 인격적 특징이 있다면 정신치료를 받으면 도움이 될 것이다. 정신치료를 통해 *자존심*을 회복할 수 있고, 머릿속에서 들끓는 의심의 실상을 깨닫는 방법을 익힐 수 있다. 커플치료를 통해 도움을 받을 수도 있다. 그러면 두 사람은 서로가 원하는 애정, 성실, 독립성에 관해서 좀 더 침착하게 대화하는 법을 배울 수 있다.

✛ 당신 곁에 병적인 질투에 사로잡힌 이가 있다면

만약 당신이 과도하게 질투하는 사람과 관계 맺고 있다면, 상대방의 질투를 유발하는 것이 무엇인지 이해하려고 노력해야 한다. 만약 파트너가 자존심이 부족하고 버림받을 것을 두려워한다면, 당신이 자기 삶을 독자적으로 누리면서도 동시에 그를 좋아한다는 사실을 누누이 설명해주어야 할 것이다. 예를 들어, 당신이 여자 친구와 밤 시간을 함께 보내는 경우가 이에 해당할 것이다. 파트너가 완전히 *편집증*적 모습을 보이거나 아예 말도 안 되는 비난을 할 수도 있다. 그럴 경우 당신은 파트너를 정신과 의사에게 데려가는 수밖에 없다. 설령 문제가 오로지 상대방에게 있다고 생각될지라도 그에게 커플치료를 같이 하자고 추천하는 편이 훨씬 설득하기 쉽다는 것을 알게 될 것이다.

만약 파트너가 당신을 폭행한다고 협박하거나 과거에 그런 적이 있었다면 가정폭력상담소, 경찰, 상담단체에 도움을 청해야 한다. 협박과 폭력은 반복될 가능성이 높다. 특히 상대가 *반사회적* 인격을 가질 경우 가능성은 더욱 높아진다.

28
Learning Difficulties
학습장애

듣기, 말하기, 읽기, 쓰기, 추론, 또는 산수계산 등의
능력의 획득과 사용상의 주요한 곤란 등에 의해서
나타나는 이질적인 장애 증상

교실 앞으로 나가는데 그다지 많은 도움이 필요하지는 않다. 당신은 칠판에 적혀 있는 글자들을 볼 수는 있지만 읽을 수는 없다. 너무 많은 선들과 원과 곡선들이 있다. 어디서 한 단어가 시작되고 어디서 끝이 나는지 알 수가 없다. 이제 당신은 숨을 곳이 없다. 선생님이 당신의 이름을 부르면서 포인터로 칠판을 탁탁 친다. 문장이 시작하는 곳이 바로 저긴가? 당신은 '가'라고 적힌 글씨를 본다. 사다리 모양을 한 글자가 그림 '비'였던가? 망설이다가 추측을 해본다.

"가……비?"

선생님이 답답하다는 식으로 지적한다. "아니지, 아니지, 그건 나비야"

성장발달 이정표를 유심히 살펴라

학습은 학교에 입학하기 오래전부터 시작된다. 아이들은 소리를 듣고 소음을 만들 수 있는 능력을 가지고 태어난다. 아이들은 자신이 만들어내는 소리가 주변 사람들에게 영향을 미치게 되면 음식과 위안과 관심이 자신에게 쏠린다는 사실을 재빨리 알아차린다. 6개월 이내에 유아는 자기 이름을 식별할 수 있다. 태어난 첫 해에 유아는 음악과 말소리에 주의를 집중할 수 있고 옹알이를 하면서 머리를 끄덕이며 자신의 뜻을 나타낸다. 아기는 자기 자신만의 세계 너머에 있는 것에도 관심을 발전시킬 수 있다. 돌이 되면 아이는 처음으로 말을 할 수 있게 된다.

태어난 지 2년째에(1년이 지나면서) 유아는 개별 단어의 의미와 흔히 보이는 사물의 이름을 배우기 시작하고 혼자서 걷고 음식을 먹게 된다. 2살 무렵이면, 단순한 두세 단어를 조합하여 어린애다운 어휘를 구사한다. 아이는 애정, 슬픔, 분노, 불안과 같은 감정들을 표현하는 방법을 배우면서 남들의 감정 또한 어떻게 판단해야 하는지 터득하게 된다. 장난감과 인형을 가지고 놀기 시작한다. 어른들이 자신에게 제공해주는 설명을 이해하기 위해 추론을 사용하기 시작한다. 3살 무렵이면 문장을 말하고 거의 1000개의 단어를 말하게 된다. 5살이 되면 유치원 준비를 하게 된다. 모든 아이들은 제각기 다른 학습 속도로 발전하지만, 그럼에도 아동발달 과정에서는 전형적인 이정표가 있다.

자폐증과 정신지체는 학령기 이전에 탐지할 수 있다

학령기 이전에도 학습장애는 쉽사리 눈에 띈다. 자폐증은 사회적인 상호작용과 의사소통에 문제가 있는 전형적인 장애인데 대체로 유아기 동안 진단이 내려진다. 아이들 1000명 중 1명이 자폐아인데, 남자아이들이 여자아이들에 비해 더 많은 편이다. 아스퍼거장애(《괴상함》 참조)를 포함하여 덜 심한 형태의 자폐증을 포함한다면, 이 비율은 5배나 높아진다.

자폐아는 생후 1년 동안 그다지 반응이 없는 것처럼 보인다. 아이는 달래기 힘들고 안아주는 사람에게 몸을 맞춰 안기지 않는다. 옹알이를 하지 못하며 시선을 맞추지 않는다. 그 대신 자폐아는 기이하고 반복적인 괴성을 지르기도 한다.

자폐아는 자기 앞에 있는 부모의 존재나 부모의 관심에 무관심한 것처럼 보인다. 자폐아는 눈에 드러나는 정서적 반응을 결코 보이지 않는 것 같다. 말하기 시작하면서 새로운 단어를 만들어내거나 다른 사람이 말한 것을 따라 하기도 한다. 그런 아이들은 남들을 따라 함으로써 읽는 법은 배울 수도 있지만 자기가 말하는 단어의 뜻은 모른다. 자신이 직접 읽는 대신 음악이나 콧노래 곡조를 듣는 것을 더 좋아한다.

자폐증 아이는 여러 가지 기이한 행동에 빠져든다. 사람들에게 무관심하면서도 집 주변에 있는 무생물에 집착하는 경향이 있다. 예를 들어, 일반적인 아이들과는 달리 자폐아는 인형이 서로 말하고 있다는 식으로 생각하며 가지고 놀지 않는다. 대신, 그런 아이들은 인형을 기계적인 방식으로 조종하며 줄지어 세워놓거나 돌리기도 한다. 자기 몸을 흔들거나 돌리면서 즐거워할 수도 있다. 혹은 아무 것도 하지 않으면서 꼼짝하지 않고 앉아 있을 수도 있다.

대다수 자폐아동들은 기이한 신체동작을 보인다. 팔을 푸드득거리는 이상한 행동을 반복할 수도 있다. 예상치 못한 행동을 폭발시킨다. 비명을 지르거나 웃거나 울거나 하는 갑작스런 행동을 보이기도 한다. 혹은 머리를 벽에다 박거나 자기 몸을 물어뜯는 *자해*행동을 하기도 한다. 이런 여러 가지 행동들은 울적한 기분에서 비롯된 것일 수 있다. 그들은 자극에 극도로 민감하다. 자폐아들은 남의 머리카락을 끝없이 쓰다듬는 행동을 반복하면서 그 감각을 즐긴다. 옷감의 결을 쓰다듬거나 창문 스크린을 손가락으로 건드리면서 지나가는 것을 좋아한다. 그러다가도 예상치 못한 소음이 들리면 귀를 막고 비명을 지를 수도 있다. 자폐아동들은 일관성을 요구하고 주변 환경이 변화되거나 규칙적인 일상이 바뀌면 성질을 폭발시킬 수 있다. 똑같은 순서대로 하는 것을 고집하며(예를 들어, 언제나 샤워하기 전에 음식을 먹으며 샤워 뒤에는 먹지 않는다), 한 가지 행동을 다른 것으로 대체하거나 순서를 바꾸기가 힘들다. 자폐아동은 누군가가 가구 배치를 바꿔놓거나 혹은 다른 자동차로 태워다준다면 몹시 성질을 부릴 수 있다.

정신지체 또한 적어도 중증인 경우에는 학령기 이전에 감지할 수 있다. 정신지체는 여러 가지 원인으로 발생할 수 있는 지능 결핍이다. 다운증후군은 정신지체를 일으키는 가장 흔한 유전적인 원인인데, 이들은 태어날 때부터 눈에 띄는 평면적인 얼굴과 내안각췌피(內眼角贅皮)inner epicanthal fold(눈꺼풀이 늘어져 눈의 안쪽 모퉁이의 일부나 전부를 덮고 있는 상태-역주)가 특징이다. 그 이외에도 이와 유사한 많은 정신지체증후군들은 특징적인 외모를 지니고 있다. 그처럼 뚜렷한 신체적 특징이 전혀 없더라도, 생후 2살 무렵에 이르러 언어 기능이 뒤쳐지게 되면서 증상이 분명히 드러날 수 있다. 자폐아동과는 달리 정신지체아동은 특정한 감정들을 표현하며 부모와 다른 사람들과 의사소통을 하는 데 관심이 있다. 하지만 이들은 다른 아이들에 비해서 배우는 것이 느리다.

정신지체는 또래의 다른 아이들에 비해 일상생활에서의 기능이 떨어지며 지능지수IQ가 낮은 경우이다. 정상인의 평균 IQ는 100이다. IQ가 낮은 사람들이라도 얼마든지 자신을 스스로 돌보고 남들과 적절한 상호작용을 할 수 있다. 정신지체는 실제 생활에서 심한 장애가 있는 경우에 진단된다.

대략 100명의 아이들 중 2명은 경도의 지체가 있으며 IQ가 50에서 70 사이이다. 경도 정신지체가 있는 아이들은 학교에 입학하여 읽기와 쓰기보다 진척된 학습과제를 배우는 데 어려움 있다는 점이 밝혀지기 전까지는 잘 드러나지 않을 수 있다. 이런 아이들은 단순하게 생각하는 경향이 있으며 남들을 이해하거나 추론하는 데 어려움이 많다. 그들은 남들이 비꼬거나 냉소적인지, 과장을 하는지, 농담을 하는지, 혹은 진심을 토로하는지 잘 구분하지 못한다. 가족과 교육자, 사회복지사의 도움과 지원으로 이들은 초등학교 교육을 받을 수 있으며 어른이 되어 직업을 가질 수도 있다. 혼자 힘으로 살 수 없다면 친척들과 함께 가정에서 살아갈 수 있다. 1000명의 아동 중 4명은 이보다 훨씬 더 심각한 중증 정신지체가 있으며 IQ가 50 이하인 경우이다.

특정 학습장애는 학교생활에서 분명히 드러난다

정보를 처리하는 과정에서 아이들은 자신들의 지능에 비해 학교에서 과제를 수행하는 데 훨씬 더 어려움을 겪는 경우가 있다. 평균 정도 혹은 평균 이상의 지능을 가진 아이들도 읽기, 쓰기, 셈하기와 같은 과제를 수행하기 힘들어하는 경우가 있다. 혹은 신체의 섬세한 운동조정능력이나 사회적 기술을 제대로 발휘하지 못할 수도 있다. 이와 같은 학습장애가 일찍 발견된다면, 충분한 잠재력을 발휘할 수 있도록 추가적인 학습보조프로그램을 받을 수 있다. 학생들 10명 중 1명은 학습장애로 생각된다. 보다 최근의 연구조사에는 남녀 발병 비율이 비슷한 것으로 보고되기는 했지만 여자아이들보다는 남자아이들이 학습장애로 진단되는 비율은 더 높다.

읽기장애(난독증)

만약 읽기장애가 있으면, 적혀 있는 철자와 단어를 식별하기 힘들다. 글자들을 읽으면서 자주 잘못 읽기도 한다. 비슷해 보이는 문자를 혼돈하여 '나'와 '라'를 구별하지 못한다. 철자들을 조합하여 특별한 발음을 내는 것도 힘들다. 왼쪽과 오른쪽을 구분하지 못하고 철자나 단어를 잘못된 순서대로 읽기도 한다(대중적으로 난독증(難讀症)으로 알려진 상태). 이럴 경우 느릿느릿 읽고 단어를 빠뜨리고 건너뛰면서 읽기도 한다. 대부분의 경우 글을 읽는 것은 힘들어하면서도 말을 이해하는 데는 대부분 문제가 없다. 이런 장애는 읽기를 처음으로 배우게 되는 초등학교 1~2년 정도에서 많이 나타난다. 특히 영리한 아이라면 이런 문제를 오랫동안 들키지 않도록 감추는 방법을 짜낸다.

쓰기장애

대체로 쓰기장애는 읽기장애가 명백해지고 난 뒤 몇 년 뒤에 발견된다. 쓰기장애가 있다면 손으로 쓰기와 철자법에도 문제가 생기게 된다. 기본적인 문법과 문장을 배우지도 못한다. 문장은 어색하고 혼동된다. 작문을 할 수 있는 나이가 충분히 되었음에도 문장을 제대로 조직할 수 없다.

산술장애

산술장애가 있으면 저학년일 때 단순히 수를 세는 것과 셈에서 문제점이 드러날 수 있다. 수학기호를 이해하기 힘들고, 학년이 올라가면서 복잡한 방정식을 이해하기 어렵다. 질량이나 수 셈을 이해할 수 없고 계산을 제대로 할 수 없다. 공간에서의 상징과 형태를 사고하기 어렵고 그것을 마음대로 조종할 수 없다.

학습조정장애, 기억력장애, 조직화장애

일부 아동들은 학습조정장애로 인해 일찍부터 어눌하고 둔하다. 학교에 입학하기 전에 아이들은 걷기, 먹기, 옷 입기와 같은 성장발달 이정표에 따른 과제들을 수행하는 데 어려움을 겪게 된다. 또한 물건을 잘 떨어뜨리고 잘 부딪힌다. 학교에서 체육시간과 스포츠게임시간에 둔하고 연필, 크레파스, 붓을 잡고 사용하는 것이 힘들다. 다른 언어 기술에 손상이 없음에도 쓰는 것이 힘들다. 다른 학습장애로는 기억력장애와 조직화장애가 있다. 숙제하는 것을 잊어버리고 과제를 기억하지 못하며 새로운 개념을 습득하려면 엄청나게 반복해야 한다.

조정장애와 언어장애

학습장애는 종종 조정coordination장애와 언어장애(《말하기 장애》 참조)와 함께 일어난다. 이런 장애는 지적 결함, 청력, 혹은 시력 손상이나 특정한 신경질환으로 인한 것이 아니다. 오히려 정보를 지각하고 처리하는 과정에서 초래된 결함이다.

이와 같은 특정한 장애는 읽기, 쓰기, 수학, 섬세한 운동기능에 대한 표준화된 테스트를 통해 진단가능하다. IQ 테스트에서보다 이런 테스트에서 수행능력이 심각하게 저하되어 있다면 그에 따른 손상된 분야만을 목적으로 한 치료적 교육을 받아야 한다. 특별한 훈련을 받지 않는다면, 다른 학우들에 비해 점점 더 뒤떨어지게 될 것이다. 학교생활이 점점 더 힘들어지고 좌절하게 될 것이다. 자신의 지적능력에 알맞은 과제를 수행하지 못하는 아이들은 *자존심*이 저하될 수밖에 없다. 그들은 학교를 결석하고 수업을 빠지고 숙제를 완성하지 못하고 심지어 학교를 자퇴하게 된다.

발달장애와 학습장애의 원인

유전적이고 환경적인 많은 요소들이 지적 기능과 사회적 기능 발달에 영향을 미친다. IQ테스트로 측정되는 지능은 다른 요소들이나 마찬가지로 어느 정도 유전에 의해 결정된다. 유전적인 혼합 규칙rules of genetic mixing에 의하면, 머리가 좋거나 평균 이하의 부모들은 점점 더 똑똑하거나 아니면 지진아를 낳기보다는 지적으로 평균적인 아이들을 낳는 경향이 있다.

정신지체의 원인은 대단히 광범위하다. 다운증후군은 가장 흔한 유전적인 원인이며 미국에서 정신지체아의 약 10퍼센트를 차지한다. 그 다음으로 가장 흔한 유전적인 원인은 취약성 X염색체 증후군이다. 취약성 X염색체 증후군 또한 긴 머리통과 길쭉하고 좁은 얼굴, 위쪽으로 튀어나온 귀가 특징적이다. 임신 기간 동안 바이러스 감염이나 매독에 감염되었을 때 정신지체아가 나올 수 있으며 알코올중독, 약물중독이나 일부 치료약물에 노출되었을 때에도 그럴 확률이 있다. 임신 기간 동안 지나치게 술을 자주 마시면 태아 알코올 증후군으로 진행되어 정신지체, *과잉행동장애*, 특징적인 얼굴 외형이 될 수 있으며, 확률이 7명 중 1명이다. 분만 시의 합병증, 미숙아, 산소공급부족 등은 정신지체 가능성이 높아진다. 어린 시절 세균성 뇌막염이나 바이러스성 뇌수막염과 같은 뇌의 감염은 이전에는 정상적이었던 아이들도 정신지체를 초래할 수 있다. 갑상선기능저하증과 납중독은 희귀하지만 정신지체의 중요한 원인들이다. 추락으로 인한 머리 손상, 신체적 학대, 자동차나 자전거 사고 또한 정신지체를 불러올 수 있다.

특정 학습장애의 원인은 알려져 있지 않다. 아마도 정신지체를 일으키는 많은 원인들이 뇌에 국소적으로 손상을 주어 정보처리기능의 발달에 영향을 끼친 탓일 수도 있다. 어린 시절에 발생한 정신과적 질환이 학습기능의 정상적인 발달을 방해할 수도 있다. 사실상 학습장애와 주의력결핍 *과잉행동장애*ADHD, 투렛장애는 많은 부분 겹치기도 한다〈강박행동〉 참조). 이런 정신과적 질환들이 학습을 간접적으로 방해하는지, 혹은 학습장애가 이 질환들과 공통된 신경학적 결함을 공유하고 있는지는 확실하지 않다. 우리는 또한 왜 남자아이들이 여자아이들에 비해 학습장애, 정신지체, 자폐증이 더 많은지 그 이유를 알지 못한다.

아이를 방임하고, 심리적으로 학대하거나 박탈하는 가정환경이 어느 정도까지 정신지체나 학습장애에 영향을 미치는지도 불확실하다. 이런 가정의 어떤 아이들은 의사소통 기능과 조정능력, 주변 환경과 어울리는 사회적 기술의 발달이 지체될 수 있다. 하지만 그런 아이들은 성장하여 다른 환경으로 옮겨가면 동료집단의 수준을 따라잡을 수 있다.

자폐증의 정확한 원인 또한 밝혀진 바가 없다. 이 병은 주로 유전으로 보인다. 일란성 쌍둥이는 장애를 공유할 확률이 3명 중 1명이나 된다. 자폐아동들의 뇌는 구조적으로나 화학적으로 비정상이라는 증거가 있다. 그들 중

25퍼센트는 사춘기 동안 경련이 생긴다. 부모의 보살핌 부족이 자폐증을 초래한다는 증거는 어디에도 없다. 또 지난 과거에는 자폐증 아동의 대다수를 정신지체라고 가정했다. 하지만 최근의 연구에 따르면 자폐아동 중 2/3는 정신지체가 아닌 것으로 밝혀졌다. 정상적인 지능을 갖고 있더라도 이런 아동들은 의사소통이 어렵고 남들의 감정을 살피는 데 어려움이 있다.

인지장애는 인생의 후반기에 발생할 수 있다

인지는 사고에 대한 정신과적인 용어이다. 인지장애는 지남력장애 disorientation, 주의산만, *기억상실*, 지적장애, 추상적인 사고와 추론장애를 포함한다. 정신지체에서 볼 수 있는 사고 전반의 장애는 어른에게서도 또한 일어날 수 있다. 이런 증후군은 주로 노인들에게서 볼 수 있는데, 치매로 흔히 알려져 있다. 치매의 주요한 문제점은 진행성 기억상실이다. 치매의 가장 흔한 원인은 알츠하이머병이다. 불행하게도 다운증후군을 가진 많은 아이들은 마흔 즈음 알츠하이머로 진행될 수 있다.

심각한 우울증 삽화 동안에도 치매가 있는 것처럼 보일 수 있다. 이럴 경우 새로운 정보를 습득하거나 문제를 풀 수 없다. 정신의학자들은 이런 증상을 가성 치매라고 부르는데, 왜냐하면 우울증이 치료되고 나면 해소되는 증상이기 때문이다. 우울증 환자를 간호하고 있다면, 환자가 학습할 수 있도록 천천히 말하고 여러 번 반복해서 이야기해야 할 것이다.

머리에 신체적인 외상을 입었을 때, *기억상실*, 주의산만을 포함하여 다양한 인지장애가 초래될 수 있으며 추상적인 사고가 힘들고 조정장애와 새로운 정보 학습에 곤란을 겪게 된다. 환자는 점점 **충동적**이 되는데 뇌의 전두엽에 상처를 입었을 때 특히 더 그렇다. 보다 심각한 경우 장애가 전반적 영역에 나타나고 지속되어 치매를 진단한다.

인지장애는 정신분열병에서도 흔하다. 추상적 사고장애, 문제해결 불능,

통찰력, 주의력장애 등의 "음성" 증상(〈괴상함〉 참조)은 정신병적인 증상이 완치된 이후에도 나타날 수 있는 것들이다. 이런 사고장애야말로 정신분열병 환자가 그런 병을 앓지 않았더라면 성취할 수 있을 정도의 독립과 직업만족을 얻기 힘들도록 한다. 많은 환자들은 재활치료를 통해 혜택을 볼 수 있다. 재활치료는 동료 집단의 지지, 직업훈련, 지도, 대처 기술을 지역사회로의 복귀와 재통합을 목표로 제공한다.

정신분열병으로 인한 인지손상에 시달리는 이라면 치료약물을 변경함으로써 효과를 볼 수도 있다. 최근 새로 개발된 항정신병약물(〈정신병〉 참조)은 이전 약물들에서 해결되지 않았던 인지장애에 효과가 있을 수도 있다. 사고를 혼란스럽게 만들었던 부작용 또한 거의 없앴다. 클로자핀(클로자릴)은 정신분열병이 발병하기 이전처럼 분명하고 추상적인 사고능력을 할 수 있도록 회복시키는 데 가장 효과적인 약이다. 정신분열병이 있는 일부 환자들은 담배를 피우면 훨씬 더 분명하게 사고하는 것처럼 보인다. 과학자들은 흡연과 연관된 위험이 없으면서 흡연과 동일한 효과를 나타낼 수 있는 신약을 개발하려고 노력 중이다.

➕ 학습장애의 대처법

학습장애는 직접 가르침으로써 치료한다. 읽기장애가 있는 아동들은 철자를 구분하여 소리와 연결시키고 조합하여 단어를 만들 수 있도록 개인적인 교습이 필요하다. 부모들은 아이와 함께 책을 읽는 데 시간을 좀 더 들이도록 하며 부모부터 연습하는 것이 필요하다. 쓰기장애가 있는 아동들은 읽기와 철자 쓰기를 통해 훈련할 수 있다. 쓰기 기술을 다듬는 데 초점을 맞춰 도와줄 수 있는 가르침 또한 받아야 한다. 예를 들자면, 선택한 에세이 주제에 맞춰 작문하는 법을 배울 수도 있다. 이런 아동들은 문장과 문단을 구성하는 데 컴퓨터를 사용하면 좀 더 나아질 수 있다. 산술장애가 있는 아동들은 정답을 추측하는 것이 아니라 문제해결 방법에 집중하여 개별적으로 교습하면 훨씬 좋아질 수 있다. 손으로 계산하기보다는 계산기로 해결하는 것이 쉬울 수도 있다. 조정장애가 있는 아동은 어려운 과제를 연습하고 개별적인 교습을 받아야 한다.

학습장애 아이를 둔 부모라면 자기 아이가 멍청하고, 게으르고, 고의로 그렇게 하는 것이 아니라는 점을 깨달아야 한다. 일단 특수교육과 가르침을 받는다면 아이는 자기 잠재력을 실현할 수 있을 것이다.

정신지체가 있는 환자에서 치료의 목표는 다른 사람들과 소통하고 매일 일어나는 일들에 대처할 수 있도록 기술을 가르치는 것이다. 일반적으로 정신지체아동들은 특수교육 학급에서 훈련을 받거나 정신지체아를 위한 프로그램을 통해 교육받을 수 있다. 아동들은 남들의 도움을 지속적으로 받으면서도 적절한 독립성을 추구할 수 있다. 정신지체가 있으면 다른 정신질환을 앓을 비율이 훨씬 높아진다. 정신지체아동 3명 중 1명은 행동장애를 보이고, 이런 증상들에는 추가적인 치료나 약물치료를 병행해야 한다. 행동장애는 의사소통이 불편하거나 의사소통의 욕망이 빈약한 것을 반영하는 것일 수 있다.

자폐아동은 연중 계속되는 집중적인 특수교육과 행동조정훈련을 이른 시기부터 시작하면 도움을 받을 수 있다. 이 교육의 목표는 아이가 기본적인 사회기술을 습득하는 것을 도와주는 것이다. 예를 들면, 공격적이지 않은 방식으로 남들과 의사소통하는 법을 가르쳐줄 수 있다. 이런 치료법은 정신지체가 없는 자폐아동들에게는 가장 성공적일 수 있다. 집중치료와 더불어 자폐아동들은 학령기가 될 무렵이면 언어적·비언어적인 방식으로 자신의 욕구를 의사소통하는 법을 배우게 된다. 아동기를 통틀어 자폐아의 행동훈련은 사회기술을 발전시키는 데 초점을 맞춘다. 소규모 집단에서 대화를 연습하고 역할 놀이를 하며 특별한 사회적 상황에서 어떻게 문제를 풀어야 하는지를 학습하게 된다. 불행하게도 자폐아의 2/3는 성장하면서 시설에 들어가게 된다.

자폐증의 일부 증상은 약물 치료를 통해 좋아진다. 자폐증은 뇌 화학물질인 세로토닌의 비정상적인 수치와 관련이 있다고 보는데, 이런 화학물질을 겨냥한 SSRI 항우울제가 의식적 반복행동, 매너리즘, 과민함을 줄여주는 데 효과가 있는 것으로 밝혀졌다. 하지만 일부 자폐아들은 부작용을 잘 견디지 못하므로 약물처방은 소량으로부터 시작해야 한다. *과잉행동장애* 치료에 사용되는 정신자극제는 자폐아들에게도 흔히 처방된다. 하지만 정신자극제가 자폐증적인 행동을 줄여주는 데 효과가 있다는 증거는 거의 없다. 이런 약물이 오히려 과민함과 틱을 증가시킬 수도 있다. 항정신병 약물(《정신병》 참조)은 초조와 공격적인 행동을 치료하는 데 사용될 수 있다. 항경련제(카르바마제핀 등)는 자폐증에서 흔히 일어나는 경련을 방지하는 데 사용된다. 하지만 이런 약물은 기분안정제로도 사용되며(《조증》 참조) 과민함과 흥분과 동요를 경감시킬 수 있다.

✚ 당신 곁에 학습장애를 겪고 있는 아이가 있다면

만약 당신이 신생아의 부모이고 아이를 보는 순간 본능적으로 정신지체가 있는 신체적 특징을 간파하게 된다면 아이를 외면하고 싶은 충동이 들지도 모른다. 기대했던 정상적인 아이를 갖지 못한 것에 상실로 인한 *슬픔*을 느낄 수도 있다. 아이가 자라게 되면서 당신은 수치스럽고 화가 나고 우울하고 죄의식을 느낄 수도 있다. 하지만 정신지체아는 대체로 대단히 애정이 많다. 처음 순간에는 실망했을지라도 당신은 자기 아이를 사랑하게 될 것이다. 오히려 정신지체가 있다는 이유로 인해 필요 이상으로 아이를 과잉보호하고픈 심정이 될 수도 있다. 과잉보호로 인해 아이의 독립심을 강화시켜주지 못할 수도 있다. 부모로서 당신은 자기 아이가 자폐증이나 특정 학습장애가 있다는 사실을 알게 되면서 정신지체 아이를 가졌을 때 생겼던 것과 흡사한 거부, 분노, 죄의식, *우울증*을 경험할 수도 있다. 스트레스가 쌓이는 상황에서 이런 반응은 정상적이다.

당신 아이가 정신지체, 자폐증, 학습장애가 있다면 이런 장애에 관해 많은 것을 알아보고 이용 가능한 장애 프로그램에 관한 가능한 많은 정보를 공부해야 한다. 아이의 상태에 관해 죄의식을 느끼지 말아야 한다. 당신이 원했던 만큼 아이가 빠르고 충분히 목표에 도달하도록 도와주는 데 힘이 되지 못한다고 자책하지 말아야 한다. 교육자들, 치료자들, 다른 학부모들과 서로 의논하고 자문을 구해서 현실적인 목표를 세우는 것이 바람직하다. 그렇게 하면 당신은 자녀가 자기 능력을 최대로 발휘하여 기능을 수행하도록 하는 데 도움을 줄 수 있다. 어떤 아이든지 아이를 키우는 것은 일종의 도전이다. 지적장애나 학습장애가 있는 아이들을 키우는 것은 불가능한 도전이 아니라 다른 도전이 기다리고 있는 셈이다.

자녀와 대화를 할 때, 아이일 때도 아이처럼 말하고, 그 아이가 성장하여 어른이 되었는데도 여전히 아이처럼 대한다면, 아마도 아이는 당신이 자기를 깔보는 것으로 여길 수도 있다. 어린아이 말투로 대하지 말고 정상적인 말투로 대화를 하다가 설명을 덧붙일 필요가 있을 때 부가적인 설명을 해준다면, 아이는 훨씬 책임감을 느끼고 보다 더 많이 배워야겠다는 자극을 받게 될 것이다. 이와 마찬가지 이유로 학교에서 진급을 하지 못하여 자신보다 나이가 어린 사회적으로 미숙한 학우들과 어울리게 해서는 안 된다. 어떤 장애를 가진 아이라도 특수교육이나 개별적인 교습을 받을지라도 사회적인 또래 집단과 함께 교실에서 수업을 받을 수 있다.

대다수(자폐 혹은 정신지체) 아동은 자신이 또래 집단의 아이들처럼 특정 분야에서 잘 할 수 없으며, 학급아이들이 자신을 괴롭히며 따돌린다는 것을 깨닫는다. 부모로서 당신은 아이에게 특정 장애가 있다는 것을 솔직하게 말해주면서도, 다른 한편으로 당신이 아이를 성가시다거나 모자라게 보는 것은 아니라는 점을 분명히 말해야 한다. 학습장애 아동에게는 지능은 학급의 다른 아동들과 차이가 없다고 이야기하고 다만 남들보다 더 많은 시간을 투자하여 집중하고 연습하면 다른 아이들을 따라갈 수 있다고 말해주어야 한다.

Mania
조증

기분이 비정상적으로 고양되는 것과 관련된
다양한 증상을 일으키는 질환

힘든 겨울이었다. 하지만 지금 태양은 빛나고 꽃들은 만발해 있다. 당신은 참으로 기분이 좋다. 가장 멋진 옷을 차려입고 신문을 사서 카페에 앉아 구직란을 훑어본다. 호주머니에 이력서도 들어 있지 않지만, 어쨌거나 당신은 말주변이 좋고 멋진 외모이지 않은가. 카페를 떠나면서 엄청난 팁을 주고 나온다. 당신이 찾아간 첫 번째 사무실에서는 거절을 당했다. 면담 약속이 잡혀 있지 않았기 때문이었다. 지네들 손해지, 당신은 아쉬울 게 없다. 당신 전화번호를 비서에게 남겼지만 비서는 자기 번호를 당신에게 주려고 하지 않는다. 당신이 여러 번 전화번호를 달라고 했는데도 말이다. 하긴 멀리 떨어져 있는 사무실에서 근무하고 싶지도 않다. 컴퓨터 가게 앞을 지나치다가 당신의 천직이 무엇인지 불현듯 깨달았다. 당신은 작가가 되어야 한다. 컴퓨터만 있다면 당장에 위대한 작품을 완성할 수 있을 것이다. 그래서 당신은 노트북을 두 대나 구입하고 신용카드로 결제한다. 당신의 처녀작이 계약되면 계약금으로 노트북 값은 갚을 수 있다.

한밤중이 지났지만 당신은 전혀 잠들 것 같지 않다. 소설을 적어도 30페이지는 이미 썼다. 도대체 가만히 앉아 있을 수가 없다. 이제 잠시 휴식을 취할 시간이다. 당신은 옷을 갈아입고 디스코 클럽으로 간다. 맥주를 몇 잔 마시고 클럽에서 처음 만난 초면의 사람들에게 술을 산다. 당신의 말솜씨는 눈부시게 반짝거린다. 클럽에서는 당신이 좋아하는 음악이 계속해서 흘러나온다. 당신은 무대로 나간다. 다른 두 명이 춤추고 있는 무대에서 당신은 노래를 부른다. 보안요원이 당신에게 나가라고 한다. 민망하지도 않으냐고 그들이 말한다. 하지만 나이가 마흔이나 되었는데 어떻게 브레이크댄스나 추고 있겠어? 저들이 날 질투하는 게 분명해.

당신은 집으로 돌아왔지만 여전히 잠잘 마음이 없다 주소록을 꺼내 대학동창들에게 전화를 걸어서 당신이 새로 쓰고 있는 소설에 관한 이야기를 마구 해대기 시작한다. 처음에 전화를 건 두 명의 친구들은 지금이 몇 신지 아냐고, 한밤중이라면서 전화를 끊어버린다. 그래서 당신은 유럽에 있는 친구들에게 전화를 한다. 지금쯤 유럽에 있는 그들은 깨어있을 테니까.

또 다른 하루가 지나가지만 당신은 여전히 잠을 자지 않는다. 이처럼 멋진 생각들이 샘솟듯 솟아나오는데 어떻게 잘 수 있단 말인가? 당신은 소설을 벌써 100페이지나 완성했다. 이 소설은 아마도 불후의 명작이 될 것이다. 최고의 출판사는 이 나라의 반대편에 있다. 그래서 당신은 아침 일찍 유럽행 비행기 표를 문의한다. 예약도 하지 않고 즉석에서 티켓을 주문하다 보니 가격이 천 달러에 이른다. 그래도 그만한 가치가 있다. 그곳에 도착하면 호텔을 찾을 수 있을 것이다. 택시를 불러서 공항으로 간다. 공항으로 가는 도중에 거리의 사람들이 당신을 가리키면서 손을 흔들어준다. 당신이 틀림없이 크게 될 것이라고 그들이 말해준다. 당신은 택시 창문을 내리고 연호하는 그들에게 소리 지른다.

"성공해서 조만간 돌아올게요."

기분장애의 대표적인 질환의 하나, 조증

정신의학자들의 용어로 조증mania은 한껏 고양된 기분과 과대적 사고, 빠른 말투, 흥분된 상태이다. 이런 조증은 여러 가지 질병에서도 일어날 수 있지만 그 중에서도 특히 과거 한때는 조울병으로 알려진 양극성 장애의 특징이다.

정신의학자들은 조증을 사전적인 정의로 사용하는 경우가 있는데, 이때 조증은 비정상적인 강박행동적 욕망을 뜻한다. 예를 들어, 발모광 trichotillomania은 머리카락을 뽑으려는 강박행동이 특징적인 병이다. 색정광 erotomania은 모든 사람이 자신을 사랑한다는 지속되는 잘못된 믿음을 갖고 있다. 이 장에서 언급하는 조증은 그런 의미가 아니다. 유사한 발음인 "매니악maniac"은 정신과적인 의미가 전혀 없다. 그것은 광적인 방식으로 행동하는 사람을 뜻하는 일상적인 어법이다.

조증의 증상과 형태

주된 증상 다행감

조증의 주된 증상은 *다행감*인데, 기분이 고양된 상태를 의미한다. 조증은 우울증과는 다양한 측면에서 반대의 양상이다. 조증일 때 우리는 대체로 슬프고, 염세적이고, 무가치하고, 위축되는 우울증의 증상과는 반대로 행복하고 희망차고 확신에 차 있고 열광적이다. 조증이 진행되면 기분이 앙양되다가 마침내는 자신을 도무지 통제하지 못하는 지경이 이르기 시작한다. 감정이 격렬하게 요동치며 한순간 웃다가 다음 순간 자해하겠다고 협박을 하다가 그 다음 순간 남들을 해치겠다고 위협한다.

주제가 자꾸 건너뛰고 빠른 말투, 끼어들 수 없는 말

빠른 말투는 가장 두드러진 조증의 특징이자 증상이다. 조증이 되면 이들의 생각은 빠르게 흘러간다. 마침내 생각이 너무 빠르게 진행되어 그 속도를 따라가지 못하게 된다. 생각이 여기저기서 튀어 오른다. 신나는 아이디어들과 새로운 관찰에 환호하면서 도무지 어느 하나에 정신을 집중할 수가 없다. 남들이 보기에 이들의 말투는 너무 빠르고 요란스럽고 시끄럽다. 사람들은 이들에게 좀 천천히 말하고 목소리를 낮춰 달라고 계속 요구할 수도 있다. 이들의 사고를 따라갈 수 없다고 그들은 말할 수도 있다. 사람들이 이들의 대화를 따라갈 수가 없는데, 왜냐하면 이들은 이 주제에서 저 주제로 아무런 연결고리도 없이 건너뛰기 때문이다.

하지만 이들은 자신이 그러고 있다는 사실을 전혀 깨닫지 못한다. 이 지경에 이르면 이들의 말허리를 자르면서 끼어든다는 것은 이미 불가능해진다. 정신과 의사들은 이런 상태를 언어압박pressured speech이라고 부른다. 이것은 말이 빠르고 중간 중간 연결이 끊겨 다른 주제로 옮아가고 중간에 끼어들기 힘든 상태를 뜻한다. 말투와 사고가 점점 더 심해져 와해되면 의사는 이들이 조증인지 아니면 *정신병*에 시달리고 있는 것인지 구분하기 힘들 수 있다. 왜냐하면 정신병 또한 혼동을 보이고 *이해가 되지 않는* 말을 하기 때문이다.

가만히 있지 못하는 과잉행동

조증일 경우 이들은 신체적 *과잉행동*을 하게 된다. 가만히 있는 게 불가능하다. 다리를 떨고 머리를 흔들며 내적인 박자에 맞춰서 몸을 이리저리 흔든다. 너무 산만하여 한 가지 과제를 마무리하지도 않는 채 다른 과제로 달려간다. 차림새가 지저분해지고 머리도 빗지 않고 몸을 가꾸지도 않고 옷차림에 신경 쓰지도 않는다. 그날 하루에 할 수 있는 한 많은 일들을 계획하나 새로운 관심사가 떠오르는 즉시 계획된 일은 포기하고 그 일을 시작한다. 평상시보다 더 많이 먹거나 아니면 아예 먹는 것조차 무시하고 일에 매달린다.

심각한 경우 탈진하거나 탈수증에 걸리기도 한다. 실제로 과거 약물치료가 사용되기 이전에는 입원한 조증 환자 5명 중 1명은 대체로 탈진하여 죽었다.

가장 초기 증상은 수면장애

*수면장애*는 조증의 가장 초기 증상 중 하나다. 조증이 심해지면 잠이 오지 않거나 자고 싶은 기분이 들지 않는다. 잠자리에 누웠지만 마음속으로 흘러가는 생각들이 너무 많고 요란스러워서 조용히 있을 수가 없다. 조증이 진행되면 한 번에 며칠씩 잠을 자지도 않는다. 쉰 적이 거의 없는데도 전혀 피로감을 느끼지 않으며 에너지가 샘솟는 것처럼 느껴진다. 이때는 수면장애가 있다는 것을 깨닫는 것이 중요하다. 수면박탈은 조증의 증상일 뿐만 아니라 원인이기도 하기 때문이다. 양극성 장애가 있는 환자가 안정된 상태에 있다가도 밤새 잠을 자지 않는다면 조증 삽화가 유발될 수도 있다.

과대망상이 생길 수 있다

조증이 있으면 *과대적*으로 될 수 있다. 이들은 자신이 매우 특별하며 위대한 사람이라고 믿게 된다. *종교적인 집착과 성적인 집착*에 빠져들 수도 있다. 필자는 병이 나기 전에는 대단히 점잖았는데, 조증이 되면서 병원을 쏘다니고 만나는 사람마다 껴안고 키스를 하려 하거나 아무 앞에서나 기회가 있을 때마다 옷을 훌떡훌떡 벗어던지는 환자를 치료한 적이 있었다. 다른 환자들은 끊임없이 쉴 새 없이 주님을 찬송하는 노래를 불렀다. 조증이 진행되면 현실감각을 상실하게 되고 망상과 환각 증세가 발전하게 된다. 예를 들어, 자신이 구세주라고 믿으며 신의 목소리를 듣는다고 믿는다. 그런 목소리들은 자신이 특별한 힘을 가지고 있다고 말해주기도 한다.

가장 흔한 증상은 판단력 약화

판단력 약화는 조증의 모든 단계에서 가장 흔하게 찾아 볼 수 있는 증상이다. 과도하게 낭비하고 *충동적*이며 비상식적이다. 엄청난 구매를 함으로써 카드 한도를 초과하여 소비하게 된다. 필자는 입원하기 직전에 자동차를 한꺼번에 여러 대를 구입한 환자를 보았다. 세계일주 비행기 티켓을 구입하기도 한다. 전화통화를 하느라고 수백만 원을 소비하기도 한다. 번쩍거리고 야한 옷을 입고 야한 화장을 하거나 도무지 매치가 되지 않는 옷차림을 하기도 한다. 평상시보다 술을 더 많이 마시거나 약물을 많이 할 수도 있다. 이 지점에 이르면 이들은 조증 상태인지 아니면 *중독 상태*인지 분간하기 힘들게 된다. 평상시 하지 않던 모험을 하게 되면서도 성공을 확신한다. 혹은 그런 모험을 결과가 어떻게 될 것인지 무시하기도 한다. 예를 들어, 무모한 운전을 하고 주의를 요하는 행동을 무분별하게 하기도 한다. 말하자면 섹스를 할 때 콘돔을 사용하지 않는 것 등에서 보다시피 경솔한 행동을 마구 저지른다.

가장 전형적인 특징은 병식의 결핍 혹은 부정

조증의 가장 전형적인 특징은 뭐가 잘못되고 있는지에 대한 생각이 전혀 없다는 점이다. 정신과 의사는 이런 상태를 병식이 결핍lack of insight되어 있다거나, 혹은 *부정*하고 있다고 이야기한다. 조증 환자 본인에게 병이 있으므로 치료를 해야 한다고 설득하기가 사실상 거의 불가능하다. 또한 환자 자신이 하려고 결정한 것을 성취할 수 없다는 점을 설득하는 것 또한 마찬가지로 어렵다. 그런 일을 하기에는 기술이나 자격증이 없다는 식으로 이해시키려 한다면, 환자는 자신을 과소평가하고 무시한다고 생각한다. 환자에게 그런 일을 하기에는 충분한 돈이 없다고 지적하면 돈은 문제가 아니라고 오히려 환자가 당신을 설득하려 들 것이다. 아니면 그 일만 완성되면 돈은 저절로 굴러들 것이라고 믿는다. 어떤 행동이 무분별하고 무모하거나 불법이고 안전하지 못하다는 점을 지적하면 환자는 당신이 너무 소심하고 겁이 많다고 반박할 것이다. 환자는 자신에게 한계를 설정하는 것에 대해 당신에게 *분노*하거나 원망할 것이다.

조증은 양극성 장애의 현저한 특징이다

　　최근까지 양극성 장애는 흔히 조울병으로 알려져 있었다. 사실상 양극성 장애가 있는 거의 모든 사람들은 조증 삽화뿐만 아니라 우울증 삽화를 경험한다. 양극성 장애의 경우에 초래되는 기분의 심각한 변화는 우리 모두가 기분이 좋거나 혹은 기분이 나쁠 때 간혹 경험하는 기분고조와 기분저하와는 상당히 다른 것이다.

　　인구의 1퍼센트 정도는 일생을 살아가면서 양극성 장애를 앓는다. 집안에 양극성 장애를 앓았던 가족이 있다면 그 비율은 10배나 높아진다. 남녀에서 비슷한 정도로 생기며, 모든 문화와 민족에서 찾아볼 수 있다.

　　양극성 장애는 항상 조증 삽화로 시작되지는 않는다. 양극성 장애로 시달리는 많은 사람들은 조증으로 진행되기 오래 전부터 우울증을 경험한다. 사실상 4명 중 1명은 처음에는 우울증 진단을 받고 나중에 조증 삽화가 생긴다. 이때 우울증은 양극성 장애로 진단이 바뀌게 된다. 양극성 장애 여성 환자의 경우 대체로 우울증 삽화부터 먼저 경험한다. 반면 남성들은 대체로 조증부터 먼저 경험한다. 양극성 장애가 가족력의 가능성이 높기 때문에, 우울증 증상을 보이고는 있지만 다른 가족 구성원에게는 조증의 병력이 있었다면, 이들은 단순한 우울증이 아니라 양극성 장애를 의심해보아야 한다.

　　10대와 30대 사이 어느 때에서든지 간에 조증 삽화를 먼저 경험할 확률이 높다. 일부 삽화는 현실감을 상실하지 않을 정도로 비교적 경증일 수 있다. 정신의학자들은 이를 경조증(輕躁症)(하이포메니아hypomania)이라고 부른다(〈다행감〉 참조). 조증일 경우 이들은 판단력 장애와 무분별한 행동으로부터 자신을 보호하려면 거의 반드시 입원해야만 한다. 만약 치료받지 않는다면, 조증은 정상기분으로 되돌아오기까지 몇 개월이 걸리는 것이 대부분이다. 그 사이 이들은 직장을 잃을 수도 있고, 결혼생활이 파탄 나거나 저축이 동이 날 수도 있다. 치료받지 않은 채 남겨두면 조증 삽화는 거듭 재발할 확률이 높고 점점 빈도는 잦아지고 강도는 격렬해질 것이다. 십중팔구는 기분장애 삽화를 다시 겪게 된다. 조증은 불행하게도 치명적일 수 있다. 연구에 따르면 양극성 장애 환자들 중 적어도 4명 중 1명은 *자살*시도를 한다.

약물치료를 하면 조증 삽화는 몇 주 지나면 해소되기 시작할 것이다. 약물이 미래에 발생할 삽화의 위험을 미연에 줄여주기는 하지만 어느 정도의 재발은 어쩔 수 없다. 양극성 장애를 가진 사람들은 대체로 2년에서 4년 주기로 우울증이나 조증을 경험한다. 이것은 양극성 장애 진단을 받고 난 뒤 처음 10년 동안에 평균적으로 4번의 삽화를 경험한다는 말이 된다.

양극성 장애 환자들은 조증과 우울증 삽화 사이에는 대부분 정상적인 기분으로 되돌아간다. 하지만 조증 삽화의 끝에 가서 정상적인 기분 상태로 되돌아오지 못할 수도 있다. 이들이 만약 조증이라면 단지 며칠 사이에 우울증으로 전환될 수도 있다. 갑자기 더 이상 자신이 세상 꼭대기에 올라서 있지 않다. 그와는 반대로 온 세상이 자신을 짓누르고 있는 것처럼 느껴진다. 이들은 희망이 없고 절망감에 사로잡힌다. 며칠 전만 해도 이들은 가만히 앉아 있지를 못했는데, 이제는 손가락 까딱할 힘조차 없다. 어떤 사람들은 조증과 우울증 사이를 일 년에도 여러 번 오간다. 정신의학자들은 이것을 급속 순환형rapid cycling 양극성 장애라고 일컫는다. 양극성 장애 환자들 10명 중 1명은 급속 순환형 장애를 경험한다.

양극성 장애는 종종 오진되기도 한다. 양극성 장애는 주요 우울증과 구별하기 어렵다. 양극성 장애 진단을 위해 필요한 경조증을 찾아내기가 쉽지 않기 때문이다(즉, 경조증이나 조증 없이 우울증만 있으면 양극성 장애가 아니라 주요 우울증을 진단하게 된다). 경조증은 기분변화가 그다지 심각하지 않으므로 종종 간과하기 쉬운데, 환자들은 자신의 경조증이 비정상적인 기분 상태라는 것을 깨닫지 못하기 때문에 적절한 진단과 치료가 필요하다는 신호를 알아채지 못한다. 연구에 따르면 양극성 장애 환자의 절반은 정신과 의사에게 조증 상태가 아니라 우울증적인 상태에 관해서만 보고를 한다.

또한, 조증은 알코올중독이나 약물중독으로 착각하기 쉽다. 특히 두 가지 모두가 동시에 일어나면 더욱 진단이 어렵다. 조증일 때 흔히 저지르기 쉬운 *충동적*이고 파괴적인 행동은 인격성 장애로 진단내리기 쉽다. 특히 정신과 의사가 평소 환자의 성격과는 대단히 다른 행동이라는 점을 알아차리지 못하면 그렇게 오진할 수 있다.

마지막으로 양극성 장애는 정신분열병과 구별하기 힘들다. 특히 환자가 심각한 *정신병*적 상태에서 치료를 시작하면 정신분열병으로 오해하기 쉽다. 사실 조증과 우울증의 삽화는 정신분열병과 관련된 병의 증상으로 초래되기도 한다. 정신의학자들은 이것을 분열정동장애schizoaffective disorder라고 부른다. 양극성 장애 환자들은 분열정동장애와는 달리 심각한 조증 상태나 우울증 상태가 아닌 경우에는 정신병적인 증상이 없다는 차이점이 있다.

어떤 이유에서든지 간에 치료를 시작하고 몇 년이 흘러갈 때까지 정확한 진단이 내려지지 않는 경우도 있다. 이렇게 되면 적절한 치료의 시행이 지연될 수 있다. 양극성 장애 환자들은 정확한 진단에 이르기까지 평균적으로 7~8년에 걸쳐 서너 명의 의사를 찾아다니게 된다. 감정기복이 심하다면 자신이 경험하고 있는 기분변화의 패턴을 자세히 설명해줘야 한다. 그래야만 정신과 의사가 정확한 진단을 내릴 수 있기 때문이다.

양극성 장애의 원인

유전적 요소

대다수 정신질환의 경우와 마찬가지로 우리는 양극성 장애의 원인을 정확히 알지 못한다. 다른 어떤 정신과적 질환보다도 양극성 장애는 유전적인 요소가 대단히 크다는 것 정도만 알고 있을 뿐이다. 연구자들은 이 병을 초래하는 유전자들을 밝혀내려고 연구해왔다. 하지만 여태까지 그다지 성공하지는 못했다. 가까운 가족 중에 양극성 장애 진단을 받은 사람이 있으면 이병에 걸릴 확률이 남들에 비해 10배는 높아진다. 일란성 쌍생아 중 한 쪽이 양극성 장애이면, 다른 한 쪽도 장애일 확률이 50퍼센트 이상이다. 유전적 경향이 매우 높기는 하지만 유전적인 경향이 언제나 이 병으로 발현되는 것은 아니다.

뉴런 신호전달의 불균형

우울증과 함께 양극성 장애는 뇌세포인 뉴런 사이의 신호전달 불균형이 겉으로 표현된 것일 수 있다. 양극성 장애 치료에 이용되는 약물은 복잡한 방식으로 신경세포와 뇌 화학물질에 영향을 미친다. 약물치료로 교정될 수 있는 화학적 물질의 불균형의 결과가 양극성 장애라고 흔히 일컫는다.

우리가 확신할 수 있는 사실은 조증이 인격적인 결함의 결과가 아니라는 점이다. 정상적일 때 이들의 성격이 수줍음이 많거나 사교적이거나, 에너지가 많거나 조용하거나, 규칙을 준수하거나 규칙을 잘 어기든 간에, 어떤 경우에든 이들은 양극성 장애로 발전할 수도 있다. 조증일 때 보여주었던 행동들이 정신을 차리고 보았을 때 대단히 민망하거나 수치스럽고, 무책임하거나 혐오스럽다면, 이들은 평소와는 다른 정신 상태였다는 것을 알 수 있고 이것이 늘 지속되는 문제가 생기는 인격장애로 인한 것은 아니라는 반증이다. 성장하면서 애정을 받지 못하고 부모의 방치로 인해서 혹은 나약한 인격 탓으로 그런 행동을 하는 것이 아니다. 물론 조증이 아닐 때에도 *반사회적*이거나 *히스테리* 같은 행동을 하는 사람들이 있다. 하지만 이런 사람들은 병이 들면 그보다 더욱 격렬해질 수도 있다.

계절적 요인

많은 사람들의 기분은 계절의 영향을 받기도 한다. 우울증은 흔히 가을과 겨울에 발생한다. 조증은 봄에 발생한다. 우리의 몸은 계절에 따라 변화하는 햇볕의 양에 반응을 보인다. 자신의 병이 계절적인 패턴이 있다는 것을 간파했다면, 자기 기분변화를 예측하여 준비할 수 있다. 예를 들어, 특정한 계절을 제외하고는 투약을 할 필요가 없으며 이 경우 우울증은 광선요법이나 빛 치료(《우울증》 참조)가 가장 효과적일 수도 있다.

스트레스

조증 삽화는 어느 정도는 스트레스로 인해 유발될 수도 있다. 우울증일 때와 마찬가지로 심각한 상실감은 종종 새로운 삽화를 발생시킨다. 실제로 우울증 삽화가 예상되는 부모의 죽음과 같은 심각한 상실 이후에 조증으로 진행될 수도 있다. 양극성 장애가 진행되면 삽화는 뚜렷한 스트레스 요인이 없음에도 불구하고 보다 빈번히, 보다 자발적으로 발생하는 것처럼 보인다.

약물

스테로이드와 같은 약물이 조증을 야기할 수도 있다. 항우울제(《우울증》 참조)가 조증을 유발하거나 조증 치료를 더욱 힘들게 만드는데, 충분히 이해가 가는 현상이다. 이런 일이 일어나면 이들은 원래 양극성 장애가 있는데 조증이나 경조증이 없어서 단순한 우울증으로 진단되었으며, 항우울제의 사용으로 원래 가지고 있는 양극성 장애가 단순히 드러난 것일 가능성이 많다.

기타 질병

여러 가지 정신과적 질환 이외의 의학적인 질병 또한 조증을 초래할 수 있다. 50세 이상이 되어서 처음으로 조증이 발현되었다면 이 경우 병은 의학적인 원인으로 초래된 것일 확률이 높다. 뇌에 영향을 미치는 의학적인 상태와 조증을 야기하는 것으로 알려진 의학적인 상태는 갑상선기능항진증, 루푸스, 뇌졸중, 다발성 경화증, 에이즈 등이 있다. 이런 이유로 인해 정신의학자들은 치료를 시작하기 전에 충분한 정밀검사를 실시해야 한다. 이런 질병을 앓고 있는 도중에 조증이 발병한다면, 이들은 양극성 장애가 아닐 수도 있으며 기분안정제 치료가 필요 없을 수도 있다. 원인이 되는 의학적 질환을 치료하는 것으로도 조증은 충분히 치료된다.

✛ 양극성 장애 대처법

먼저 병을 앓고 있음을 인정하자

양극성 장애 진단을 받았다면 자신을 건강하게 유지시킬 수 있는 여러 가지 다양한 방법이 있다. 첫째, 무엇보다 병을 앓고 있다는 사실을 인정하고, 장차 우울증 삽화와 조증 삽화를 반복적으로 경험하게 되리라는 점을 받아들이는 것이다. 이때 목표는 감정적 균형을 잡는 것이다. 조증일 때 이들은 다시 건강을 되찾았을 때 돌이켜보면 너무나도 당혹스럽고 민망한 짓을 할 수도 있다. 앞에서도 지적했지만, 이들이 나쁜 사람이어서 그런 짓을 했다는 결론을 내려서는 안 된다. 책임감 있는 행동을 하고 싶다면, 일단 단계적으로 치료를 받아야 한다. 그러면 장차 자제력을 잃는 일은 일어나지 않을 것이다. 그러려면 우선 약물복용을 잘 해야 하며 약물이나 알코올을 피하고 일상생활에서 스트레스를 줄여야 한다. 도움을 청할 사람을 찾아두어야 한다.

약물치료

가장 중요한 것은 약물복용을 꾸준히, 성실하게 해야 한다는 점이다. 이때는 의사와 환자는 서로 잘 협력하여 부작용이 가장 없으면서도 자기 병을 치료하는 데 가장 적합한 약물을 찾아내야 한다. 때때로 약물치료를 그만두고 싶은 유혹에 마음이 흔들릴 것이다. 조증 상태일 때의 지극한 다행감이 그리울 수도 있고 약물에 따른 부작용이 싫을 수도 있으며, 이제 다 나은 것 같은 기분이 들어서 약물치료가 좋아진 상태를 유지하는 데 정말로 중요하다는 사실을 잊어버려서 그럴 수도 있다(〈부정〉 참조). 의사가 추천하는 약물치료에 반대하여 약을 구태여 끊겠다면, 약물을 중단한다는 사실을 의사가 알고 있어야 한다. 그래야만 의사는 환자의 병을 모니터하고 만약 재발한다면 어떤 증상이 나타날 것이라는 점을 환자에게 주지시킬 수 있기 때문이다. 조증으로 재발할 위험은 갑작스럽게 약물을 중단하고 난 뒤 처음 몇 주 이내에 가장 크다.

조증 삽화를 오직 한 번만 경험했다면, 환자와 그의 의사는 기분안정제

약물 중단을 고려해 볼 수도 있다. 이런 결정은 재발이 흔하다는 점을 염두에 두고 내려야 한다. 처음으로 발병한 조증 증상이 심각하거나 자살충동이 들거나 남들을 해치려는 충동이 든다면, 재발의 위험이 대단히 높은 경우이므로, 약물을 꾸준히 복용하도록 결정하는 편이 좋을 것이다. 만약 약물을 중단하기로 결정한다면, 적어도 4개월이 경과할 때까지 치료를 계속 유지해야 한다. 왜냐하면 조증을 치료하지 않은 채 내버려두면 적어도 3개월에서 4개월이나 지속될 것이기 때문이다. 약물을 중단하기로 결정하더라도 적어도 한 달간에 걸쳐서 약물을 줄여나가는 것이 필요하다.

재발 증상이 나타나기 시작한다면, 약물치료를 재개해야 한다. 약물치료는 조증 삽화의 지속기간을 줄이고 장차 발생할 조증 삽화를 방지하는 데 특히 효과가 있다. 불행하게도 양극성 장애환자들 중 절반은 처방한 대로 복용을 하더라도 재발하기도 한다. 재발 증상이 빨리 감지된다면 약물의 용량을 조절하는 간단한 방법만으로도 삽화가 재발되는 것을 미연에 억제할 수 있다.

양극성 장애에 시달리는 사람들은 스트레스를 줄이고 안정을 추구하는 방식으로 생활패턴을 바꾸는 것이 도움이 된다. 휴식을 허용하는 직장을 구하거나 자신의 생각과 시간과 에너지를 지나치게 요구하지 않는 직장을 염두에 둘 필요가 있다. 잔업을 요구하는 직장이거나 밤늦도록 생각하면서 책상머리에 앉아 있어야 하는 일자리라면 잠을 제대로 자지 못함으로써 조증이 될 위험이 상당히 높다. 자신이 내린 사소한 결정 하나라도 중대한 결과가 초래되는 중압감에 시달리는 직장이라면(예를 들어, 뇌수술을 하거나 펀드와 주식투자를 결정하는 자리), 환자는 심한 심리적 압박을 받게 될 것이다. 재발을 하게 되면 그의 판단력은 손상될 것이고, 남들에게 누를 끼치는 그릇된 판단을 내릴 수도 있다. 만약 병이 나아서 그런 종류의 직장으로 복귀하게 된다면 주변 사람들에게 본인의 판단을 잘 살펴봐달라고 부탁해두고, 만약 자기 기분이 변하거나 작업기술이 떨어지고 있다는 느낌이 든다면 알려달라고 부탁해둘 필요가 있다.

재발 신호를 알아두라

병이 도질 것 같다는 조짐을 식별하는 본인만의 개인적인 경고 신호를 알아두는 것이 필요하다. 조증과 우울증이 있는 모든 사람들은 그런 조짐을 제각기 다른 방식으로 다양하게 경험한다. 처음에는 공공연하게 낙천적이고 에너지가 넘치고 자기가 추진하는 프로젝트에 자신이 넘쳐서 잔뜩 흥분한다. 평상시보다 더욱 짙은 화장을 하기 시작할 수도 있다(필자는 립스틱의 색조가 바뀌는 여성들은 틀림없이 조증의 신호라는 것을 알게 되었다). 혹은 인생이 과연 살 만한 가치가 있는지 곰곰이 생각할 수도 있다. 수면습관이 바뀌었다는 것을 알아차릴 수도 있다. 정상적인 생활에서도 수시로 느낄 수 있는 기분의 고저와는 다른 이런 경고 신호들을 초기에 빨리 파악하는 법을 배워야 한다. 자신의 증상, 부작용, 약물용량, 스트레스를 주는 사건들에 대해 그 일지를 적어두는 것이 좋다. 친구와 가족들은 본인이 지나치게 흥분하거나 지나치게 우울해하는지에 관한 비교적 객관적인 평가를 하는 데 도움을 줄 수 있다. 그들의 말에 귀를 기울이는 것이 좋다.

정신치료

정신치료는 일부 정신과적인 병에는 대단히 효과적일 수 있지만 조증 삽화 중일 때에는 그다지 도움이 되지 않는다. 조증의 두드러진 증상 중 하나는 논리적으로 생각할 수 없고 병식을 활용하지 못한다는 것이다. 비논리적인 사고와 병식결여 이 두 가지는 정신치료에서 대단히 중요하다. 하지만 정신치료는 조증과 우울증 삽화의 회복기 동안에는 큰 도움이 될 수 있다.

✚ 기분안정제

기분안정제는 양극성 장애에서 가장 핵심적인 치료방법이다. 기분안정제에는 리튬과 여러 가지 항경련제들이 있다. 항경련제는 원래 간질 치료를 위해 개발된 것이었다. 기분안정제는 조증 삽화를 신속하게 치료할 수 있으며 때로는 약물을 시작한 지 며칠 지나지 않아 효과를 볼 수 있다. 규칙적으로 약물복용을 하면 이런 약물들은 조증 삽화와 우울증 삽화의 재발 또한 방지할 수 있다.

탄산리튬(에스칼리스)은 단순 분자염molecular salt이다. 사실 많은 양을 소비하면 위험할 수도 있다는 사실을 깨닫기 전까지, 과거에는 흔히 볼 수 있는 식탁용 소금 대신 사용했다. 리튬은 1950년대에 이르러 기분안정제 속성이 있다는 것이 발견되었다. 리튬은 뇌에 있는 세포에 다양한 영향을 미치지만 조증 치료에 그것이 왜 효과가 있는지 그 이유를 정확히 아는 사람은 아무도 없다. 추정이기는 하지만 세포들 사이의 신호전달을 조절하는 신경세포 내의 화학물질에 리튬이 결합하여 효과를 나타내는 것이 아닐지 짐작하고 있다. 여러 가지 기전들이 제시되고 있지만 종합적으로 볼 때 리튬이 세포 안정 효과를 준다. 연구에 따르면 조증 삽화의 절반은 리튬치료를 통해 해소할 수 있는 것으로 밝혀졌다.

아직 이유는 정확히 밝혀지지 않았지만 간질 치료에 사용되는 항경련제 또한 기분안정제로 효과가 있다. 항경련제는 뇌세포들 사이에서 화학적 신호전달을 조절하는 신경세포의 표면에 있는 수용체에 결합하게 되어 작용을 하는 것 같다. 가장 흔히 사용되고 가장 연구가 많이 된 항경련제 기분안정제는 발프로익산이다. 발프로익산은 디발프록스 나트륨divalproex sodium, 혹은 소디움 발프로에트sodium valproate(데파킨Depakene, 데파코트depakote)로도 알려져 있다. 조증 삽화의 절반은 발프로익산에 효과가 있으며, 리튬보다 효과가 더욱 빠르다. 카르바마제핀Carbamazepine(테그레톨Tegretol) 또한 양극성 장애에 효과가 있지만 사용하기 힘들다. 왜냐하면 카르바마제핀은 처방된 다른 약물과의 상호작용을 초래하기 때문이다. 정신의학자들은 현재 기분안정제 속성이 있는 여러 가지 다른 항경련제를 연구 중이다.

대다수 기분안정제의 경우 혈액에서의 농도가 알약의 용량이나 숫자보다 더 중요하다. 약물의 혈중농도는 치료가 시작되면 매주 체크하다가, 효과적이고 안전한 용량에 도달하고 나면 체크 빈도수를 점차 줄여나간다. 대다수 기분안정제는 유사한 부작용을 초래한다. 오심, 소화불량, 설사, 진전(振

顫)(떨림), 진정작용, 체중증가 등의 부작용이 있다. 사람들마다 각각의 약물에 제각기 다르게 반응한다. 어떤 경우 전혀 부작용을 경험하지 않을 수도 있다. 어떤 사람들에게는 사소한 부작용도 견디기 힘들 수 있긴 하지만 그럼에도 불구하고 매일 규칙적으로 꾸준하게 복용하는 것이 중요하다.

✚ 조증에 대한 다른 치료법도 존재한다

항정신병 약물(〈정신병〉 참조)은 기분안정제와 병행했을 때, 환각, 망상, 흥분이 수반되는 심각한 조증 치료에 언제나 유용하다. 최근에 개발되어 새롭게 출시된 항정신병 약물은 단독으로 사용했을 때에도 기분안정제의 속성을 가지고 있다. 항우울제(〈우울증〉 참조)는 양극성 장애의 치료에서 단독으로는 사용되지 않는데 조증을 유발할 위험이 있기 때문이다. 하지만 항우울제는 우울증 삽화 동안 조심스럽게 첨가할 수도 있다. 항불안제와 진정제(〈불안〉과 〈수면장애〉 참조)는 또한 잠을 늘려주고, 질주하는 생각들의 속도를 늦춰주며 흥분을 줄여줌으로써 양극성 장애의 치료에 효과가 있다.

전기충격치료ECT는 안전하고 효과적이며 조증에 신속한 치료효과가 있다. 조증 증상이 특히 심하거나 과거 ECT에 효과가 있었던 사람이라면, 정신과 의사들은 ECT 사용을 권장할 수도 있다. ECT는 3주에서 6주 동안 주당 2~3회 실시한다. 매번 ECT를 실시할 경우, 마취 상태일 때 일련의 전기충격을 환자의 머리에 가한다(보다 상세한 것은 〈우울증〉 참조). 일단 조증 삽화가 해소되면 장차 조증 삽화나 우울증 삽화를 방지하기 위한 유지요법으로서 ECT를 매주 한 번 정도로 하거나 기분안정제로 대체한다. 조증의 경우 80 퍼센트는 ECT에 반응을 보이며 심지어 약물치료로 효과를 보지 못했던 환자들에게도 효과가 있다. 이것은 정신질환의 치료 중에서 가장 높은 반응률이다.

✚ 당신 곁에 조증을 겪는 이가 있다면

당신이 사랑하는 사람이 양극성 장애 진단이 내려졌다면, 당신은 그 사람과 함께 나누고 있는 삶의 질을 보존하기 위한 여러 가지 조치를 취해야 한다. 감정의 빈번한 변화(기분요동)는 인간관계를 망칠 수 있고 양극성 장애가 있는 사람은 그들에게 중요한 대인관계를 엉망으로 망칠 위험이 있다. 당신의 가장 큰 역할은 사랑하는 사람의 증상을 자세히 살펴보고 치료를 잘 받을 수 있도록 도와주는 것이다. 때때로 양극성 장애 환자들은 자신이 병을 앓고 있다는 사실을 망각한다(*부정* 참조). 사실상 이것은 조증이 시작될 조짐이라는 경고일 수도 있다. 이 단계에서는 약물을 약간만 조정해주어도 삽화의 심각성이 줄어들 수도 있다. 가능하다면 정신과 의사와의 약속시간에 함께 가도록 함으로써 당신이 관찰한 것을 의사에게 보고해줄 수도 있다.

경조증을 가진 사람과 함께 시간을 보내면 정말 재밌을 수 있다. 그런 사람들은 유쾌하고 모험적이며 창조적이고 에너지가 넘치기 때문이다. 그런 사람과 어울리면 쉴 새 없이 웃고 신이 날 수 있다. 하지만 경조증이 있는 사람들의 쾌활하고 팽창된 기분은 쉽게 변할 수 있다는 점을 명심해야 한다. 사실은 환자가 심하게 앓고 있으며 감정적으로도 재정적으로도 곤경에 처해 있다는 점을 염두에 두어야 한다. 풍선이 터지는 것은 시간문제이기 때문이다.

사랑하는 사람이 조증이라면 당신은 그에게 정신과 의사를 방문하거나 응급실로 가야 한다고 설득해야 한다. 서로 큰소리로 위협하면서 말다툼을 하는 상황으로 치닫는 것을 피해야 한다. 사실 조증 환자는 자신이 추구하려는 것을 남들이 막으려 하면 난폭하게 변할 수 있다. 조증인 사람은 자신이 전능하고 자기가 원하는 대로 할 수 있을 만한 자격이 있다고 믿는다. 그러므로 환자의 행동에 제약을 가하려고 한다면, 침착하고 차분하게 지지하는 방식으로 해야 한다. 예를 들어, 환자가 당신과 함께 정신과 의사를 찾아가는 것을 싫어한다면, 당신 혼자 정신과 의사를 찾아가서 보고하겠다고 말해주는 것이 좋다.

양극성 장애가 있는 대다수 사람들은 조증이거나 아니면 우울증일 동안 자살을 시도하고 혹자는 자살에 성공하기도 한다. *자살사고*의 어떠한 징후라도 매우 심각하게 생각해야 한다.

당신과 당신이 보살피는 환자는 서로 계획을 세우고 두 사람 모두 상태가 좋을 때 질병 삽화 기간에 일어날 일들을 미리 준비해두어야 한다. 집안에 있을지 모르는 술이나 총과 같은 무기는 전부 치워버려야 한다. 당신의 재정 상태를 보호할 수 있는 조치를 취해야 한다. 신용카드의 수를 제한하고 현금을 함부로 인출하지 못하도록 조치를 취한다. 그렇지 않을 경우 조증 환자는 흥청망청 쇼핑을 함으로써 빚더미에 올라앉을 수 있다.

Memory Loss
기억상실

뇌의 문제나 심리적인 문제로 인해
과거로부터 현재에 이르기까지 일어난 일들을 기억하지 못하는 것

애들이 왜 이렇게 야단법석을 떠는지 이해할 수가 없다. 당신은 지난 달 이미 의사를 찾아갔다. 그런데도 왜 전문가를 만나봐야 한다고 저 요란들인지 도무지 이해할 수 없다. 당신 생각에는 아무렇지도 않은 것 같은데 말이다.
당신 나이에 이 정도 기억력이면 그럭저럭 괜찮은 편이라고 생각한다. 그래, 어쩌다가 열쇠를 어디 두었는지 찾지 못할 때가 종종 있기는 하다. 이 나이에 누군들 그러지 않을까? 사실 더 이상 열쇠가 필요하지도 않다. 이제는 집에 머물러 있는 것이 더 편하니까. 거리로 나가보았자 혼란스럽고 정신만 어지러울 뿐.
이 모든 일들을 사위나 며느리가 꾸미고 있는지도 모른다. 누군지 이름도 가물가물하지만, 하여튼 누가 나를 양로원 시설에 입원시키고 싶어 한다.
그런데 애들이 언제쯤 날 데리러 오겠다고 했더라? 데리러 오겠다는 날짜를 어딘가에 적어두었는데…….

지능이 떨어지는 병

기억상실은 나이든 사람들에게 흔히 나타나는 장애다. 65세 이상의 경우 5명 중 1명의 확률로 발생한다. 기억력 문제가 보다 심각해지면 사고와 다른 기능과 같은 기억력 이외의 다른 영역에서의 손상이 뒤따른다. 정신과 의사들은 이런 만성적, 진행성 황폐화를 치매라고 지칭한다. 치매가 진행된 사람들에게 통상적으로 멍청하다거나 실성했다는 표현을 많이 쓴다. 하지만 정신과 의사들이 사용하는 치매라는 용어는, 특정 인지기능의 쇠퇴 증후군을 지칭한다. 치매는 여러 가지 원인으로 초래된다. 알츠하이머 질환은 치매의 가장 흔한 원인이다. 65세 이상 노인 20명 중 거의 1명이, 85세 이상의 경우에는 5명 중 1명이 알츠하이머 진단을 받게 된다.

기억상실은 대체적으로 치매의 초기 증상이자 가장 뚜렷한 증상이기도 하다. 처음에는 가까운 과거에 경험한 것들을 기억하지 못하고 깜빡깜빡한다(단기기억장애). 예를 들어, 전화번호를 잊어버리거나 최근에 만났던 사람들의 이름을 기억하지 못하거나 약속을 잊어버리는 것들이 이에 해당한다. 냉장고 바깥에 음식을 두거나 가스레인지 위에 요리할 음식을 올려두고 까맣게 잊어버린다. 열쇠를 잃어버리고 다른 물건들도 잃어버린다. 인생의 초기에 일어났던 중요한 사건들에 관한 기억은 당분간은 원상태를 유지하고 잊어버려도 곧 다시 기억이 나곤 한다. 그래서 전시기간 중 군복무했던 기억은 친구와 가족들에게 장황하게 말할 수 있지만 오늘 아침에 무엇을 먹었는지는 기억하지 못한다. 자전거 타는 방법, 샤워기를 트는 방법과 같이 오랫동안 학습된 일들마저 천천히 기억에서 사라지게 된다. 가장 마지막까지 남아 있는 기억은 자기 이름과 생년월일과 같이 가장 핵심적인 자서전적 기억들이다.

치매로 인한 기억상실의 진행 과정과 증상

　치매가 진행되면 남들에게는 너무 분명히 보이는 손상된 기능들을 정작 본인은 의식하지 못할 수도 있다(〈부정〉 참조). 이들은 자기가 말하고자 하는 단어를 찾지 못할 때, 조금 전까지 쥐고 있던 물건을 어디 두었는지 알지 못할 때, 상대방의 이름조차 기억나지 않을 때 심한 좌절감을 맛볼 수도 있다. 능력이 퇴화되어 초래된 현상이라는 점을 인정하지 못하고 오히려 이런 상황에 화를 내게 된다. 자신이 처한 곤경으로부터 남들의 시선을 딴 곳으로 돌리려고 대화의 주제를 교묘하게 바꾸거나 농담을 할 수도 있다. 손가락 사이로 물이 빠져나가듯 기억이 자꾸 빠져나가는 경우에도 "괜찮아, 괜찮아"라는 식으로 아무 생각 없이 반응할 수도 있다. 이 경우 주변 사람들 눈에는 이들이 이야기를 꾸며내는 것처럼 보일 수도 있다(작화증). 예를 들어, 사실 자신이 무엇을 먹었는지조차 전혀 기억하지 못하면서도 이들은 정말 맛있는 생선요리를 먹었다고 말할 수 있다. 처음 만나는 사람에게 과거에도 여러 번 만난 적이 있었던 것처럼 굴 수도 있다. 이런 전략은 난처한 상황에서 분위기를 부드럽게 하려고 우리 모두가 흔히 사용하는 무의식적인 전략들이다. 머리가 좋거나 교육을 많이 받은 사람이라면, 자신이 점점 기억을 상실해간다는 사실을 더 잘 감출 수 있다.

　치매가 진행됨에 따라 다른 인지능력 또한 쇠퇴하게 된다. 언어장애가 생길 수도 있고 읽고 쓰는 법을 잊어버릴 수도 있다. 다른 사물들과 대상들의 이름을 기억하지 못해서 어떻게 구별하여 불러야 할지 난감할 수도 있다. 사고과정이 대단히 느려질 수 있으며 아예 이야기하는 것을 완전히 그만둘 수도 있다. 계산하는 것이 힘들어지고 몇 시인지 시간을 말하는 것조차 어려워진다. 거리측정이 힘들어지고 단순한 그림을 그리는 것도 쉽지 않다. 대부분의 문제를 해결하는 데 애를 먹게 되며, 그로 인해 좌절한다. 똑같은 질문을 헤아릴 수도 없이 하고 또 할 수도 있다. 마침내 신발 끈을 묶거나 먹는 것조차 타인의 도움을 청해야 할 단계에 이른다.

치매가 진행됨에 따라 인격, 기분, 행동 등이 변하게 되는데 이 또한 놀라운 일은 아니다. 남을 의심하고 짜증이 늘어날 수도 있다. **편집증**적으로 되어서 자신을 간호하고 보살펴주는 사람이 자신을 해치려 한다고 믿게 된다. 필자는 가족들을 다른 사람이 변장한 것으로 여겨 집 바깥으로 쫓아낸 다음 문을 걸어 잠근 환자를 여러 명 치료한 적이 있었다. 도무지 설명할 수 없는 **분노, 눈물, 웃음**이 터질 수가 있다. 다른 한편으로는 무감동이 점차 심해지고 사회적으로 위축될 수 있다. 사회적으로 대단히 당혹스러운 민망한 행동을 할 수도 있다. 예를 들면, 남들 앞에서 옷을 벗거나 고래고래 고함을 칠 수도 있다. 행인들에게 성적으로 접근하여 치근거릴 수도 있다. 간호사들과 친척들에게 집적거릴 수도 있다.

더 이상 씻지 않거나 깨끗한 옷으로 갈아입지도 않는다. 남들의 눈에 자기 모습이 어떻게 비쳐질지 전혀 신경 쓰지 않는다. 이들이 사는 집과 아파트에는 설거지거리들이 산더미처럼 쌓여 있고 집안 전체가 쓰레기로 발 디딜 틈도 없다. 필자는 심지어 자기가 눈 똥더미 속에서 살고 있었던 환자를 치료한 적도 있었다. 점차 판단력이 흐려져 잘못 판단하는 경우도 흔하다. 예를 들어, 상당한 돈을 전혀 낯선 사람 손에 쥐어주는 수도 있다. 길을 잃고 헤매거나 집을 잃고 방황할 수도 있다. 자동차 운전을 어떻게 해야 하는지 완전히 잊어버리기도 한다. 헛디디거나 걸려서 자주 넘어지게 된다. 여러 면에서 이들의 행동은 퇴행현상을 보이고 마치 어린아이로 되돌아간 것처럼 행동하게 된다.

치매 환자들 중 25퍼센트는 우울증을 동반하게 된다. 이들은 이유 없이 슬퍼서 눈물을 흘리기도 한다. 자신이 무가치하게 느껴지고 가족에게 짐이 될까 봐 걱정한다. 치매 환자에게서 우울증을 식별해내는 것은 쉽지 않다. 많은 경우 치매와 우울증 증상이 겹치기 때문이다. 치매의 경우 기분의 변화가 없으면서 무감동, 느린 사고, **수면장애**가 흔히 나타난다. 그렇다고 치매 환자가 반드시 우울증으로 고통받는 것은 아니다. 다행인지 불행인지 많은 치매 환자들이 자신의 기능이 얼마나 쇠퇴했는지 깨닫지 못하기 때문이다.

시각적인 *환각* 역시 어떤 유형의 치매에서는 흔히 나타난다.

　세상과 상호작용한다는 것이 더 이상 아무런 의미가 없을 지경으로까지 치매는 진행되어 나간다. 자기 혼자 힘으로 움직일 수도 없고 말할 수도 없을 지경에 이를 수도 있다. 자기 주변에서 무슨 일이 일어나고 있는지 전혀 알지 못하는 상태에 이르기도 한다. 먹고 옷을 갈아입고 화장실에 가는 것조차 타인의 도움에 의존해야 한다. 자신이 사랑했던 사람들을 알아보지 못한다. 대부분의 경우, 치매는 근육운동이 점차 힘들어지는 형태로 진행되어 나가기 때문에 나중에는 음식을 삼키는 것조차 혼자 할 수 없게 된다. 따라서 기도가 막혀 질식하기 쉽고 폐렴이나 욕창이 생기게 된다. 치매진단을 받게 되면 평균수명이 단축된다. 평균적으로 알츠하이머로 진단받은 후 대략 10년 동안 생존하게 된다.

치매를 야기하는 여러 가지 병

　알츠하이머는 전체 치매환자 중 절반가량을 차지한다. 알츠하이머 진단을 받고 사망한 환자의 뇌를 현미경으로 자세히 살펴본 결과 뇌 전체에 단백질 응고 덩어리와 신경섬유농축제를 확인할 수 있다. 뇌세포처럼 뇌 역시 위축되고 뇌세포들의 상호연결도 소멸된다. 알츠하이머는 유전적인 요소가 있는 것으로 간주되며, 일차 친족이 이 병을 앓은 경우에는 이 병에 걸릴 확률이 4배나 높아진다. 알츠하이머는 피질성 치매라고 종종 일컬어진다. 왜냐하면 기억력, 언어, 문제해결능력과 같은 고위 뇌기능에 주로 영향을 미치기 때문이다.

　혈관성 치매는 치매의 원인 중 두 번째로 흔하다. 혈관성 치매는 과거에는 다발성 경색치매로 알려진 것이었다. 이것은 뇌혈관에 혈액공급이 원활하지 않게 되는 뇌에서 생기는 소혈관질환에 의해 야기된다. 협심증과 심근경색 등을 일으키는 염증, 콜레스테롤 축적, 혈전과 같은 것들이 혈관성 치매를 일으키는 원인으로 지목되고 있다. 혈관성 질환이 생긴 뇌 부위에 산소 공급이 부족하게 되면 뇌세포가 죽게 된다. 이는 뇌의 전체 부위에서 다발성으로 생기고 기능의 황폐화는 단계적으로 서서히 나빠진다. 혈관성 치매가 있는 경우 아마도 고혈압, 높은 콜레스테롤 수치, 다른 심장혈관질환도 있을 가능성이 높다.

 헌팅턴병과 파킨슨병 두 가지 모두 근육운동을 조절하는 뇌의 한 부분인 기저핵(종뇌의 수체 내에서 시상의 측방에 위치하는 특유한 신경세포군을 말한다)에 영향을 미친다. 이런 경우에 생기는 치매는 종종 피질하 치매라고도 일컫는다. 사고과정이 둔화되고 *운동장애*가 있지만 언어능력은 비교적 손상되지 않는 편이다. 파킨슨병 환자들 중 1/3가량이 치매를 경험하게 되지만 헌팅턴병의 경우에는 필연적으로 치매로 진행된다. 파킨슨병과 헌팅턴병 모두에서 기억상실 이전에 운동 이상이 나타날 확률이 높다. *우울증* 또한 두 질병 모두에서 매우 흔한 증상이며 헌팅턴병의 경우에는 *정신병*이 또한 대단히 흔하다.

 다른 퇴행성 질병 또한 치매를 야기할 수 있지만 임상적인 특징은 알츠하이머와 유사하다. 루이 소체 치매Lewy body dementia는 치매의 25퍼센트 정도를 차지하는데, 대체로 시각적인 *환각*과 각성 상태의 급격한 변동이 특징이다. 루이 소체 치매와 섬망, 심각한 혼동을 일으키는 급성 질병medical condition을 구분하기 힘들 수도 있다. HIV(에이즈를 일으키는 바이러스) 감염이나 매독 또한 다발성 경화증, 심한 알코올 남용, 뇌손상과 마찬가지로 치매를 초래할 수 있다.

 대부분의 치매는 진행성이며 비가역적인 원래 기능으로 회복할 수 없는 병이다. 하지만 치매의 원인들 중에서 조기에 발견하면 회복할 수 있는 것도 있다. 뇌종양, 갑상선 이상, 비타민 부족으로 인한 치매는 초기에 발견하여 치료하면 회복 가능할 수도 있다. 이런 경우는 전체 치매 중에서 5~10퍼센트를 차지한다. 기억력과 관련하여 문제가 있다는 진단을 최근 들어 받았다면 치유할 수 있는 원인들을 찾아보기 위해 뇌 영상brain imaging과 혈액검사를 반드시 해야 한다.

치매가 기억장애의 유일한 원인은 아니다

정신과 의사들은 치매와 기억상실증amnesia을 구분한다. 기억상실증은 특정한 기간 동안의 기억을 상실하거나 혹은 다른 사고와 기능에 문제점이 전혀 없는데도 새롭게 기억하는 것이 힘든 경우를 의미한다.

역행성 기억상실증과 전향성 기억상실증

치매와는 달리 기억상실증은 종종 일시적인 경우가 많다. 기억상실증의 사례는 술이 취해서 소위 말해 필름이 끊기는 경우이다. 술을 지나치게 많이 마시고 다음날 아침에 깨어났을 때, 간밤에 무슨 일이 있었던지 전혀 기억이 나지 않을 수 있다. 새로운 사실을 기억하는 데는 아무런 문제가 없지만 간밤의 사건은 영원히 기억하지 못할 수도 있다. 정신과 의사들은 이것을 역행성 기억상실증retrograde amnesia이라고 부른다. 역행성 기억상실증은 과거의 한 시점 이전에 일어났던 것을 기억하지 못하는 것을 뜻한다. 전향성 기억상실증anterograde amnesia은 새로운 정보를 기억하지 못하는 것을 의미한다. 벤조디아제핀은 주로 불안과 수면장애 증상에 처방하게 되는데, 이것을 과다 복용하게 되면 새로운 기억정보 형성이 힘들 수도 있다. 장거리 비행을 하면서 잠을 청하려고 벤조디아제핀 약물을 복용하고 잠이 들고 난 뒤, 비행기 안에서 잠들기 전에 무슨 일이 일어났는지 전혀 기억하지 못하는 환자들을 진료한 적이 있다.

뇌손상으로 인한 기억상실

기억상실증의 보다 흔한 원인은 머리에 손상을 입은 경우이다. 머리를 부딪쳤을 때 일시적으로 상처를 입기까지 무슨 일이 터졌는지 기억이 나지 않을 수도 있다. 어떻게 하여 이런 상처가 생겼는지를 기억하지 못할 수도 있다. 다치고 난 지 며칠이 지나지 않아 기억이 돌아온다면 예후가 좋지만 온전한 기억을 회복하려면 몇 개월이 걸릴 수도 있다.

코르사코프 증후군

비타민의 일종인 티아민 부족이 기억상실증을 초래할 수 있다. 이것은 심각한 알코올 남용 환자의 경우에 흔히 나타나는 증상이다. 술을 마시게 되면 균형 잡힌 식사를 하지 못하기 때문이다. 그런 사건이 발생한 지 심지어 몇 분 지나지 않았음에도 그것을 기억하지 못하며, 때로는 과거 사건도 잊어버리기도 하는 환자도 있다. 그들은 자신들에게 기억장애가 있다는 사실조차 모른다. 정신과 의사들은 이런 유형의 기억상실증을 코르사코프 증후군 korsakoff's syndrome이라고 부른다. 심각한 경우에는 티아민 결핍이 혼동과 근육조정능력의 문제를 일으킬 수도 있다. 이런 증상을 베르니케뇌병증 Wernicke's encephalopathy이라고 부르기도 한다. 이런 장애요인들은 초기에 발견하고 충분한 비타민을 보충하는 경우, 몇 주 지나지 않아 해결될 수 있다. 하지만 일단 상실한 기억이 영원히 회복되지 않는 경우도 종종 있다. 알코올 남용과 영양부족이 장기간 지속되면 완전한 치매가 생길 수도 있다.

뇌허혈 발작

혈관성 뇌졸중vascular stroke은 기억력 문제만을 일으킬 수 있는데, 완전한 치매가 없는 경우에도 기억력의 문제만을 초래할 수도 있다. 뇌졸중에는 못 미치지만 간헐적으로 뇌에 산소공급이 간헐적으로 감소함으로써 일시적인 기억상실증이 초래될 수도 있다. 정신과 의사들은 이것을 일과성 허혈 발작 transient ischemic attack이라고 부른다. 이런 증상은 몇 분 후에 기능을 회복한다는 점을 제외한다면 뇌졸중과 유사하다. 기억장애는 이런 발작들로 인해 초래된 많은 증상들 가운데 하나이며 의식상실과 근육쇠약을 동반하기도 한다. 뇌졸중이나 일과성 허혈 발작이 초래된다면, 즉시 의사를 찾아가야 한다.

심리적인 원인

정신의학자들은 심리적인 이유가 기억을 억제하며 심지어 신체적 손상이 없는데도 기억을 억제할 할 수 있다고 오랫동안 믿어왔다. 사실 우리의 뇌는 어떤 순간에는 우리가 의식하고 있는 것보다 훨씬 더 많은 것들을 기억하고 보존한다는 점은 널리 알려져 있다. 몇 년이 지나고 난 뒤에 떠오른 기억 때문에 깜짝 놀라는 경우가 있다. 기억은 예기치 않은 연상으로 인해 떠오르기도 한다. 낯선 사람이 갑자기 자신의 옛날 친구를 떠오르게 만들기도 하고, 노래 한 소절로 인해 오래된 옛날 노래를 생각나게 만들며, 어떤 냄새가 초등학교 시절의 학교식당을 기억하게 하기도 한다.

대단히 드문 사례이기는 하지만, 충격적인 경험으로 인해 특정한 기간이나 특정한 사건에 관한 기억을 일시적으로 상실할 수도 있다. 그 사건을 회상하거나 기억하여 의식에 떠오르게 하는 것이 너무 괴롭기 때문에 잊어버릴 수도 있다(〈해리〉 참조). 어떤 사람들은 심지어 자신이 누군지 조차 일정 기간 동안 완전히 잊어버리기도 한다. 정신과 의사들은 이것을 둔주 상태라고 지칭한다.

기타 여러 정신병과 전기충격치료의 결과

심각한 우울증은 사회적으로 위축되고 느려지며 동기가 없어지는 치매와 흡사하다. 인지검사를 제대로 수행하지 못할 뿐만 아니라 정보를 기억하는 능력도 저하된 것처럼 보이기도 한다. 하지만 이런 증상들은 우울증이 치료되면 해소된다. *정신병*이나 *조증*이 있다면, 환각과 질주하는 생각 등으로 인해 주의가 산만하여 자기 주변세계에 주의 집중하는 데 애를 먹을 수 있다. 결과적으로 이들은 정신병이나 조증의 급성기 동안 자기 주변에서 일어났던 많은 일들을 기억하지 못할 수 있으며 심지어 회복된 뒤에도 과거의 기억이 되돌아오지 않을 수도 있다.

마지막으로 전기충격치료electroconvulsive therapy: ECT(〈우울증〉 참조)는 치료받을 즈음에 발생한 사건에 대한 기억을 상실하게 만들 수도 있다.

✚ 치매로 인한 기억상실에 대처하는 법

과학자들은 치매치료방법을 발견하려고 열심히 노력해왔다. 현재로서는 여러 가지 다양한 약물들이 있으며 그 중에서도 가장 잘 알려진 것이 콜린에스터레이즈cholinesterase 억제제이다. 이 약은 치매진행을 억제하는 데 도움을 준다. 치매에 관한 여러 가지 다양한 현미경적 원인들이 있지만, 신경신호전달에 대단히 중요한 뇌 화학물질인 아세틸콜린의 결핍이 관련되어 있다고 많은 과학자들이 생각하고 있다. 아세틸콜린의 대사와 제거를 억제하면 사고기능을 향상시킬 수 있다. 약물치료는 치매 환자들 중 1/3가량에게 병의 진행과정을 늦출 수 있으며 이에 따라 향후 1년까지는 기능이 더 나빠지지 않는다. 따라서 집중간호와 양로원 입원 시기를 늦출 수 있고 삶의 질을 가능한 연장할 수 있다.

타크린Tacrine(코그넥스Cognex)은 치매치료를 위해 최초로 출시된 약이지만 최근 들어서는 오심과 구토와 같은 부작용 때문에 거의 처방하지 않는다. 그 후 도네피질donepezil(아리셉트Aricept), 리바스티그민rivastigmine(엘셀론 Exelon), 갈란타민galantamine(레미닐Remisyl)과 같은 대체약물이 개발되어 있다. 이런 약물투여는 기억력장애 이외의 다른 치매 증상들인 동요, 짜증, 의심, 배회, 환각, 우울증을 향상시키는 데 있어서도 도움이 된다. 환자보호자는 이런 치료를 통해 사랑하는 사람들이 삶의 질을 좀 더 유지하면서 이 세상과 좀 더 접촉할 수 있음을 알게 될 것이다. 이런 약물들은 원래 알츠하이머 사례에만 시험한 것이었지만, 여러 유형의 치매치료에도 약간의 도움이 되는 것으로 보인다. 하지만 불행하게도 대다수의 이런 환자들에게 큰 효과가 있는 것 같지는 않다.

메만틴memantine(나멘다Namenda)은 아세틸콜린을 활성화시켜서 작용하는 것이 아니고 뇌 화학물질인 글루타민을 차단한다. 메만틴은 소수의 치매 환자들에게 위에 언급한 약물들만큼 효과적이다. 독일에서는 10년 전부터 허가를 받아서 처방되고 있지만 미국에서는 최근 들어 이 약의 처방을 허용했다. 메만틴과 콜린에스터레이즈 억제제를 함께 복용하면 2배의 효과를 볼 수도 있다. 여러 가지 다른 유형의 약물의 효과를 알아보기 위해 임상실험이 진행되고 있다. 상당수 의사는 비타민E를 투여하기도 하고, 일부는 은행나무 잎에서 추출한 약물을 사용하기도 한다. 이들에 대한 대조연구의 결과에서 그 효과는 좋다는 결과도 있고 효과가 없다는 결과도 있는 실정이다.

그 이외에도 정신과적인 약물도 치매의 행동장애와 기분변화를 조절하는 데 도움이 될 수 있다. 치매 환자는 혼동, 진전, 경직과 같은 부작용을 더 많이 보인다. 이 약물들의 필요성은 정기적으로 살펴보아야 한다. 그럼에도 불구하고 어떤 약물들은 적은 용량으로 안전하게 사용할 수 있다. 새로운 항우울제와 항정신병 약물이 치매 환자에서 나타나는 심한 *우울증*과 *정신병*에 각각 사용될 수 있다. 정신병은 주로 *편집증*과 시각적인 *환각*을 포함하는 증세가 가장 흔하다. 버스피론Buspirone(버스파Buspar)은 불안치료에 사용되는데 신경과민, 짜증, 배회를 줄여주는 데 효과가 있다. 트라조돈trazodone(데시렐Desyrel)이나 졸피뎀zolpidem(암비엔Ambien)은 *수면장애*에 도움이 될 수 있다. 벤조디아제핀(《불안》 참조)은 거의 사용되지 않는데, 왜냐하면 혼동과 낙상falls의 위험이 크기 때문이다.

✚ 당신 곁에 치매로 기억상실을 겪고 있는 이가 있다면

당신이 보살펴주고 있는 사람이 치매 환자라면, 환자가 감당할 수 있는 최고수준의 기능을 유지하도록 필요한 도움을 제공해주고 싶어 할 것이다. 이 수준은 환자의 치매가 진행되고 시간이 경과함에 따라 변할 수 있다. 지나친 도움을 주게 되면 환자가 아직 감당할 수 있는 능력마저 발휘할 수 없도록 할 것이고 그로 인해 권태를 느끼고 우울해할 수 있다. 혹은 너무 적은 도움을 주게 되면 환자의 능력을 넘어서는 과업으로 인해 좌절하고 점차 자신에게 실망하게 될 수도 있다. 언어기능이 쇠퇴하게 되면, 점점 더 당신이 사랑하는 사람이 무엇을 필요로 하는지 이해하기 힘들게 될 것이다. 어린아이와 흡사하게도 치매 환자는 말보다는 행동으로 자기 의사를 표현한다. 외로울 때면 고함을 지르면서 좌절된 자기욕구를 드러내기도 한다. 좌절하거나 놀랐을 때 당신을 때릴 수도 있다. 화장실을 가려다가 길을 잃고 헤매기도 한다. 자기가 어디에 물건을 두었는지 까마득히 잊어버리고서는 당신이 자기 물건을 훔쳐갔다고 비난할 수도 있다. 평소와 같이 의사소통할 수 없거나 기억하지 못하는 상태라는 것을 이해하지 못한다면, 환자의 행동을 이해하기 어려울 수 있다.

치매 환자인 경우 주변 환경을 덜 혼란스럽게 만들어줄 수 있는 몇 가지 조치들이 있다. 공간을 안전하게 하고 정리를 깨끗이 하고 통행이 가능하도록 집을 만들어준다. 주의를 분산시킬 만한 물건들을 전부 없앤다. 색깔, 신호, 친숙한 그림을 이용하라. 집안에서뿐만 아니라 집으로 돌아오는 길을 미리 정해두어서 길을 잃지 않고서도 바깥으로 나갈 수 있도록 해둔다. 환자가 접근하지 말아야 할 문과 캐비닛이 있다면 눈에 띄지 않도록 자물쇠를 설치하라. 부저, 자명종, 라디오, 텔레비전처럼 주의 산만하게 할 만한 것들을 제거한다. 텔레비전은 재미있는 프로그램에 채널을 고정시킨 경우에는, 흥미를 자극할 수도 있지만 동시에 산만하게 만들 수도 있다. 폐쇄회로 모니터를 설치할 수도 있고 아니면 한밤중에 환자가 일어날 경우 그 사실을 알려줄 수 있도록 환자의 침실에 경보 장치를 설치한다.

당신이 사랑하는 사람의 현재 능력에 적당한 과제를 찾아내도록 하라. 자기 방을 청소하는 것을 돕는 것과 같이 환자가 집안일을 하도록 옆에서 도와줄 수 있다. 이런 일들을 하게 되면 환자는 자신이 아직 쓸모가 있다는 기분이 들어 고립감을 덜 느끼게 된다. 환자가 복잡한 일을 수행하기 힘들다는 사실을 인정하고 인내심을 가져야 한다. 환자를 놀리거나 환자에게 기억을 테스트하는 짓은 피해야 한다. 그렇게 되면 오히려 환자가 좌절하고 공포감을 느끼도록 해줄 따름이다. 우리는 아이들에게 시키는 대로 일방적으로 따라 하라고 지시하는 것이 아니라 자세하게 설명해줌으로써 아이들 스스로 판단하는 법을 배울 수 있을 것으로 기대한다. 치매 환자의 경우에도 그와 마찬가지다. 하지만 치매가 진행됨에 따라 배우는 것보다는 배웠던 것을 잊어버리는 비율이 점점 더 많아진다. 자꾸 설명을 하거나 논쟁을 하기보다 연관을 지을 수 있도록 도와주는 것이 필요하다.

예를 들어, 환자가 집안에 있는 젊은 남자가 누군지 의심한다면 그 젊은이가 가장 친한 친구의 아들이라는 사실을 기억하도록 도와준다. 그 젊은이가 날마다 자기 집으로 와서 그녀를 간호해주고 있다는 사실은 기억하지 못하더라도 어린 시절 친구의 이름은 기억할지도 모른다. 그렇게 되면 청년을 보고서 안심하게 될 것이다. 치매 환자는 이제 당신이 누군지 조차 알아보지 못할 것이다. 하지만 그것을 개의치 않아야 한다. 당신이 누군지를 자동적으로 기억하는 습관화 훈련이 필요하다.

치매 환자의 욕구는 점점 더 기초적인 것이 되고 행동은 점점 더 어린아이처럼 된다는 사실에도 불구하고 그들에게는 인간적인 접촉이 여전히 필요하다는 것을 기억해야 한다. 등을 문질러주고 손을 마사지해주고 머리를 빗겨주고 부드러운 어투로 이야기를 나누면서 애정을 표시하는 것이 필요하다. 보살피는 방법과 주변의 분위기와 환경을 갑작스럽게 바꾸지 말아야 한다. 화를 내는 것은 피하도록 한다. 치매 환자가 금지된 행동을 하거나 심지어 당신을 때린다고 하더라도 그것은 화가 나거나 앙심을 품고 하는 것이 아니라 혼란스럽고 겁먹어서 그런다는 점을 이해할 필요가 있다. 치매 환자들이 실제로 간병인들을 간혹 때린다는 사실을 명심하고 있어야 한다. 환자들이 생각만큼 허약한 것이 아니라는 점 또한 명심하고 있어야 한다. 따라서 옷 입는 것을 돕거나 다른 도움을 줄 때 당신은 환자의 주먹이 당신 얼굴로 날아오거나 발길질을 하는 것을 피할 수 있도록 준비하고 있어야 한다. 환자가 어떤 일을 할 때 짜증을 부리거나 동요할 수 있는데, 안심시키고 도와주거나 주의를 딴 곳으로 돌릴 수 있도록 해준다.

마지막에 이르면 치매 환자는 양로원에 입원할 수도 있다. 양로원에 입원을 하게 되면 훈련된 직원이 적절한 수분과 영양공급을 해주고 욕창이나 근육위축을 방지해줄 수 있는 운동을 시켜준다. 치매는 진행성이기 때문에 사랑하는 사람의 죽음에 마음의 준비를 해야 한다. 건강문제가 심각해지면 적극적인 의학적 개입이나 외과적인 수술을 하는 것보다는 환자의 편안함과 대증요법을 해주는 것이 보다 적절한 방식일 수 있다. 심폐기능이 정지되고 난 이후 환자가 더 이상의 치료를 받고 싶어 하는지, 항생제를 처방할 것인지, 혹은 상태가 악화됨에 따라 음식물 공급 튜브를 설치해야 할지를 미리 생각해두어야 한다. 보다 초기 단계에서 당신은 재정적이고 의학적인 문제를 해결하기 위한 법적 후견인을 세우는 것도 고려해야 한다.

정신치료는 치매에는 효과적인 치료방법이 아니지만 환자보호자에게는 대단히 도움이 될 수 있다. 사랑하는 사람의 병을 간호하려고 노력하지만 점점 기능과 상태가 악화되는 것을 지켜보면서 무력감, 죄의식, 탈진되는 기분이 들 수 있기 때문이다. 많은 연구에 따르면 간병인에게 가장 스트레스를 많이 주는 병이 치매로 알려져 있다. 간병인이 건강악화, *수면장애*, *우울증*에 걸릴 위험이 있다. 환자를 간병하는 일로 해서 직장에서의 승진을 할 기회, 휴가, 출근하는 것 등이 방해받을 수도 있다. 환자를 돌봐야 한다는 책임감으로 인해 당신 자신의 삶이 온통 엉망이 될 수도 있다. 그러므로 치매가 어떤 것인지 알아두면 도움이 된다. 치매 환자가 있거나 비슷한 상황에 처한 주변의 다른 가족들과 서로 연락을 하고 지역 가족지지집단에 합류하는 것도 좋은 방법이다.

31
Mood Swings
기분요동

우울, 슬픔, 기쁨, 즐거움 등
기분 상태가 변화하는 것

지난 며칠 동안은 인생 최고의 순간이었다. 당신의 생일을 축하해주기 위해 친구들이 모두 모였다. 당신은 시내로 가서 한껏 기분을 풀자고 우겼다. 어쩌면 당신은 술이 약간 과했는지도 모른다. 그래도 다들 너무너무 즐거워하지 않았던가.

당신은 옛날 여자 친구와 우연히 마주쳤다. 너무 반가워하며 주말에 함께 하이킹하기로 약속했다. 다음 날 직장에서 당신은 예정된 스케줄보다 먼저 프로젝트를 마무리 짓고 일찍 자리를 떴다. 모든 것이 장밋빛이었다.

그런데 그로부터 고작 하루 뒤인 오늘, 당신은 완전히 녹초가 된다. 간밤에 잠을 전혀 이루지 못했기 때문이다. 두통으로 머리가 욱신거린다. 간신히 잠이 들려는 찰나 하이킹하기로 한 여자 친구에게서 전화가 왔다. 당신은 잠을 깨웠다면서 악을 쓴다.

"주말에 왜 이렇게 성가시게 구는 거야!"

당신은 수화기를 쾅하고 내려놓고는 오후 내내 내처 잠만 잔다.

기분요동, 쉽게 넘길 수 없는 이유

누구에게나 다소간의 기분요동은 있다. 일상적인 스트레스에 슬퍼하고 성취에 기뻐하는 것이야말로 정상적인 인간의 반응이다. 그런데 어떤 사람들은 그런 일에 좀 더 심하게 좌절하고 원망한다. 말하자면 컵에 절반쯤 담긴 물을 보고서 절반이나 남았다고 하는 사람과 절반 밖에 남지 않았다고 생각하는 사람들의 차이일 수도 있다. 어떤 사람들은 실패를 개인적으로 성장할 수 있는 기회로 간주할 수도 있다. 반면에 또 다른 사람들은 극도로 기분요동이 심해서, 염세와 낙관 사이를 빈번히 오락가락할 수도 있다. 이런 기분변화와 변덕은 여러 가지 정신과적인 문제가 있는 상태에서 일어나기도 한다.

감정의 가장 극적인 변화는 양극성 장애에서 발생한다. 양극성 장애의 경우에 심각한 우울증 상태와 조증이 번갈아 일어난다. 극단적인 경우 *자살*을 생각하거나 현실감을 상실할 수도 있다. 짧게는 몇 개월에서부터 길게는 몇 년에 걸쳐 하나의 증상발현 삽화, 즉 에피소드episode에서 다른 에피소드로 변화하는 큰 스케일의 감정요동이 있다. 하지만 하나의 에피소드 동안에는 대체로 일관성이 있다. 우울증일 때는 우울증으로, 조증일 때는 조증으로 일관되게 지속된다. 극단적인 경우라 하더라도 하루 간격으로 우울증과 조증 사이를 넘나들지는 않는다.

날마다 극도로 기분이 바뀌는 것, 즉 '기분의 변덕이 죽 끓듯' 하는 경우라면 정신과 의사는 양극성 장애의 한 변형이라고 알려진 순환성 기분장애 cyclothymic disorder가 있다고 생각한다. 만약 순환성 기분장애라면, 주변 사람들은 아마 이들을 기본적으로는 기분의 변덕이 심한 사람으로 알고 있을 것이다. 다행감(多幸症)euphoria 상태일 때는 신나고 거침없으며 재미를 쫓거나 스릴을 추구하며, 가만히 있지 못하고 자신감이 넘친다. 이와 같은 다행감 상태는 며칠 혹은 몇 주 간 지속된다. 그러다 어느 하루 잠자리에서 깨어났을 때 이들은 완전히 지쳐 있으며 초조하고 눈물을 흘리며 비관적으로 된다. 완전히 조증 상태이거나 완전히 우울증 상태에 빠진 것은 아니지만, 이런 정도의 기분 변화들은 이들 인생을 황폐하게 만든다. 대인관계를 맺었다가 파괴하고, 직장을 잡았다가 그만두는 행동을 되풀이한다. 이 도시에서 저 도시로 떠돈다. 기분을 조절하려고 술을 마시거나 약물에 손을 댄다.

몇몇 정신과 의사들은 순환성 기분장애의 변형으로서 거의 언제나 기분이 고양되어 있는 상태도 있다고 이야기한다. 이들은 충동적이고도 정열적으로 관계와 프로젝트를 추구한다. 치료자들은 이런 상태를 이상 기분고양 hyperthymic 상태라고 부른다. 하지만 이들의 계획이 구체적으로 실현되지 않을 때는 성질을 부리거나, 친구와 동료들이 믿을 만하지 못하며 무비판적이라고 비난한다. 이런 상태가 정말로 괴로운 것은 아니므로 이 상태에서 치료를 받으려는 사람은 잘 없다.

이런 형태의 기분장애는 인격장애화로 혼동되기 쉽기는 해도, 이것을 기분장애로 파악하는 것이 대단히 중요하다. 왜냐하면 이 경우 기분안정제로 치료를 하면 증상이 호전될 수 있기 때문이다(〈조증〉 참조). 약물치료는 이전에는 대단히 혼란스러워하거나 무질서했던 생활에 안정감을 가져다 줄 수 있다. 순환성 장애라는 진단을 받았던 사람들 중에서 1/3은 나중에 조증 에피소드가 생겨 결국에는 양극성 장애 진단을 받게 된다. 조증 에피소드는 심각한 결과를 초래하게 되는데, 입원하거나 일자리를 잃거나 자살까지도 하게 된다. 미래에 혹시 있을지도 모를 조증 에피소드를 예방하기 위해서 기분안정제를 시도해보는 것이 좋다.

어떤 여성들의 기분요동은 월경 주기와 일치한다는 점에서 예측가능하다. 월경이 시작되기 대략 1주일 전, 두통과 유방 통증과 복부 팽만감을 느낄 수도 있으며 쉽게 피곤해질 수 있다. 기분은 짜증스럽고 불안하거나 우울해진다. 화를 참지 못하고 쉽게 울음을 터뜨린다. 집에만 박혀 있고 싶고 다른 때 같았더라면 즐겼을 활동도 하고 싶지 않아서 피하게 된다. 제대로 잠잘 수 없거나 아니면 너무 많이 자기도 한다. 폭식을 할 수도 있다. 이런 증상들은 대부분 **우울증**에서 생기는 것들이다. 하지만 우울증과는 달리 월경 전 불쾌기분은 불과 1~2주 동안만 지속되고 오직 월경 전에만 일어나는 증상들이다. 이런 증상들은 월경이 멈추면 자연스럽게 사라진다.

의사들은 월경 전 불쾌기분이 무엇 때문에 초래된 현상인지 그 원인을 확실히 알지 못하지만 하여튼 이런 증상들을 흔히 월경전증후군Premenstrual syndrome: PMS이라고 부른다. 어쩌면 월경 전에 배란기 동안의 여러 가지 호르몬 분비의 급격한 변화 탓인지도 모른다. 그로 인해 심리적·신체적 증상들이 초래된다. 거의 모든 여성들은 인생의 어떤 시점에서는 월경전증후군을 경험한다. 그리고 거의 절반에 가까운 여성들이 매달 이런 증후군의 일부 증상들을 경험한다. 의사들의 추정에 따르면 여성들 10명 중 1명은 약물치료를 하는 것이 좋을 정도로 심각하고 약물치료에 반응이 좋을 것으로 생각되는 PMS를 경험한다. 일부 SSRI 항우울제(《우울증》 참고)는 월경 전 증상을 감소시키는 데 효과적인 것으로 입증되었다. 이 경우 항우울제는 매일이 아니라 월경 전 일정 기간 동안에만 투약할 수도 있다.

기분은 흔히 인격의 반영이다

세상 사람들이 하나같이 똑같은 성격적 특성을 가지고 있다면 세상은 너무나 지루할 것이다. 다행스럽게도 우리들 중 일부는 수줍음이 많고, 또 다른 사람들은 외향적이기도 하다. 일부는 에너지가 넘치고 극적인 성격이며, 다른 사람들은 조용하고 남들 앞에 나서지 않고 뒤에서 일한다. 일부는 열정적이고 충동적으로 행동한다면, 나머지 사람들은 꾸준하고 인내심 많고 현명하다. 이런 성격 중 어느 하나가 다른 성격보다 낫다고 말할 수는 없다. 다만 정신과 의사들은 일부 사람들은 평생 제대로 적응하지 못하는 극단적인 성격을 가질 수도 있다고 이야기한다. 많은 인격장애는 부분적으로는 변덕스러운 기분이 특징이다. 기분이 날마다, 시간마다 남들과 대면할 때마다 변할 수도 있다.

경계선 인격장애

경계선 인격장애의 경우 *자존심*이 낮고, 타인들과의 대인관계가 격렬할 수 있다. 어떤 친구가 한순간은 가장 절친한 친구로 여겨졌다가 그 다음 순간 자신에게 재앙적인 것으로 보이는 매우 사소한 것을 그 친구에게서 본 이후에는 증오로 돌변하게 된다. 친구에게 악을 쓰면서 기물을 집어던질 수도 있다. 혹은 자기 자신에게 분노를 터뜨릴 수도 있다(〈자해〉참조). 자기 기분을 전혀 통제할 수 없다고 느낄 수도 있다. 자신을 희생자, 피해자로 간주하고 화를 내고 또 무력하다고 느낀다.

히스테리성 인격장애

히스테리성 인격장애 histrionic personality disorder의 경우, 항상 남들의 관심을 끌고 자신에게 시선이 집중되도록 하고 싶어 한다. 이 경우 극단적인 감정을 표현하지만 마치 배우가 무대 위에서 연극을 하듯이 과시한다. 한순간 화가 나서 소리 지르고 욕설을 퍼붓다가 그 다음 순간 언제 그랬냐는 듯 포옹하고 키스를 퍼붓고 변함없이 사랑한다고 선언한다. 이들을 잘 아는 사람들은 이들의 기분요동과 변덕에 과잉반응하지 않는 법을 잘 알고 있다. 왜냐하면 그런 상태가 오래가지 않는 것을 알기 때문이다.

외상후 스트레스장애

기분의 변덕은 외상후 스트레스장애 PTSD의 경우에서도 찾아 볼 수 있다. PTSD는 인격장애는 아니다. 그러나 심각한 외상은 이들이 세계와 관계 맺는 방식을 바꾸어버릴 수 있다. PTSD로 고통받는다면, 많은 시간을 공포와 긴장에 시달리게 된다. 비교적 사소한 스트레스에도 이들은 쉽게 성질을 부리고 분노를 폭발시킬 수 있다. 그렇게 화를 내고 난 연후에는 무력감과 슬픔에 젖는다. 신경이 너무 깊게 상처받은 느낌이 들고 자기감정을 제대로 조절하는 데 애를 먹는다.

모든 병

인격장애에서 나타나는 이런 형태의 기분의 변덕은 사실상 거의 모든 병에서도 나타날 수 있다. 병을 앓게 되면 우리는 대단히 자기중심적이고 짜증스럽게 굴고 요구가 많아진다. 때로는 보살핌을 받고 싶어 하면서도 때로는 그냥 내버려두기를 원한다. 고통과 불편함으로 잠을 제대로 자지 못하고 집중을 못하게 되며 신경이 계속적으로 곤두서게 된다. 한순간에는 화를 냈다가 다음 순간에는 우울해지고 그 다음 순간에는 감사한 마음이 들면서 감정이 오락가락하게 된다.

기분요동은 약물과 알코올 남용으로 초래될 수 있다

중독성 약물과 알코올은 어떤 것보다 우리의 기분을 빠르게 변화시킬 수 있다. 약간의 술이나 마리화나를 사용하게 되면 기분이 대단히 편안하고 만족스럽고 다정다감하게 변한다. 술이나 마리화나를 조금 더 사용하거나, 혹은 코카인을 하게 되면 *다행감*에 젖게 된다. 이런 이유로 인해 사람들은 술과 중독성 약물을 즐긴다. 하지만 이들의 기분에 *중독 상태*가 미치는 효과는 언제나 예측 가능한 것은 아니다. 많은 경우 행복하고 즐거운 감정에서 짜증스럽고 의심이 많아지고 시비 붙기 좋아하는 방향으로 변하게 될 것이다. 때로는 무기력하고 곧잘 눈물을 흘릴 수도 있다. 정신과 의사들은 이것을 기분의 유동성mood lability이라고 지칭하는데, 기분이 시시각각 수시로 바뀌는 상태를 말한다.

약물이나 알코올 금단 시에 이런 기분요동이 다시 나타나게 된다. 점점 더 성질을 부리게 되고, 심각한 우울 증세에 빠져들며, 심지어 *자살사고*를 하게 된다. 친구와 가족들은 이들이 우는 모습, 소리 지르고 악쓰며 온갖 요구를 하는 모습에 충격에 빠질 수도 있다. 사실상 기분요동이 있다면 그것이 바로 약물이나 알코올 장애가 있는 것은 아닌가라고 의심해 볼 수 있는 실마리가 된다.

✚ 기분요동에 대처하는 법

기분요동이나 계속된 기분변화를 경험한 이라면, 정신건강 전문가와 상담할 필요가 있다. 기분장애인지 아니면 인격장애인지, 혹은 알코올 또는 약물중독인지에 따라서 각기 다른 형태의 치료를 통해 도움받을 수도 있다. 정신치료와 더불어 기분안정제(〈조증〉 참조)가 치료방법으로 가장 많이 선택된다. 정신치료는 기분변화를 초래하는 계기가 어떤 것인지를 이해하고 자신의 반응을 조절할 수 있는 법을 배우는 데 도움을 줄 수 있다. 그에 따라 자기 반응을 도무지 통제할 수 없다는 기분에서 벗어날 수 있게 된다. 정신치료는 분노 관리에 특히 도움이 될 수 있다.

중독성 약물을 사용하거나 술을 마시는 동안 기분요동을 경험한다면, 무엇보다도 우선 이런 물질들을 끊어야 할 것이다. 어떤 치료약물을 사용하든지, 혹은 얼마나 많은 정신치료를 받든지 간에, 이런 물질을 계속 사용하는 이라면 기분은 안정되지 못한다. 약물치료로 효과를 볼 수 있는 기저의 기분장애가 있을 수 있는데, 중독성 약물이나 술을 사용하는 동안에는 기저 질환을 진단기도 힘들뿐만 아니라 치료를 하더라도 치료가 더 힘들어질 수도 있다.

✚ 당신 곁에 기분장애를 겪고 있는 이가 있다면

기분요동이 있는 사람을 우선 치료를 받도록 도와주어야 할 것이다. 위에서 언급했던 많은 경우, 무엇보다 자신에게 문제가 있다는 점을 깨닫지 못할 수 있기 때문이다. 스스로의 의지로 통제할 수 없는 일들이 자신에게 일어나는 것으로 단순히 치부할 수도 있다. 따라서 약물치료를 받고 정신치료를 받고, 사용하고 있던 중독성 약물이나 술을 끊음으로써 통제력을 다시 회복할 수 있다는 사실을 모를 수도 있다.

기분요동이 심한 사람과 함께 산다는 것은 무척 지치고 힘든 일이다. 그와 함께 롤러코스터를 타고 있다는 느낌이 들 정도이다. 그런 장애가 있는 사람이 화를 내고 좌절하고 무력감에 사로잡혀 있을 때면 그들과 함께 있어서 행복하고 즐거웠던 순간을 기억해야 할 것이다. 또한 악몽처럼 힘든 시간은 빨리 지날 것이라는 희망을 가져야 한다. 환자가 화가 났을 때 어느 정도까지 참아야 하는지, 무엇을 어느 정도까지 제공해주어야 하는지 그 한계를 서로 설정해두어야 할 것이다.

보살펴주는 당신부터 먼저 자기 자신을 돌보아야 한다. 그래야만 지쳐서 병이 나지 않게 된다. 지지집단에 합류하게 되면 이처럼 힘든 시간을 보내는 사람이 당신 혼자만은 아니라는 사실을 알게 되고 위안을 받기도 한다. 남들도 비슷한 경험을 하고 있다는 사실을 알면 위로가 될 것이다. 그리고 당신과 비슷한 문제를 안고 있는 사람들로부터 이런 문제에 어떻게 대처하는지 그 방법을 배울 수도 있다.

Movement Problems
운동장애

근육경직, 진전(떨림), 틱,
전체 몸 움직임의 저하에서부터 운동항진에 이르기까지의
수의적인, 불수의적인 움직임의 장애

"이 약이 날 죽이고 말거야!"라는 생각이 든다. 의사에게 약의 용량을 늘려달라고 애걸복걸한다. 어디서 들리는 목소리가 당신을 너무나 괴롭히기 때문이다. 용량을 늘려서 투약한 다음에는 도무지 움직일 수조차 없다.

아버지가 부축하여 당신을 차에 태운 다음 병원까지 데려가야 한다. 목 뒤의 근육이 팽팽하게 당겨져서 목이 뒤로 젖혀지지 않기 때문이다. 눈동자가 고정되어 시선은 천장에 달라붙은 것처럼 느껴진다. 아버지의 부축을 받아서 간신히 차 바깥으로 나온다. 당신의 걸음걸이는 뻣뻣해져서 병원의 출입문께로 힘들게 다가간다. 간호사가 걱정스런 눈길로 당신을 지켜보지만 도무지 말조차 할 수 없다. 떨리는 손가락으로 당신의 혀를 가리키면서도 시선은 앞을 바라보면서 고정되어 있다.

간호사가 알겠다는 듯이 고개를 끄덕이면서 검사실로 당신을 데려간다. 간호사는 걱정하지 말라고 다독인다. 잠시 후 간호사가 주사기를 가지고 다시 돌아온다. 그 후 곧 당신은 기분이 한결 나아진다.

운동장애는 근육경직, 진전(떨림), 틱, 전체 몸 움직임의 저하에서부터 운동항진에 이르기까지 정신과에서 흔히 볼 수 있는 장애이다. 많은 경우 운동장애는 정신과적인 증상을 치료하기 위한 약물의 부작용에서 온다. 이런 부작용은 쉽게 발견될 수 있고 일반적으로 치료가능하다. 어떤 운동장애는 지금 다루고 있는 정신과적 질환의 증상으로 나타나기도 하며 그런 장애의 치료와 더불어 호전된다.

운동장애의 증상과 형태

우울증, 조증에서 보이는 운동장애

우울증 상태에서는 전반적으로 동작이 굼뜨고 느려지게 된다(지체). 우울증일 경우 삶의 에너지와 성취동기가 부족하기 때문이다. 자세는 구부정해지고 목소리는 기어들고 느릿느릿 움직이거나 아예 움직일 생각조차 없다. 심한 경우, 몇 시간 동안 그냥 침대에 누워 있거나 소파에 앉아 있기만 한다. 다른 한편 조증 상태일 경우, 우울증과는 반대로 극단적인 감정적 상태에 빠져든다. 끊임없이 움직이면서 가만히 앉아 있기 힘들다. 새로운 아이디어들이 샘솟듯 쏟아져 나오고 이들은 심사숙고할 겨를도 없이 그런 생각들을 행동으로 곧장 옮긴다. 정신과 의사에 따르면 우울증일 때는 움직임이 지체되는 반면 조증일 때는 움직임이 촉진된다. 그런데 혼란스럽게도 어떤 환자는 우울증일 때 과잉활동을 하고 초조하게 끊임없이 움직이면서 잠시도 가만히 있지 못하는 경우도 있다. *과잉행동*은 주의력결핍 과잉행동장애 attention deficit hyperactivity disorder: ADHD 아동의 경우에 흔히 나타난다.

강박장애에서 나타나는 운동장애

*강박*장애obsessive-compulsive가 있는 경우, 의식 같은 동작을 반복하게 될 수도 있다. 예를 들어, 어떤 문을 지나가지 전에는 숫자를 1부터 10까지 꼭 세는 습관이 있다든지 하는 경우가 여기에 해당한다. 혹은 그 문에 이르렀다

가 다시 되돌아오기를 몇 번이고 반복한다. 계단을 오르거나 내려갈 때 모든 걸음을 멈추었다가 가거나 방을 가로질러 가면서 마루의 타일 하나하나에 멈췄다 갈 수도 있다. 보도블록에 나 있는 갈라진 틈새가 무서워서 발걸음을 멈추고 갈라진 틈새를 피하려고 어색한 걸음걸이로 그것을 에둘러간다. 의자에 앉을 때 반드시 특정한 자세로 앉을 수도 있다. 옷을 입을 때 특정한 순서대로 입을 수도 있으며 언제나 괴상한 의식행동을 할 수 있다.

투렛장애로 인한 운동장애

강박증OCD은 투렛장애Tourette's disorder를 같이 진단받기도 한다. 투렛장애는 흔히 틱장애라고 일컬어지는 신경과적인 병으로서 거의 1000명당 1명 꼴로 나타난다. 틱은 불수의적 운동으로 어깨를 움찔거리고, 코를 긁고, 목청을 가다듬고, 욕설을 거의 무의식적으로 하게 되는 것 등 다양하게 나타난다. 대부분의 틱장애는 단일 틱 증상을 가지며 1~2년 안에 사라진다.

투렛장애의 경우 복합적인 틱으로서 움직임(운동 틱)과 목소리(음성 틱)의 틱이 대단히 당혹스런 형태로 나타난다. 이들이 틱장애가 있다는 것을 알지 못하는 낯선 사람들 앞에서, 그것도 공적인 장소에서 그런 증세가 나타나면 민망스러울 수가 있다. 그래서 틱을 억제하려는 습관이 붙을 수가 있다. 그럴 경우 아무리 억제하더라도 마침내 틱이 나타나게 될 뿐만 아니라 더욱 눈에 띄는 형태로 나타난다. 연달아 갑작스런 움직임이 일어나고 의미가 없는 말들이 튀어나온다. 혹은 자신의 틱을 마치 의도한 것처럼 가장함으로써 감추려 할 수도 있다. 예를 들어, 어깨가 들썩거리면 어깨에 손을 뻗어 긁을 수도 있다. 혹은 목청을 가다듬으면, 감기가 걸려서 자꾸 헛기침을 한다고 설명할 수도 있다. 마음이 초조하거나 불안한 경우 틱은 더욱 심하게 나타난다.

정신분열병에서 보이는 운동장애

정신분열병에서 보이는 많은 운동장애(《정신병》 참조)는 치료약물의 부작용과 관련이 있다. 하지만 항정신병 약물치료가 개발되기 이전에도 기이한 운동들이 관찰되었는데, 이는 아마도 정신분열병을 일으키는 뇌의 병리에 의한 것으로 생각된다. 정신분열병은 이상한 자세로 서 있게 만들기도 한다. 예를 들어, 한 팔을 뻗은 채 서 있거나 머리를 언제나 한 쪽으로 기울인 채 걸어 다니기도 한다. 정신과 의사들은 이런 자세를 특이한 포즈posturing라고 부른다. 예측 가능한 특이한 동작을 되풀이할 수도 있다. 예를 들어, 걸어가면서 손가락을 튕기거나 무슨 말을 시작할 때마다 얼굴을 찌푸릴 수도 있다. 이런 동작을 상동증(常同症)stereotypy(어떤 특정한 행위를 장시간에 걸쳐서 반복 지속하는 증세-역주)이라 한다. 악수할 것처럼 손을 내밀었다가 거둬들이는 동작을 반복할 수도 있다. 정신분열병에 대한 치료가 개발되기 이전에는 이런 기이한 운동장애가 더 많이 관찰되었다.

긴장증으로 인한 운동장애

긴장증(緊張症)catatonia은 운동에 영향을 미치는 또 다른 정신과적 질환이다. 긴장증은 최소의 동작과 반응을 보이는 상태를 말한다. 긴장증의 경우 꼼짝하지 않고 시체처럼 누워 있다. 눈 하나 깜빡거리지 않고 말을 하거나 근육을 움직이지도 않는다. 누가 팔을 들어 올리면 그 상태로 고정된다. 들린 팔은 마치 밀랍인형의 팔처럼 허공중에 고정되어 있다. 말을 하게 되더라도 상대가 말한 것을 따라서 비슷하게 말을 할 뿐이다. 정신과 의사들은 이런 증상을 반향언어echolalia라 한다. 환자가 움직인다면, 주변의 동작을 거울처럼 반영하기도 한다. 예를 들어, 내가 오른손을 내어 악수하려고 하면, 환자는 자기 왼손으로 내 손 모양 그대로를 완벽하게 재현한다(반향행동).

정신과 의사들은 긴장증 환자의 마음속에서 무슨 일이 일어나고 있는지 알지 못하지만, 매우 놀라 정신적인 마비가 온 상태가 아닐지 짐작할 따름이다. 긴장증은 정신분열병, 조증, 우울증에서 발생할 수 있으며 간혹 다른 의학적 질병으로 인해서 생기기도 한다. 전기충격요법ECT(《우울증》 참조)으로 신속하게 치료할 수 있고 정신과적 질환을 치료하는 약물에도 잘 반응한다.

퇴행성 뇌 질환으로 인한 운동장애

정신과적인 문제가 아닌 경우, 이런 운동장애는 흔히 뇌졸중, 경련, 다발성 경화증에서처럼 퇴행성 뇌 질환이 있는 경우에 초래된다. 파킨슨병과 헌팅턴병은 비정상적인 동작을 일으킨다. 이런 병들은 종종 정신과 의사들이 치료하기도 하는데 이 질병들에서 치매(〈기억상실〉 참조), 우울증, 정신병적인 상태가 잘 생기기 때문이다.

하지불안증후군과 야간 근간대성 경련nocturnal myoclonus(잠을 자려고 할 때 정강이 근육이 갑작스럽게 움찔거리는 현상)과 같은 근육질환은 낮에는 잘 일어나지 않지만 밤중에 *수면장애*를 일으킨다. 정신과적인 질환에서 전형적으로 나타나는 것과는 다른 비정상적인 운동이 나타나거나 혹은 정신과적인 치료에도 불구하고 끈질기게 나타나는 이상 운동이 있으면, 신경과에 가서 신경과 치료를 통해 호전될 수 있는 상태인지 알아보는 것이 좋다.

중독성 약물이나 치료약물에 의해 초래된 다양한 운동장애

1세대 항정신병 약물(〈정신병〉 참조)은 근육 계통의 부작용을 일으킨다. 근육이 너무 경직되어 움직이기 힘들어진다. 다리를 질질 끌면서 걷게 되고 걸음을 걸으면서 팔을 옆구리에 뻣뻣하게 붙이고 다닌다. 자세는 구부정하고 움직임은 둔하고 굼뜨다. 입과 목구멍 주변의 근육이 경직되어서 발음을 분명하게 할 수 없고 음식을 삼키기도 어려워진다. 얼굴근육이 굳어져서 가면 쓴 것 같은 기분이 든다. 얼굴은 감정표현이 되지 않아 무표정해진다. 수전증이 생기고 팔도 떨린다. 손과 팔은 매초마다 세 번씩 떨린다. 손과 손가락이 움직이는 특이한 방식 때문에 이런 떨림은 환약을 빚는 모양이라고 하여 필롤링pill-rolling이라고 부른다(환약조제양 진전). 이 모든 증상들은 파킨슨병에서도 생긴다. 파킨슨병과 항정신병 약물로 인해 뇌의 추체외로extrapyramidal tract에서 분비되는 도파민의 신호전달이 줄어든다. 그 때문에 이런 부작용을 추체외로 증상 혹은 EPS(extrapyramidal tract system)라 부르기도 한다.

처음 약물치료를 시작할 때는 특히 근육이 급격하게 경직될 수 있다. 눈이 안구에서 말려 올라갈 수도 있다. 목은 심하게 아플 정도로 뒤로 뒤틀린다. 의사들은 이런 반응을 각각 안구운동발작oculogyric crisis(눈이 위, 아래 혹은 한 쪽으로 몇 분이나 몇 시간 동안 고정되는 증상), 사경torticollis(목과 어깨 등이 갑자기 뒤틀리는 증상)이라고 부른다. 이런 부작용들은 말할 필요도 없이 매우 놀라운 일인데, 주로 항정신병 약물을 처음 투여한 직후에 나타난다. 희소식은 벤즈트로핀benztropine(코젠틴Cogentin)과 트리헥시페니딜trihexyphenidyl(알탄Artane)을 투여하면 증상들이 쉬 치료될 수 있다는 점이다. 항정신병 약물 치료 시 미리 이런 약물들을 처방함으로써 치료 초기에 불쾌한 경험을 하지 않도록 해줄 수 있다. 응급 시에는 혈관주사로도 주입할 수 있다. 이런 약물투여는 그 자체로서는 거의 부작용이 없지만 때로는 졸음, 흐린 시야, 변비를 초래할 수 있다.

새로 나온 항정신병 약물들은 흔히 비정형 항정신병 약물이라고 불리는데, 이런 약물은 근육 부작용을 거의 일으키지 않는 것 때문에 기존의 약물과 일부 차별성을 보인다. 리스페리돈risperidone(리스페르달Risperdal)은 새로 나온 치료약 중에서 경직과 진전을 유일하게 일으키는 것처럼 보이나 그것도 고용량일 경우에만 그렇다. 과거 항정신병 약물치료를 받았던 환자들은 자신이 좀비 같은 느낌이 든다는 말을 종종했다. 걸을 때 뻣뻣한 자세와 무표정한 얼굴을 한 기괴한 외모 때문이다. 신약들은 이런 부작용이 거의 없다. 환자들은 더 이상 약에 취해 멍한 모습처럼 보이지 않는다. 과거처럼 불쾌한 부작용이 나타나는 것으로 약물치료를 받는다는 것을 알기보다는, 이제는 증상이 없이 잘 지내고 있는 것으로 약물치료를 받고 있음을 알 수 있게 되었다.

약물로 인한 또 다른 부작용은 좌불안석증akathisia(초조, 조급함으로 한

자리에 가만히 있지 못하는 상태)이다. 몇몇 항정신병 약물을 투여했을 때 이런 증상이 나타난다. 장시간 동안 한자리에 앉아 있지 못하고, 다리를 떨고 발을 구르고 손가락으로 책상을 두드리고 방안을 이리저리 왔다갔다한다. 바짓가랑이에 개미가 기어 다니거나(ants in one's pants: 불안해서 안절부절 못하다) 피부에 곤충이 스멀스멀 기어 다니는 것 같은 기분이 들 수 있다. *과잉행동*은 흔히 볼 수 있는 정신질환의 한 증상이므로, 의사들은 약물의 부작용인지 종종 알아보지 못할 경우가 있다. 다행스럽게도 용량을 줄이거나, 혹은 다른 항정신병 약물로 바꾸면 이런 증상은 사라지게 될 것이다. 약물을 줄이거나 바꾸지 않아도 대안으로, 좌불안석을 치료하는 베타수용체 차단제, 즉 프로프라놀롤propranolol(인데랄Inderal)을 추가하면 이 증상이 훨씬 나아질 수 있다.

장기간의 치료에 나타나는 항정신병 약물의 부작용이 있는데 이것은 언제나 돌이킬 수 있는 것은 아니다. 지연성 운동장애 Tardive Dyskinesia: TD(항정신병제로 치료받는 환자에서 나중에 발생하는 비가역적, 비자발적인, 이상 운동 증후군)는 1세대 항정신병 약물로 인해 특히 초래되는 운동장애이다. TD는 위에서 언급했던 진전과 경직과는 상당히 다른 형태이다. TD(지연성 운동장애)의 경우 입과 얼굴을 찡그리고 주름살을 짓는 증상이 출현하게 되며 손가락과 팔다리가 뱀처럼 꿈틀거리면서 움직이기도 한다. 일반적으로 이런 움직임은 혀와 입 주변 근육에서 먼저 나타난다. 더욱 심한 경우에는 몸통이 꼬이거나 흔들릴 수도 있다. 다행스럽게도 TD 증상은 그다지 애를 먹지는 않는다. 사실상 이런 운동은 거의 의식하지 못하고 넘어갈 수도 있다. 다른 사람이 이들의 이상 운동을 지적하면 오히려 그 문제를 최소화하려는 설명을 하기도 한다(〈부정〉 참조).

과거에는 항정신병 약물을 투여했던 환자들 중에서 약 1/3가량이 TD 증상을 보였다. TD는 신약들이 널리 사용됨에 따라 이제 거의 나타나지 않는다. 다른 부작용들과는 달리, TD는 치료 초기에는 거의 나타나지 않는다(tardive는 '지연, 늦은'이라는 뜻이다). TD는 치료 후 수년이 지난 뒤, 특히 고용량을 사용해왔을 때 잘 나타난다. 나이든 환자들은 단기간 저용량을 사용했을 경우에도 TD가 잘 생긴다. TD에는 한 가지 유일하게 입증된 치료가 있는데, 그것은 아주 특별한 항정신병 약물인 클로자핀(클로자릴Clozaril)으로 바꿔주는 것이다. 클로자릴을 사용하지 못할 경우 가능한 최소 용량의 항정신병 약물로 치료를 하고, 도움이 될 수도 있다고 알려진 몇몇 비타민도 함께 처방하기도 한다. 전체적으로 봤을 때 TD 증상이 생기고 난 이후에 치료하는 것보다는, 무엇보다도 TD 증상이 나타나지 않도록 미리 조치를 취하는 것이 좋다. 약물치료를 중단하더라도 완전히 증상이 해소되지 않을 수도 있다. 사실상 증상이 일시적으로 더욱 악화되기도 한다. 항정신병 약물이 운동장애의 일부를 가려왔기 때문일 수도 있다.

항정신병 약물이 필롤링 진전을 초래한다면, 여러 가지 기분안정제(〈조증〉 참조)는 좀 더 빠르게 떨리는 진전을 초래할 수도 있다. 리듐, 발프로익산(데파콧Depakote), 카르바마제핀(테그레톨Tegretol)등의 약물에 의한 진전은 극도로 춥거나 무서울 때 경험할 수 있는 전율과 비슷한 훨씬 미세한 떨림이다. 휴식을 취하고 있을 때는 분명히 드러나지 않지만 어떤 물체를 잡을 때 예를 들어, 커피잔을 잡거나 립스틱을 손에 쥐면 떨림이 확연하게 드러난다. 가벼운 진전은 이런 약물을 정상 용량으로 투여했을 때에도 흔히 나타난다. 경련이 점점 심해져서 팔, 다리, 어깨까지 떨리면 용량이 너무 높다는 신호로 받아들이면 된다. 다행스럽게도 진전은 좌불안석증의 치료에도 사용되는 프로프라놀롤과 함께 치료하면 쉽게 치유될 수 있다.

불법적인 약물 또한 신경계에 영향을 미쳐 운동장애가 올 수도 있다. 알코올중독은 운동조정기능을 훼손함으로써 걷기, 운전, 기계작동 등을 어렵게 만든다. 알코올, 마리화나, 아편계 약물은 반응시간을 느리게 만들며, 그와 유사한 장애를 초래할 수도 있다. 코카인을 포함한 정신자극제는 초조함을 불러온다. 끊임없이 빠르게 움직이도록 한다. 신경계의 불안정으로 근육이 떨리고 갑작스런 움직임이 나타나기도 한다. 그런 움직임과 동작을 늦추는 것이 어려울 수 있으며, 휴식이나 수면을 취하기 힘들게 할 수도 있다. 알코올 금단증상으로 인해 떨림과 갑작스런 움직임이 나타날 수 있다. 더욱 심각한 경우에 알코올 금단현상과 코카인 중독은 경련을 일으킬 수 있으며, 이 경우 온몸에 경련이 있는 동안 의식을 잃을 수 있다. 심한 알코올중독증이면서 티아민이 부족할 경우, 베르니케 코르사코프 증후군Wernicke-Korsakoff syndrome(알코올 유도성 지속성 건망장애)으로 진행될 수 있으며 혼동, 기억상실, 어색한 걸음걸이, 협동운동장애incoordination와 같은 증상이 주된 증상이다.

33

Nonsense
난센스
이해할 수 없는 말

"이 의사 어떻게 된 것 아냐? 도대체 몇 번이나 말을 해야 알아들을 수 있담? 의사를 이해시키기가 이렇게 힘들어서야, 원. 이 의사는 자기나라 말도 모르나? 내가 불어로 말하는 것도 아닌데."
당신은 점심으로 프렌치프라이를 먹었으면 한다. 당신은 배가 고프다. 너무 배가 고파서 눈앞에 별들이 오락가락한다. 오늘 당신이 여기에 이르게 된 것은 운명 탓이다. 예정된 운명대로 실현되었다. 당신 운명이 그렇게 예견된 대로 성취되지만 않았더라도······.
첫째, 그들이 당신을 병원으로 데려가지 않았을 터였다.
둘째로······,
셋째로······.

뒤죽박죽 도무지 의미를 알아들을 수 없는 말

정신과 의사는 무엇보다도 말에 특별한 관심을 기울인다. 사람들이 하는 말을 통해 그들의 속마음이 무엇인지 이해할 수 있기 때문이다. 걱정과 근심을 이야기하고 그런 근심·걱정이 어떻게 생겨나게 되었는지를 털어놓으면 정신과 의사는 그로부터 질병의 패턴을 추정한다. 어떤 방식으로 말하는가 하는 것이 그 사람이 말하는 내용만큼 많은 정보를 준다. 우리의 기분은 목소리의 크기와 속도에서 드러날 수도 있다. 말의 악센트와 단어선택은 문화적·교육적 배경의 실마리를 제공한다. 우리가 말을 하지 않는 것에서 공포와 수치심에 대해서 알 수 있다. 이 모든 것은, 말하는 내용이 조리에 맞고 이치에 닿을 때만 가능하다.

문제는, 주요 정신질환에서 언어적 소통이 완전히 무너진다는 데 있다. 단어와 문장은 점차 와해되고 의미는 연결되지 않으며, 남들이 듣기에 이들은 전혀 말이 되지 않는 소리를 지껄이는 것처럼 보인다. *망상*, *환각*과 함께 와해된 사고들이 *정신병*의 가장 흔한 특징이다.

와해된 사고를 하면서도 정작 자신은 깨닫지 못할 수도 있다. 전혀 말도 안 되는 이야기들을 유창하게 계속할 수도 있다. 이들과 이야기를 하는 사람들은 이들이 한 가지 주제를 가지고 계속 말을 할 수가 없거나 일관된 생각으로 통합하지 못한다는 점을 즉시 알아챈다. 와해된 정도가 가벼운 상태일 때는 말하는 주제에서 벗어나는 경향이 있다. 그런 사람들은 자신이 이 이야기를 하다 어느새 저 이야기로 넘어갔다는 것을 전혀 알아채지 못한다. 이런 상태를, 사고이탈tangential thinking이라고 정신과 의사들은 말한다. 이들이 말하는 모든 것들이 마치 그 밖의 것들을 떠오르게 하는 것 같으며, 무시하기에는 너무 흥미진진한 것들이 말하는 도중에 끼어드는 것을 알게 하는 것 같다.

정신의학자들은 정신병적인 말하기는 연상의 이완loosening of association이 특징이라고 규정한다. 달리 표현하자면, 단어와 어구 사이에 논리적인 연결이 전혀 없는 상태를 뜻한다. 가장 심각한 형태로는 말비빔word salad으로 알려진 것으로, 일관된 문장이 전혀 없는 상태다. 모든 단어는 뒤따라 나오는 단어들과 전혀 상관없이 뒤죽박죽이다.

정신병으로 인한 이해할 수 없는 말

정신병이 심한 사람의 말을 들으면 음향연상clang association을 하고 있음을 보게 된다. 음향연상 속에서 한 단어가 유사한 소리의 다른 단어를 연상시킨다. 예를 들어, 나와 이야기를 나눈 한 환자는 "밴드로 잼을 만들 계획을 가진 사람"이었다고 말해주었다. 이 소리는 어떤 노래의 가사처럼 들릴지 모르지만 약물복용을 상의하는 도중에 아무런 맥락 없이 튀어나온 말이다. 의미보다는 운율이 환자의 말을 지배하는 것처럼 보였다. 환자는 원래 이야기하던 주제로 다시 되돌아갈 수가 없었다. 사실상 그는 점점 더 큰소리로 이해가 되지 않는 말들을 늘어놓기 시작했다. 어떤 경우에는 신조어를 만들어내기도 한다. 혹은 단어들을 조합하거나 일상적인 방식과는 전혀 다른 방식으로 단어를 사용하기도 한다. 자기가 만들어낸 신조어neoglogism를 남들이 이해하지 못하면 그 자신이 더 놀라워한다. 예를 들어, 한 여성 환자는 내 말을 이해할 수 없다고 했다. 왜냐하면 내가 유대인처럼jewerish 말한다는 것이다(환자는 아마도 내가 유대인이거나 정신과를 유대계의 전문직이라고 생각한 모양이었다).

반향언어는 또 다른 말하기의 형태인데, 남들이 한 말을 그대로 따라하는 정신병 환자에게서 나타나는 경향을 지칭하는 용어이다. 이해가 되지 않는 말과 기이한 행동은 정신분열병의 한 가지 아류 유형인 와해형 정신분열병에서 흔히 볼 수 있다. 이는 과거에는 파과형 정신분열병(破瓜症) Hebephrenia (와해된 언어와 행동, 정동의 불일치와 정동 둔마 등이 특징이지만 긴장형에서 나타나는 이상행동은 없다. 비교적 어린 나이에 발병하며, 활동적이지만 아무 의미 없는 방식으로 행동한다. 사고는 와해되어 있고 현실검증능력과 인지능력은 현저히 손상되어 있다. 전반적으로 황폐화되어 있는 인상을 주고 부적절한 사회적 행동과 정서적 반응을 보인다. 즉, 특별한 이유 없이 혼자서 실실 웃고 부적절하게 킥킥거리고 어린아이 같이 퇴행된 행동을 보이며 자주 얼굴을 찡그리고 거울을 뚫어져라 쳐다보는 등 자신만의 세계에 빠져 있는 듯이 보인다. -역주.)으로 불렸다.

연상의 이완은 조증에서도 흔하게 관찰될 수 있는 증상이다. 조증 상태가 되면, 생각이 훨씬 급하게 흘러가게 된다. 크게 이야기를 하고 중간에 중단시키기 힘들다. 조증 환자는 대화라는 것이 주고받는 것이라는 사회적 관행을 완전히 무시한다. 정신과 의사는 이러한 증상을 언어압박pressured speech이라고 부른다. 종종 조증 환자는 자신이 외국어나 다른 언어로 말하고 있다고 스스로 믿지만, 남들의 눈에 그는 전혀 알아들을 수 없는 소리를 중얼거리고 있다. 필자는 한번은 자신이 히브리어를 말하고 있다는 여자 환자를 치료한 적이 있었다. 그녀는 내가 자기 말을 이해하리라고 확신했다. 나중에 그 환자는 다른 의사에게는 자신이 아프리카 말을 하고 있다고 주장했다. 빠르고 이완된 말하기는 코카인, 카페인, 암페타민과 같은 정신자극제에 중독되었을 동안에도 일어나는 증상이기도 하다.

사고차단thought blocking은 정신병에 흔한, 사고장애의 또 다른 형태이다. 말하는 도중 갑자기 중단하면서 무슨 말을 하고 있었던가를 완전히 잊어버린다. 환각에 의해서 산만해지거나, 혹은 "의사가 나에게 마술을 걸고 하고 있다"와 같은, 느닷없이 끼어드는 생각 때문에 사고가 방해받기 때문일 수 있다. 또는 단지 표현하기 전에 생각의 흐름을 잃어버린 것일 수도 있다. 하던 말을 중단했을 때, 왜 그랬는지 그 이유를 설명하는 것 또한 어렵다. 머릿속에 있던 생각을 누군가가 빼앗아가 버렸다는 망상(사고탈취)을 가질 수도 있다. 일부 환자들은 사고의 빈곤poverty of thought 또한 경험하게 된다. 이런 상태에서는 마음속에 드는 생각도 거의 없고 따라서 말할 것도 없다. 질문에 대답을 할 수조차 없다. 이 사고의 빈곤은 극심한 우울증에서도 생길 수 있다. 극단적인 경우 물리적으로는 말을 하지 못할 이유가 없음에도 불구하고 완전히 침묵하게 되고(함구증) 또는 긴장증(〈운동장애〉 참조) 상태가 되기도 한다.

정신병과 조증만이
이해할 수 없는 말을 하는 유일한 원인은 아니다

어떤 사람의 말하기가 와해된 경우 혼란스러운 내면적인 심리 상태를 반영한 것이라고 생각할 수도 있다. 하지만 정신병 환자는 자기 말이 전혀 혼란스럽지 않다고 주장하며, 남들이 자기 말을 이해하지 못한다며 좌절감을 느낄 수도 있다. 그들은 종종 주변 환경에 주목하고 주변에서 무슨 일이 진행되고 있는지 알고 있는 경우도 있다. 일관된 문장을 통합하지는 못해도 오늘이 며칠인지, 무슨 요일인지 등을 말할 수 있다. 이것은 섬망이라고 불리는 혼동 상태와는 대조적이다. 섬망의 경우 주변 상황에 대한 감각을 상실하고 자기 주변 환경에 집중할 수가 없다. 섬망에 빠지면 시간을 파악할 수 없으며, 자신이 어디에 있는지조차 알지 못한다. 섬망은 응급검사나 치료가 필요한 기저 질환으로 야기된 급성 혼동 상태이다.

뇌졸중은 직접적으로 언어기능에 손상을 미칠 수 있는 의학적인 질병의 한 사례. 예를 들어, 좌측 뇌에 혈관성 문제가 발생하면 읽기, 말하기, 그리고 남들이 말하는 것을 이해할 수 있는 능력이 손상당할 수 있다. 갑자기 말을 못할 수도, 발음이 명확하지 않은 말을 하거나, 혹은 이해할 수 없는 말을 하는 경우도 있다. 단어를 올바로 사용하지 못할 수도 있다. 이것을 실어증aphasia이라 한다. 이 경우의 실어증은 갑작스런 발병으로 인한 것이므로, 부분적으로는 정신과적인 증상과는 구분된다.

치매 또한 이해할 수 없는 말을 하는 원인일 수 있다. 치매가 진행되면 점차적으로 *기억*을 *상실하게* 된다. 처음에는 사물의 이름을 잊어버리기 시작하면서부터 다른 단어로 메우려고 하거나 부정확한 단어를 사용하기도 한다. 예를 들어. 허리"띠"를 허리에 두른다고 말하는 대신 허리"둘레"를 두른다거나 "볼펜"이 생각나지 않아 "뾰족한 물건"으로 글을 쓴다고 말하기도 한다. 이 경우 우리는 사랑하는 사람이 말하는 것이 점점 더 많은 공백과 부적절한 단어들로 채워지는 것을 보게 될 것이다.

더한 중증 치매의 경우, 많은 말을 하지 않으면서도 끊임없이 이야기할 수는 있는데, 이것을 보속증(保續症)perseveration(정상적인 사고 진행을 시도함에도 불구하고 계속 하나의 주제에 머물러 진행을 못하는 경우 –역주)이라고 부른다. 질문을 하고 대답을 듣는 즉시 잊어버린다. 똑같은 질문을 하고 또 하게 되면 사람들은 짜증을 내게 된다. 남들이 한 말을 혼자서 되풀이하고 또 되풀이할 수도 있다. 라디오나 텔레비전에서 들었던 말들을 되풀이할 수도 있다. 마침내 똑같은 말을 쉬지도 않고 계속해서 중얼거리거나 아예 대화를 하지 않는 지경에 이르게 된다.

자폐증과 심각한 정신지체에서도 지리멸렬한 말하기와 이해할 수 없는 발성이 나타날 수 있다. 자폐증과 정신지체를 처음 진단받는 시기는 주로 아동기(〈학습장애〉 참조)인 경우가 대부분이다.

투렛장애는 증상이 정신과적인 경우가 많긴 하지만 신경과 의사들이 흔히 치료하는 병이다. 투렛장애가 있다면 같은 단어나 구절을 끊임없이 반복하며, 소리치거나 외치는 **강박행동**을 경험할 수도 있다. 이것을 음성 틱vocal tic이라 한다. 정상적으로는 유창하고 일관성 있는 형태로 말을 완벽하게 할 수 있음에도 불구하고, 투렛장애 환자는 이런 언어적 폭발을 퍼부으면서 할 수도 있다. 욕설을 해댈 수도 있다. 방금 했거나 들었던 말을 계속 되풀이할 수도 있다. 끙끙거리는 소리는 내고, 코를 킁킁거리며, 헛기침을 하면서 목청을 끊임없이 가다듬기도 한다. 때로는 문법적으로는 완벽하지만 도무지 아무런 맥락 없는 말들을 쏟아내기도 한다. 예를 들자면, 특정한 구절을 광고용 음악처럼 되풀이하기도 한다. "오직 너뿐이야"라는 노래가사를 종일 반복할 수도 있다. 다른 병과는 달리 투렛장애는 본인이 하고 있는 이해할 수 없는 말들을 완전히 알고 있다. 그러므로 환자 자신도 너무나도 당혹스럽게 느낄 수 있다.

✛ 이해할 수 없는 말에 대처하는 법

혼란스러운 사고작용을 치료하기 위한 특별한 치료법은 없다. 다만 현재 자신의 상태를 이해하고, 항정신병 약물치료를 통해 대체로 증세가 호전될 수 있다(〈정신병〉 참조). 다행스럽게도 혼란스러운 사고는 대체로 환각과 망상과 같은 정신과적인 증상들보다는 훨씬 빨리 호전될 수 있다. 하지만 상당수 사례의 경우, 특히 정신분열병의 아류 유형으로 나타난 사고장애인 경우 이해할 수 없는 말과 혼란스러운 행동이 가장 두드러질 수 있다. 치료를 함에도 불구하고 증상들이 다소간 지속될 수도 있다.

✛ 당신 곁에 이해할 수 없는 말을 하는 이가 있다면

당신이 간호하고 있는 누군가가 지리멸렬한 형태로 말을 한다면, 그런 환자와 의사소통을 할 때면 지지적 태도를 취하고 명확하게 소통하기 위한 노력을 해야 한다. 환자의 말이 이해하기 힘들다고 말해 줄 수도 있다. 천천히 말하고 한 번에 한 문장씩 천천히 분명히 하도록 권할 수 있다. 환자가 무슨 말을 하려는데 끊임없이 이야기 주제에서 빗나간다면, 부드럽게 이야기의 방향을 돌려서 집중하도록 유도한다. "알겠어요. 하지만 아까 이야기 하던 것에 관해 다시 한 번 물어 볼게요" 하면서 이야기를 본래대로 돌려놓는다. 이야기 주제에서 벗어나 헤매고 있다면 그 점을 지적하는 것도 괜찮은 방법이지만 비난하는 인상을 주지 않도록 노력해야 한다. 그런 환자는 사고의 방향과 말하기의 질을 스스로 통제할 수 없기 때문이다. 당신을 성가시고 귀찮게 하려고 그렇게 행동하는 것이 아니라는 점을 이해해야 한다.

그 사람은 당신이 자신을 이해 못한다는 점에 실망하거나 좌절할 수 있다. 그러므로 그렇게 되지 않도록 항상 경계해야 한다. 또한 당신이 그의 말을 통제하고 좌지우지하는 인상을 주면 안 된다. 점점 더 고집을 부리고, 목소리가 점점 커지며, 화를 낸다면 대화를 지속하는 대신 잠시 휴식을 취한 다음 다시 시도해보는 것이 좋다. 그를 이해하지 못한 점을 사과하고 그것이 그를 힘들게 만들었다는 점을 인정할 수도 있다.

이전에도 그런 경험이 있었다면, 환자가 무슨 말을 하려고 하는지 당신은 추측할 수 있을 것이다. 그의 말을 정확히 이해하지 못한다 하더라도, 과거의 경험으로 어림짐작은 할 것이다. 그가 무슨 뜻으로 말하는지 당신의 생각을 말해주는 것이 도움이 될 것이다. 그러면 당신이 그를 어느 정도 이해하고 있는지 아닌지를 알 수 있기 때문이다. 더 복잡한 생각을 종합하여 대답하는 것이 불가능할지라도 예스, 노의 방식으로 말할 수는 있다. 정신병 환자는 종종 누군가가 자신을 이해하고 있다는 사실에 대단히 안도한다. 그렇지 않을 경우 그에게 세계는 너무나 외롭고 두렵고 혼란스러운 장소이기 때문이다.

34
Obsessions
강박관념

반복적으로 발생하며 불안감을 일으키는
원치 않는 생각들

넥타이가 신경을 건드린다. 아침부터 색상이 마음에 들지 않더니, 넥타이의 매듭이 자꾸만 비뚤어지는 것 같다. 매듭 부분은 정확한 역삼각형 형태라야만 하는데 말이다. 다른 사람들은 제대로 된 색상의 넥타이를 정상적으로 착용하고 있다. 당신의 손은 자꾸만 매듭 부분으로 올라가고 눈은 다른 사람들의 넥타이의 색상을 체크하기에 바쁘다. 당신이 앉은 좌석에서부터 연단에 이르기까지 강당에 모인 사람들을 둘러보면서 같은 색상의 넥타이가 몇 개나 되는지 헤아려본다. 이건 장례식이 아니라 현충일 기념식이지만 왠지 당신은 당신의 푸른색 넥타이가 민망하고 쑥스러운 기분이 든다.

갑자기 당신은 눈을 감는다. 피가 뺨으로 몰려든다. 모든 사람이 나만 쳐다보는 것 같다. 넥타이 때문이다. 사람들이 흉보는 것이겠지? 무례한 사람이라고, 칠칠치 못한 사람이라고 손가락질하는 것이겠지? 혹시 넥타이 매듭이 풀리지는 않았을까? 아니면 불량스럽게 비뚤어져 있지나 않을까? 넥타이에 얼룩이 져서 단정하지 못하게 비치는 것은 아닐까? 푸른색의 느낌이 촌스럽지는 않을까? 생각만 해도 끔찍스럽다!

잠시 후 당신은 자리에서 일어나 짧은 연설을 하는데, 첫 문장부터 기억할 수가 없다. 이렇게 되면 마이크 앞에 서서 말도 안 되는 소리를 하게 될까? 청중들에게 당신의 넥타이를 체크해보라는 소리가 튀어나온다면 어떻게 될까? 그 소리 말고는 아무 것도 생각나지 않는 것처럼 보인다.

당신은 10에서부터 거꾸로 세어 내려오기 시작한다. 0에 이를 무렵이면 넥타이를 다시 매고 있는 자기 모습을 상상할 수 있게 되리라 믿어본다. 그러면 무슨 말부터 시작해야 할지 첫 문장도 생각나게 되리라. 10, 9, 8……

생각이 떨쳐지지 않아!

강박관념은 원하지 않는 생각을 마음속에서 몰아낼 수 없는 것을 뜻한다. 우리 모두 종종 원치 않는 생각을 할 때가 있다. 하지만 그런 생각들은 대개 한순간만 있다가 사라진다. 우리가 사랑하는 사람들이 다치는 상상을 할 수도 있고 좋아하지 말아야 할 사람을 좋아하는 상상을 할 수도 있다. 엘리베이터에 가스가 새어 들어오면 어떡하나? 자동차 열쇠를 꽂아둔 채 문을 잠그면 어떡하나? 다리미 전원이나 가스레인지 불을 끄지 않은 것은 아닐까? 감기 걸린 사람 곁에 너무 오래 있었던 것은 아닐까? 잠시 이런 생각들을 해보지만 재빨리 떨쳐버린다. 하지만 강박증(불안장애의 하나로서, 반복적이고 원하지 않는 강박적 사고obsession와 강박적 행동compulsion을 특징으로 하는 정신질환이다.-역주)이 있다면, 이런 생각들은 쉽게 사라지지 않는다. 정말 터무니없는 생각이며, 전혀 근거 없는 걱정이라는 것을 잘 알고 있다고 하더라도 도무지 그런 생각을 멈출 수 없다.

강박증obsessive-compulsive disorder(흔히 OCD라는 약자로 지칭한다)은 **강박사고**와 **강박행동**이 합쳐진 병이다. 강박행동은 강박적인 사고를 통제하려고 겉으로 보기에 미신과 같은 의식에 시간을 낭비한다. 그런 의식을 수행하면 강박사고에서 벗어날 수 있을 것으로 기대한다. 한동안 OCD는 희귀한 병으로 간주되었다. 하지만 우리는 이제 40명당 1명꼴로 심각한 강박사고와 강박행동으로 고통받는다는 것을 알게 되었다. 이렇게 본다면 강박증 OCD은 우울증 다음으로 가장 흔한 정신과적인 병이다. 강박행동을 치료할 수 있는 효과적인 치료법이 이제는 존재하지만 OCD 환자들 중 거의 절반은 치료를 하지 않는다.

강박증에서 강박관념은 가장 흔한 병이다

강박증OCD에서 떠오르는 생각들은 정말 기이한 것처럼 보인다. OCD에 시달리는 많은 사람들은 남들에게 결코 말하지 않는다. 왜냐하면 머릿속으로 끼어드는 생각들이 너무나 터무니없고 바보 같은 것이어서 차마 남들에게 털어놓을 수 없기 때문이다. 그런 생각들이 특이하고 기이한 것처럼 보일지라도 사실 그런 것만도 아니다. 강박사고는 몇 가지 패턴으로 뚜렷이 구별된다. 정신과 의사를 찾아가서 이들이 경험하고 있는 특정한 생각들을 이야기하면, 정신과 의사는 자신만 그런 생각을 하는 것이 아니라 강박사고를 지닌 사람들을 여러 번 치료한 경험이 있다고 말해줄 것이다. 강박사고 중에서 오직 한 가지 유형에만 고착된 경우도 있지만 대부분의 OCD의 경우 병의 진행과정에서 여러 가지 다양하고 다른 유형의 강박 증세가 나타난다.

세균이 보이지 않니?

아마도 가장 흔한 강박사고는 세균에 대한 불합리한 공포다. 물건들이 어디에 있으며, 그런 물건에 다른 사람의 손이 닿는 것에 대해 끊임없이 걱정한다. 계단의 난간, 돈, 우편물 등에 가급적 손이 닿지 않으려고 노력한다. 헤아릴 수도 없이 많은 사람들이 만졌던 것들을 만지고 싶지 않기 때문이다. 의사의 진료실도 불편하기 짝이 없다. 환자대기실에 구비되어 있는 잡지를 이들이 집어드는 일은 없을 것이다. 누가 그걸 집어들었는지 어떻게 알겠는

가. 이들은 방마다 세척제를 구비해놓고 언제나 멸균 핸드크림을 갖고 다닌다. 악수하는 것이 너무나 싫고 손을 씻기 전에는 어떤 물건에도 손대지 않는다. 공중화장실을 이용하는 것은 그야말로 곤혹스럽다. 행여 오염될 수도 있으므로 아무 것도 손대지 않은 채 변기의 물을 내리고 손을 씻고 화장실에서 나오기 위해 나름대로의 의식을 치른다.

　세균들은 현미경으로만 볼 수 있을 정도로 작아서 아무도 육안으로 볼 수 없지만 이들에게는 그런 세균들이 만져지고 느껴질 정도이다. 어떤 물건들이 오염되거나 지저분하지 않을까 하고 끊임없이 신경이 쓰인다. 하지만 이런 걱정은 도저히 이치에 들어맞지가 않다. 이들이 두려워하는 오염은 거의 불가사의한 방식으로 전달된다. 예를 들자면, 만약 세균에 관한 책을 읽는 것만으로 그런 세균에 감염되어 병이 날까 봐 두렵다. 아픈 사람과 전화통화를 하고 나면 그 병에 오염될 것만 같다. 에이즈와 같은 병은 접촉으로 전염되지 않는다는 것을 알고는 있지만, 지하철과 같은 대중교통을 이용하다가 그런 병에 노출되지 않았을까 두려워한다. 공공장소에서 그런 세균이 전염될 가능성은 극히 희박함에도 신경이 쓰이는 것을 말릴 수가 없다. 낯선 사람들에게서 옮긴 세균들을 이들은 자기 아이들에게 옮길까 봐 너무나도 두렵다. 그래서 손을 씻고 또 씻는다.

　이와 관련하여 실제로 그런 병에 걸렸다고 생각하거나, 혹은 그로 인해 신체적으로 뭔가 잘못된 것처럼 생각하게 되는 강박사고가 있다. 예를 들어, 자신이 암에 걸렸다는 생각에서 벗어날 수가 없다. 논리적으로 따져보자면 그런 병에 걸렸다고 의심할 만한 아무런 이유도 없다. 자기 몸이 건강하다는 것을 알지만 그럼에도 불구하고 그 생각을 떨쳐버릴 수가 없다. 이런 형태의 강박사고는 건강염려증(《신체 증상 호소와 통증》 참조)에서도 찾아 볼 수 있다. 하지만 강박증OCD인 경우 건강염려증에서처럼 단지 병에 관해 염려하는 것뿐만 아니라 무수히 다양한 여러 가지 강박사고에 시달리게 되는 것이 다른 점이다.

의심이 떨쳐지지가 않아!

강박적인 의심 또한 강박증OCD에서는 지극히 흔한 증상이기도 하다. 문을 잠갔던가? 전기불은 껐던가? 전화번호를 제대로 전달했던가? 시간을 제대로 정했던가? 물론 모든 사람들에게도 이런 의구심이 들 때가 종종 있다. 하지만 재차 확인을 해보고서는 그런 의구심을 대체로 재빨리 떨쳐버릴 수 있다. 때로는 우리는 무시해도 될 만한 사소한 오류에 근거하여 그런 의심이 생긴다는 것을 알 때도 있다. 하지만 OCD의 경우 이런 의심들은 견딜 수 없을 정도여서 재차 확인 또 확인을 한다고 하더라도 쉽게 해소되지 않는다. 자신이 받아 적었던 전화번호가 맞는지 확인하기 위해 상대방에게 전화를 걸어 정확한 정보인지 확인하고 재차 확인한다. 처음부터 모든 것을 제대로 해놓았다는 것을 잘 알고 있으면서도 마음속에서 뭉게뭉게 피어오르는 의심을 지울 수가 없다. 의심은 시간이 지나면서 점점 더 강력한 확신으로 변하게 된다. 그래서 어떤 행동을 두고 온종일 그럴 거야, 아닐 거야, 그럴 거야, 아닐 거라는 의구심과 씨름하는 데 소진하게 된다.

강박적인 의심은 자신이 무시한 사소한 행위로 인해 엄청난 재앙이 초래될지도 모른다는 강력한 두려움을 동반하게 된다. 집은 불에 타서 전소된다. 강도가 침입한다. 애완견은 굶고 있다. 자동차가 도난당한다. 비행기를 놓치고 아이를 봐주는 사람이 늦게 온다. 매시간 애인이나 가족에게 확인전화를 하지 않으면 그 사람이 자동차사고를 당하거나 납치될지도 모른다. 필자는 이런 환자들을 치료한 적이 있다. 그들은 길모퉁이를 돌 때마다 매번 누군가를 치였다는 생각이 들어 재차 확인하지만 자동차사고를 당한 사람은 아무도 없었다. 백미러를 통해 보면 아무도 차에 치인 사람은 없다. 길거리에 널브러져 있는 사람은 없다. 그런데 다시 한 번 그곳으로 가서 확인하지 않는 한 안심할 수가 없다.

제발 대칭을 맞춰 줘!

강박증OCD 증상이 있는 많은 사람들은 대칭 강박이 있다. 그들에게는 자기 주변의 세계가 빈틈없는 대칭으로 질서가 잡혀 있어야 한다. 그렇지 않으면 마음이 불편해진다. 필자는 자기 주변에 서류뭉치가 쌓여 있거나 잡지들이 아무렇게 책상 위에 널려 있는 것을 견딜 수 없어 하는 환자를 만난 적이 있다. 그는 책상 모서리와 정확히 각을 맞춰 잡지와 책과 서류들을 정리해두지 않으면 자리에 앉을 수가 없다. 연필과 볼펜들은 서로 정확히 간격을 맞춰서 평형으로 놓여 있어야 한다. 주차선 사이의 정중앙에 주차하지 않으면 누군가가 자신의 차를 긁어놓을지도 모른다. 내 친구 중 한 명은 누가 자기 한쪽 옆구리를 만졌다면 정확히 맞은편 옆구리 그 위치에 손이 닿도록 하고야 만다. 어떤 사람이 그의 어깨를 톡톡 쳤다면, 그는 미친 듯이 또 다른 사람을 찾아서 자기 어깨를 정확히 동일한 위치를 톡톡 치도록 만들어야 한다. 이런 강박은 사고의 강박이라기보다는 감각에 대한 강박이다. 대칭이 회복되지 않으면 초조하고 불안하고 어색하여 어쩔 줄 모른다. 대칭이 회복되어야만 안심하고 만족감을 느낄 수 있기 때문이다.

불순한 이미지가 머릿속을 떠나지 않아!

강박증OCD 중에서 가장 뿌리치기 힘든 강박관념은 폭력적, 성적 환상이거나 신성모독적인 생각들과 이미지가 반복적으로 떠오르는 것이다. 누구나 그런 부적절하고 음란한 생각을 할 때가 있다. 우리 마음속에서 상상한 것들이 현실 속에서 실현된다면 정말 당혹스러울 그런 일들을 그려 볼 수 있다. 그런 생각이나 이미지들이 머릿속에 떠오른다면 머리를 한번 절레절레 흔들고 재빨리 그런 이미지들을 억누르고 떨쳐버린다. 그런 것들은 내가 원한 것이 아니야 라고 중얼거리거나 그냥 잊어버리려고 노력한다. 하지만 OCD의 경우 이런 이미지들과 생각들은 아무리 떨쳐버리려고 해도 끊임없이 되돌아와서 달라붙는다. 그런 이미지들이 아주 드물게 침범한다 하더라도 이들은 그런 이미지의 의미에 집착하게 된다. 그런 이미지가 떠올랐다는 사실만으로 죄의식, 수치심을 느낀다. 그런 생각을 한 자신을 견딜 수도 용납할 수도 없어서 괴롭다.

강박증OCD는 교묘한 수단을 부린다. 이들이 가장 견디기 힘들어하는 바로 그런 이미지와 생각이 끊임없이 되돌아온다는 것이다. 만약 점잖은 사람이라면 벌거벗은 사람들의 이미지가 떠오른다. 만약 평화를 사랑하는 사람이라면 서로 치고받고 멍이 들도록 싸우는 장면이 떠오른다. 그리고 *종교적* 인 인물이라면, 머릿속에서 신성모독적인 말들이 맴돈다. 그것도 특히 교회에 앉아 있을 때 더욱 심해진다. 이들은 정말 사소한 문제로 끊임없이 고해성사를 하고 또 하면서 신부님을 괴롭힌다. 또 *성적*으로 보수적인 인물이라면, 성적으로 금기시된 것들을 상상하게 될 것이다. 필자는 자기 자녀들이 성행위를 연상시키는 자세를 하고 있는 장면이 머릿속에 떠올라서 괴로워하는 어머니를 치료한 적이 있다. 이런 생각들로부터 성적인 대리만족감을 얻는 것도 아니고 성적 충동으로 인한 것도 아니다. 그와는 반대로 그들은 수치심, 죄의식, 구토감을 느낀다.

반복되는 사고는 다른 병에서도 나타날 수 있다

강박사고obsession라는 단어는 라틴어 어원 "자리에 앉다" 혹은 "포위되어 있다"에서 파생된 것이다. 강박사고는 자신의 외부에서 끊임없이 뚫고 들어오는 생각과 흡사하다. 그런 생각은 도무지 이치에 맞지 않는 얼토당토않은 것들이다. 제발 사라져주었으면 하는 생각들이 머릿속을 맴도는 것이다. 이처럼 강박증OCD에서 나타나는 강박사고는 건강한 몰입과도 다르고 다른 병이나 스트레스를 받았을 때 생각에 몰두하는 것과도 다르다. 일상적으로 사용하는 강박이라는 단어의 의미와 대단히 다르게 쓰이는 뜻이다. 일상적인 의미에서 우리는 〈스타 트렉〉에 집중할 수도 있고 명나라 청자에 사로잡히기도 한다. 가장 최근의 슈퍼모델에게 홀리기도 하고 학교 축구팀 주장에게 빠져들기도 한다. 이런 종류의 일상적으로 사용하는 강박인 경우에는 소망충족이 되지 않을 경우 가슴이 아리기도 하지만 우리는 그런 쓰라림마저 어떤 면에서는 즐기기도 한다.

정신질환의 초기 징후

종종 강박적인 관심은 정신질환의 초기 징후일 수도 있다. 특히 여타의 취미와 활동을 아무것도 하지 못할 정도로 몰두할 때에는 더욱 그렇게 볼 수 있다. 정신분열병이 발병하기 전에(《정신병》 참조) 이들은 음모론, 과학적으로 알 수 없는 현상들, 통상적이지 않은 종교들에 독특한 관심을 보이기도 한다. 이런 현상은 사춘기에 부모들과 자신이 다르다는 것을 찾으려고 할 때 생기는 일시적인 일종의 **주체성 혼동**과 같은 것들의 징조일 수 있다. 하지만 이런 현상 또한 더욱 심각한 병으로 발전하기 이전에 보이는 대인관계 형성의 어려움과 혼란스러운 사고의 징후일 수도 있다.

아스퍼거장애

강박적인 관심사는 아스퍼거장애Asperger's disorder(《괴상함》 참조)에서도 흔하게 나타난다. 아스퍼거장애는 종종 변형된 형태의 자폐증으로 간주된다. 이들에게 만약 아스퍼거장애가 있다면, 독특한 분야에 관심을 가질 수 있다. 예를 들어, 공룡들, 달력의 특정한 날짜들, 스포츠 스코어들, 영화들에 관심을 갖는다. 오로지 자신의 관심사만을 이야기하고 생각하며, 다른 사회적 활동을 전혀 하지 않는다. 이런 관심사는 강박증OCD의 강박사고와는 다른 것이다. 왜냐하면 이런 관심사들은 강박사고와는 달리 원치 않는 것이거나 떨쳐버리려고 해도 어김없이 되돌아오는 생각들과 이미지들이 아니기 때문이다.

색정광

이들이 색정광erotomania(자신이 누군가에 의해 사랑받고 있다는 **망상**)이라면, 어떤 다른 사람에게 비현실적으로 집착을 하게 되는데, 모든 정황상 그럴 리 없음에도 불구하고 그녀가 자신과 사랑에 빠졌다고 굳게 믿는다(《질투) 참조). 그녀를 스토킹하거나 괴롭히게 될 수도 있다. 그녀가 자신의 사랑을 거절하면 **분노**가 폭발하기도 한다.

스트레스

스트레스를 받게 되면, 우리는 걱정에 온갖 걱정거리에 몰두하게 된다. 직장을 얻을 수 있을까? 내가 제대로 말을 했던가? 장차 사위가 될 사람이 내 딸에게 정말 좋은 배필이 될 수 있을까? 이런 생각에 마음이 심란해져서 잠을 이루지 못한다. 이런 관심사들이 우리에게 **불안**을 일으키고 불면의 밤을 보내게 한다. 하지만 이런 생각과 근심은 강박이 아니다. 현재 자신의 상황과 논리적으로 타당한 이유와 근거가 있기 때문이다. 일단 문제가 해결되면 걱정과 불안은 사라진다.

강박과 초조의 사이, 반추 상태

반추rumination는 정신과 의사들이 반복되는 사고를 언급하는 데 사용하는 또 다른 용어이다. 반추는 강박사고와 불안거리에 몰두하고 있는 상태 사이에 놓여 있는 정도의 상태이다. 이로 인해 다른 생각을 할 시간이 없을 만큼 오로지 그 생각에 몰입하여 시간을 소비하게 된다. 그렇지만 강박사고와는 달리, 이런 생각들은 미지의 이유에서 비롯된 것이 아니며, 그리고 반드시 원치 않는 생각들도 아니다. 예를 들어, 우울증이 있다면 염세주의적인 사고를 하게 된다. 깨어 있는 시간 내내 이들은 스스로를 가치가 없고 무의미하며 희망 없는 사람이라고 되새김질할 수 있다. 이들은 자신에게 죄의식이나 수치심이 들도록 하는 과거의 일들을 끊임없이 반추할 수도 있다. 이들이 **편집증**이라면, 남들이 자신에게 해를 끼치지 않을까 하는 공포에 사로잡히게 된다.

반추는 강박과는 다르다. 왜냐하면 반추는 지금 그런 기분과 사고를 하게 된 상황과 맥락이 타당하고 나름의 이유가 있기 때문이다. 우울하거나 편집증적인 사람들에게 이런 생각들은 틀림없는 근거가 있고 타당한 것처럼 보인다.

외상후 플래시백

전쟁터에 다녀왔거나 강간을 당한 것처럼 *외상*적인 사건을 겪었다면, 괴로운 그 장면이 반복적으로 떠오를 수도 있다. 그 사건이나 경험을 깨어 있는 상태에서도 *플래시백*으로 다시 경험하거나 아니면 반복해서 꿈을 꿀 수도 있다. 아니면 그 사건을 곰곰이 되새김질하면서 자신이 잘못한 것을 찾으려고 노력할 수도 있다. 그 사건을 생각할수록 화가 나고 슬프고 불안해진다. 그런 감정을 좋아하지 않으면서도 그런 생각과 기억이 반복해서 되풀이 경험한다. 다만 이들이 겪었던 외상적인 사건의 견지에서 보자면, 강박증보다는 그런 반추가 좀 더 이유가 있는 것처럼 보인다는 점을 제외한다면, 어떤 면에서 이런 플래시백과 생각들은 강박증OCD에서 경험하는 강박사고와 비슷한 것처럼 보인다.

성적 충동과 약물 갈망

성적 충동과 약물 갈망 또한 반복적이며 어떤 면에서는 강박사고처럼 원치 않는 생각이자 갈망들이다. 담배, 술, 약물에 대한 갈망을 갖고 있으면, 그런 갈망이 끊임없이 되돌아오고 심지어 술과 담배 등을 끊기로 하고 난 뒤에도 그런 갈망은 계속된다. *성적인 집착* 또한 억제하기 대단히 힘들다. 하지만 강박사고와는 달리, 갈망은 즐길 수 있는 대상을 가지고 있다. 약물, 섹스, 도박이 본인을 망치거나 본인에게 나쁘다는 것을 안다고 하더라도 그런 생각만 해도 온몸이 스릴을 느끼고 그것을 간절히 고대하게 된다. 반면 강박증OCD의 강박사고는 만족감을 전혀 느낄 수 없다.

거식증(신경성 식욕부진증)과 폭식증(신경성 대식증)

신체에 관한 강박사고를 특징으로 하는 여러 가지 정신과적인 병이 있다. 신경성 식욕부진증과 신경성 대식증(〈섭식장애〉 참조) 모두 자기 몸무게와 모양에 집착하게 된다. 신체추형장애body dysmorphic disorder(정상적인 외모를 가진 사람이 상상적인 신체적 결점에 지나치게 집착할 때 발병하며 결점이 매우 작은데도 유난히 크게 그것을 부각하고 과장하여 생각할 때 의심해보아야 한다)일 경우 자기 *신체 이미지*에 집착하게 된다. 코의 모양에서부터 근육의 크기에 이르기까지 집착하는 형태와 부위는 천태만상이다.

강박성 인격장애

마지막으로 강박적 사고는, 강박성 인격장애의 한 가지 증상이기도 하다. 강박성 인격장애obsessive-compulsive personality는 강박증OCD과 진단명이 비슷하기는 하지만 이 양자는 서로 다른 질병이다. 어떤 나라에서는 강박성 인격장애라는 용어보다 "강박행위적 인격장애anakastic personality"라는 용어로 일컫는 것을 선호하기도 한다.

강박성 인격장애는 100명 중 2명꼴로 나타나는데, 과도하게 완벽하고 모든 것을 자기가 조절하려는 성격이다. 자신의 삶에서 모든 것은 질서정연해야 하고 조직화되고 통제되어야 한다. 규칙과 규범을 강박적으로 따른다. 자발적으로 즐길 기회가 주어지면, 그런 상태가 불안하며 짜증스럽고 성가시다. 그로 인해 남들로부터 사랑받기 힘들고 친구를 사귀기 힘들고 친구관계를 오래 유지하기 힘들다. 직장에서도 이들의 완벽주의는 제대로 대접받지 못한다. 사소한 것에 너무 집착하는 바람에 어떤 과제도 결코 끝까지 마무리하지 못한다. 규칙에서 벗어나는 것을 차마 줄 수가 없다. 이들은 소망하는 결과를 성취하기 위해서라기보다는 아무런 생각 없이 어떤 과정을 수행하기를 고집한다. 남들이 일하는 스타일을 견딜 수 없어 하기도 하고, 오로지 자기 식으로 일을 하고자 고집한다.

강박증OCD과 강박성 인격장애는 함께 일어날 수도 있지만, 대체로 따로 일어난다. OCD 증상을 경험하는 많은 사람들이 실상은 지저분하고 비조직적이고 무질서하다. 왜냐하면 그들의 생각과 의식에 많은 시간을 빼앗기고 그것에 압도당하기 때문이다.

강박증의 원인

강박증OCD은 어떻게 보면 대단히 흥미로운 병이다. 증상들이 너무나 프로이트적(정신역동적 이론으로 설명이 잘 된다는 뜻)인 것처럼 보이기 때문이다. 이 병의 원인이 신경생리적인 원인에서 비롯된 것임에도 대단히 프로이트적으로 보인다. 이들은 불결, 섹스, 폭력에 대한 강박증에 시달린다. 최악의 공포와 최대의 금기를 겪게 되는 시나리오를 상상하게 된다. 이들의 뇌는 자신이 가장 생각하기 싫은 주제들에 관해서 무슨 수를 쓰더라도 곰곰이 반추하도록 만들고 그것을 끊임없이 생각하게 한다.

혹자는 그런 증상들이 어린 시절에 기원을 두고 있는 것은 아닐까 하고 생각하기도 한다. 어린 시절에 가장 원시적인 충동을 억제하는 것을 배우게 되므로 억압된 기억들이 끊임없이 회귀한다는 것이다. 하지만 이런 억제를 포함한 아동기의 발달 문제가 성인이 되어 OCD로 발현하게 된다는 증거는 어디에도 없다. OCD는 일부 유전적인 요소에서 비롯된 것처럼 보이기도 한다. 만약 일차친족 중에서 이런 병력이 있는 경우, OCD가 발병할 위험이 4배나 높아진다. OCD는 또한 특정한 신경증적인 질환을 가진 사람들 중에서 좀 더 흔히 발견된다. 예를 들어, 투렛장애(《강박행동》 참조)라는 진단을 받은 사람들 중에서 대략 절반가량이 강박증OCD도 생긴다. 연쇄상구균이 목에 감염된 이후 OCD가 생기는 경우도 있는데 항생제 치료를 받고 나면 이런 증상들은 해소되기도 한다. 기저핵basal ganglia(대뇌반구 속에는 수많은 신경핵 덩어리들이 존재하는데, 이들 중 하나가 기저핵이다)은 대뇌피질과 더 원시적인 신경체계의 일부(원시뇌 primitive brain: 편도amygdal와 같이 공포, 생존의 시기에 중요한 역할을 하는 부분과 같은 부위를 지칭) 사이에 의사소통을 담당하는 뇌의 한 부분인데, 이런 기저핵이 OCD 증상이 발현되는 장소일 수도 있다. 과학자들은 화학적인 뇌신호전달물질인 세로토닌 결핍(도파민의 결핍도 가능성이 있다)이 중요한 역할을 하는 것으로 믿고 있다. OCD를 위한 가장 효과적인 약물치료는 세로토닌을 활성화시키는 것이다.

강박증OCD은 대체로 10대나 혹은 성인 초기 단계 동안에 시작된다. OCD 증상은 종종 예기치 않게 급작스럽게 나타나기도 한다. 증상들은 시간이 경과됨에 따라 호전과 악화를 반복한다. 증상의 유형 또한 바뀔 수 있다. 예를 들어, 수년 간 오염강박이 있다가 그 다음에는 의심강박으로 바뀌기도 한다. 의식적 강박행동 또한 시간이 흘러감에 따라 변하기도 한다. 불안하고 강박적인 사고에 대처하기 위해 이들이 새로운 전략과 의식을 자꾸 개발하기 때문이다. 스트레스를 받으면 증상들이 심해지는 경향이 있으나, 아무런 이유도 없이 슬그머니 나타났다 사라지기도 한다.

✚ 강박증에 대처하는 법

정신과 의사들은 한때 강박증OCD은 치료할 수 없는 병이라고 여겼다. 하지만 앞에서 보았다시피 OCD는 비교적 흔한 병이며 약물치료와 인지행동치료가 효과적이라는 사실을 이제는 안다.

약물치료

SSRI 항우울제(《우울증》 참조)는 강박증OCD에 가장 우선적으로 선택되는 약물이다. 삼환계 항우울제인 클로미프라민(tricyclic antidepressant clomipramine: Anafranil)은 뇌의 세로토닌 농도에 강력한 효력을 발휘하는데, 이것은 SSRI 항우울제와 효과는 비슷하지만, 부작용이 더 많은 경향이 있다. 우울증에서와 마찬가지로 약물치료를 하고 난 뒤 4주에서 8주 정도가 지나면 OCD 증상이 호전되는 모습을 보이게 된다. 약물치료를 받은 사람들 중에서 대략 절반가량은 완전히 증상이 사라지지는 않는다 하더라도 증세가 상당히 호전되는 것으로 나타난다.

약물치료가 처음에 효과적이지 않다면, 용량을 높이거나 다른 약물을 시도해 볼 수도 있다. 약물치료로 OCD를 완치할 수는 없다. 또한 약물치료를 통해 증상이 완전히 사라졌다고 할지라도 약물을 중단하면 재발할 수도 있다.

정신치료-인지행동치료가 효과적

약물치료가 대단히 효과적이라고 할지라도 강박증OCD으로 고통받는 많은 사람들이 정신치료를 선호한다. 정신치료만 받거나, 아니면 약물치료와 정신치료를 병행할 수도 있다. 인지행동치료는 강박증에 효과적이라고 알려진 유일한 정신치료법이다. 인지행동치료는 약물치료만큼 효과가 있으며 보다 장기적인 증상 호전에 도움이 된다. 치료의 일부로서 환자에게 정신치료 세션 사이사이에 과제가 주어질 수도 있다. 약물치료와 정신치료의 병행이 한 가지 치료만 하는 것보다 효과가 더 있는지 없는지는 분명하지 않지만, 대부분의 의사들은 두 가지 치료를 병행하는 것이 증상을 빨리 치료하고 경감시키며 장기간 증상이 없는 상태를 유지하는 데 도움이 된다고 믿는다.

정신치료를 받을 작정이라면 자신이 경험한 모든 강박사고와 자신이 수행하는 강박행동을 의사에게 상세히 언급하는 것이 좋다. 강박행동을 더듬어 올라가서 강박행동이 일어나도록 한 특정 강박사고를 찾을 수 있다. 본인 생각을 억제하려고 애쓰지 말고 그런 생각을 상세히 말하고 관찰하는 데 노력을 하는 것이 좋다. 강박적인 생각을 노출시키고 그 후 자신의 반응을 예방하는 연습을 하게 된다. 예를 들어, 지저분하다고 생각하여 이들이 손을 씻지 않고서는 절대로 만지지 않았던 물건에 손을 대보라고 치료자가 요구할 수도 있다. 고의적으로 이들 주변의 물건들을 비대칭적인 위치로 내버려두고, 주변에 있는 의자나 물건들을 질서정연하게 배치하지 못하도록 요구받을 수도 있다. 이런 테크닉들은 이들의 특정한 강박사고와 의식을 겨냥한 것이다.

이런 방법들은 처음에는 불안을 일으킬 수도 있다. 하지만 시간이 경과하면서 강박사고의 강도가 줄어들고 그런 강박사고를 무시하는 것이 점점 수월해질 수 있을 것이다. 처음에 나타나는 *불안*에 좀 더 잘 대처하기 위해, 이완 기술을 배우게 된다. 인지치료를 통해 치료자와 더불어 이들에게 특정적으로 나타나는 불안과 공포를 살펴보고, 그런 불안과 공포 뒤에 가려져 있는 비논리적이고 마술적 사고를 파악하게 된다. 그런 주술적인 의식을 행하지 않으면 결과적으로 뭔가 엄청난 재앙이 발생할지도 모른다는 공포는 전혀 현실가능성이 없다는 것을 스스로에게 주지시키게 되면, 그런 충동에 저항하는 것이 훨씬 쉬워진다. 예를 들자면, 문을 잠갔는지 재차 확인하지 않는다고 하더라도 도둑맞는 일은 잘 생기지 않을 것이라는 생각을 스스로에게 상기시켜야 한다. 그러면 나쁜 일을 머릿속에 떠올린다고 해서 현실생활에서 그런 나쁜 일이 반드시 발생하지는 않는다는 점을 깨닫게 될 것이다.

강박증이 어떠한 치료에도 반응을 하지 않는 매우 심한 경우에 신경외과적 수술이 드물게 시도된다. 그러나 그 결과는 그렇게 좋지 못한데, 증상이 지속되고 반복적으로 수술을 하는 경과를 되풀이하게 되며 *자살*로 생을 마치는 경우도 있다. 가장 절망적인 상태가 아니라면 수술을 고려할 필요가 없다.

✚ 당신 곁에 강박증을 겪고 있는 이가 있다면

강박증OCD 환자를 간호하고 있는 사람이라면, 그의 *강박적 의식*에 당신도 어느새 끌려들어 갈 수 있다는 점을 명심해야 한다. 예를 들어, 같은 질문을 끊임없이 당신에게 반복하더라도 당신은 그가 스스로 대답을 알고 있다는 것을 흥분하지 말고 주지시켜야 한다. 쓸데없이 그를 안심시키려하는 것은 아무런 도움이 되지 않는다. 처음에는 초조하고 불안해하겠지만, 궁극적으로는 강박증은 호전될 것이다.

Oddness
괴상함

세계를 기이한 방식으로 보고
남들과 희한하게 상호작용하는 것

삼촌이 운영하는 식료품 가게의 복도에서 당신은 삼촌이 고객들을 상대하고 있는 모습을 지켜보고 있다. 카운터 뒤에서 삼촌은 가격을 금전등록기에 찍으면서 동시에 지시를 한다. 당신이 이미 가격표를 붙였던 물품들을 뒤따라가면서 불러줄 수가 없다. 당신의 마음은 하릴없이 둥둥 떠다니면서 자신이 지금 무슨 일을 해야 하는지조차 개의치 않는다. 당신은 줄지어 늘어서 있는 깡통들을 겨누면서 가격표 붙이는 딱지총을 손에 들고서 멍하니 가게 통로의 한복판에 서 있다. 장보러 나온 어머니들이 당신 주변에 아이들을 풀어놓는다. 당신 주변을 돌아다니는 아이들에게 어머니는 쉬! 조용히 하라고 나직이 말한다.

고객들이 자주 당신에게 묻는다. 실수없이 대답하려고 노력한다. 몇 명의 꼬마들이 당신에게 햄버거는 햄과 함께 있느냐, 아니면 버거와 함께 있느냐고 묻는다. 그건 냉동식품 코너에 있으므로 햄버거 안에 햄이 있다고는 생각하지 않는다고 당신은 말한다. 아이들은 와르르 웃는다. 내가 대답을 잘못한 것일까?

괴상한 행동 어떻게 볼까?

　괴상함oddness은 매우 비특정적인 정신질환의 징후이다. 어디선가 들려오는 목소리 때문에 혼자 중얼거리고 있다면 사람들은 그를 괴상하게 여길 것이다. 군중들 사이에서 공황발작이 시작되려고 하거나 아니면 우울증으로 흐느낀다면? 또는 환각과 공황발작으로 시달리고 우울증으로 고통받고 있다는 사실을 알지 못하는 사람들이라면 그를 괴상하게 여길 것이다.

　이 장은 정말 설명하기 어렵고 이해시키기 힘든 괴상한 측면을 언급하고자 한다. 자폐증과 정신분열병과 같은 만성적인 정신질환을 앓고 있는 많은 사람들은 남들과 정상적인 방식으로 소통하는 것이 대단히 힘들다. 대화를 하면서 눈을 마주보고 개인적인 공간과 거리를 유지하는 등의 사회생활에 필요한 매너를 유지하기 거의 어렵기 때문이다.

괴상함이 나타나는 증상과 형태

정신분열병인 경우

　정신분열병은 주로 *정신병*의 다양한 증상들로 정의되고 있으며 특히 망상과 환각이 주된 증상이다. 정신분열병에 시달리는 사람들은 정신과 의사들이 음성증상 혹은 결핍증상이라고 부르는 것들도 경험하게 된다. 음성증상negative symptom은 전형적으로 있어야 할 특징들이 없는 것을 말하는데, 말하자면 사회적인 상호작용의 *회피*, 무감동, 불결한 위생, 정서적 반응의 감소, 사고 작용의 미묘한 손상을 포함하여 있어야 할 것들이 없는 경우를 의미한다. 사고작용의 손상이나 인지의 손상은 추상적 사고, 문제해결능력, 집중력 유지의 장애가 포함된다(〈학습장애〉 참조).

　정신분열병 진단을 받은 사람들 중 1/3가량이 음성증상으로 고통받게 되는데, 주변에서 일어나고 있는 일에 전혀 관심이 없으며 온종일 혼자 넋을

놓고 앉아 있다. 혹자는 우울증이 있다고 여길 수도 있지만 이들은 우울하거나 슬프다기보다는 오히려 무관심하고 무감각할 따름이다. 남들이 하는 이야기를 이해하기 힘들다. 예전에 비해 머리 손질을 하고 옷차림을 깔끔하게 하고 단정하게 치장하는 것에 그다지 관심이 없다. 머리를 기이한 모양으로 빗거나 아예 머리에 빗질할 생각을 하지 않는다. 옷은 짝이 제대로 맞지 않는다. 정신분열병 환자들에서 명백한 환청이나 망상보다는 때로는 이러한 좀 더 포착하기 어려운 음성증상들 때문에 직장을 얻고 유지하며, 친구를 만들고 데이트를 하는 것이 어렵다.

예전에는 정신병원에 정신분열병의 음성증상을 가진 환자들로 가득 차 있었다. 그래서 정신병원을 처음으로 찾아온 방문객들은 환자들이 왜 하나같이 좀비처럼 보이는지 의아해했다. 그런 생각이 드는 것도 이해할 만한 일이었다. 하지만 새로운 형태의 항정신병 약물(〈정신병〉 참조)과 재활프로그램 등으로 인해 음성증상의 치료가 많이 진보하였으며 많은 환자들이 퇴원하여 새 삶을 다시 살 수 있게 되었다.

정신분열병 환자들 중 대략 1/4에서 비정상적 자세나 상동증적인 운동으로 불리는 특징적인 자세와 운동이 생긴다. 예를 들자면, 한 팔을 머리 뒤로 치켜든 채로 걸어 다닐 수도 있고, 말을 하면서 계속 팔을 흔들면서 박자를 맞출 수도 있다. 이런 특이한 동작에 몰입된 환자는 종종 자신이 그런 행동을 하고 있다는 사실을 의식하지 못한다. 하지만 남들이 보기에는 몹시 괴상한 행동이라는 인상을 주지 않을 수 없다.

인격장애가 있는 경우

정신과 의사들은 세계를 보는 시각이나 다른 사람들과의 대인관계가 이상한 것을 특징으로 하는 여러 가지 인격장애를 이야기한다. 인격장애는 주요한 정신질환에서 생기는 것은 아니지만 그럼에도 평생 사회에 제대로 적응하지 못하는 것을 이야기한다. 분열형schizotypal 인격장애와 분열성schizoid 인격장애 환자들은 **환각**과 **망상**을 경험하지는 않지만 정신분열병에서 보이는 증상과 유사한 특징이 있다.

분열형 인격장애 환자는 괴상한 믿음과 괴상한 것에 흥미를 가지거나 비정상적인 지각 경험이나 정서적 반응을 보이게 된다. 이들은 전반적으로 의심이 많고 친구관계를 발전시키는 데 애를 먹는다. 다른 사람들이 낯선 사람으로 여기기 때문에 늘 외롭다. 구겨진 옷을 갈아입지도 않고 날마다 똑같은 복장으로 걸어 다니는 여자, 점괘에 의존하지 않고서는 아무런 결정도 내릴 수 없는 여성이라면 아마도 분열형 인격장애 환자일 것이다. 100명 중 1명은 분열형 인격장애에 속하는데, 이 중 어느 정도의 사람은 결국에는 정신분열병이 생기기도 한다. 분열형 인격장애와 정신분열병은 아마도 유전적으로 관련되어 있는 것으로 보인다. 항정신병 약물은 *정신병*을 치료하기 위한 것인데, 이런 인격장애에서 보이는 비정상적인 몰두와 비정상적인 지각경험을 줄이는 데 도움이 될 수 있다.

반면 분열성 인격장애 환자가 보여주는 대인관계의 *회피*는 관계에 대한 무관심에서 비롯된 것이다. 그들은 고립적으로 혼자 자기 관심사를 추구하면서 남들이 뭐라고 생각하든 전혀 상관하지 않는다. 분열성 인격장애 환자의 상당수는 성인이 되어서도 부모와 더불어 살면서 고객이나 동료들과 관계를 할 일이 없는 물품창고나 후미진 사무실에서 일을 하곤 한다. 분열성 인격장애는 또한 인구 1000명당 1명 비율로 나타난다. 이런 인격장애 스타일에는 특별한 치료법이 알려진 것이 없다. 분열성 인격장애 환자들은 대부분 치료를 원하지 않는다. 그들은 그냥 내버려두기를 진정으로 원하고 그것으로 만족한다.

자폐증과 아스퍼거장애가 있는 경우

자폐증은 유아기부터 의사소통과 대인관계를 맺기가 어려운 특징이 있는 발달장애이다. 아이들 1000명 중 1명 비율로 자폐증에 시달린다. 훨씬 경증인 대인관계 발달장애(아스퍼거장애)까지 자폐장애에 포함시킨다면 그 비율은 5배로 늘어난다. 어린 시절 자폐증은 언어나 제스처를 통해 의사소통하기가 어렵고 그 나이에서 기대되는 감정표현을 하기 힘들고 놀이에 참여하기가 힘들다. 특정한 대상에 고착되고 특정한 관심사에 몰입하고, 비정상적이고 경직된 습관과 동작을 보인다. 심각한 *학습장애*가 진행된다. 대부분의 경우 괴상해 보이기보다는 심한 장애가 있는 것처럼 보일 수도 있다.

아스퍼거장애는 기능이 좋은 형태의 자폐증이다. 아스퍼거라는 이름은 이 병을 명명한 의사의 이름에서 따온 것이다. 아스퍼거장애가 있을 경우, 학습장애나 언어학습에 장애는 없이 다른 사람들과 사회적 상호관계 맺기가 힘들다. 사회생활을 할 때 타인의 의도나 타인의 불편이나 타인의 욕구 등을 제대로 이해하지 못한다. 예를 들면, 자신의 독백을 참고 견디면서 들어주고 있는 사람이 정중하게 대화를 끝내고 싶어 한다는 것을 이들은 전혀 파악하지 못한다. 이들은 수다스럽게 장광설을 늘어놓거나 혹은 억양의 변화가 없는 단조로운 이야기를 큰소리로 말할 수도 있으며 대화주제에서 완전히 빗나간 이야기를 끊임없이 떠들어댈 수도 있다. 타인과 시선을 마주치지 못하고 특이한 자세를 유지하며 괴상한 걸음걸이로 걷는다. 옷을 이상하게 차려입고 괴상한 습관을 보일 수도 있다. 타인의 감정에 무심하거나 아무런 관심이 없을 수도 있다. "감사합니다" "미안합니다"라는 말을 배울 수는 있지만 그런 말들을 앵무새처럼 자동적이고 기계적으로 사용함으로써 특정한 상황에서 왜 고마운지 왜 미안한지를 전혀 알지 못한 채 사용한다.

자폐증에서와 같이 특정한 관심사, 대상, 습관에 고착하는 경향이 있다. 예를 들어, 이들은 모든 공룡의 종(種)들이 가지고 있는 뼈의 숫자를 정확히 전부 기억하고 있거나 아니면 오로지 공룡에만 관심을 가질 수도 있다. 필자가 만났던 어떤 환자는 일상적으로 일어나는 자기 생활사를 하나도 빠뜨리지 않고 남김없이 기록했다. 일상적인 일들을 날마다 몇 페이지씩 기록하면서도 지금 자신이 어떻게 지내고 있는지 현재 순간을 제대로 따라가지 못하는 것처럼 보였다. 아스퍼거장애 환자들 중 상당수는 정확한 드로잉, 즉각적인 계산, 컴퓨터 같은 기억력을 가진 경우도 있다. 물론 고착된 습관과 행동을 반복하기도 하며 그런 규칙적인 일상이 반복되지 않을 경우 성질을 폭발할 수도 있다. 사회적인 상황을 제대로 이해하지 못할 수도 있다. 자기 행동이 남들을 괴롭게 만든다는 점을 전혀 이해하지 못한다.

아스퍼거장애의 유병률은 잘 알려져 있지 않다. 아스퍼거장애가 정신과적인 질환이거나 장애가 아니라 개인차원의 괴상한 행동으로 간주되었기 때문이다. 그래서 전문가들의 주목을 끌지 못했다. 정신건강 종사자가 보았을 때 아스퍼거장애는 종종 분열성 인격장애로 오진하기도 한다. 아스퍼거장애가 있다면 SSRI 항우울제(《우울증》 참조)나 항정신병 약물(《정신병》 참조)을 통해 효과를 볼 수 있다. 이 약물들은 어떤 것에 집착하는 경향을 감소시켜주고, 비정상적인 행동이나 동작, 제스처를 없애줄 수 있다. 타인들의 정서적인 반응을 인지하고 감정이입 할 수 있는 능력을 향상시키는 것은 치료하기가 힘들지만, 그래도 어린 시절부터 집중적인 사회기술 훈련을 시작하면 도움이 될 수 있다.

✚ 당신 곁에 괴상한 행동을 보이는 이가 있다면

당신이 알고 있고 사랑하는 사람이 정신분열병의 음성증상, 분열형 인격장애, 혹은 자폐증을 앓고 있다면, 당신은 그들을 이상한 사람으로 생각하지 않을 것이다. 그들 나름의 특이한 방식으로 사고하고 행동하는 것으로 여길 것이다. 남들의 눈에는 이상하게 보일지라도 당신 눈에는 사리에 맞는 것처럼 보이기도 한다. 그러다가 어느 날 당신이 사랑하는 사람의 행동이 당혹스럽게 느껴질 때, 말하자면 남들 앞에서 민망스럽게 처신하는 것으로 보인다면, 그런 행동이 당신에게 영향을 미치기 때문일 수도 있다. 많은 사람들은 이런 비정상적인 행동이 일어나는 장애를 이해하지 못할 수도 있다. 당신은 사랑하는 사람에게 사회적인 기대에 합당한 행동을 하도록 최선을 다해 권해야 한다. 외출하기 전에는 가능한 깨끗한 옷을 입도록 권해주고, 틱장애처럼 본인 스스로 통제하거나 조절할 수 없는 행동에 관해 있는 그대로 이해해주면서 도와준다. 당신이 사랑하는 사람의 행동을 아무렇지도 않게 태연하고 일상적인 것처럼 받아들이게 되면, 남들이 당신의 태도에서 힌트를 얻고

헛일을 하거나 걱정을 하지는 않을 것이다. 대부분의 사람들은 정신질환에 관해서 아는 것이 그다지 없다는 점을 기억하라.

36
Panic
공황

특별한 이유 없이 갑자기 불안이 극도로 심해져 숨이 막히고
심장이 두근거려 죽을 것만 같은 극심한 공포 증상

이번이 처음은 아니었다고 응급실 의사에게 말한다. 맨 처음 발작이 일어났을 때는 쇼핑몰에서 쇼핑을 하는 동안에 일어났다. 갑자기 등에서 식은땀이 흐르고 맥박이 미친 듯이 뛰었다. 기절할 것만 같았지만 간신히 쇼핑몰 바깥으로 나왔고 시원한 공기를 마시자 상태가 훨씬 나아졌다. 그런 상태가 지나갔다는 것을 알았다.

그날 밤 당신은 축구게임을 즐겁게 보고 있었다. 친구들과 함께 담배를 피우고 있었는데, 갑자기 가슴에 통증이 엄습했다. 심장박동이 쿵쾅거렸다. 당신은 겨우 스물다섯 살이고 건강하고 멋진 체형이었다. 그러니 심장마비일리가? 머리통이 쿵쾅거리면서 울렸고 당신은 마루에 쓰러졌다. 친구들이 차에 태웠지만 그 이후의 일은 그다지 기억에 없었다.

이제 기분이 한결 나아진 것 같았지만 그래도 두렵다. 이러다가 죽지 않을까, 겁이 난다. 내가 지금 실성한 것일까?

극단적인 불안 증상, 공황

공황은 신체적 증상을 동반하는 심한 불안발작이며 길게는 거의 1시간 정도까지 지속된다. 정신과 의사들은 10명 중 1명이 매년 공황발작을 경험한다고 추정한다. 발작은 전형적으로 1~2분 정도 지속되고 막연한 불안이나 공포와 더불어 시작하게 된다. 땀이 나고 떨리고 마비가 오거나 따끔거리고 쑤신다. 한기가 들거나 열이 나고 얼굴이 붉어진다. 심장은 펄떡거리면서 쿵쾅거리고 비정상적으로 빨리 뛴다. 맥박이 고동치는 소리가 귀에까지 들린다. 머릿속에서 맥박치는 소리가 쿵쿵거린다. 가슴이 아프고 숨쉬기가 어렵고 삼키기도 힘들다. 복통이 나고 속이 뒤집힌다. 그래서 토할 것만 같다. 불안정하고 심지어 기절할 것처럼 느껴진다. 혼란스러워서 남들과 무슨 대화를 하고 있는지조차 의식하지 못한다. 가장 고통스러운 것은 발작과 동반하는 절대적인 공포와 두려움이다. 곧 죽을 것만 같은 기분이 들며, 심장마비나 뇌졸중이 일어날 것만 같다. 제정신이 아니거나 자신이 실성한 것은 아닐까 하는 기분이 든다.

공황장애 증상과 형태

스트레스로 인한 공황장애

대부분의 경우 공황발작은 우울에서 비롯되는 것처럼 보인다. 본인도 알고 있는 한 발작이 나타나기 직전까지는 특정한 것에 불안해하거나 두려움을 느끼지 않는다. 상당수 연구자들은 사실상 공황장애는 스트레스 기간 동안에 일어나는 것처럼 보인다는 점에 주목한다. 특히 이혼, 사랑하는 사람과의 이별에 뒤따라 일어나는 경우가 흔하다. 몇몇 정신과 의사들은 정신치료를 통해 발작을 촉발시키는 요인들을 대개 밝힐 수 있다고 믿는다. 예를 들어, 잠시 후 만나게 될 직장상사와 대면할 일이 불안하고 초조해서 이들은 거리에서 직장상사와 비슷한 옷차림을 한 사람을 보면 공황 상태가 된다. 처음에는 자신이 매우 불안한지를 의식적으로 깨닫지 못할 수 있다. 또는 생면부지의 사람이 자기 직장상사를 떠올리게 한다는 것을 의식하지 못할 수도 있다. 하지만 느닷없이 발작을 일으키게 된다.

특정 상황에서의 공황장애

특정한 상황에서만 초래되는 발작이라면 아마도 훨씬 쉽게 대처할 수 있을 것이다. 그런 상황에 대처하고 준비할 수 있거나 아예 그런 상황을 피하면 된다. 사실 공황발작을 일으키는 대부분의 사람들은 혼잡한 곳을 피하거나 집에서 멀리 벗어나지 않으면 발작을 피할 수 있다. 공공장소에서 공황발작을 일으키면 당황스러울 수 있다. 모든 사람들이 보는 앞에서 자기 자신을 통제할 수 없다는 것은 창피스럽다. 폐쇄되고 밀집된 공간에서 주변 사람들에게 둘러싸여 구경거리가 된 자신의 모습을 떠올리면 함정에 빠져든 기분이 들 것이다. 그런 곳에서 도무지 벗어날 수 없거나 도움을 청할 수 없을 것만 같다. 공황장애를 앓는 많은 사람들은 군중들이 북적이는 거리, 쇼핑몰, 지하철, 버스, 터널, 다리, 공공 이벤트가 벌어지는 곳을 *회피*하는 반응을 보인다. 그러다 보면 점점 집에만 머물러 있게 되고 외출할 때에는 친구나 파트너와 함께 나가려고 한다. 정신의학자들은 공공장소에 공포를 느끼는 이런 증상을 광장공포증이라고 일컫는다.

발작과 발작 사이, 예기불안에서의 공황장애

물론 공황발작이 빈번히 일어나거나 공황발작의 정도가 심각할 경우, 발작과 발작 사이에 심한 초조와 불안감을 느끼는 습관이 생기고 다음 발작이 일어나기까지 혹시 발작이 또 오지 않을까 하는 생각에 초조해한다. 이런 예기불안anticipatory anxiety으로 인해 또 다른 발작이 나타날 때까지 이들은 전전긍긍하게 되고, 그로 인해 두려움의 악순환에 빠지게 된다. 발작과 발작 사이에 내가 이러다 미치는 것은 아닐까, 또는 완전히 자제력을 상실하지나

않나 하는 걱정을 할 수 있다. 평상시의 일상적인 활동이 점점 줄어들게 된다. 우울증 증상이 생기거나 *자살사고*를 하게 되며 계속되는 불안을 잊으려고 약물이나 술에 의존하기 시작한다.

공황은 다른 여러 가지 병에서도 나타날 수 있다

1주일에 한 번의 빈도로 공황발작이 일어난다면, 혹은 공황발작이 생길 것이라는 두려움으로 인해 일상생활에 지장이 초래된다면, 아마도 공황장애라고 진단할 수 있을 것이다. 미국인들의 2~3퍼센트가 평생에 한 번 이상 공황장애에 시달린다. 공황장애를 가진 사람들 중 절반가량은 광장공포증도 생긴다. 공황장애는 주로 공황발작이 일어나는 주요한 정신과적인 질환이다.

이 병은 대체로 젊은 성인기에 발병하며 남자보다는 여자의 발병률이 2배나 높다. 공황장애 환자들 중 절반가량은 그들의 가족 가운데서 이런 병력을 찾아 볼 수 있다. 따라서 유전적인 소인이 강하다는 것을 알 수 있다. 공황발작은 젖산, 이산화탄소와 같은 화학물질에 노출됨으로써 공황발작에 취약한 사람에게서 흔히 나타난다. 이런 화학물질은 신체적 운동과 과호흡 때 우리 몸에서 자연스럽게 분비된다. 과호흡은 공황 증상 중 하나이기도 하고, 이것이 또한 발작을 초래할 수 있다.

이렇게 본다면 우리의 몸은 스트레스나 무섭고 두려운 상황에는 공황 증상을 경험할 준비가 되어 있음을 말해주는 것이다. 공황발작은 적어도 최초에는 예상할 수 없는 순간에 오며, 대체로 우울에서 비롯된 것으로 보인다. 발작이 점점 더 빈번하게 일어나게 되면, 발작이 일어날 만한 상황을 예상할 수 있게 된다. 그럼에도 불구하고 특정한 **공포**에 예측 가능한 반응을 드러내는 것만은 아니다. 만약 개를 무서워하고 주변에 개가 있을 때에만 공포 증상이 나타난다면, 이런 경우는 공황장애가 아니라 개 공포증이다.

다른 질병에서도 나타날 수 있는 공황은 공황장애에서 볼 수 있는 증상과 대단히 비슷하다. 외상후 스트레스장애PTSD의 경우, 외상적인 기억이 떠오르면 공황에 빠질 수 있다. 예를 들자면, 참전 제대군인은 자동차가 발진하면서 내는 소음을 총소리로 오인하여 불안에 압도될 수 있다(〈플래시백〉 참조). 경계선 인격장애의 경우, **자존심**이 낮고, 사랑하는 사람에게서 거부당하면 공황에 빠질 수도 있다. **강박**장애의 경우, 강박행동의 충동이 억제당하면 공황에 빠져들 수도 있다. 일반적으로 다른 병에서 찾아 볼 수 있는 공황발작은 공황장애와는 달리 공포의 원인이 확실하다는 점에서 다르다. 다른 병에서 초래된 공황 상태는 죽을 것 같다거나, 혹은 자제력을 완전히 상실하거나 미칠 것 같다는 느낌이 훨씬 덜하다. 신체적 감각 또한 공황장애의 불안에서보다는 덜 명확하다.

여러 가지 약물 또한 공황발작을 일으킬 수 있다. 카페인, 니코틴, 암페타민, 코카인, 에페드린, 테오필린(천식 치료제)과 같은 정신자극제들은 공황발작이 오기 쉽게 만든다. 아마도 이런 정신자극제가 공황과 관련된 화학물질의 방출을 자극하기 때문인 것처럼 보인다. 정신과 의사들은 에피네프린이나 아드레날린을 포함하여 뇌와 혈류 모두에서 발견되는 이런 화학물질을 아드레날린성 화학물질이라고 부른다. 이들 화학물질은 공포를 일으키는 상황에서 분비된다. 공황과 유사한 증상은 술, 안정제, 혹은 아편과 같은 약물의 금단 증세로 나타날 수도 있다. 그리고 환각제나 사이키델릭 약물에 **중독**된 상태에서도 나타난다.

✚ 공황장애에 대처하는 법

공황발작을 처음으로 경험했을 때 충분한 의학적 정밀검사를 받는 것이 중요하다. 공황발작으로 시달리는 사람들은 죽을 것 같은 기분이 든다. 공황장애로 초래되는 많은 신체적 증상은 심장마비, 경련, 천식발작, 폐색전증(폐혈관에 피떡이 응고되어 침전된 것)이 일어날 날 때의 증상과 유사하기 때문이다. 이보다 덜 뚜렷한 의학적인 문제들, 즉 내분비 장애, 비타민 결핍증과 같은 질병으로부터도 공항발작이 생기기도 한다. 인생의 후반기에 공황 증상이 시작되었다면 일차적으로 정신과적인 문제라기보다는 의학적인 질병을 더욱 의심해보아야 한다.

공황발작을 치료하는 세 가지 방법이 있다. 다음의 세 가지 방법을 병행하거나 각각 이용해 볼 수 있다.

정신치료

많은 경우에서 정신치료가 효과적일 수 있다. 치료자는 공황발작 때에 이들이 느끼는 극단적인 공포심을 조절하는 데 도움을 줄 수 있다. 이들이 결코 죽지 않을 것이며 혹은 자제력을 완전히 상실하지 않을 것이라는 사실을 자신에게 상기시키는 법을 치료자에게서 배울 수 있다. 이완요법을 훈련할 수도 있다(《불안》 참조). 호흡을 천천히 하고 공황발작 삽화 동안 횡격막을 이용하여 고르게 숨을 쉰다. 공황발작 일지를 기록하고 발작을 촉발시키는 상황과 자신의 반응을 계속 기록한다. 빨대를 통해 숨을 쉬면서 공황 증상을 유도한 뒤 숨 쉬는 법을 연습하고 그런 증상을 억누르고 통제할 수 있도록 한다. 이들이 걱정하고 두려워하는 상황에 매일 서서히 노출시키는 훈련을 시작한다. 차츰 공황발작이 덜 무섭고 더욱더 잘 통제할 수 있게 된다. 마침내 공황발작의 빈도수가 줄어들거나 완전히 사라지게 된다.

정신치료는 무엇보다 공황발작에 취약할 수 있도록 만드는 내적인 갈등이나 스트레스를 밝히는 데 도움이 된다.

약물치료 – 항우울제

항우울제(《우울증》 참조)를 매일 복용하는 것이 공황장애를 예방하는 데 대단히 효과적이다. 현재는 대다수 정신과 의사들이 SSRI 항우울제를 이용한다. 이 약은 거의 부작용이 없고 삼환계 항우울제는 효과가 좀 떨어지기 때문이다. SSRI와 삼환계 항우울제 모두 처음에 처방했을 때는 불안이 증가하기도 한다. 이런 이유로 해서 처음 약물을 복용할 때는 극히 소량으로 시작해야 한다. 항우울제는 공황장애에 흔히 수반되기 마련인 우울증 증상 치료에도 도움이 된다. 대체로 항우울제는 약 1년 동안 처방된다. 1년쯤 되면 약물을 중단하는 것이 가능해진다. 하지만 공황장애는 만성적인 질병처럼 보이며, 약물을 중단하면 대부분의 경우 공황발작이 재발한다. 그래서 항우울제와 정신치료를 병행하는 것이 공황장애에 가장 효과적인 치료법이다.

약물치료 - 항불안제

세 번째 공황발작 치료방법은 항불안제(〈불안〉 참조)를 사용하는 것이다. 항불안제는 공황발작 에피소드의 징후가 처음으로 나타났을 때 즉각적으로 증상을 완화해준다. 가장 신속한 약효를 볼 수 있는 벤조디아제핀(예를 들어, 알프라졸람Alprazolam이나 자낙스Xanax)은 단기간에는 대단히 효과적이다. 불행하게도 공황발작은 약물치료를 하기 전에 증세가 이미 오래 진행된 경우가 많다. 항불안제는 때로는 공황발작이 나타나기 전에 미리 공황발작을 억제하기 위해 이용되기도 한다. 특히 공황장애가 빈번하게 일어날 경우에 매일 투약하기도 한다. 이 치료방법은 권장하고 싶지 않다. 왜냐하면 이 약물은 잠재적으로 중독가능성이 있으며, 약물을 중단하면 공황장애가 재발할 것이기 때문이다.

Paranoia
편집증

박해받고 있다는 비현실적인 공포로 인해
의심이 많은 상태

이 레스토랑으로 가자던 그녀의 말을 들었던 것부터가 실수였다. 웨이터는 당신이 테이블로 걸어가는 동안 웃긴다는 식으로 쳐다보고 있었다. 대체 뭐가 문제야? 그래 내가 가장 비싼 명품 구두를 신지는 않았다. 그렇지만 음식값을 지불할 능력은 있단 말이다.

당신의 여자 친구는 가격을 물어보지도 않고 그날의 특선 메뉴를 주문한다. 지금쯤이면 이런 장소가 어떤 곳인지 알만도 하련만. 특선 메뉴라는 게 바가지 씌우려는 작전이라는 걸 아직도 모를까? 당신은 가격을 물어보고 웨이터는 놀란 눈으로 당신을 쳐다본다.

아마도 그는 주방으로 들어갔다 나오면서 당신 수프에 침을 뱉었으리라. 자리에서 벌떡 일어나 나가는 것이 상책이란 걸 알지만 떠나기 전에 하고 싶은 일이 있다. 웨이터가 다시 오면 그에게 냅다 고함을 지르고 싶다.

반드시 치료가 필요한 병, 편집증

편집증은 남들이 자신에게 해를 입히려고 한다는 부당한 느낌이다. 편집증paranoia이라는 단어는 고대 그리스어의 "마음에서 벗어난"이라는 뜻에서 파생된 것이다. 원래 이 단어는 대단히 광범한 의미를 지니고 있었다. 편집증 환자는 어떤 사람 혹은 일군의 사람들이 자기를 속이면서 조종하며 등 뒤에서 수군거리고 모멸하고 있다고 믿는다. 극단적인 경우 자기 목숨이 위험하다고 믿게 된다. 사실 어느 정도의 의심은 건강한 것이다.

사람들을 도와주고 싶어 하는 착한 사람들로 세상은 넘쳐나고 있다고 생각하지는 않더라도 세상에는 사기꾼, 범죄자, 약탈자, 기회주의자로 가득 차 있을 수도 있다. 어떤 사람들은 친구들에게는 잘 하지만 낯선 사람들에게는 못되게 군다. 정치가들, 사업가들, 권위적인 위치와 권력을 가진 사람들은 우리의 신뢰를 배신한다. 때로는 우리와 가장 친한 사람들이 의도했건 의도하지 않았건 간에 우리에게 해를 끼치고 상처를 준다.

정신과적인 관점에서 볼 때, 변치 않게 지속되고 증거에 대한 균형감각을 잃어버리는 것으로 편집증은 넓은 의미에서 정신과적인 질환의 하나로 간주할 수 있다. 일부사람들은 타인의 의도를 의심하고 믿지 못하는 것이 그 사람의 인격에서 지배적인 사람도 있다. 하지만 편집증적인 기질의 사람은 평생 남들과 잘 어울려 지내는 것이 힘들 것이다. 자기 자신의 결함과 한계를 인정하지 않고, 일이 잘못되면 남들을 탓하고 비난하기 때문이다. 직장에서 승진이 되지 않았을 경우 사장이 그를 미워하기 때문이다. 데이트가 엉망이 되면 멍청한 인간을 만났기 때문이다. 경찰이 과속 딱지를 발부하면 그것은 경찰의 편견 때문이다. 이처럼 세상 사람들은 하나같이 자신을 속이고 등치려는 것처럼 보인다. 그런 태도를 가지고 친구를 사귀고 친밀한 대인관계를 맺기란 힘들다. 남들과 사귀지 않고 지내거나 혹은 세상이란 냉혹하게 사리사욕만을 추구하는, 적대적인 세계관을 가진 사람들과만 오로지 어울릴 수도 있을 것이다.

편집증 환자의 심리

세상 사람들이 자신을 짓밟고 앞서 나가기 위해 언제라도 자기 등에 칼을 꽂는다면, 이들은 스스로를 방어할 수밖에 없을 것이다. 타인들을 조종하고 이용할 대상으로 간주하게 된다. 이들은 남들의 등 뒤에서 그들을 비웃고 조롱한다. 그들 또한 자기와 마찬가지로 그럴 것이라고 생각하기 때문이다. 이들은 남들이 선의로 한 말을 악의나 냉소로 곡해한다. 예를 들어, 직장동료가 자신이 한 과제를 칭찬하면, 그가 입에 발린 소리를 하면서 자기 아이디어를 훔쳐가려는 것은 아닐까 의심한다. 필자는 자기 의견에 찬성하지 않는 것을 견딜 수 없어 하는 환자를 치료한 적이 있었다. 내가 다른 의견을 말하면, 난 그냥 틀린 것일 뿐만 아니라 거짓말을 하는 것으로 몰아붙였다. 그에게 세계는 거짓말쟁이들로 넘쳐나는 반면, 그 자신처럼 진실한 사람은 없다고 생각했다.

그러므로 이들은 참지 못하고 화를 내게 될 수도 있다. 사람과의 관계에서 뒤끝이 오래가고 마음속에 적개심을 오랫동안 품는다. 이들은 질투심이 많고 사랑하는 사람들에게 소유욕이 강하며, 그들이 자신을 배신할까 봐 두려워하고 엄청난 시간과 에너지를 소모하는 것을 억울하다고 불평하면서 법적 소송을 위한 자료를 준비하는 데 낭비한다.

편집증적인 인격장애의 원인

정신과 의사는 이런 기질의 장애를 편집성 인격장애라고 부른다. 전체 인구의 1퍼센트 정도는 평생을 이런 생활방식으로 보내는 것처럼 보인다. 하지만 편집성 인격장애는 제대로 연구된 것이 많지 않다. 이들은 치료를 받으려 하지 않으며, 연구조사에 참여하려 하지도 않기 때문이다. 편집증은 남의 말을 믿기는커녕 자신이 그런 장애가 있다는 사실조차 인정하려 들지 않는다. 가족 중에 편집증적인 망상과 편집성 인격장애가 있는 경우, 편집증은 유전적 소인이 있는 것처럼 보인다. 편집성 인격은 여자들보다는 남자들에게서 더욱 흔히 발견된다.

치료자들은 편집증이 과장된 자기의식에서 비롯된 것으로 생각한다. 남들이 자신을 어떻게 볼지, 타인의 시선에 대단히 민감하고, 이들이 타인에게 그러는 것처럼 타인들도 자신을 예의주시하고 있다고 생각한다. 남들을 끊임없이 주시하면서 남들의 사소한 말, 제스처, 우연의 일치 등에 지나치게 많은 의미를 부여하고 오해하고 곡해한다. 남들의 시선을 끈다는 것에 수치감을 느끼고 당혹해하며 분노로 반응한다.

약물과 알코올이 편집증을 초래하기도 한다. 그렇지 않았더라면 특별히 의심이 많지 않았던 사람들도 이런 약물과 술로 인해 편집증적인 증상이 나타나기도 한다. 예를 들어, 크랙 코카인을 피우고 나면 딜러가 자신을 속이고 있다는 의심이 들거나 경찰이 자기 집 문 앞을 지키고 있다고 의심하기 시작한다. 그런 상황에서 그런 의구심이 매우 기이한 것은 분명히 아니지만, 그것이 약물의 부작용으로 발현된 것일 수도 있다. 체내에서 약물의 효과가 사라지고 나면 자신의 공포가 과장된 것임을 깨닫게 된다. 편집증은 또한 마리화나, 환각제, PCP(펜사이클리딘phencyclidine)에 중독된 상태에서도 일어날 수 있다. 오랫동안 술을 마시고 만성적으로 정신자극제를 사용했을 때(예를 들어, 암페타민) 편집증이 초래될 수도 있다.

피해망상은 정신병에서 흔하다

정신병적 질환에서 편집증은 망상으로 간주될 정도로까지 현실감각이 붕괴된다. 피해망상은 남들이 자신에게 가해하려 한다는 고정되고 잘못된 믿음이다. 피해망상은 대체로 편집증의 다른 징후를 동반하는데, 말하자면 불안, 경계심, 날카로움, 너무 많은 것을 밝히기 꺼려함과 같은 징후와 함께 나타난다. 이와 같은 편집증 양상은 정신분열병에서 가장 흔히 나타나지만 (〈정신병〉 참조), 망상장애와 조증에서도 자주 나타난다.

그렇다면 정신분열병에서 피해망상이 왜 그렇게 흔한가? 우리 모두 어떤 경우에는 경계심이 발동한다. 현실세계에서 경계하고 주시하지 않는다면 이용당할 수도 있고 쉽게 실수를 할 수도 있다. 정신분열병에서 이러한 자기보존 충동은 정도가 지나쳐 과도해진다. 편집증적인 상태일 경우, 타인의 의도가 보여주는 미묘한 신호나 아주 세부적인 요소들에 주목하기 시작한다. 건강한 사람이라면 무시했을법한 것들도 이들에게는 엄청난 의미로 다가오게 된다. 누군가가 기침을 하고 코를 긁으면, 그녀가 신호를 보내는 것이며 아마도 경계해야 할 주술적인 징조라고 생각한다. 전화회사 직원이 나와서 이웃집 전화를 수리하면 이들은 도청기를 설치하고 있다고 생각한다. 의사가 약물을 처방하면 자기 모르게 자신을 무기력하게 만드는 정온제를 처방한 것이 아닐까 의심한다. 사소한 것 하나하나까지 일단 의심에 찬 눈으로 보기 시작하면, 사소한 것들이 서로의 증거를 강화해주고 뒷받침하는 절대적인 증거처럼 보이게 된다. 수수께끼의 모든 조각들을 서로 끼워 맞추고 조합하여 모든 사람들이 자신을 박해하려 한다는 필연적인 결론에 이르게 된다. 일단 이런 식으로 생각하기 시작하면 정말로 자기를 도와주려고 하는 사람들마저 전혀 믿지 못하게 된다. 말하자면 자신의 가족, 친구, 의사들마저 믿지 않게 된다.

편집증적인 상태가 되면, 전혀 관계가 없는 일들을 특별히 자신을 겨냥한 것이라고 믿는 일이 흔하다. 정신과 의사는 이런 믿음을 "관계사고ideas of reference"(타인들의 동작이나 대화 또는 우연한 사건이나 외부에서 일어나는 여러 가지 일들이 마치 자기와 관계가 있는 것 같이 잘못 해석하는 경우)라는 명칭으로 일컫는다. 말하자면, 텔레비전에서 구강악취제거제나 양치질액을 광고하는 것을 보고 이들은 자기 입에서 구취가 심하다는 것을 자신에게 이야기한다고 믿는다. 또 팝스타들은 라디오에서 자신에 관한 내용의 노래를 부르고 랩을 한다. 거리에서 사람들이 이야기를 하고 있는 모습을 보면 그들이 자신에 관해 이야기하고 있다고 생각한다. 가는 곳마다 자신의 이름을 부르는 환각이 있으면 이런 형태의 망상으로 발전되기 쉽다.

편집증적인 믿음 가운데 가장 흔한 것은 자신의 마음이 남들의 행동에 영향을 받는다는 느낌과 관계가 있다. 대부분의 사람들은 자기 생각이 머릿속에서는 안전하고 은밀하게 감춰져 있다고 믿고 싶어 한다. 하지만 정신병적인 상태인 경우 머릿속에 감춰둘 수 있는 그런 장벽이 완전히 무너져 내린다고 생각한다. 그래서 자기가 머릿속으로 생각하는 것들을 남들이 전부 들을 수 있다고 생각한다(사고전파). 다른 사람들이 자기 마음속에 어떤 생각을 집어넣는다고 믿는다(사고주입). 자기의 행동을 스스로 조절하지 못하고 누군가가 자신의 행동을 조종한다고 믿는다(조종사고). 정신과 의사들은 이런 믿음을 각각 사고전파thought broadcasting, 사고주입thought insertion, 조종사고thought control라고 부른다. 이런 형태의 망상을 경험하는 사람들에게는 그냥 거리를 산책하는 것마저 끔찍한 일이 된다. 모든 사생활을 상실하고 모든 행동을 조종당한다고 믿기 때문이다. 그리고 자신과 타인 사이의 자아 경계선이 허물어진다는 느낌이 든다.

편집증적인 믿음 중에서 가장 흔한 것 중 또 다른 하나가 강간을 당하거나 창녀가 될지도 모른다는 공포이다. 초기 단계에서 이들은 남들이 자기와 섹스하고 싶어 한다고 단순히 믿는다. 이것은 유쾌한 기분이 아니다. 오히려 이들은 공격(성폭력)을 당하는 것으로 느낀다. 평상시의 성적 선호도와 상관없이 자신이 동성애자로 "전향"한 것으로 느낀다. 자기 가족들이 자신과 섹스하고 싶어 한다고 믿기도 한다. 정신병이 좀 더 진행이 되면, 이들은 자기가 잠든 사이에 실제로 강간을 당했다는 확신을 가지게 된다. 필자는 환자가 의자에 앉아 있고 그 주위에 아무도 없는데도 항문으로 강간을 당했다고 말하는 것을 보았다.

희한하게도 편집증적으로 되면서 이들은 자신과 가장 절친한 사람들을 가장 많이 의심하게 될 확률이 높다. 우리 모두는 부모님, 연인들, 자녀들에게 정서적으로 가장 강한 감정을 가지고 있다. 그들은 친한 만큼 우리의 약점과 비밀을 전부 알고 있다. 가까이 있는 사람들을 일단 의심하기 시작하면 과거에 싸웠던 일, 실망시켰던 기억들이 마음속에 전부 되살아나게 된다. 그래서 이들은 이루 말할 수 없는 고통과 배신감을 맛보게 된다. 가족마저 적대적으로 되었다는 것을 깨닫게 되면서 세상 모든 사람들에게로 향한 이들의 편집증은 점점 더 강화된다. 오히려 낯선 사람들 사이에 있을 때 더 안전하게 느낀다. 완전히 겁에 질리게 되었을 경우에는 자기가 가장 사랑하는 사람마저 공격하게 된다.

더욱 더 병이 진행되어 어떤 단계에 이르면 피해망상을 가진 거의 모든 환자들은 자신을 향한 세상의 음모가 있다고 믿게 된다. 음모의 성격은 환자가 살고 있는 문화적 맥락에 따라 다르다. 과거 청교도들이 지배적이었던 나라에서 살고 있는 편집증 환자는 교황의 힘을 가장 두려워했다. 필자가 의사 수업을 받고 있었을 그 당시 대단히 흔했던 피해망상의 내용으로는 KGB가 자신을 표적으로 삼고 있다는 걱정이었다. 그러나 냉전이 끝난 이후에는 이런 내용의 망상은 덜 나타나는 것으로 보인다. 아마도 그보다도 가장 흔하게 나타나는 피해망상은 마피아에게 괴롭힘을 당하는 것이다. 마피아에게 시달리는 박해망상은 미국뿐만 아니라 다른 나라 출신에게서도 공통적으로 나타났으며 나이를 불문하고 다양한 민족출신의 집단에게서 나타나는 것으로 보인다. 이것은 아마도 마피아 이야기에 관한 영화, 텔레비전 드라마의 영향이 클 것이다.

✚ 편집증에 대처하는 법

정신치료

편집증적인 느낌으로 고통을 받고 있을지라도 정신과 의사에게 도움을 청할 리가 거의 없다. 편집증의 특징이 남의 탓을 하면서 자기반성이나 자기성찰이 없기 때문이다. 하지만 편집증 때문에 수반되는 불안을 치료하려고 하거나 혹은 주변의 동료들, 친구들, 가족들이 이들을 병원으로 데려온다면 어느 정도는 치료할 수 있는 법을 찾을 수도 있다. 세상을 의심스럽게 바라보면서 적응하지 못하는 경우에는 정신치료가 도움이 될 수 있다. 적어도 이들이 자신의 태도를 바꾸려고 결심하고 있는 한에서는 말이다. 치료자가 대인관계에서 과거와는 다른 관점과 태도를 가질 수 있도록 도와줄 수 있다. 이들은 보다 객관적이고 자기성찰적인 태도를 배우게 될 것이다. 이들이 실망할 때마다 편집증적인 해석으로 매번 비약하지 않도록 해줄 수도 있다.

이런 형태의 치료는 결코 쉽지 않다. 편집증 환자는 비판에 몹시 예민하기 때문에 치료자가 이들의 신뢰를 얻으면서도 오래되어 굳어질 대로 굳어진 이들의 사고방식에 도전하여 바꿔내는 일을 동시적으로 수행해야 하기 때문이다.

약물치료

정신분열병에서도 보이는 증상인 편집증 삽화로 고통받는다면, 선택할 수 있는 치료법은 항정신병 약물치료(《정신병》 참조)다. 항정신병 약물을 투여하면 편집증에서 오는 불안과 공포와 두려움은 거의 즉각적으로 줄일 수 있다. 하지만 마피아에게 쫓긴다는 망상 등을 치료하려면 대체로 몇 주간의 치료가 필요하다. 그런 증상은 서서히 줄어들다가 사라진다. 피해망상은 약물치료에도 불구하고 끈질기게 계속되는 경우가 종종 있지만, 어느 정도 시간이 지나면 증상이 많이 줄어들고 강도도 약해져서 대부분의 경우 무시할 만한 정도가 된다.

✚ 당신 곁에 편집증을 앓고 있는 이가 있다면

편집증 환자를 보살피는 보호자라면, 무엇보다 환자가 치료를 받을 수 있도록 도와야 한다. 편집증 환자에게 치료를 받게 만드는 것 자체가 무척 힘들다. 이들은 일단 낯선 사람을 의심하고 특히 권위적인 인물들을 싫어하며 비판에 너무나 민감하기 때문이다. 환자는 자신을 도우려는 사람을 일단 의심부터 한다. 자기를 통제하고 조종하려는 것은 아닐까 하고 의심하고 그로 인해 화를 내거나 무서워한다.

편집증 환자와 상대할 경우에는 가능한 최선을 다해 정직하게 대해야 한다. 편집증 환자는 *거짓말과 속임수*를 부리려 하거나 행여 조종하려는 징후에 신경을 곤두세우기 때문이다. 편집증 환자에게는 그가 박해당할 일이 결코 없을 것이라는 점을 보호자로서 당신이 확신시켜주고, 그에게 당신이 세상을 어떻게 이해하고 지각하고 있는지에 관해 침착하고 나직나직하게 이야기해주는 것이 좋다. 그가 박해받고 있다는 기분은 인정하지만 당신은 그와는 다소간 달리 생각한다는 점을 서로 의사소통해야 한다. 그가 고통받고 있다는 것을 인정해주고 그의 고통을 경감시키는 데 어떤 방식으로든지 당신이 돕고 싶다는 점을 강조해야 한다. 자신이 정신과적인 문제가 있다는 것을 믿지 않는다고 하더라도 자신의 *불안*과 *수면장애*를 치료하기 위해 정신과 의사의 도움을 받으려고 할 수는 있다.

편집증을 가진 사람과 상호작용하려면 감정을 많이 드러내지 않아야 한다. 화를 내면서 논쟁을 하다 보면 절박하고 결사적인 심정이 될 것이다. 그러면 더욱 더 환자의 의심을 크게 사게 될 것이다. 환자는 당신이 자신을 통제하고 조종하려는 것은 아닌가 하는 의심을 굳히게 되고, 이렇게 되면 전혀 도움이 되지 않는다.

Physical Complaints and Pain
신체 증상 호소와 통증

마음의 병은 육체의 통증으로 전이되어 나타난다

의사라면 지긋지긋하다. 지난 몇 개월 동안 수십 명의 의사를 찾아갔다. 그들 중 누구 하나 도움이 되는 사람이 없었다. 의사마다 다른 테스트를 했으며 모든 테스트 결과는 하나같이 정상으로 나타났다.

혹은 의사들은 이렇게 말했다. 통증이 느껴진다면 통증을 일으킨 원인이 있어야 할 게 아니냐고. 처음에는 등이 아팠다. 이제는 무릎이 아프고 목 또한 아프다. 한 의사가 청진기를 당신 가슴에 가져다 댄다. 당신은 통증으로 비명을 지른다. 그러자 의사는 통증이 예리하고 날카로운지 혹은 화끈거리고 압박감으로 느껴지는지 물었다. 뭐 그 따위 질문이 다 있어? 이 통증은 고작 그런 정도를 넘어선 것이라니까.

이제 당신의 결장의 문제가 재발되었다. 종일 배에 가스가 찬 것처럼 거북하다. 소화가 되지 않는 것 같다. 위궤양일까? 혹은 이런 모든 문제들 때문에 더 이상 성욕조차 느끼지 못하는 것일까? 하여튼 너무 불편해.

당신은 마지막으로 찾아간 의사에게 이 모든 증상들을 설명했다. 하지만 의사는 또 다른 검사를 하지는 않을 것이라고 말하면서 자기 동료인 정신과 의사를 찾아가는 것이 어떻겠냐고 했다. 의사의 말에 의하면 그 모든 증상들이 바로 당신 마음에서 기인한 것이라고 했다.

의사가 그런 통증을 상상이라도 할 수 있을까?

통증은 정신과 신체의 복합적인 경험

마음의 병과 신체의 병을 구분하고 싶은 유혹은 언제나 있다. 의학적으로 특수한 이상소견을 발견할 수 없으면 의사는 환자의 증상 호소가 진짜가 아니라는 결론을 내릴 수 있다. 환자는 거짓을 말하거나 정신과적 문제가 있다는 것이다. 하지만 신체적인 질환과 정신과적인 질환을 엄격하게 구분하는 것 자체가 대단히 인위적이라는 것을 점차 인식하게 되었다.

통증, 불편함과 다른 감각에 변화를 느끼게 되면 우리 뇌가 그것을 경험한다. 뇌는 그런 감각을 증폭시키거나 무디게 할 수 있다. 과거의 경험과 문화적 배경에 따라서 우리는 그런 불편함을 다르게 해석한다. 슬픔이 토할 것 같은 느낌으로 나타날 수 있으며, 근육의 떨림이 초조함으로 경험된다. 뇌는 신경세포의 신호전달을 통해서나 혈관에 호르몬을 방출하여 신체의 다른 장기들에도 영향을 미친다. 예를 들어, 심리적인 스트레스는 심장발작을 일으키게 하거나 면역체계를 억제시킬 수 있다. 정신과적인 병과 다른 신체적인 병을 분리해야 하는 실제적인 이유가 있기는 하다. 그럼에도 불구하고 신체적인 증상이 어떻게 발병하고, 어떻게 지각하며 어떻게 호소하는지에 정신상태가 매우 큰 영향을 미친다는 것을 알아야만 한다.

아마도 통증은 가장 흔한 의학적인 증상 호소 중 하나일 것이다. 격심한 통증은 유용한 목적이 있다. 우리의 몸이 상처나 질병이 있는 곳에 관심을 기울이도록 하는 신호이다. 하지만 많은 사람들은 몇 개월 동안 계속되는 지속적인 통증이나 혹은 간헐적인 통증을 호소한다. 그런 통증은 더 이상 유용한 목적이 있는 것이 아니라 통증 자체가 일상생활에 심각한 영향을 미치고 비용을 많이 들이게 한다. 매년 미국인구의 10퍼센트 이상이 등의 통증, 두통, 암이나 수술로 인한 통증 증후군으로 고통받고 수백 명의 환자가 의사를 찾는다. 치료를 받고 있거나 치료를 받고 있음에도 불구하고 통증이 지속되면, 우울증, 불안, 수면장애와 같은 증상이 생길 수 있다. 이렇게 되면 대인관계를 유지하기 어렵게 된다. 점점 더 무기력해지고, 절망적이고,

의존적이고, 주변 사람을 조종하려고 하고, 화가 나고 주변으로부터 소외되기 시작한다.

통증의 증상과 형태

신체적 통증

통증에는 다양한 유형들이 있다. 가장 쉽게 이해되는 것이 피부, 근육, 뼈 등에 있는 신경세포의 손상이나 염증으로 인해 발생되는 신체의 통증이다. 이것은 힘껏 닫은 문에 손가락이 끼었을 때, 혹은 칼에 벤 상처에 레몬주스가 들어갔을 때 느낄 수 있는 것과 같은 통증이다. 우리의 신경세포가 척수에 신호를 전달하면 척수는 즉시 통증의 원천으로부터 빨리 물러서라는 신호를 근육에 보낸다. 이런 반사작용은 느낌이 통증이라는 것을 식별할 수 있도록 해주는 뇌에 신호가 지속적으로 전달되고 난 뒤에도 일어난다. 신체의 통증은 근육긴장이나 근육염증이 명확하지 않아도 일어날 수 있다. 눈에 보이지 않는 손상이라도 그곳에 닿으면 통증을 유발하는 통증 유발점이 있다.

내장기관의 통증

내장 통증은 몸 안 깊숙이 있는 장기의 염증, 긴장, 또는 장기의 신경세포가 손상을 입어 발생한다. 이런 통증은 정확히 어디에서 일어나는 것인지 꼬집어 말할 수가 없다. 그럼에도 상처 부위와는 거리가 먼 곳에서 둔하고 압박하는 통증을 경험할 수 있다. 예를 들어, 심장발작이 일어나는 동안 어깨, 팔, 턱에서 통증을 느낄 수 있다. 내장기관에 통증이 오면 오한과 구토를 느낄 수 있다.

정신과적 질환으로 인한 통증

온몸으로 느껴지는 불편함은 정신과적 질환을 앓는 동안 자주 경험하게 된다. 우울증, 공황장애, 전반적인 불안은 종종 두통과 모호한 복부통증, 구토감을 수반한다. 이들의 기분이 여타 장기에 스트레스를 가하는 것인지, 아니면 이들이 느끼는 불편한 감정을 보다 익숙한 신체적인 증상, 즉 통증과 구토로 해석하는 것인지를 알 수 없다. 어느 경우든지 간에 이들이 진짜 불편함을 느낀다는 것만은 사실이다.

신경병성 통증

신경병성 통증은 신경세포가 모니터하는 장기와 세포조직의 문제라기보다는 신경계가 손상을 입어서 초래된다. 대체로 신경병성 통증은 쑤시는 압통, 둔한 통증, 칼로 찌르는 듯한 통증, 전기충격, 화끈거리는 감각으로 나타나거나, 이런 느낌들이 섞여서 나타나기도 한다. 예를 들어, 신체 절단 때 신경세포가 잘리게 되면, 신경병성 통증뿐만 아니라 절단된 사지나 절단된 부속장기가 아직 그곳에 있는 것 같은 이상한 감각과 통증을 느끼게 된다.

만성통증증후군

환자를 괴롭히고 의사를 좌절시키는 만성통증증후군은 쉽사리 이런 범주에 맞아떨어지지 않는다. 자신의 통증이 어떤 것인지를 정확히 기술하기도 힘들다. 아니면 여러 가지 불편함을 경험할 수도 있다. 바늘 끝으로 찌르는 것 같은 통증에서 둔하고 엷게 퍼져 나가는 것 같은 느낌, 예리한 칼날에 찔린 것 같은 통증 등 다양하다. 의사는 신체검사, 검사실검사, 방사선검사 등을 해보지만 이상 소견을 전혀 발견하지 못할 수도 있다. 사실상 의사가 비정상적인 소견을 발견했다 하더라도 이들이 경험하는 통증과는 무관할 수도 있다. 척추 디스크가 비정상이라는 것을 스캔으로 알아냈지만 그것으로 인해 이들이 고통받고 있는 등의 통증을 설명해줄 수는 없다. 섬유근육통은 고통스러운 통증 유발점과 온몸의 통증을 특징으로 하는 통증증후군이다. 아직까지 정확한 원인은 밝혀지지 않았으며 만성피로증후군과 많이 겹친다.

월경전증후군

　월경전증후군(PMS, 혹은 월경전 불쾌 장애 premenstrual dysphoric disorder, 말기황체기 불쾌 장애 late luteal phase dysphoric disorder로 알려진)은 정신과적인 증상과 신체적인 증상이 함께 수반되는 또 다른 증후군이다. PMS에 시달리는 사람들은 초조, 탈진, 슬픔, 눈물, 두통, 심한 복통, 비정상적인 허기, 수면 장애, 월경주기마다 느끼는 팽만감 등을 경험한다(〈기분요동〉 참조). 이런 증상들은 대체로 월경 시작 전 주쯤에 절정에 달하며 그러다가 적어도 1주일 정도 지나면 완전히 사라진다.

신체형 장애들 Somatoform Disorders은 과도한 신체적 관심과 걱정을 특징으로 한다

　신체화 장애는 의학적인 근거가 전혀 없는데도 여러 가지 신체적인 통증을 하소연하는 만성적인 질환이다. 신체화 장애는 자궁에서 비롯되며 따라서 여성에서만 생긴다는 과거의 잘못된 믿음으로 인해 한때는 히스테리아로 불렸다. 현재에도 신체화 장애로 진단받는 사람은 여성이 훨씬 더 많으며 대략 100명 중 1명꼴로 나타난다. 신체화 장애는 치유하기 힘들다. 대부분의 환자들은 의학적인 치료를 계속 요구하게 된다.

　신체화 장애로 고통받는다면, 이들은 적어도 사춘기 이후부터 인생의 대부분을 다양한 증상을 호소하면서 앓아 왔을 것이다. 몸의 온갖 군데에서 반복적으로 나타나고 치료되지 않는 여러 가지 증상을 하소연하려고 여러 명의 의사를 찾아다녔을 수도 있다. 집중적인 정밀검사도 받고 치료도 받아 보았을 것이다. 이들의 병은 마음에서 비롯된 것이므로 정신과 의사를 찾아가 보라며 권해주기도 했을 것이다.

　이들의 증상은 때에 따라 다양한 형태로 모습을 바꿔서 나타나기도 한다. 통증, *성행위 수행장애* sexual performance problem, 위장관 장애, 쇠약과 시야가 흐려 보이는 등의 신경증적인 장애에 이르기까지 다양한 증상에 시달린다. 이들의 고통을 일관되게, 논리적으로 설명하기가 어렵다. 이들 통증이 무척 심하다 할지라도 남들의 눈에는 모호하고 변덕스럽고 겹치는 부분이 많다는 인상을 준다. 남들이 보기에 이들은 *히스테리적*histrionic이고 사람들의 관심과 인정을 갈망하는 것처럼 보인다.

건강염려증 또한 신체화 장애와 비슷하지만 신체화 장애가 유독 여성들에게서 많은 반면, 건강염려증은 남녀 비슷하게 생긴다. 건강염려증의 경우 아직 진단되지 않은 병에 걸렸다고 확신하게 된다. 예를 들어, 암이나 에이즈 혹은 전신감염에 걸렸다고 생각한다. 물론 정밀검사의 결과 아무런 이상이 없으며 건강하다는 소견이 나온다. 그런데도 이들은 그런 의학적 결과를 믿지 않는다. 도무지 설명할 수 없는 신체적인 증상이 있지만 신체화 장애처럼 그렇게 많은 증상이 있는 것은 아니다. 모든 증상을 호소하지는 않고 이들은 자신이 걸리지 않았을까 하고 의심하는 특별한 병으로 인한 증상을 호소한다. 자기 주변 사람들 중에서 최근에 사망했다든지, 혹은 중병에 걸린 것으로 판명된 경우가 있다. 혹은 자기 자신이 아팠다가 회복되었을 수도 있다. 이들은 자신이 말하고 있는 질병을 본인이 잘 알고 있다고 생각한다. 의사가 철저하게 검사를 하지 않았을 수도 있다고 의사를 의심한다. 시간이 흘러가고, 걱정이 한 가지 병에서 다른 병으로 옮아가게 되며 이전의 증상은 더 이상 호소하지 않는다. 20명 중 1명 정도가 건강염려증적 공포를 가지고 있다.

정신과 의사들은 신체화 장애, 건강염려증, 만성통증, 만성*피로증후군*과 같은 신체형 장애의 원인을 정확히 알지 못한다. 이런 병들은 스트레스 기간 동안 시작되거나 훨씬 심해진다. 이 병에 시달리는 개인들은 신체적인 감각에 몹시 예민한 것은 사실이다. 우리들 대부분은 날마다 경험하는 사소한 통증이나 근육통과 같은 것들을 무시한다. 비록 조금 피곤하더라도 그냥 참고 견딘다. 두통이 시작되면 다른 활동을 함으로써 신경을 분산시켜버린다. 기침, 설사, 구토, 오심이 있다 하더라도 황급히 병원으로 달려가기보다는 그런 증상들이 스스로 사라지기를 기다리면서 며칠 참고 견딘다. 신체형 장애를 가진 사람이라면, 이런 사소한 증상과 흔히 볼 수 있는 감각에 온통 신경이 집중되고 이것을 중병의 전조로 해석하고 걱정하게 된다. 이런 증상들을 호소할 때 의사와 자기 보호자들은 관심을 갖고 위로해준다는 것을 이들은 알게 된다. 혹은 아프다고 하면서 관심을 끄는 것 이외에는 달리 관심을 받을 수 없다고 생각할 수도 있다. 아프다는 핑계로 잡무에서 벗어나고 때로는 일에서 벗어날 수 있는 정당한 구실이 된다. 물론 이들은 본인 스스로 즐긴다고 말하지는 않을 것이다.

신체추형장애Body Dysmorphic Disorder: BDD는 자기 *신체 이미지*의 어딘가 분명히 기형적인 측면이 있다고 확신하는 상태다. 건강염려증의 경우처럼 몸에 병이 있다고 걱정하지는 않지만, 신체추형장애인 경우 외모로 인해 끊임없이 시달리게 된다. 신체상의 결함을 고치려고 수술을 받지만 결과에 만족하는 법은 거의 없다.

건강염려증과 신체추형장애 모두 그릇된 믿음에서 비롯된다. 하지만 대체적으로 이런 잘못된 믿음을 망상이라고 하지는 않는다. 현실감을 완전히 상실하지 않고서도 이들은 아프다고 호소하고 신체의 특정한 부분이 기형이라는 믿음을 이야기할 수 있다. 이와는 달리 신체*망상*은 자기 신체에 관해 일반적으로 좀 더 기괴한 믿음을 표시하는데, 정신분열병과 심한 *우울증*에서 그런 증상을 찾아 볼 수 있다. *정신병*적 상태일 경우 자신의 몸에 기생충이 득실거린다거나 장기가 썩어가고 있다고 믿는다. 정신병 환자의 신체적인 증상 호소는 무시하지 말아야 하는데, 왜냐하면 중증 정신질환을 앓고 있는 환자들은 신체적인 질병에도 훨씬 더 취약한 편이기 때문이다. 필자는 목에 통증을 호소하는 정신분열병 환자를 치료한 적이 있었는데, 환자가 유리를 삼킨 탓이었다. 유리를 삼키게 된 것은 망상에서 기인한 것이었지만 환자의 통증과 고통은 진짜였으며, 정밀검사 결과 식도종양을 발견하게 되었다.

전환장애(轉換障碍)conversion disorder(심리적인 갈등이 원인이 되어, 신경계 증상, 즉, 감각기관이나 운동기관의 증상이 나타나는 경우이며, 의학적으로 설명이 되지 않는다. —역

㈜는 심리적인 스트레스를 느닷없이 신경과적인 장애로 발전시키는 것으로 반응하는 드문 병이다. 예를 들어, 강간생존자의 경우 그 이후로 갑자기 다리가 마비되는 경험을 할 수 있다. 살인을 목격하고 난 뒤 눈이 멀 수도 있다. 이런 증상은 느닷없이 돌발적으로 나타나는데 무서운 기억이나 갈등에서 자신을 *해리*dissociation 시킨 결과로 보인다. 혹은 끔찍한 기억, 충격적인 장면과 의식적으로 대면할 수가 없어서 신경증적인 것으로 전환시킨 것일 수도 있다. 정신치료나 최면치료를 통해 심리적인 갈등이 일단 밝혀지면 그와 같은 증상들은 갑자기 사라질 수도 있다.

✤ 통증과 신체적인 걱정에 대처하는 법

먼저 정밀검사를 받아야 한다

지속적인 통증과 다양하고 복합적인 신체적인 증상으로 고통받는다면, 정밀검사를 받아 볼 필요가 있다. 의학적인 정밀검사의 목표는 이들의 증상 호소가 진짜인지 가짜인지를 판명하려는 것이 아니다. 치료가 가능한 특정한 질병이 있는지 없는지를 파악하여 가능하다면 그런 증상으로부터 벗어날 수 있도록 하려는 것이다. 의학적인 정밀검사에는 현재의 증상의 원인이 되기도 하고 악화시키기도 할 가능성이 있는 우울증, 불안과 같은 정신과적인 병에 대한 조사도 반드시 포함되어야 한다.

정신치료 - 이완요법

설명가능한 의학적인 원인이 없음에도 병이 재발할 것 같다는 느낌이 든다면, 건강염려증이나 신체화 장애와 같은 신체형 장애로 진단받을 수도 있다. 신체적인 증상 호소를 통하고 보호자와의 접촉을 함으로써 자신의 정서적인 욕구를 만족시키거나 표현하는 이유를 스스로 이해하도록 도와줄 수 있는 정신과 의사나 정신치료자에게 의뢰할 수도 있다. 치료자는 이들을 위로해주려고 하지 않을 것이다. 위로와 같은 방식은 효과적일 것 같지 않다. 그 대신에 치료자는 이들의 병에 대한 전반적인 패턴을 이해하고 파악할 수 있도록 도와줄 수 있을 것이다. 모호한 신체적 불편을 느꼈다고 해서 최악의 사태를 두려워할 필요가 없다는 것을 이들은 깨닫게 될 것이다. 온통 자기 몸에 신경을 곤두세우면서 두려워할 것까지 없으며, 약간 속이 거북하고 두통이 있고 등에 경련이 나고 쥐가 내리는 것쯤은 무시해도 된다는 것을 알게 될 것이다. 이완요법(〈불안〉 참조)은 이런 신체적 감각과 그에 따른 공포를 훨씬 잘 통제할 수 있도록 해줄 것이다.

한 명의 의사에게 고정적인 치료를 받아라

신체형 장애가 있다면 아마도 여러 명의 의사들을 찾아가본 경험이 있을 것이다. 이들이 생각하기에 전문의들은 제각기 딴소리를 하는 것처럼 들릴 것이다. 어떤 의사는 이들이 말하는 증상에 공감을 표시한다면, 또 다른 의사는 그런 증상들을 진지하게 받아들이지 않는 것처럼 보인다. 그래서 이들이 내린 결론은, 자신의 병을 제대로 아는 의사는 한 명도 없으며, 의사들의 진단과 치료는 단편적이며, 결코 충분하지 않다는 것이다.

치료받는 첫 단계는 자신의 증상을 이야기할 수 있고 다루어 줄 수 있는 의사 한 명만을 선택하는 것이다. 그 의사를 짧은 시간 동안 규칙적으로 방문하는 것, 가능하다면 한 달에 한 번 정도를 규칙적으로 찾아감으로써 의사가 자신의 증세를 잘 모니터할 수 있도록 해주는 것이 필요하다. 그러면 의사는 이들에 대해서 잘 알게 될 것이며, 증상이 생겼다 없어졌다 하는 신체형 장애의 경과 중에 혼란스러워할 이들을 잘 안내해주게 될 것이다. 어느 환자나 마찬가지로 이들도 아프다는 사실을 의사는 인정해주고 필요하면 진찰과 검사도 하게 될 것이다. 하지만 환자이건 의사건 필요 이상으로 여러 번 정밀검사를 하는 것은 피해야 한다. 반복적인 검사는 새로운 질병을 발견할 가능성이 적고 안도감을 주기보다는 의구심을 더욱 불러일으킬 것이기 때문이다.

약물치료 - 진통제

통증에는 다양한 의학적 치료를 한다. 통증의 원인을 다루는 의사들은 원인 질환에 따라 대개 저마다의 처방을 해준다. 예를 들어, 통증에 관한 처방은 정신과 의사보다는 주로 가족 주치의, 내과의사, 외과의사가 내리는 경우가 더 많다. 하지만 이들의 통증이 *불안*, *수면장애*, *우울증*에 의한 것이거나 이런 정신과적인 문제들로 인해 통증이 더 악화되는 경우 정신과 의사가 처방을 하기도 한다. 더욱 치료가 어렵고 복잡한 만성통증의 경우, 마취과 의사, 심리학자를 포함한 다학제적인 팀이 꾸려져서 이들의 증세를 완화할 수 있는 치료법을 찾아내려고 함께 노력한다. 통증을 경감시키는 데 한 명 이상의 의사들이 협력하게 된다면, 의사들이 제공하는 치료들을 전체적으로 잘 조정하는 것이 가장 중요하다. 그렇지 않을 경우 이들 병에 관해서 어떤 의사도 전모를 파악하지 못하게 된다. 그렇게 되면 치료의 처방이 부적절하거나 불완전할 수도 있다. 법적인 문제도 감수해야 할 경우도 있다. 어떤 약물은 잠재적인 중독가능성이 있거나 법적으로 엄격한 규제대상일 수도 있다.

가장 흔히 사용되는 진통제는 처방전 없이도 살 수 있는 제품over-the-counte: OTC(일반약품)이다. 아세틸살리실산은 흔히 아스피린으로 알려져 있는데 다양한 용도로 이용된다. 아세틸살리실산은 세포조직에 상처가 났거나 감염되었을 때 나오는 화학물질을 억제하여 통증을 경감시킨다. 이것은 또한 고열과 혈액응고를 감소시킨다. 이부프로펜ibuprofen(모트린Motrin)과 같은 비스테로이드성 항염증 약물nonsteroidal anti-inflammatory drugs은 아스피린과 유사한 특성을 지니고 있다. 두 종류 모두 위장 장애와 출혈을 초래할 수 있다. 이 계열의 새로운 약물(세레콕시브celecoxib 혹은 세레브렉스Celebrex)가 개발됨에 따라 이와 같은 부작용의 위험은 낮아지고 있다. 이런 신약들은 처방전이 있어야 이용가능하다. 아세트아미노펜(타이레놀과 다양한 감기약에 포함된) 또한 진통효과가 있는데, 아마도 뇌에서 분비되는 화학물질에 직접적인 영향을 미치기 때문인 것 같다. 하지만 이 약들은 소염효과가 있는 것은 아니다. 많은 진통소염제들이 처방전 없이 팔리지만, 위험성이 전혀 없는 것은 아니다. 특히 다른 약물들과 함께 복용했을 때 부작용이 생길 가능성이 더 많다. 예를 들어, 비스테로이드성 항염증 약물은 리튬의 혈중농도를 급격히 증가시킨다. 아세트아미노펜은 간독성이 있다. 이런 약물들은 술을 많이 마시게 되면 훨씬 더 위험해진다.

양귀비에서 추출된 아편은 수천 년 동안 진통제로 사용되었다. 모르핀은 19세기 아편에서 추출되었으며 그 이후로 많은 아편계 약물이 추출되었거나 합성되었다(코데인codeine, 하이드로코돈hydrocodone, 하이드로모르폰hydromorphone, 메타돈methadone 등). 뇌에 있는 화학적 수용체와 몸의 신경세포에 있는 수용체에 결합하여 통증감각을 억제한다. 불행하게도 아편계 약물은 잠재적으로 중독의 가능성이 있으며 중독되지 않더라도 내성이 생겨 나중에는 동일한 정도의 통증 완화효과를 보려면 용량을 점점 더 늘여야 한다. 아편계 진통제는 처방전이 있어야만 이용가능하며 마약으로서 엄격한 규제의 대상이다. 남용할 소지가 없는 것은 아니지만, 그래도 아편계 약물은 진통제로서 대단히 효과적이며 대부분의 경우 안전하게 사용될 수 있다. 심한 통증을 단기적으로 경감시키기 위해서라면 의사든 환자든 아편계 약물의 사용을 두려워할 필요는 없다. 암과 관절염과 같은 만성적인 통증을 치료하는 데 다른 진통제가 효과가 없을 경우에도 아편계 약물은 효과가 있다. 졸음, 우울, 오심, 가려움, 변비와 같은 부작용이 있고 고용량에서는 호흡곤란이 올 수 있다.

트라마돌tramadol(울트람Ultram)은 화학적으로는 아편계 약물들과 다르지만, 아편계 약물을 사용할 때의 효과뿐만 아니라 부작용도 비슷한 합성약물이다. 트라마돌은 경련을 초래할 수도 있으므로 경련을 초래할 수 있는 항우울제 등과 같은 다른 약물과 함께 사용할 경우에는 조심해서 사용해야 한다.

마약성 진통제만이 유일한 통증치료제는 아니다

원래는 진통을 목적으로 하는 약물이 아니지만 그럼에도 통증을 완화하기 위해 다양한 형태의 정신과적, 신경과적인 약물이 종종 사용되고 있다.

삼환계 항우울제(〈우울증〉 참조)는 만성적인 통증을 치료하는 데 우울증을 치료할 때보다 적은 용량으로 효과적이다. SSRI 항우울제는 삼환계 항우울제와 동일한 진통효과가 있다고 볼 수는 없지만 그래도 월경전증후군을 치료하는 데는 효과적이다. 가바펜틴gabapentin(뉴론틴Neurontin)과 카바마제핀carbamazepine(테그레톨Tegretol) 같은 항경련제는 특히 만성적인 신경병성 통증neuropathic pain에 효과가 있다. 사이클로벤자프린Cyclobenzaprine(플렉제릴Flexeril), 바클로펜baclofen(리오레살Lioresal)은 근육이완제로서 근육연축으로 인한 등의 통증치료에 이용될 수 있다. 하지만 이런 약들은 중독 가능성이 있으며 만성적인 통증에는 사용하지 말아야 한다.

통증치료를 위한 두 가지 국소 처치가 있다. 리도카인 패치는 통증을 일으키는 부위에 직접 붙일 수 있다. 리도카인 패치는 헤르페스 발진과 같이 날카롭고 화끈거리는 통증치료에 특히 유용한 것으로 입증되었다. 12시간 동안 약효가 지속되므로 그 시간이 지나면 떼어낸다. 한두 주가 지날 때까지는 약효가 충분히 드러나지 않을 수 있다. 캡사이신은 고추식물에서 추출한 것이다. FDA가 이 천연제품을 엄격하게 테스트한 것은 아니며 효과도 불확실하다. 처음에 복용했을 때는 몹시 화끈거리는 통증을 유발한다. 매운 칠리 풋고추를 요리하면서 눈을 비빌 때의 감각을 우리는 잘 알고 있다. 장기적으로 사용하면, 캡사이신은 통증감각을 일으키는 체내 화학물질의 방출이 고갈되어 효과를 나타내는 것으로 생각된다. 캡사이신 연고를 통증이 있는 부위에 문질러서 바르면 관절염이나 다른 만성통증을 완화시키는 효과가 있다.

통증완화를 위해, 약물치료가 아닌 다른 접근법을 시도해 볼 수 있다. 우리의 몸은 운동을 할 때 자연스럽게 통증을 완화시키는 화학물질을 분비한다. 손상된 곳을 악화시키지 않게 조심해서 운동을 하게 되면 통증이 많이 나아지고 기분도 좋아지며 역경을 이겨낼 것 같은 자신감이 생긴다. 요가와 마사지는 근육과 관절을 풀어주고 압통을 느끼는 부위나 긴장된 부위를 풀어준다. 침이나 척추지압요법인 카이로프랙틱으로 고통을 경감시키기도 한다. 하지만 의사들은 검증되지 않은 이런 치료를 권하지는 않는다. 마지막으로 냉찜질이나 온찜질을 하는 것도 근육통과 뼈의 통증을 이완시키는 데 도움이 된다.

✤ 당신 곁에 신체적 불평을 호소하는 이가 있다면

신체적인 장애를 가진 사람을 간호해야 한다면 그런 환자의 불편함과 고통이 진짜라는 것을 인정해야 한다. 심지어 그런 증상이 의학적으로 치료 가능한 상태에서 비롯된 것이 아니라고 하더라도 꾀병이라고 생각하면 안 된다. 고통을 경감시키기 위해 환자가 하자는 대로 끌려들어 가지 않으면서도 환자의 정서적인 요구에는 지지하는 태도를 보여주어야 한다. 예를 들면, 배가 아프다고 하는 환자의 이야기를 듣고 병원으로 달려가도록 하지 않고 배가 아픔으로 해서 약속을 지키지 못한 것에 대한 환자의 감정을 토로하도록 해주어야 한다. 장애가 있다고 느낄 때 타인에게 의존하지 않고 스스로 문제를 해결할 수 있도록 용기를 북돋워주어야 한다. 때로는 의학적 문제가 환자와 보호자인 당신 사이의 정서적인 갈등으로부터 두 사람 모두의 주의를 딴 곳으로 분산시키게 되어 실제 해결해야 할 정서적 갈등에는 집중하지 않고 의학적 문제만을 해결하려고 하게 된다. 환자에게 정신치료를 받도록 해서 이런 문제들을 이야기하고 토의할 수 있도록 해야만 한다. 또 한 명의 의사에게 고정적으로 치료를 받도록 한다. 당신은 담당의사와 치료자들에게 환자의 병의 패턴과 병과 관련된 심리적인 스트레스나 정서적인 문제들에 관해 유용한 정보를 제공해줄 수도 있다.

신체적인 불편과 통증은 그것이 의학적인 문제든 아니든 간에 심리적으로 대단한 스트레스이다. 심각한 병이나 만성적인 질병이 있으면 환자의 성격이 드러난다. 대부분 병을 앓게 되면 다른 때보다 훨씬 더 의존적이 된다. 아프지 않았을 때는 대단히 독립적이던 사람들마저 의존적인 경향이 두드러지게 된다. 우울하지 않다 하더라도 좌절하고 절망하며, 짜증스러워하기도 한다. 평소보다 많은 관심을 보여주어도 환자는 그 점은 인정하지도 않고 그다지 고마워하지 않을 수도 있다. 물론 환자가 병으로 인해 일시적으로 그렇게 행동할 뿐이지 당신이 사랑하는 사람의 성격이 영원히 바뀐 것으로 생각할 필요는 없다. 그런 상태를 개인적인 문제로 받아들이지 말라. 환자에게 화를 내거나 대면하는 것을 회피하지 말아야 한다. 그보다는 환자가 자기 병에서 시선을 돌려 다른 일들에 관심을 가지도록 유도한다. 또 필요하다면 언제나 당신이 도와줄 수 있다는 것도 환자에게 알려줘야 한다. 그리고 간호하는 당신도 휴식을 취하고 즐길 수 있는 시간을 스스로에게 할애한다.

39

Psychosis
정신병

사고와 지각의 측면에서
비현실적으로 사고하고 지각하도록 미치는
일련의 증상을 나타내는 증후군

당신은 이상한 일이 일어나고 있다는 것을 감지했다. 당신이 거리를 지나가면 사람들이 쳐다보고 서로 수군거린다. 가게 유리창을 스쳐 지나가면 가게 점원이 당신을 빤히 쳐다본다. 건물 바깥에 서서 담배를 피우고 있던 여자들은 당신을 쳐다보고서는 서로 눈짓을 하면서 마주보고 웃는다. 왜 나를 쳐다보면서 다들 웃지? 당신은 샤워도 했고 옷도 깨끗한 것으로 입었다. 머리 빗질도 했다. 당신이 커피숍에 들어가거나 거리를 건너면 어떤 사람은 입술을 오므리거나 당신에게 윙크를 보낸다. 이전에 그런 일은 한 번도 없었다. 당신의 신체 일부가 점점 커지거나 혹은 악취가 나는 것일까? 당신 룸메이트가 몰래 당신 세탁물에다 세제를 첨가했는지도 모른다.

그로부터 몇 주가 흐른다. 당신은 잠을 제대로 잘 수가 없다. 어딘가에서 음악소리가 들린다. 음악소리는 점점 더 커진다. 음악소리에 벽이 울렁거린다. 당신 방의 어둠 속에서 빛이 물결치는 것을 본다. 다른 방에서 무슨 이상한 종교 의식 같은 것이 벌어지고 있는 것 같다. 무서운 것들이 어느 때라도 방으로 쳐들어올 것만 같았다. 당신은 눈을 감지만 여전히 그 빛을 볼 수 있다. 당신은 숨죽여 기도하지만 당신의 목소리가 벽에 부딪혀 되울려 퍼진다. 머릿속으로 "주님"이라고 생각하면 주님이라는 단어가 방안에 메아리친다. 공포에 질려 주님이 계신가요? 라고 묻는 당신 목소리를 듣는다. 다른 방에서 그들이 엿듣고 있으면 어떡하지? 주님께서 당신 목소리를 듣고 있다면?

당신은 재킷을 들고 아파트를 뛰쳐나간다. 거리에서 당신은 건물들 사이에서 그림자가 앞뒤로 출렁거리면서 날아다니는 것을 본다. 길모퉁이에 서 있는 경찰차로 달려간다. 경찰관이 자동차문을 내린다. 당신은 아파트에 끔찍한 일이 일어나고 있다고 경찰관에게 설명한다. 그런데 경찰관은 당신이 하는 말을 전혀 이해하지 못하겠다는 것이다. 경찰은 당신에게 도움이 필요하냐고 묻는다. 당신은 이미 했던 말을 다시 한 번 되풀이한다. 아파트에 이상한 일이 벌어지고 있다고. 경찰차 뒷좌석으로부터 한 목소리가 들린다. 누가 말을 하고 있는지 보려고 가까이 다가간다.

컴컴한 어둠 속에서 누군가가 중얼거린다. "지금 그녀를 처치해도 되고, 아니면 나중에 처치할 수도 있어." 당신은 손에 든 재킷도 내버린 채 달아난다. 당신은 무서워서 감히 뒤돌아보지도 못한다.

정신병에 대한 올바른 이해

정신병은 오래되었지만 흔히 오해를 불러일으키는 정신과적인 용어다. 정신병은 현실에서 완전히 벗어난 것을 의미한다. 우리 모두는 불가능한 일이 일어나는 꿈을 꾸다가 깨어나지만 꿈이 아니라 여전히 진짜인 것 같은 기분을 맛보기도 한다. 예를 들어, 우리는 꿈속에서 날기도 하고, 다른 사람이 되기도 하며 전혀 몰랐던 외국어를 유창하게 하기도 한다. 유명인사와 관계를 맺기도 한다. 우리는 쫓기는 꿈과 같은 악몽을 꾸기도 한다. 자기 신분을 여러 번 바꾸는 사람에게 쫓겨 다니기도 한다. 아마도 우리에게 가장 가까운 사람이 우리를 해치려하는 꿈을 꾸기도 한다. 그런 꿈들은 너무 생생해서 꿈에서 깨어난 후에도 일말의 진실이 있는 것은 아닐까 하고 의심해 보기도 한다.

정신병은 꿈처럼 경험된다. 논리적인 규칙은 왜곡되거나 증발한다. 무작위로 일어나는 것들이 중요한 의미를 띠게 된다. 불가능한 것이 그럴듯하게 다가온다. 마법들, 독약들, 텔레파시, 마인드컨트롤, 초인적인 능력 등. 정신병을 겪게 되면 악몽에 사로잡힌 것처럼 느껴진다. 그로부터 회복되면 정신병 상태일 때 자신에게 무슨 일이 일어났는지를 기억하지 못할 수도 있다. 다른 한편으로는 자신이 경험했던 것을 돌이켜 볼 때 선명하게 기억할 수도 있다. 그래서 불가능한 것들이 어쩌면 그토록 진짜처럼 보였는지 놀라워할 것이다.

꿈을 꿀 때 우리는 꿈을 꾸고 있다는 사실을 대체로 깨닫지 못한다. 불행하게도 정신병도 이와 마찬가지다. 정신병일 때 모든 것은 진짜처럼 생생하게 다가온다. 자기 주변에 일어나고 있는 혼란스러운 것들을 조리정연하게 꿰맞추기 위해 이들은 최선을 다한다. 누군가 이들에게 비현실적이라고 말해주거나 실성한 것처럼 행동한다고 말해주면, 이들은 그 말을 해주는 사람들이야말로 그들 주변에 무슨 일이 일어나고 있는지 진정 깨닫지 못하는 것으로 간주해버린다. 그들이 자신에게 뭔가를 속이고 있다고 의심하면서 그들이 음모를 꾸미고 있다고 생각한다.

흔히 말하는 "정신병적"이라는 단어는 "사이코 킬러"와 같이 악의적이고 예측할 수 없는 행동을 하는 사람을 지칭하는데, 이것은 잘못된 것이다. 정신과 의사가 말하는 정신병적이라는 말과는 전혀 상관이 없는 의미다. 정신과 의사에게 정신병적이라는 말은 정신병을 앓고 있는 사람을 그냥 지칭하는 용어다. 이 단어는 정신병자가 악마적이라거나 도저히 도울 수 없는 경우라는 의미가 담긴 것이 전혀 아니다. 그와는 정반대로 정신병에는 대단히 효과적인 치료법이 있다.

사고와 지각의 측면에서, 정신병은 대단히 다른 방식으로 사고하고 지각하도록 영향을 미치는 일련의 증상을 나타내는 증후군이다. 이런 증상에는 환각, 망상, 와해된 사고가 포함된다. **환각**은 잘못된 지각이다. 주변에 아무도 없는데도 목소리가 들리거나 실제로 존재하지 않는 것을 보는 것 등이 이에 해당한다. 망상은 아무런 증거도 없는 것을 고집하는 잘못된 믿음이다. 혹은 반대되는 증거가 있어도 본인의 믿음을 고치지 않는 잘못된 믿음이다. 와해된 사고는 대체로 환자가 이해되지 않는 말을 하고 있는 것을 통해 분명하게 드러난다. 혹은 정신과 의사들이 연상의 이완loose association으로 지칭하는 것이다. 이런 와해된 사고를 하게 되면 자신이 얼마나 기이한 소리를 하는지 이상하게도 알지 못하거나 심각한 혼동을 경험할 수도 있다.

정신병은 정신분열병에서 가장 흔하게 찾아 볼 수 있다

다른 병에서도 찾아 볼 수 있는 증상이기는 하지만 그래도 정신병은 당연히 정신분열병과 연결되어 있다. 정신분열병은 보통사람들이 병명에 담긴 뜻만 보고 생각하는 것처럼 인격이 분열된 것이 아니다. 정신분열병을 앓고 있는 사람은 두서너 가지 인격 사이를 오가는 것(다중인격장애에서 보여주는 것처럼,)(〈해리〉 참조)이 아니다. 그보다는 정신분열병은 정신병적 삽화를 특징으로 하는 뇌의 만성적인 의학적 질병이다. 정신분열병은 미국인들의 대략 1~2퍼센트 정도를 차지하지만 10퍼센트 정도에서 영구적인 장애를 초래한다.

정신분열병은 누구에게서나 나타날 수 있다. 우리가 지식인이고 잘 교육받았고 부유하고 사랑으로 가득 찬 부모 밑에서 양육되었든, 다른 모든 면에서 건강하든 그 점은 상관이 없다. 필자가 대학에 다닐 적에 진짜 총명한 학생이 정신분열병에 걸리는 것을 보았다. 노벨 경제학상을 받았던 사람들도 정신분열병에 시달렸다. 가까운 가족 중에 정신분열병 병력을 가진 사람이 있었다면 이 경우 정신분열병에 걸린 확률은 10배나 높아진다. 정신분열병은 도시생활자들에게서 좀 더 많이 찾아 볼 수 있다. 그것은 아마도 초기에 증상을 드러냈을 때 시골 지역이라는 점이 치료에 도움을 주고, 도시보다는 스트레스가 적기 때문일 수도 있다. 혹은 정신분열병이 발병하면 환자들이 시골에서 도시로 이동함으로써 도시에서의 발병 비율이 높아질 수도 있다. 연구자들에 따르면 정신분열병은 모든 나라, 모든 민족들에서 유사한 형태와 유사한 비율로 나타나는 보편적인 병이다.

정신분열병은 전형적으로 10대와 성인 초기에 시작된다. 평균적으로 남자는 여자들보다 10년 먼저 정신분열병이 발현하여 진행된다. 정신병적 상태가 되기 전에 정신분열병 환자들은 정신과 의사들이 전구증상 prodromal symptoms, 혹은 병의 초기 증상이라고 일컫는 상태를 경험하게 된다. 학업성적이 떨어지고 학교숙제와 과제를 마무리하는 데 애를 먹는다. 정해진 시간에 일을 끝마치지 못한다. 데이트를 더 이상 하지 않는다. 친구들과 연락하지 않게 된다. 초감각적인 지각, 신비적인 제의, 음모론, 외계인 등과 같은 이상한 주제에 관심을 보이기 시작한다. 술을 마시고 마약을 하게 된다. 성질을 자제하지 못하고 쉽게 흥분하여 싸움질을 한다. *종교적 집착*에 빠져들 수도 있다. 수면, 위생, 식습관이 변화된다. 당황스러워 보이고 산만하며 비관적으로 된다. 언어가 공허하고 계획을 짜는 것이 힘들어진다. 이런 변화된 행동이 반드시 정신분열병의 전구증상이라고 할 수는 없다. 예를 들어, 우울증 때문이거나 중독성 약물의 사용으로 인한 문제(《중독 상태》 참조)로 볼 수도 있다는 것이다. 하지만 어떤 경우에는 이런 증상들은 정신분열병의 초기 증상으로 볼 수도 있다.

정신병의 첫 번째 삽화는 몇 주 혹은 몇 개월에 걸쳐서 발병된다. 절친한 친구나 친척의 죽음, 아이의 탄생, 체포, 대학을 다니기 위해 집을 떠남, 졸업시험을 위한 공부, 돈이 떨어지는 것과 같이 스트레스가 쌓이는 사건에 뒤따라 종종 발병하기도 한다. 이들은 뭔가 잘못되었다는 생각이 들기는 한다. 남들이 자기를 대하는 모습을 보면 비록 자신에게 문제가 있는 것은 아니지만 뭔가 잘못되어가고 있다는 생각을 어렴풋이 할 수도 있다. 그렇다고 이들은 자신이 병들었다거나 치료를 받아야 한다는 생각은 하지 않는다(〈부정〉 참조). 다른 사람들도 모두 비슷한 성장통을 겪는다는 정도로 생각한다. 정신질환에 관해서 아는 것이 전혀 없을 수도 있다. 이들의 사고는 혼란스럽다. 가족 중에서 정신질환으로 고생한 사람을 곁에서 보았다면 이들 또한 도움이 필요하다는 걸 인정할 수 있다. 그렇지 않다면 오히려 겁이 나서 진실을 숨기려고 할 수도 있다.

정신병적 상태인 사람과 더불어 살거나 함께 일하다 보면, 뭔가 잘못되었다는 것을 알게 될 것이다. 환자가 스트레스와 씨름하고 영적 위기에 빠져 있는 것처럼 우리 눈에 비칠 수도 있다. 혹은 환자가 의도적으로 남들과 다르게 행동하려는 것처럼 보일 수 있다. 그러나 환자를 방해할 아무런 권리도 없다. 우리가 개입하려고 하면, 환자는 남의 일에 주제넘게 나서지 말라고 한다. 만약 환자가 *편집증*적 상태라면, 비밀이 많고 타인을 불신하므로 자기가 경험하고 있는 현상을 남들에게 털어놓으려고 하지 않을 것이다. 이 모든 이유로 인해 환자는 병세가 심각해질 때까지 자기 자신과 남들에게 자기 병을 숨길 것이다. 그럴 경우, 환자가 환청이나 환각을 보고, 겁에 질려 떨고, 혼동 상태에 빠지게 되어 더 이상 남들에게 병세를 숨길 수 없을 정도에 이를 때까지 아무도 환자가 얼마나 앓고 있는지 모른 채 지내게 된다.

정신분열병의 첫 삽화 동안 무슨 일이 일어나는가? 어떤 시점에 이르면 가족, 친구, 동료들, 교사들, 심지어 경찰관들까지 나서서 이들을 병원으로 데려가게 될 것이다. 증상의 심각성에 따라, 그리고 치료에 얼마나 협조적인지에 따라 외래 통원치료를 받게 되거나 아니면 입원치료를 받게 될 것이다. 약물치료가 정신분열병 치료의 핵심이다. 약물치료를 하게 되면 거의 즉각적으로 초조와 불안이 줄어들게 된다. 며칠 지나지 않아 훨씬 더 조리 있게 말을 하게 되고 덜 혼란스러워하게 된다. 잠, 개인위생, 식욕이 호전된다. 몇 주가 지나면 환각의 강도가 희미해지고 나타나는 빈도수도 줄어든다. 한두 달 지나면 망상이 사라진다. 이제 더 이상 누가 자신에게 해코지를 하려고 한다는 피해망상에 시달리지 않는다. 이들은 자신에게 그처럼 생생했던 것들이 사실은 정신질환에 의해 초래된 증상이었다는 것을 진심으로 인정하기까지는 많은 시간과 교육이 필요할 수도 있다. 어떤 경우에는 이런 경과가 대단히 빨리 일어날 수도 있다. 불과 며칠 이내에 혹은 몇 주 이내에 현실감각을 되찾게 된다.

일반적으로 급하게 나타난 정신병 증상은 일단 치료가 시작되면 신속하게 소멸될 수 있다. 발병이 몇 개월에 걸쳐 서서히 진행되는 경우에는 약물의 효과가 늦게 나타날 수가 있다. 이런 삽화 동안 정신병적 상태의 기간이 길면 길수록 치료하기가 힘들어지고 새로운 정신병적 삽화가 생길 때마다 치료가 점점 더 힘들어진다. 그렇기 때문에 재발을 하지 않도록 하는 것이 중요하다. 재발을 막기 위해서는 예방책을 세우는 것이 중요한데, 대부분의 경우에서 꾸준한 약물치료가 재발을 막아준다.

정신분열병의 치료에 이용 가능한 약물이 나오기 이전부터도 정신과 의사들은 첫 번째 정신병적 삽화가 발병한 뒤의 예후가 대단히 다양하다는 점을 보고했다. 환자들 중 대략 1/3은 두 번째 삽화로 발병하지 않는다. 환자들 중 또 다른 1/3은 장차 여러 번 재발한다. 삽화와 삽화 사이에 환자들은 상당히 잘 지내는 편이다. 마지막으로 나머지 1/3의 환자들은 시간이 경과함에 따라 정신병적 증상이 지속적으로 점점 더 악화된다. 이런 관찰결과가 오늘날에 이르러서는 제대로 적용할 수 없는데, 그 이유를 두 가지로 꼽는다면 첫째, 오늘날 첫 번째 정신병적 삽화를 겪는 환자들 대다수에게 바로 정신분열병이라는 진단이 내려지지 않는다는 점이다. 단기간에 증상이 완전히 회복되었던 사람들은 조증이나 혹은 일시적인 정신병적인 장애라는 진단이 내려진다. 둘째로, 우리는 이제 과거와는 달리 정신분열병을 가진 거의 모든 사람들에게 병의 경과를 유의하게 향상시키는 약물을 처방한다. 보다 최근의 연구에 따르면 정신분열병 환자 10명 중 오로지 1명만이 완전히 회복되지만 약물이 증상 호전을 시키지 못하는 환자 또한 10명당 1명으로 밝혀졌다.

정신분열병은 재발하기 쉬운 만성적인 병이다. 약물치료와 정신치료를 통해 어떤 환자들은 증상 없이 잘 살아간다. 그 결과 직장을 갖고 결혼하여 아이를 가질 수 있다. 또 다른 많은 사람들은 약물치료에도 불구하고 잔류증상이 지속된다. 정신분열병 환자들은 정신과 의사들이 정신분열병의 음성증상 혹은 결핍증상이라고 부르는 현상을 종종 경험한다. 특히 이것은 급성 정신병 삽화들 사이에 명확히 보인다. 음성증상은 사회생활 위축, 무감동, 불결한 개인위생, 줄어든 정서적 반응, 섬세하고 미묘한 사고 장애(특히 추상적 사고장애, 문제해결능력 장애, 집중력유지 장애)가 초래된다. 이런 증상들은 다른 증상이 없는데도 환자가 *괴상해* 보인다는 인상을 주게 된다.

약물치료에도 불구하고 환자들 20명 중 1명은 증상이 점점 더 심해지기도 한다. 시간이 경과함에 따라 증상이 악화되는데, 이런 사례는 신약들이 개발됨에 따라 점점 드물어지고 있다.

정신병적 상태는 여러 가지 다른 병에서도 일어날 수 있다

스트레스로 인한 신경쇠약

심각한 스트레스를 받으면 짧은 기간 동안은 정신병인 상태가 될 수도 있다. 이것이 소위 말해 많은 사람들이 통상적으로 신경쇠약이라고 일컫는 사례다. 이 경우는 약물치료를 하지 않는 경우에도 스트레스 요인이 사라지고 나면 상태가 호전된다. 그 후에는 다시 정신병 삽화가 생기지 않는다. 정신과 의사는 정신병적 상태가 지속되는 기간이 한 달 미만일 경우 이것을 단기 정신병적 장애라고 부른다. 일부 사람들은 마약사용 동안 정신병적인 삽화(마약의 정상적인 효과인데)를 경험하기도 한다. 하지만 정신병 삽화는 마약의 약효가 소멸된 뒤에도 며칠 동안 지속될 수도 있다. 이 두 가지 경우에 정신병적 삽화가 재발하지 않는 한 정신분열병이라는 진단이 내려지지 않는다.

정신분열형 장애

정신분열형 장애는 정신분열병의 증상과 징후를 가지고 있기는 하지만 정신병적 삽화가 6개월 이하로 지속된 경우에 내려지는 진단이다. 이것은 잠정진단(언젠가는 해당 질환의 완전한 진단기준을 만족시킬 것이 확실시 되나 현재로서는 정보가 부족하여 확실한 진달을 내릴 수 없을 때 사용한다. 정신분열병의 경우 진단을 하려면 이환(罹患) 기간이 6개월 이상이 되어야 하고 정신분열형 장애가 조금 더 지속되어 6개월이 지나면 정신분열병으로 진단이 되니까 정신분열형 장애는 잠정진단이라고 할 수 있다-역주)이다. 대부분의 경우, 정신병 증상은 지속되거나 재발되다가 마침내 정신분열병이라는 진단이 내려지게 된다. 정신분열병이라는 진단을 내릴 만큼 증상이 오랫동안 지속되지 않는다 할지라도, 장차 정신병적 상태가 될 수 있는 위험을 줄일 수 있는 조치를 취해야 한다. 일상생활에서 스트레스를 줄이고 마약과 알코올을 사용하지 말며, 적당한 휴식을 취하는 것이 좋다.

분열정동장애-우울증과 조증

우울증과 조증 모두 너무 심각해지면 마침내는 현실감각을 상실하게 된다. 그렇다고 해서 이 경우가 정신분열병이라는 의미는 아니다. 하지만 이 경우 항우울제와 기분안정제와 더불어 일시적으로 정신병 약물치료를 받을 필요가 있다. 분열정동장애 schizoaffective disorder는 정신분열병과 비슷한 병인데, 정신분열병 삽화에서 환자가 정신병적 상태일 때 조증 또는 우울증 삽화가 동시에 발병하는 것이다. 분열정동장애는 정신분열병이 생기는 빈도와 비슷한 빈도로 생긴다. 정신분열병과 분열정동장애를 구분하는 것이 중요하다. 왜냐하면 기분요동은 항우울제나 기분안정제를 항정신병 약물에 추가하여 치료하는 것이 가장 효과적이기 때문이다. 일차친족 중에서 분열정동장애가 있으면, 정신분열병의 위험이 대단히 높지만, 그 중 절반가량은 우울증이나 양극성 장애(〈조증〉 참조)가 생길 수도 있다.

망상장애와 섬망

이 장애를 가진 사람들은 오래 지속되는 망상적인 믿음을 갖고 있지만 환각이나 와해된 사고는 없다. **망상**은 시간이 흘러간다고 하여 그다지 변하지 않으며 정신분열병의 망상처럼 전혀 이해가 되지 않고 매우 기이한 내용도 아니다. 정신과 의사들은 이 경우에 정신분열병보다는 덜 흔한 망상장애라고 진단한다. 망상장애는 정신분열병보다는 훨씬 더 인생의 후반기에 이르러 발병된다. 만약 새로운 정신병적 증상이 인생의 후반부에 갑작스럽게 발병하게 된다면, 현재 가지고 있는 정신과적 질환 이외의 의학적인 병 때문에 생기는 섬망delirium(〈혼동〉 참조)일 확률이 높다. 섬망은 철저한 의학적 검사가 필요한 의학적 응급 상태이다. 섬망을 일으킨 의학적 질환을 치료함으로써 섬망은 치료된다.

정신병의 원인

유전적인 경향

무엇 때문에 정신분열병이나 다른 정신병적 질환이 초래되는지 그 원인은 알 수 없다. 유전적인 소인이 있는 것만은 분명하다. 가족과 일란성 쌍둥이인 경우 정신분열병의 위험이 대단히 높고, 일란성 쌍생아인 경우 서로 다른 가족에서 성장했다고 하더라도 그럴 위험이 엄청나게 높기 때문이다. 일부 정신분열병적 특성이 흔히 가족구성원들 사이에서 발견되며, 일부는 **편집증**이나 분열형 인격장애(〈괴상함〉 참조)를 가지고 있다. 하지만 과학자들은 어떤 특정한 유전자가 정신분열병을 유발하는지 알아내지 못했다. 유전자가 이 모든 이야기를 전부 다 해명해줄 수는 없다. 정신분열병이 유전적인 경향이 있는 가족들 사이에서 언제나 생기는 것은 아니기 때문이다. 일란성 쌍생아 중 한 명이 정신분열병일 경우, 나머지 한 명이 정신분열병에 걸릴 확률은 절반이다.

뇌 화학물질의 불균형

도파민과 같은 화학적인 신호전달에 대한 연구가 그동안의 지배적인 이론이 되었다. 정신분열병을 치료하는 약물은 뇌에서 도파민의 효과를 차단하는 것으로 알려져 있다. 망상과 환각을 불러일으키는 일부 약물들(코카인과 사이키델릭 약물들)은 도파민의 효과를 증폭시킨다. 이런 이론으로 인해 정신분열병의 원인으로 뇌의 화학물질 불균형을 거론하게 된다. 정신분열병 증상 초래에 중요한 역할을 하는 것으로 알려진 또 다른 두 가지 화학물질이 뇌의 글루타메이트와 세로토닌이다.

전두엽의 기능 감소

또 다른 이론들은 뇌해부학과 뇌 발달에 초점을 맞춘다. 정신분열병 환자들은 전두엽(이마 바로 뒤에 있는 부위)의 기능이 저하되어 있다는 것을 나타내는 여러 가지 신경학적인 징후들을 보인다. 이는 아마도 도파민이 자극하는 일군의 뇌세포들이 전두엽에 퍼져 있기 때문일 것이다. 이는 또 적어도 일부 정신분열병 환자들에게서 뇌세포는 정상인과는 다른 방식으로 발달하기 때문이다. 정신분열병이 있는 대다수 사람들은 종종 몇 년 동안 장기적으로 약물치료를 받기 때문에, 뇌를 연구할 때 뇌의 변화가 투약의 결과 때문인지 정신분열병 자체로 인한 것인지를 구분하는 것이 대단히 힘들다.

스트레스

사회적인 스트레스가 정신분열병을 악화시킬 수 있다는 상당수 연구들이 있었다. 어머니가 정서적으로 냉담했을 때 자녀들이 정신분열병을 앓을 수 있다는 이론은 근거 없는 것으로 오래 전에 판명되었다. 그 이후의 연구들에 따르면 정신분열병은 가족구성원의 죽음과 같이 심대한 스트레스 요인들로 인해 촉발되기도 한다. 하지만 정신분열병을 앓는 개인들이 그런 병을 앓지 않은 사람들에 비해 생활하면서 훨씬 더 많은 스트레스를 받았다고 할 수는 없다. 분노와 여타의 감정들을 공공연하고도 빈번하게 표현했던 가족

환경이 정신병의 재발에 한몫할 수는 있지만 그것이 이 병의 원인은 아니다.

그 외에도

정신분열병이 바이러스 감염, 엄마 뱃속에 있을 때 화학물질에 노출되거나 엄마의 영양실조로 인해 초래된다는 징조들이 있다. 살다가 나중에 머리에 손상을 입거나 약물을 사용했을 때 유전적인 소인이 있는 사람들에게서는 정신분열병으로 급격하게 진행될 가능성이 높다. 드문 경우이기는 하지만 출생 시 산모의 호르몬 수치에 변동이 심했을 때 산후 정신병으로 알려진 정신병적인 질환이 급격하게 진행될 수도 있다.

✚ 정신병에 대처하는 법

반드시 약물치료를 받아야

정신분열병에 대한 일반인들의 생각과는 달리 이 병은 치료가능하다. 약물치료가 핵심적이며 증상은 약물치료 후 대개는 줄어들거나 소멸되기도 한다. 정신분열병으로 고통받는 환자들 중 대략 70퍼센트는 최초의 약물치료로 많이 호전된다. 치료를 일찍 시작하면 할수록 장기적인 예후가 좋아진다. 불행하게도 정신병을 앓는 대다수는 약물치료를 지속적으로 하지 않는다. 그 결과 많은 사람들이 재발을 경험하게 된다. 정신분열병이 있음에도 약물치료를 중단했다면, 1년 이내에 재발할 가능성이 높으며 2년 이내에는 틀림없이 재발하게 된다.

약물치료를 중단하는 이유에는 여러 가지가 있다. 정신병이 있든 없든 간에, 약 먹는 것을 좋아할 사람은 아무도 없다. 모든 약물치료에는 불쾌한 부작용이 따를 수 있다. 부작용이 미미하다고 할지라도 하여튼 있기 마련이다. 의사들은 그런 부작용에는 충분히 신경을 쓰지 않는다. 부작용은 대체로 치료를 시작한 첫 1~2주 이내에 가장 심하게 나타나는 반면, 약물치료의 효과는 몇 주가 지나도 그다지 뚜렷하게 드러나지 않는 경우가 흔하다. 어떤 편집증적인 환자들은 자신들을 해칠 목적으로 약물치료를 한다고 믿는다.

거의 모든 정신분열병 환자들은 자신들에게 내려진 진단을 한두 번쯤은 의심하게 되고 결국 약물치료를 중단하게 된다. 더 이상 약물치료가 필요 없다고 생각하기 때문이다(〈부정〉 참조). 많은 사람들은 자기 병의 성격이 꾸준한 약물치료가 필요하며 재발의 위험이 있다는 특징을 제대로 알지 못한다. 따라서 지속적으로 약물치료를 잘 하기 위해서는 가족의 도움과 이 병의 성격에 대한 교육이 필요하다.

특히 정신병 삽화가 재발할 때 환자는 이전의 삽화에서 경험했던 마찬가지 증상을 또 다시 경험하게 된다. 어떤 증상이 먼저 나타나게 될지 알아두어야 한다. 예를 들어, 수면장애, 막연한 걱정, 의심, 두통, 혹은 집중력 저하와 같은 증상 등이다. 재발을 알려주는 경계징후들은 사람마다 다르다. 가족과 친구와 의사들이 그런 징후들을 환자 본인이 알 수 있도록 옆에서 도와줄 것이다. 가까이 있는 사람들이 당사자보다 먼저 변화를 알아챈다면, 그런 변화에 관심을 기울여야 한다. 환자보호자들은 환자가 과민해지고 점점 더 고립된다는 점을 알아챌 수 있다. 병이 나빠지고 있다고 남들이 말해준다면, 화가 날 수도 있지만 환자 스스로 분명하게 생각하지 못할 때에는 타인의 객관적인 관점이 필요하다.

정신병 삽화와 삽화 사이에 만성 증상이나 "음성"증상이 나타난다면(〈괴상함〉 참조), 일상생활을 하는데 타인의 도움이 필요할 수도 있다. 쉼터에서 생활하거나 지독감독을 받으면서 직업생활을 하는 수도 있다. 남들과 대화하는 법을 배우고 증상을 줄이는 방법, 스트레스를 피하는 방법, 약물 관리를 하는 방법을 배우는 재활치료를 받을 수도 있다.

정신분열병을 앓는 대부분의 사람들은 알코올이나 약물남용의 문제가 있다. 정신과 의사들은 이것을 이중진단 dual diagnosis(정신질환과 물질남용 두 가지 진단을 동시에 받는 것)이라고 부른다. 약물과 알코올이 정신병 증상을 악화시키는 경향이 있을 때 특히 *갈망*을 치료함으로써 효과를 볼 수도 있다.

정신분열병 환자들 가운데서 *자살사고*가 있는 비율이 굉장히 높다. 자살이 언제나 정신병 삽화 동안에만 일어나는 것은 아니다. 회복 불가능한 중병으로 좌절하고 실망하는 것이 때로는 삶의 현실이기도하다. 적절한 지지와 치료를 하면 정신분열병이 있더라도 나쁘지 않은 인생을 살아갈 수 있다. 하지만 절망적이고 슬퍼서 인생이 더 이상 살 만한 가치가 없다는 생각이 들면 즉시 남들에게 그런 감정을 말하는 것이 중요하다. 아무에게도 도움을 청할 사람이 없다면 응급실로 가야 한다. 절망감에 사로잡혀 자살을 생각하기 전에 항우울제(〈우울증〉 참조)가 그런 절망감과 슬픔으로부터 벗어나도록 해줄 수 있다.

항정신병 약물

정신분열병과 다른 정신병적 질환 치료의 핵심은 항정신병 약물치료이다. 최초의 항정신병 약물치료는 1950년대 무렵 발견되었는데 정신질환의 치료에 혁명적인 성과를 가져다주었다. 처음으로 정신분열병 치료가 가능해졌으며 수많은 환자들이 혜택을 보게 되었다. 미국의 주립병원들은 수십 년 동안 정신병적 상태에 있던 환자들을 퇴원시킬 수 있게 되었다. 항정신병 약물이 발명되기 이전에는 대단히 미심쩍은 방식으로 정신분열병을 치료했다. 말하자면 차가운 물에 적신 담요로 환자를 둘러싸거나 일시적인 혼수상태를 초래하는 인슐린 주사를 주입하거나 하는 방식이었다.

항정신병 약물의 첫 발견 이후 정신의학은 먼 길을 거쳐 많은 발전을 해왔다. 과거 50년 동안 항정신병 약물이 개발되었다. 과거에는 이 약물들을 신경이완제나 정온제(이 용어들은 다소 놀랍고 오용된 것이다. 왜냐하면 이런 용어들은 약물의 긍정적인 효과보다는 부작용을 지칭하는 것이기 때문이다)라고 불렀다. 지난 10년 동안 특별한 특성을 지닌 여러 가지 새로운 항정신병 약들이 출시되었다. 이런 약들은 정신분열병 환자들의 삶의 질을 꾸준히 향상해왔다. 항정신병 약들은 오늘날 가장 안전한 약물 가운데 하나이다. 부작용이 그다지 심하지 않고, 설령 있다고 하더라도 가역적이다(약물을 중단하거나 다른 약으로 대체하면 부작용이 사라진다). 약물치료를 하지 않으면 정신병은 점점 더 악화된다.

처음으로 등장한 제1세대 항정신병 약물은 할로페리돌haloperidol(할돌 Haldol), 플루페나진fluphenazine(프록릭신Prolixin), 클로르프로마진 chlorpromazine(소라진Thorazine) 등이 있다. 이런 약물의 효과는 거의 같으므로, 가장 흔히 나타나는 부작용을 통해 대개는 그 차이점이 구분된다. 할로페리돌과 플루페나진과 같은 약들은 경직, 진전을 유발하고 안절부절 못하는 느낌(좌불안석으로 알려져 있음)과 같은 부작용을 초래한다. 클로로프로마진과 같은 약물들은 입이 마르고 시야가 흐릿해지며 변비와 진정효과가 초래된다. 이런 부작용들은 대부분의 경우 간단히 치료된다. 부작용을 치료하기 위해 다른 약으로 대체하거나 용량을 줄이면 그런 증상은 사라진다. 이 1세대 약물은 환각, 망상, 와해된 사고를 치료하는 데 효과적이다. 약효가 오래 지속되는 주사형태의 할로페리돌과 플루페나진(decanoate, depot로 알려진)은 날마다 경구로 알약을 투여하기 힘든 경우에 이용될 수 있다.

또 다른 부작용은 지연성 운동장애Tardive Dyskinesia로 흔히 TD라고 부르는 것인데, 이런 부작용은 발현되기까지 대체로 몇 년이 걸리기도 하고 소수의 환자들에서만 나타난다. 환자들은 몸의 여러 부위를 뒤틀면서 꿈틀거리는 운동을 하게 된다. TD는 대체로 혀, 얼굴, 손가락에서부터 시작하지만, 팔, 다리, 몸통으로까지 확대될 수 있다. 클로자핀을 제외한 모든 항정신병 약물들은 TD를 일으키는데, 1세대 항정신병 약물에서 가장 흔히 생긴다. 모든 항정신병 약물은 또한 *성행위 장애*를 초래할 수 있다.

새로운 항정신병 약물들은 부작용이 점차 줄어들고 있다

항정신병 약물 제2세대는 비정형 항정신병 약물로 흔히 지칭되는 약물들이다. 이 약물은 뇌에 미치는 영향이 다르기 때문이다. 비정형성 약물에 리스페리돈risperidone(리스페르달Risperdal), 올란자핀olanzapine(자이프렉사 Zyprexa), 쿠에티아핀quetiapine(쎄로 Seroquel), 지프라시돈ziprasidone(게돈 Geodon), 아리피프라졸aripiprazole(아빌리파이Abilify)이 포함되는데, 지금은 정신분열병에 일차선택 약물first-line-treatment 이다. 이런 항정신병 약은 제1세대 약들보다 부작용이 훨씬 적다. 또한 예전 약들과는 달리 정신분열병의 음성증상을 치료할 수 있다. 사회적으로 위축되어 있고, 무감동, 단정치 못한 행동을 하는 사람들이 원래 모습으로 일상으로 돌아오는 것처럼 보인다. 이 제2세대 약물들 일부는 체중증가와 진정작용을 일으킨다. 때로는 당뇨의 위험이 있지만, 약물을 중단하면 혈당치가 대체로 좋아진다. 리스페리돈은 장기지속적인 주사형태(depot)로 이용가능하다.

클로자핀(클로자릴)은 이 중에서도 아주 특별한 항정신병 약물이다. 여타 항정신병 약물치료에 효과가 없었던 사람들 중 절반은 클로자핀으로 효과를 볼 수 있다. 클로자핀은 정신분열병의 음성증상을 치료하고 자살이나 폭력을 휘두를 위험을 줄여준다. 다른 제2세대 약들과 마찬가지로, 클로자핀은 경직이나 진전(震顫)tremor을 일으키지는 않는다. 클로자핀은 지연성 운동장애를 초래하지 않는 유일한 항정신병 약물인 것으로 보인다. 실제로 이 약은 지연성 운동장애TD를 치료할 때 사용할 수 있다. 클로자핀으로 치료한 일부 환자들은 기적처럼 병세가 회복되기도 한다. 많은 환자들은 이 약을 기적의 약으로 간주한다. 본인들이 정신분열병 이전 상태로 회복된 것 같은 기분이 들도록 해주기 때문이다.

그렇다면 왜 모든 사람들이 클로자핀으로 치료하지 않는가? 클로자핀은 정신분열병 초기 치료 시에는 사용하지 않는데, 심각한 부작용이 있기 때문이다. 오랜 세월 동안 클로자핀은 미국에서 출시가 허용되지 않았다. 다른 나라에서 이 약으로 치료한 여러 환자들이 갑작스럽게 사망했기 때문이다. 클로자핀이 감염에 대항하여 싸우는 백혈구의 수를 위험할 정도로 떨어뜨리는 경우가 드물게 있는(100명 중 1명 비율이다) 것으로 밝혀졌다. 의사들은 이것을 무과립구증agrnulocytosis, 혹은 백혈구 감소증leukopenia이라고 지칭한다. 백혈구 수가 떨어지는 것을 조기에 포착한다면 원상회복이 가능하다. 이런 위험으로 인해 미국에서 클로자핀을 사용하는 모든 환자들은 백혈구수검사를 위해 매주 채혈을 해야 한다는 조건 아래서만 허용하고 있다. 이런 조건 아래서 클로자핀을 사용한다는 것은 대단히 비용이 많이 들고 불편해질 수 있다. 무과립구증의 위험이 가장 큰 시기는 치료가 시작되고 초반의 첫 6개월 동안이다. 그 이후부터 검사는 횟수를 줄여 2주마다 한 번 하게 된다. 클로자핀의 다른 부작용은 졸리고 체중이 증가하며 침을 많이 흘리게 된다. 용량을 높이면 경련이 일어나기도 한다.

이런 부작용과 채혈의 불편함에도 불구하고 클로자핀은 가장 효과적인 항정신병 약제라는 것은 분명하다. 정신분열병 환자들의 삶의 질을 향상하는 데 많은 도움이 되었다.

이 제2세대는 항정신병 약물은 제1세대 약물보다 좀 더 비싸다. 제2세대 약물은 일반약(또는 복제약: 신약의 특허기간이 끝나고 개발한 회사 이외에서 복제품을 만들어낸 약물, 오리지널 제품보다는 가격이 싸다)으로 시판될 만큼 충분히 사용되고 있지는 않다. 하지만 꾸준한 연구결과에 따르면, 클로자핀을 포함한 제2세대 약들은 오래된 약들보다 비용-효과 측면에서 더욱 효율적이라는 것이 밝혀지고 있다. 왜냐하면 새로 나온 약들은 입원시간을 단축시켜주고, 자살률을 낮춰주고 전반적인 장애를 감소시키기 때문이다. 또한 이런 약들은 가격으로 따질 수 없는 삶의 질을 향상시켜 주기도 한다.

✚ 당신 곁에 정신병을 겪고 있는 이가 있다면

정신분열병 환자를 간호하려면 가능한 그 병에 관해서 많은 것을 알고 있어야 한다. 정신분열병은 만성질환이며 종종 심각한 장애가 뒤따르는 병이다. 당신이 보살피는 사람이 병이 나기 이전과 똑같은 상태로 되돌아가기를 기대한다면 당신의 기대를 현실적으로 수정해야 한다. 물론 치료와 재활에 대해 낙관적일 필요는 있지만 완전한 치유가 없다는 것 또한 받아들여야 한다. 잠재력을 상실한 것에 슬픔을 느낄 수도 있다. 예전에 맺었던 관계들이 없어졌다고 슬퍼할 수도 있다. 당신이 사랑하는 사람의 성격이 바뀌고 대화능력을 상실하고 두 사람이 함께 즐기면서 했던 것들을 더 이상 할 수 없게 되면서 관계의 상실을 느끼고 슬퍼하게 된다. 이 병이 누구의 잘못으로 기인한 것이 아님에도 죄책감을 느낄 수도 있다.

대부분의 사람들은 정신분열병이 어떤 것인지 잘 모르기 때문에, 당신이 사랑하는 사람이 공공장소에서 남들이 보는 앞에서 괴상한 행동을 하는 것을 보면 당혹스럽거나 수치스러울 수 있다. 침착한 태도를 유지하도록 노력해야 하며, 정신분열병 환자에게서 흔히 나타나는 특이한 행동들을 받아들여야 한다. 환자가 방에서 틀어박혀 꼼짝하지 않으면서 청소와 같이 자질구레한 일들을 하지 않고, 옷을 괴상망측하게 입고, 소리를 지르더라도, 두려워하거나 화를 내지 말아야 한다. 환자에게 망상이 있다면, 솔직하게 반응하되 논쟁을 하면서 다투지는 말아야 한다. 환자의 증상을 이해한다면 환자의 행동이 그렇게 기이하게 보이지는 않을 것이다. 환자가 사회적으로 적절한 행동을 할 수 있도록 북돋워주면서 유연하게 대처하는 법을 배워야 할 것이다. 환자를 아이처럼 대하거나 모자라는 사람으로 대하지 않으면서 병이 없는 사람을 대하듯이 자연스럽게 대하는 것이 좋다.

당신이 맡아야 할 가장 중요한 역할은 환자의 증상 변화를 모니터하는 것이다. 환자는 점점 더 정신병적 상태가 심해지면서 자기가 앓고 있는 병에 대한 지식과 병식을 잃어버리게 된다. 당신이야말로 환자에게 의사의 도움이 필요한지 여부를 가장 잘 알 수 있는 사람이다. 경계징후가 나타나는지 언제나 주의 깊게 살펴보아야 한다. 그런 경계징후는 한 삽화에서 다음 삽화로 이행되었음에도 비슷하게 보일 수도 있다. 신경과민, 짜증, 기분저하, 수면장애, 사회적 위축, 당혹스런 외모 등이 전반적으로 나타나는 전형적인 경계징후이다.

정신분열병으로 투병하고 있는 가족들을 만나기 위해 정신분열병 옹호 단체나 자조그룹에 합류하는 것이 도움이 된다. 정신분열병과 싸우고 있는 다른 가족들의 경험을 공유함으로써 도움을 받을 수 있다. 심각한 위기 순간에는 이런 가족들로부터 지지를 받을 수도 있다.

대부분의 사람들은 우리자신이나 남들에게서 정신병의 가능성이 있다는 것을 알게 되면 겁에 질리게 된다. 정신분열병 환자가 주변에 있으면 우리 또한 제정신이 아닐 수 있는 가능성이 있다는 사실이 떠올라서 괴로울 수 있다. 주변에 이상하게 행동하고 대인관계에서 당혹스럽게 구는 사랑하는 사람과 마주하고 있으면 불편함을 느낄 수 있다. 그중에서도 가장 두려운 것은 정신질환이 있는 사람이 괴상한 폭력적인 범죄를 저질렀다는 뉴스를 접했을 때이다. 사실상 정신분열병 환자의 절대 다수는 남들을 해치지 않는다. 약물 치료를 받고 있는 환자가 폭력적인 경우는 드물다. 정신분열병과 같이 장기적이고 심각한 병을 가진 환자들은 오히려 폭력의 피해자가 될 확률이 더 높다. 대다수 정신분열병 환자들이 사는 곳은 가난한 동네에다 범죄율이 높은 지역이다. 정신분열병 환자들은 범죄의 표적이 되기 십상이다. 정신분열병이 있는 사람들은 성폭력에 노출되기 쉽고 매춘으로 돈과 음식과 약물을 구해야 하는 경우가 다반사이기 때문이다. 그들은 주거, 고용, 보건의료혜택에서 차별의 희생자가 될 확률이 높다.

40

Religious Preoccupations
종교적인 집착

종교적인 신앙, 주체성, 타인의 구원에 대해
지나치게 몰두하는 것

"오, 주여, 주님을 위해 찬송하게 하소서!"
당신은 성경책을 치켜들고 거리 한복판에 서 있다. 왜 모든 사람들이 찬송가를 부르지 않을까? 출근차량들이 빵빵거리면서 당신을 피해서 돌아간다. 등교하는 학생들이 불안한 듯 종종걸음으로 당신을 곁을 지나친다. 오늘 당장이라도 하느님이 임하실 것이라는 것을 왜 저들은 알지 못할까?
한밤중에 하느님의 목소리가 당신에게 들렸다. "그대가 빛과 진실을 전파하라." 그래서 당신은 꼬박 밤을 새웠다. 집안의 전등과 차고의 전등에 전부 불을 밝혀놓았다. 당신을 초를 들고 거리로 나가 촛불을 켰다. 태양이 떠오르고 있는데, 당신은 쓰레기통에 신문을 가득 던져 넣고 불을 붙였다. 하느님이 기쁨의 신호를 보냈다. 당신은 하느님이 오심을 알리기 위해 거리로 나갔다.

믿음 너머의 집착, 과도한 종교성

신앙은 대다수 사람들의 삶에서 건전하고 핵심적인 역할을 한다. 넓은 의미에서 종교는 경외감이며 대체로 신앙심, 숭배, 우주에 관해 공유된 믿음의 체계와 관련되어 있다. 종교적인 감정은 전통적으로 전해오는 신앙과 개인적이고 초월적인 경험, 남들에게는 도무지 증명할 수 없는 믿고자 하는 의지가 서로 결합된, 지극히 개인적인 속성을 지닌다. 마음을 연구하는 과학자들은 신앙심을 정서적인 필요와 망상적인 사고의 산물로 치부하려는 경향이 있지만 그런 설명은 현실을 무시하는 것이다. 많은 사람들에게 종교적인 신앙이 인생을 가치 있게 만들어주기 때문이다.

종교는 사람들의 인생에 막강한 영향력을 미치고 있다. 이 때문에 종교적 색채를 띤 정신과적인 증상이 종종 나타나기도 한다. 특히 양극성 장애에서 생기는 조증 삽화의 경우, 이들은 하느님 곁으로 바짝 다가간 기분을 느낀다. 조증의 발병 초기에 이들은 종교적 느낌을 더욱 뜨겁게 느끼게 된다. 이들이 가는 곳이면 어디나 성경이나 코란을 옆구리에 끼고 다닌다. 낯선 사람의 코앞에 경전을 들이밀면서 그들에게 경구들을 인용한다. 밤늦도록 자지 않고 성경을 읽고 찬송가를 부른다. 날마다 시나고그(유대교 회당)나 성당에 나가서 무릎 꿇고 기도한다. 교회에서의 예배보는 일과 믿음이 평상시와는 너무나도 다른 형태로 나타난다. 예를 들어, 자신들이 유대인들이며 입원해 있으면서 유대교 정통 머리스타일과 복장을 채택하게 되었다고 믿는 기독교인들을 여러 번 치료한 적이 있었다. 이들은 종교적인 신념, 종교적 주체성, 타인의 구원에 대해 몰두하게 될 수도 있다. 필자의 영혼을 구원하려는 것이 자신의 목적이라고 말하는 여자 환자를 치료한 적도 있었다.

종교적인 집착 증상과 형태

조증

조증 삽화 동안 이들은 이제 막 계시를 받으려는 찰나처럼 느껴질 수 있다. 고대의 성인들, 신비주의자들, 예언자, 선지자들의 말들이 갑자기 이들이 지금 살아가고 있는 현실과 현재 사건들을 예언했던 것처럼 다가온다. 이들은 타인을 위한 계시를 위해 선택된 사람이라고 느낀다. 이들은 종교들 사이의 차이를 확연하게 구분할 수 있다고 믿는다. 세상 사람들 전부를 하나의 보편적인 신앙으로 통합할 수 있을 것으로 보이기도 한다. 그래서 거리에 나서서 선지자처럼 지혜를 외치고 자신의 경험을 남들과 나누고 그들과 함께 구원받고 싶어진다. 초월적인 느낌, 계시, 구원, 그리고 타인들과 일체감이 조증의 전형적이 특징인 *다행감*의 한 측면이다. 자신이 구세주이거나 신이라는 믿음은 *과대망상*의 대표적인 사례이다.

환각

종교적인 성격을 지닌 *환각*이나 잘못된 지각 또한 흔히 경험한다. 사람이 없는데도 들리는 목소리를 듣고 그것을 당연히 신의 목소리로 여긴다. 때로는 그런 목소리들이 이들을 다름 아닌 구세주라고 말해주기도 한다. 그 목소리들은 이들이 부활했으며 따라서 절대로 죽지 않을 것이며, 특별한 권능을 가지고 있다고 말해주기도 한다. 환시를 통해 구세주를 보거나 후광을 두른 천사를 보기도 한다. 정신분열병이라면 (《정신병》 참조), 악마나 악귀들에서 나온 것 같은 끔직한 환각을 경험하기도 한다. 환자들은 저주의 목소리를 듣거나 고문당하는 느낌을 갖기도 한다. 무섭고 혐오스런 목소리로 저주를 퍼부었다는 환자들을 필자는 여러 명 만난 적이 있었다.

우울증

종교적 느낌으로 인한 장애는 주요 우울증에서도 일어날 수 있다. 기분이 점점 우울해지게 되면서 점차 절망감에 사로잡히고 죄의식을 느끼게 된다. 하느님으로부터 버림받은 기분이 들고 자신이 이 세상에서 가장 큰 죄인으로 느껴진다. 이 세상의 모든 문제들이 자기의 잘못에서 비롯된 것 같은 기분이 든다. 세상이 끝장날 것이라는 생각에 사로잡힌다. 이런 죄책망상과 허무망상은 심한 정신병적 우울증의 특징이다. 우울증은 이들의 사고방식을 바꾼다. 이들은 염세적으로 변하기도 하고 때로는 지독하게 합리적으로 굴기도 한다. 신앙의 위기를 경험하고 하느님은 존재하지 않으며, 인생은 무의미하다는 결론을 내리기도 한다. *자살*을 염두에 두고 있다면, 하느님과의 관계 상실이나 종교적인 공동체의 상실로 인해 스스로 죽고 싶은 마음에 자살을 시도할 수도 있다. 반면 이들이 가진 기존의 종교적 신앙으로 인해 삶을 유지하거나 하나의 선택으로 자살을 고려하지 않을 수도 있다.

강박행동

강박증OCD을 가진 상당수는 종교적인 증상을 가지고 있다. 자신이 죄인이라는 강박사고에 사로잡힐 수 있다. 아무리 물리치려고 해도 괴롭고 당혹스러운 신성모독적인 이미지와 생각들이 머릿속으로 비집고 들어올 것이다. 자신의 죄를 고백하려는 *강박행동*으로 죄라고 할 수도 없는 사소한 행동들을 고백하려고 신부님을 반복적으로 찾아간다.

약물, 알코올중독

약물중독 *상태*는 때로는 종교적인 체험을 유발할 수 있다. LSD(라이서직산 디에틸아미드lysergic acid diethylamide)와 같은 환각제는 영적으로 중요한 의미가 있는 것처럼 보이는 환각과 지각 왜곡을 초래할 수 있다. 환각제와 엑스타시 모두 타인과의 일체감이나 자기 주변의 세계와 하나가 되는 느낌을 불러일으킬 수 있다. 이런 현상을 긍정적이고 마음이 확대되는 것으로 느낄 수도 있고, 혹은 무섭고 혼란스러운 것으로 느낄 수도 있다. 세계 도처의 많은 사회집단들이 종교의식을 통해 수행자들이 신성한 세계와 직접적으로 접속할 수 있도록 하기 위해 마음을 각성시키는 물질들을 사용하기도 했다.

약물이나 알코올 사용을 중단하려고 한다면, 그 대신 종교가 중요한 역할을 할 수도 있다(〈갈망〉 참조). 약물이나 알코올을 사용하지 않는 상태를 유지하기 위해 노력하는 대부분의 자조집단들은 영적인 신앙심을 바탕으로 하고 있다. 중독과 싸우는 첫 번째 단계로서 우선 무엇보다 이들의 행동이 도무지 통제가 되지 않으므로 하느님이나 다른 "위대한 힘"에 복종해야 한다는 것을 인정하기를 이들에게 바란다. 그런 그룹들이 인정하기를 바라는 신앙심은 반드시 특정한 교파의 교리를 의미하지 않으며, 딱히 종교적인 것도 아니다. 그들이 중시하는 신앙심의 표시는 겸손함과 복종의 태도이다.

과도한 종교성

정신과 의사들은 이런 종교적인 태도를 과도한 종교성hyper-religious이라고 지칭한다. 과도한 종교성은 종교적인 집착이나 평상시의 신앙과 경험의 통상적인 패턴과는 분명히 다른 조증이나 정신병적인 상태에서 드러나는 표현과 믿음이 특징적이다. 하지만 우리는 병과 맞서 싸우기 위한 종교적인 전략에다 부정확한 명칭을 붙이거나 오해하지 않도록 조심해야 한다. 대부분의 사람들은 정신질환 삽화 시기 동안 기도하는 데서 위안을 얻는다. 신체질환으로 투병하면서 기도하는 것이나 어떤 면에서는 다를 바 없는 것이다. 이것은 정상적이고 건강한 반응이며 감춰져 있는 병으로 인한 징후는 아니다. 환자가 속한 종교의 영적 지도자(스님, 신부님, 목사님, 랍비 등)들은 환자가 보여주는 종교적 태도가 정신질환의 증상에서 기인된 종교적 관행과 믿음인지 아니면 통상적인 종교적인 관행인지 정신과 의사가 구별하는 데 도움을 줄 수 있다.

물론 특이한 믿음이 언제나 정신질환에서 기인한 것이라고 주장하다 보면, 대부분의 종교에서 선지자와 예언자들은 존재할 수 없었을 것이다. 하느님의 목소리를 듣거나 변신한 천사의 모습을 보거나 초자연적인 고통을 경험하고 개인적인 계시와 타인을 영적으로 구원하려는 확장된 관심을 가지는 것은 역사적으로 주요한 종교적 인물들에게서 거의 언제나 찾아 볼 수 있는 특징들이었다. 정신과 의사와 종교지도자들은 유해하거나 장애disabling 증상이 전혀 없을 때 종교적 경험을 정신질환에서 기인한다고 결론지을 때는 아주 조심해야만 한다.

✚ 종교적 집착에 대처하는 법

궁극적으로 종교적인 신앙은 약물치료로 인해 영향을 받는 것은 전혀 아니다. 병을 앓는 동안 종교적 망상이나 환각을 경험했다면, 병으로부터 회복되고 난 뒤에 뒤돌아보았을 때 자신의 믿음이 기괴했다는 점을 인정하게 될 것이다. 다시 돌이켜보면서 이들은 자신이 저지른 신성모독적인 신앙이나 행동에 당혹스러워할지도 모른다. 종교생활의 변화가 심리적으로 적응하려는 신호이거나, 혹은 심리적인 부적응의 신호인 경우가 종종 있다.

자기 인생에서 종교가 더 이상 의미가 없는 것처럼 보이는 단계가 있다. 더 이상 신앙심을 가질 수 없거나 신앙의 본질이 변화되었다는 것을 알 수도 있다. 어린 시절부터 줄곧 다녔던 교회를 떠나거나 당신의 믿음에 더 부합하는 것처럼 보이는 다른 종교를 추구할 수도 있다. 다른 한편 당신의 인생 자체가 아무런 의미가 없다고 생각할 수도 있다. 이전까지는 무시했던 신과 종교가 갑자기 인생의 해답을 주는 것처럼 다가오기도 한다. 그래서 이 종교 저 종교를 섭렵할 수도 있다. 종교생활과 믿음에 최초로 변화가 일어나는 시기는 삶에서 맞이한 개인적인 위기나 스트레스로 인한 경우가 대부분이다. 이혼, 출산, 사랑하는 사람과의 이별, 재정적인 파탄 등은 하느님과의 관계, 종교공동체와 맺고 있는 당신의 유대관계를 다시 살펴보게 하는 계기가 된다.

10대와 젊은이들은 새롭고 신선한 영적인 사고들에 대해 개방적인 경향이 있다. 그들은 자기감이 아직 완전히 개방된 특정한 단계에 있기 때문이다. 정신질환을 가진 사람은 대안적인 영적인 종파에 이끌릴 수 있다. 새로운 종파에서는 정신질환을 가지고 있다는 사회적 낙인이 덜 심할 수 있거나 자신의 기이한 체험이 받아들여질 수 있을 것으로 믿기 때문이다. 불행하게도 강제성이 심한 사이비 종교는 자아 *주체성*이 허약하고 *자존심*이 빈약한 사람들을 착취하는 경우가 허다하다. 그런 종파들은 교인들을 가족과 사회와 격리시키면서 종파의 집단주체성과 집단행동을 엄격하게 강요한다. 종파 지도자들은 종교적인 교리와 카리스마를 이용하여 교인들을 재정적, 개인적인 자원으로 착취하고 조종하려는 의도를 감춘다. 일부 종파 지도자들은 심지어 자기 교인들을 집단*자살*이나 살인을 하도록 조종하기도 한다. 만약 당신의 지인이 참된 종교가 아니라 사이비 종교에 연루되어 있다는 의심이 든다면, 그들에게 강제된 종교생활과는 다른 대안적인 인생관과 생활방식이 있다는 것을 보여주면서 그 사람의 인생에 당신이 할 수 있는 만큼 개입하고 머물러 있도록 노력해야 할 것이다.

Self-Esteem Problems
자존심 장애

다양한 형태의 정신질환은
정상적인 자존심이 무너지는 것이 특징의 하나다

"세상에, 이런 천사가 있다니!"
여태껏 경험한 사람 중에서 단연 최고다. 이번 사장은 정말 좋은 사람인 것 같아! 새 직장에 출근한 지 이틀이 지났다. 사장은 당신에게 커피와 머핀을 대접했다. 정말 사려 깊고 센스가 있다. 그녀는 결코 당신을 해코지하지 않을 사람 같다. 전번 직장의 그 망할 사장과는 달랐다. 당신은 보고서를 작성하느라 오랜 시간 홀로 남아 일했다. 사장은 당신의 그런 노력을 결코 알아주지도 않았다. 고작 한다는 말이라곤, 퇴근도 하지 않고 열심히 만들어 제출한 차트를 바꾸라는 것이 전부였다. 정보가 부정확하단다. 데이터를 준 사람이 다름 아닌 사장이었는데……, 그게 왜 내 탓이냐고! 데이터를 재검토하길 원했다면 처음부터 그렇게 말해줬어야지. 그런 말들을 어떻게 쏟아내지 않을 수 있겠냐고. 당신은 사장에게 따졌다. 사장님이 최소한의 매너와 배려심이 있었더라면, 고생하는 당신이 그 일을 마무리할 때까지 회사에 남아 있어야 했다고. 어찌나 서둘러 퇴근을 하시는지. 사장 와이프는 하루저녁이라도 남편을 보지 않으면 입안에 가시가 돋나? 사장은 내게는 사생활도 없을 것으로 생각한 게 틀림없어. 퇴근도 하지 않고 밤늦게까지 남아서 일하는 것 외에는 달리 할 일이 없는 여자로 보았다 이거지. 좋아, 나에게도 넘쳐나는 게 남자친구들이야. 매일 밤 파트너를 바꿀 수 있을 정도라고. 그런 말들을 해줬어야 했는데. 오늘 밤 사장에게 전화를 걸어서 한소리 해줘야지. 그건 나중 일이고 지금은 이 머핀부터 먼저 먹고 보자.

자존심은 개인의 주체성의 한 측면이다. 자존심은 자기 자신을 얼마나 좋게 생각하는지를 반영한다. 건강한 자존심은 균형을 유지한다. 자신의 개인적인 약점을 현실적으로 인정하고 과거 자신이 저질렀던 실수와 잘못은 받아들인다. 그와 동시에 자신이 근본적으로 좋은 사람이고 자기 인생이 가치 있다고 느낀다. 우리들 대부분은 자신이 소중하고 어쩌면 특별하다는 감정을 가지고 성장한다. 자신이 소중하고 특별하다는 감정은 주로 부모들로부터 배우게 된다. 부모들은 아무런 조건 없이 자녀들을 사랑해주기 때문이다. 심지어 꾸짖고 비판할 때도 그것이 사랑에서 우러난 것임을 우리는 알고 있다.

자존심 장애의 증상과 형태

자존심 와해-우울증

여러 정신질환들은 일정부분은 정상적인 자존심이 손상되는 것이 특징이다. 우울증은 모든 것을 더욱 부정적으로 보도록 만든다. 자신을 실패자로 간주하게 만든다. 과거의 실수에 집착하게 된다. 예를 들어, 몇 년 전 친구들에게 빈정거리면서 던진 말들이 아직도 마음에 남아서 심한 죄책감에 사로잡힐 수 있다. 오히려 친구들은 그런 일이 있었다는 것조차 완전히 잊어버렸을 수도 있는데 말이다. 저하된 자존심이 너무 과장되어 자신이 이 세상의 모든 문제에 책임을 져야 할 것처럼 느끼게 된다. 자기 인생을 망쳤을 뿐만 아니라 자신이 사랑하는 사람의 인생들마저 망친 것 같은 기분이 든다. 죽거나 *자살*하는 편이 훨씬 낫다고 생각하기 시작한다. 만약 *회피*성 인격장애 환자라면 부끄럼이 많고 남들이 자기를 초라하다고 여길까 봐 두렵다.

자존심 고양-조증

우울증과는 완전히 또 다른 극단적인 경우로 *조증*은 자존심을 고양시킨다. 자신이 이 세상에서 가장 위대한 인물로 여겨진다. 자신의 탁월한 두뇌,

유머감각, 성취에 스스로 감탄한다. 무슨 일이든지 자신에게 불가능은 없을 것처럼 보인다. 조증이 진행됨에 따라, 자신이 유명하다는 과대성으로 발전할 수도 있다. 자기는 인간의 형상을 한 신으로서 무소불위의 능력을 가진 것처럼 느껴진다. 이와 같이 과장된 자존심은 조증이 치료되거나 아니면 기분이 우울증으로 전환되고 나면 재빨리 소멸된다.

자기애적 인격장애

자존심은 자기애적 인격장애 nrcissistic personality disorder(〈과대성〉 참조)에서는 인위적으로 고양되기도 한다. 자기애적인 특성이 있으면, 자기 자신을 대단히 능력 있고 완벽한 취향과 놀라운 관심사를 가진 성공한 인물로 묘사한다. 매력적이고 권력 있는 사람들을 뒤쫓으면서 주위 사람들을 경멸한다. 이런 형태의 겉치장된 자존심은 사실 자신이 얼마나 하찮고 취약하고 미미한 존재인지를 감추기 위한 것이다. 거리에서 만나는 보통사람들조차 자신보다는 주변에 잘 적응하고 행복한 것처럼 보인다. 자신이 뛰어나게 능력이 있다는 것을 보여주지 않으면 아무도 자기를 좋아해주지 않을까 봐 두렵다. 과시적인 자존심은 *히스테리성 인격장애*의 경우에도 마찬가지로 과장된다. 자신이 세상과 잘 어울리지 못한다는 것을 감추기 위해서이다.

신경증적인 스타일

어떤 사람들은 과도하게 양심적이어서 믿을 수 없을 정도의 심한 기준을 설정해놓고 행동한다. 이들은 그 기준에 못 미칠 경우 자신을 가혹하게 비난한다. 치료자들은 이런 유형을 과거에는 신경증적 성격 특성 neurotic character style이라고 지칭했다("신경증"이라는 이 용어는 "정신병"과는 대조적으로 정신과적인 문제를 넓은 뜻으로 지칭하는 데 사용되는 용어다. 정신과 의사들은 신경증이라는 용어를 거의 사용하지 않는데, 왜냐하면 너무 부정확한 용어이기 때문이다). 만약 신경증적인 성격 특성이라면 아마도 이들은 매사에 야무지고, 능력 있고 신뢰할 만하며 집요하고 정확하며 성취적이고 윤리적이다. 이들은 다소 자기 주변의 것을 조절하려는 성격에 감정을 잘 내비치지 않는다. 이들은 이런 특성을 장점으로 본다. 자신을 충동에 굴복하지 않고 언제나 합리적으로 행동하고 규칙을 준수하는 사람으로 생각한다.

정신과 의사는 신경증적 성격 특성에는 정신질환이라는 꼬리표를 붙이지 않는다. 왜냐하면 신경증적 성격 특성은 특별한 장애를 초래하거나 특히 고통스럽게 만드는 것이 아니기 때문이다. 하지만 이들에게 신경증적인 성격 특성이 있다면, 자기 자신을 충분히 이해하기 위해, 혹은 자신의 부적절한 태도를 이해하기 위해, 가벼운 불안과 좌절에 대처하기 위해, 정신치료를 할 수도 있다. 정신치료에서 본인의 높은 기대치의 근원을 탐구하게 될 것이며 오직 인간이라는 이유로만 위안을 얻게 된다(인간이기 때문에 자신의 문제는 어쩔 수 없다는 식).

대부분의 정신질환은 자존심 저하를 초래한다

어떤 경우에 정신질환은 수치심과 사회적 낙인의 결과, 간접적으로 자존심 저하를 초래하게 된다. 예를 들어, 어린 시절 *학습장애*에 시달렸다면 학급의 다른 학생들에 비해 자신이 멍청하고 무능하다고 느꼈을 것이다. 공공장소에서 *공황*발작을 일으킨다면, 자신이 창피스러웠을 것이다. 마약, 알코올, 혹은 섹스에 중독된다면, *갈망*을 억제하지 못하는 자신의 의지박약과 대면하면서 당혹스러웠을 것이다. 신경성 식욕부진증(거식증)과 신경성 대식증(폭식증), 그 밖의 *신체 이미지 장애*의 경우, 남들이 자신의 외모를 보고 끔찍스러워할 것이라고 확신한다. 비록 과거에 비해 정신질환에 대한 이해의 폭이 훨씬 넓어졌다 할지라도 많은 사람들은 아직도 정신질환을 기괴하고 위험하며 결함이 있는 것으로 본다. 본인 스스로도 그런 편견을 가지고 있을 것이며, 그런 증상이 자기 성격상의 약점이 드러난 것이 아닌가 두려워할지도 모른다.

다른 장애와 마찬가지로 자신의 병을 잘 이해할 필요가 있으며 현실적으로 접근함으로써 자기 삶의 한계를 제한하지 않도록 해야 한다. 이 병에 관해 이들 자신과 가족, 그리고 친구들을 교육해야 한다. 자조그룹을 찾아가서 그들이 이 병에 어떻게 대처했는지 조언을 구할 필요가 있다.

경계선 인격장애의 경우 자존심은 대단히 취약하다
지난 세기의 중반 무렵 정신분석학자들은 인격장애를 기술하기 시작했다. 정신분석가들은 특히 치료가 힘든 인격 유형을 기술해왔다. 처음에 이런 환자들은 신경증처럼 보인다. 사회적으로 문제가 없지만 자존심이 낮은 유형들이다. 하지만 정신치료에서 그들은 격렬한 분노와 절망감을 드러내고 치료를 포기하기도 했다. 정신과 의사들은 이런 환자들이 자기감정에 압도되어 종종 현실감을 상실한다는 사실을 알게 되었다. 아직 이 질환에 대한 이해는 부족하긴 하지만 그런 환자의 상태는 신경증과 *정신병* 사이의 경계선에 있는 것으로 생각되고 있다. 정신과 의사들은 경계선 인격장애가 더 이상 신경증과 정신병의 경계선에 있는 것으로 생각하지 않는데도 불구하고 이 용어는 여전히 남아 있다.

경계선 인격장애는 대인관계를 형성하는 능력이 현저하게 떨어지며 장기간에 걸쳐 계속되는 일군의 인격적 특성들을 총칭하는 것이다. 경계선 인격장애의 핵심에 있는 것이 바로 자존심의 장해이다. 만약 경계선 인격장애를 겪는 이라면 자신이 주변 상황에 너무 부적절하다는 인상을 받게 될 것이다. 대인관계 형성 능력의 면에서 남들과 동일 선상에서 출발하지 못하도록 하는 인격적인 결함을 지닌 채 이 세상에 태어난 것 같다는 느낌이 든다. 이들은 끊임없이 남들과 비교하며 언제나 자신이 부족하다는 것을 발견해낸다. 이들은 세상 사람들로부터 거부당한 것 같아서 외롭고 고독하다. 남들 눈에 비호감으로 비칠 것이라고 생각한다. 단지 외모만 추한 것이 아니라 속속들이 추하다. 종종 이들은 자기 자신이 똥 덩어리 같다고 중얼거린다. 그런 느낌은 너무 고통스럽다. 이들 자신은 존경받고, 사랑받고, 성공하고 싶지만 누구의 기대와 기준에도 부응한 적이 없었다고 느낀다.

　가족, 동료, 치료자들은 이들이 자신을 얼마나 불충분하고 불완전하게 생각하는가를 알게 되면 깜짝 놀랄 것이다. 어느 모로 보나 이들은 성공한 것처럼 보일 수 있다. 이들은 재능이 있고 직장에서도 성공했다. 이들은 경영이나 직장에서 탁월한 능력을 보여주었다. 직장에서는 남에게 지시하는 위치에 있다. 재정적으로도 안정되어 있다. 자원봉사를 추구할 수도 있다. 자원봉사단체는 이들을 이타적이라고 말하며, 그 누구도 이들을 비난하지 않는다. 객관적인 기준으로 보더라도 이들의 몸매는 매력적이다. 외모를 가꾸는 데 많은 공을 들이기도 한다. 주변에 지인들도 많은 것처럼 보인다. 많은 시간을 대인관계에 투자하고 사람 사귀는 데 열심이다. 적어도 이들이 관심의 초점이 되지 못하는 그런 곳에서는 사교적으로 행동한다.

경계선 인격장애에서 감정과 행동은 통제하기 힘들다

　경계선 인격장애가 있다면, 자신이 남들과 다르며 부적절하다는 느낌뿐만 아니라, 정서적으로도 절망적이다. 날이면 날마다 불행하고 비참하다. 이와 같은 해묵은 감정들은 우울증의 증상, 즉 도저히 이해할 수 없이 좌절하는 묵직한 슬픔과는 다르다. 물론 여기서 한걸음 더 내디디면 우울증으로 진행되는 경향이 있다. 경계선 인격장애 환자들이 경험하는 비참한 기분은 종종 만성적인 허무감과 공허감으로 묘사된다. 인생이 무의미하게 느껴진다. 무엇인가 빠진 것 같다. 텅 빈 달팽이껍질처럼, 삶의 알맹이가 빠져버린 것처럼 느껴진다. 끊임없이 초조하고 불안하고 지루하고 짜증스럽고 멍한 상태다. 어떤 활동에 마음이 빼앗기면 그런 활동을 즐기기도 하지만 그런 즐거움이 오래 지속되지는 않는다. 기분이 좋아지려는 찰나 내가 이렇게 기분이 좋아도 될까라는 불안한 생각이 들면서 뭔가 잘못 돌아가고 있는 게 아닌가 하는 걱정이 앞선다.

　지속적인 불안과 공허감에 덧붙여, *기분요동*이 심해 갑작스럽게 감정이 뒤바뀐다. 자기 삶이 무가치하다는 기분이 온몸을 휘젓고 지나가면서 눈물이 솟구친다. 그러다가 한 친구가 그저 안부전화만이라도 해주는 순간, 기분이 둥둥 떠 날아갈 것 같은 *다행감*에 젖는다. 그때 마침 주문했던 피자가 배달되어 전화를 방해한다면 이들의 감정은 즉시 **분노**로 돌변한다. 이처럼 몇 분 사이에 공허감에서 슬픔, 슬픔에서 행복, 행복에서 분노로 급박한 변덕을 부리게 된다. 그러다가 언제 화를 냈느냐는 듯, 아무런 일도 없었던 것처럼 원상태로 돌아간다. 이들은 자신이 성질을 부렸다고 왜들 걱정하는지 이해할 수가 없다. 지금 자기 기분은 멀쩡하기 때문이다. 자신을 우울한 성격이라고 여기지 않는다. 오히려 이들은 자신이 도무지 제어할 수 없는 주변 환경에 최선을 다해 적응하고 있다고 생각할 것이다.

이들의 행동은 **충동적**이기도 하다. 아무 생각 없이 행동하는데다, 너무 빨리 과잉반응한다. 파도처럼 밀려드는 감정의 물결에 따라 시도 때도 없이 기분이 바뀐다. 남자친구가 결별을 선언하면 이들은 그에게 의자를 던질 수도 있다. 시험점수가 나쁘면 집으로 돌아와서 면도칼로 자신을 벨 수도 있다(《자해》 참조). 치료자가 휴가 중이면, 이들은 너무 화가 나서 술을 잔뜩 마시고서 소방전을 들이박을 수도 있다. 기분이 나쁠 때면 자기감정을 진정시킬 수 있는 방법을 찾아내지 못함으로써 당장 재앙이라도 일어날 것처럼 지나친 생각을 하게 된다. 약물에 의존하고 술을 마시거나 이 사람 저 사람과 섹스를 한다. 그리고 나면 조금 기분이 나아지지만 그것도 잠시일 따름이다. 자기행동의 결과를 생각하지 못하기 때문이다. 상황이 견딜 수 없을 것처럼 보이면 행동화하는 것 이외에는 달리 선택의 여지가 없다고 느낀다. 때로는 진정으로 죽고 싶다. 그래서 *자살시도*를 하기도 한다.

경계선 인격장애는 타인을 철저히 불신하면서도 그들에게 의존한다

경계선 인격장애는 대인관계에서 필사적인 것이 특징이다. 누가 이들에게 약간의 관심이라도 보여준다면, 그 사람이야말로 비참한 인생의 수렁에 빠져 있는 자기를 구출해줄 수 있는 유일한 인물이라는 비현실적인 기대에 휘말린다. 이들은 초기에 나타나는 경계신호를 무시한다. 새로운 관계를 맺는 도중에 거치기 마련인 지루한 단계들을 뛰어넘는다. 그 사람이 오로지 자신에게만 몰두하기를 바라게 된다. 그렇지 않을 경우 그 남자는 타락하고, 부적격자이며, 배신하는 망할 놈이다. 이전의 데이트 상대들이나 직장동료들과 하등 다를 바 없는 인간들이 되어버린다. 상대가 주저하는 모습을 보이면 이들은 패닉 상태가 되고 결사적으로 매달리게 되고 그의 관심을 끌기 위해 그를 조종하려고 한다. 필자는 관계를 지속하려고 임신했다는 거짓말을 한 여자들을 여러 명 보았다. 남자가 떠나겠다고 하면 자해(혹은 자살)하겠다고 위협하기도 한다. 관계가 깨어지고 난 이후에도 상대방을 스토킹하면서 전화로 혹은 집으로 찾아가서 괴롭힌다. 재결합하려는 노력이 실패하게 되면, 노력의 정도에 따라서 자신에 대한 비참함 역시 상대적으로 커진다. 자신을 전부 보여주고 헌신했지만 되돌아온 것은 자기 얼굴에 먹칠하는 모멸감뿐이라는 절망감에 사로잡힌다.

경계선 인격장애를 가진 일부 사람들은 자신에게 중요한 인물들에게 끔찍하게 의존한다. 거절당하거나 버림받는 것이 너무 두려워서, 그들은 파트너의 마음에 들려고 어떤 짓도 마다하지 않는다. 욕설과 같은 언어적인 폭력과 구타와 같은 물리적인 학대도 견딘다. 이들은 자기 자신이 그렇게 당해도 싸다고 생각한다. 그런 학대와 학대를 감수하는 것만이 관계를 유지할 수 있는 유일한 방법이라고 믿는다. 나는 한 남자를 치료한 적이 있었는데, 그는 자기 파트너가 섹스를 하기 위해 그녀의 다른 남자친구를 집으로 데려오는 것마저 허용했다. 파트너가 자기를 포함시켜줄 때면 그나마 다행이라고 생각했다. 그 자신의 인격은 없었다. 그는 오로지 파트너의 눈을 통해 자신을 보았으며 파트너의 눈으로 자신을 비판했다. 행여나 파트너가 자기 곁을 떠날까 봐 두려워서 그녀가 제안하고 지시하는 대로 따랐으므로, 그의 **주체성**은 수시로 변한다. 하여튼 그 자신의 의견이나 성공은 아무런 가치가 없다. 자기 파트너가 자신을 만들어내려고 그토록 노력한다면, 그것만으로도 그녀가 자신을 얼마나 사랑하는지 알 수 있다고 생각한다. 정신과 의사들은 이런 상태를 경계선 인격장애라기보다는 오히려 의존성 인격장애라고 종종 일컫는다.

또 다른 극단적인 경우, 경계선 장애를 가진 대다수는 타인과 사귈 때, 대단히 의심이 많다. 이들이 사랑한 사람은 한 번도 기대에 부응해준 적이 없었다는 것을 깨닫게 된다. 결국 모든 대인관계는 친구가 아니라 원수가 되어버린다. 자신이 사랑받을 수 없는 나쁜 인간이라는 것을 매번 절절히 깨닫는 것으로 끝난다. 결국 관계 맺는 것 자체가 위험한 것이라고 스스로에게 각인시키는 데까지 나아간다. 서로 친해질수록 그들이 끼칠 해악과 위험은 점점 더 커진다. 그와 동시에 이들은 혼자라는 사실 또한 견딜 수 없다. 어떤 사람이 자신에게 손을 내밀면 이들은 그에게 매달리고 싶다는 갈망과 그를 뿌리쳐야 한다는 생각 사이에서 분열된다. 그래서 이들은 그 사람을 이렇게 시험하고 저렇게 시험해본다. 그가 자신을 배반할 정도까지 시험을 해본다. 그리하여 이들은 상대에게 **분노**하고 질투하고 원망한다. 그래서 차라리 하룻밤 상대를 구한다. 그 편이 오히려 덜 고독하고, 짧은 시간이지만 상대방에게 자신이 좀 더 매력적으로 비쳐질 수 있기 때문이다. 깊은 인간관계로 인해 상처받기보다는 차라리 피상적인 관계를 원한다. 어떤 때에는 쇼핑센터에 간다. 쇼핑센터에서는 아무런 관계를 맺지 않고서도 사람들에게 둘러싸여 있을 수 있기 때문이다.

경계선 인격장애가 발발하는 이유

경계선 인격장애의 주요한 특징 중 하나는, 자아와 타자에 대한 양가감정적인 태도라고 치료자들은 생각한다. 속내를 살펴보면 완벽하게 자신감 있고 일관성 있는 통합적인 주체성을 가진 사람은 드물다. 누구에게나 약점과 장점이 있으며, 양가감정적인 측면이 있다. 그런데 경계선 인격장애 환자는 날마다 자신이 나쁘다는 생각에 시달린다. 이런 감정은 견딜 수 없다. 치료자들이 투사적 동일시라고 이야기하는 방어기전을 통해, 자신에 대한 악

감정을 타인에게 투사한다. 기분 나쁘게 한다는 이유로, 실패하게 만들었다는 이유로, 또 나를 해롭게 한다는 등의 이유로 자신의 파트너, 친구, 직장상사들을 비난한다. 자신이 끊임없는 권력투쟁의 한가운데 서 있으며, 그 속에서 스스로는 언제나 희생자라고 생각한다. 주변의 모든 사람들에게 흑백논리를 강요하는 경향이 있으며 그런 논리로 주변을 전염시킨다. 자신과 남들에 대한 의견이 수시로 양극단을 오간다. 어떤 경우 이들은 천사이고 세상은 천국과 같다가 다른 경우 이들은 악마이고 세상은 지옥이라는 기분이 든다. 이들은 자신이 어떤 사람인지 제대로 표현하기 힘들며 자신의 지인들에 대해서도 균형 잡힌 태도로 대할 수가 없다. 이들에게 모든 사람들은 "정말로 최고" 아니면 "망할 것"들이 된다.

과학자들은 왜 또 어떻게 이런 성격이 형성되는지 알지 못한다. 경계선 인격장애로 치료받는 대다수 환자들은 어린 시절 학대받은 경험이 있는 것으로 보고되고 있다. 그러나 모든 환자들이 하나같이 부모로부터 학대당한 유년시절을 보낸 것은 아니었다. 어린 시절의 학대와 부모의 방치가 반드시 경계선 인격장애로 발전될 위험부담을 높이는 것은 아니다. 하지만 부모의 학대와 무관심, 방치가 유아발달에 부정적인 영향을 미치는 것은 사실이다. 대다수 치료자들은 경계선 인격장애는 어린 시절 발달장애로 인해 초래된다고 가정한다. 태어날 때부터 기질적으로 **충동적**이거나 우울한 성격일 수도 있다. 이런 경우 부모가 아이와 관계를 하는 것이 더 어렵게 된다. 부모가 냉담하거나 잔인할 수도 있다. 부모의 무자비한 태도와 더불어 가족구성원들로부터 성적인 학대를 당했을 때, 성장하면서 심한 인격장애를 초래한다고 하더라도 그다지 놀라운 일은 아니다. 그렇게 자라난 어린아이는 사랑과 학대를 구분할 수가 없다. 왜냐하면 사랑과 학대를 동시에 경험하기 때문이다. 그런 아이들은 애정을 구하기 위해 의존하는 바로 그런 대상을 위협이고 예상할 수 없는 사람으로 보게 된다.

미국인 인구 중 대략 2퍼센트가 경계선 인격장애를 가지고 있다. 또 다른 1퍼센트는 의존성 인격장애라는 진단이 내려진다. 경계선 인격장애와 의존성 인격장애 둘 다 남자보다는 여자에게서 더 많이 찾아 볼 수 있다. 여성이 더 위험한 것은 사회가 여성들에게 좀 더 의존적이고 정서적으로 취약할 것을 기대하기 때문이다. 반면 임상의사들이 남자들에게서 경계선 인격장애를 잘 간파해내지 못하는 것은 남성들이 덜 감정적이라는 상투적인 믿음 때문이기도 하다.

✚ 경계선 인격장애에 대처하는 법

정신치료

전통적으로 치료자들은 경계선 인격장애의 예후에 관해서는 매우 비관적이었다. 하지만 최근 치료가 도움이 된다는 연구들이 나오고 있다. 경계선 인격장애 성향이 있다면 그 치료가 만만하지 않다. 왜냐하면 경계선 인격장애의 격렬한 감정표현과 예측불가능성과 끊임없는 인정욕구 때문이다. 치료자는 비판하거나 판단하지 않으면서도 환자가 자기감정을 토로할 수 있도록 안전한 거리를 유지하려고 노력한다. 그럼에도 이들은 치료자를 신뢰할 수가 없고 화가 나며 때로는 *편집증*적이 된다. 그래서 이들이 다른 사람들로부터 배신당했을 때의 격한 감정들을 치료할 때에 느끼게 되도록 치료자가 이들을 배신하도록 도발하게 된다.

모든 치료자들은 이런 도전에 때로는 힘들어하겠지만 노련한 치료자는 이들이 자신의 *분노*와 그런 분노가 남들에게 미치는 결과에 주목하도록 유도할 수 있다. 치료자가 이들의 적개심을 인내하면서 견디고 그런 적개심의 근원을 차근히 짚어본다면, 모든 사람들이 이들에게 항상 거부반응을 보이는 것은 아님을 알게 될 것이다. 서서히 신뢰감을 형성하게 될 것이고 이들이 치료자를 믿게 된다면 세상 사람들 또한 신뢰할 수 있다는 점을 깨닫게 된다.

치료자는 치료 초기에 약간의 규칙을 정할 것이다. 그것은 이들을 성가시게 하려는 것이 아니라 치료의 일환이다. 이들은 상담약속을 잘 지키고 상담세션과 세션 사이에 연락하는 일은 가급적 피하는 걸로 한다. 어떤 경우

연락이 가능하며 응급 시에는 어떻게 할 것인지, 그런 문제들을 치료자와 조정할 것이다. 이들에게 치료자가 언제나 필요할 것처럼 느껴질 수 있겠지만, 상담시간이 끝나도 치료자로부터 버림받거나 거부당하지 않은 것임을 알게 된다. 제어할 수 없는 감정에 압도당하면 자해하려는 유혹에 빠져들 수도 있다(〈자해〉 참조). 치료의 일환으로 이들은 자기감정을 행동으로 옮기기보다는 그것에 관해 말하는 법을 배우게 될 것이다. 이들이 자해하고 싶은 충동이 들 때 치료자는 이들의 안전을 지키기 위해 어떻게 반응할 것인지를 미리 상의할 것이다. 도무지 자신을 제어할 수 없고 자해할 위험이 있다면 충동이 가라앉을 때까지 며칠 동안 입원할 수도 있다.

경계선 인격장애를 치료하는 데 효과적인 것처럼 보이는 몇 가지 다른 방식의 치료법이 있다. 어떤 치료법에서는 일상적인 문제에 대처하면서 안전에 초점을 맞추고 비판하지 않는 방식으로 지지해주는 것이다. 이들을 괴롭히는 상황을 피하는 방법을 배우게 되고 고통스러운 감정에 대처하는 건전한 방법을 알게 된다. 보다 분석적인 다른 정신치료도 있다. 치료자는 상담세션 동안에 하는 이들의 행동은 외부세계의 타인들과의 관계를 반복하는 것이라고 자주 해석해준다. 변증법적 행동치료Dialectical Behavior Therapy: DBT로 알려진 인지행동치료의 특정한 유형은 선불교의 명상 원칙에 기반한 것으로 자기 파괴적인 행동을 줄일 수 있는 것으로 입증되었다. DBT는 충동적으로 행동하기보다는 행동하기 전에 한 번 더 생각할 수 있도록 감정적 촉발요인들을 마음에 새겨 잊지 않도록 가르친다. 경계선 인격장애를 치료하기 위한 모든 형태의 정신치료에서, 퇴행과 재발은 항상 뒤따르는 흔한 현상이다.

약물치료

약물치료 또한 경계선 인격장애 치료에 도움이 되는 것으로 보인다. 항우울제, 그 중에서도 특히 SSRI(〈우울증〉 참조)는 충동성, 짜증, 공허감을 줄여주는 것처럼 보인다. 절박한 기분과 절망감 및 끊임없이 요구하는 것이 줄어들고 혼자 있는 상태를 견딜 수 있게 한다. 객관적인 관점을 상실하고 사소한 일에도 화가 치밀고 **편집증** 증상이 나타나는 경우, 소량의 항정신병 약물(〈정신병〉 참조)이 도움이 된다. 또한 충동성, 급격한 기분요동, 자기 파괴적인 행동을 줄이는 데 기분안정제(〈조증〉참조)가 도움이 된다. 이런 약물치료 중 어느 것도 경계선 인격장애를 완치시켜 줄 수는 없지만 견딜 수 있게는 할 수 있다.

치료경과

기꺼이 장기간의 치료를 지속적으로 받은 대부분의 환자들은 증상이 호전되는 것으로 일관적으로 보고되고 있다. 평생 변화없이 지켜온 태도, 대인관계, 사고의 패턴을 변화시키는 것이 치료의 목적인만큼, 증상은 서서히 호전된다. 대략 환자의 1/2은 2년이 지나면 증상이 소멸되고, 환자의 1/4은 6년이 지나야 증상이 소멸된다. 일단 증상이 소멸된 이후에도 슬픔, 공허감, 무가치감과 같은 기분은 느끼겠지만, 이런 감정들이 지나치게 격렬하지는 않으므로 그런 감정을 안고 살아갈 수 있게 된다. 때로는 분노하고 종종 의심이 들지만, 그런 감정에 과민한 행동으로 반응하지 않는 법을 배우게 된다. 아무하고나 잠자리를 하고 마약과 술에 의존하는 것과 같은 충동적인 행동을 좀 더 자제하는 법을 배우게 된다. 자살하겠다면서 주변 사람을 위협하거나 자기 파괴적인 행동을 하는 것을 멈추게 된다. 자기 삶을 스스로 통제할 수 있고 자기행동을 제어할 수 있음을 느끼게 된다. 자기감정의 소용돌이에 휘말려들지 않고 외부세력에 휘둘리지 않게 된다. 대인관계를 다시 형성하게 되고 혼자 있을 때에도 마음이 편해진다.

✤ 당신 곁에 경계선 인격장애를 겪고 있는 이가 있다면

지인 중에서 경계선 인격장애 환자가 있다면, 당신은 늘 도전받게 되고 화가 나게 되는 것을 알게 된다. 경계선 인격장애 환자는 한 번은 상대를 이상화시켰다가 다른 때에는 한없이 폄하하기 때문이다. 한순간 당신은 세상에 둘도 없는 친구이자 신뢰할 만한 천사였다가 다음 순간에는 믿을 수 없고 사악한 악마가 된다. 당신에 대한 감정이 수시로 양극단을 오가는 사람과 마주하고 있으면 화가 나고 절망감이 들 것이다. 당신의 감정을 정직하게 말해 주되 가능한 침착하게 반응하는 것이 좋다. 그래야만 환자가 당신을 비난하는 행동이 증폭되지 않는다. 상대가 보여주는 적개심에 비난과 빈정거림으로 반응을 하면, 걸려들기만을 기다렸던 그의 함정에 빠져드는 셈이 된다. 상황에 따라서는 약간은 상대방이 예측하지 못하는 방식으로 대처해야 한다. 상대가 화를 돋우면서 시비를 건다면, 그럴수록 침착하고 사려 깊게 반응해야 한다. 당신을 마치 성인군자처럼 대할 적에는, 당신도 인간이므로 감정이 상하고 상처 입는다고 솔직하게 말해 주는 것이 좋다. 그러다가 점점 화가 치민다면, 상대에게 화를 폭발시킬 것이 아니라 잠시 심호흡을 하고 감정을 다스려야 한다.

상대는 위협과 애원을 수시로 바꿔가면서 사용함으로써 당신을 조종한다는 생각이 들 수도 있다. 환자는 당신에게 모든 일을 그만두고 오직 자기와 더불어 지내기를 요구할 수도 있다. 당신에게 더 이상 친구가 아니라고 절교를 선언하거나 아니면 자해하겠다고 위협하기도 한다. 당신은 이런 행동 중에서 어디까지 참고 봐주어야 하며 어떤 것은 허용하지 않을 것인지 결정해야 한다. 그런 한계를 정할 때, 침착하고 일관성 있게 지지한다면, 또 이런 한계 설정을 빠른 시기에 한다면, 환자는 자신이 버림받거나 자기 요구가 거절당했다는 느낌을 덜 갖게 될 것이다.

환자가 종종 자살하겠다고 입버릇처럼 말하더라도 너무 공포에 질려서는 안 된다(〈자해〉 참조). 당신이라면 환자의 말을 언제나 귀담아 들어줄 것이라는 점을 환자에게 충분히 알려주고, 그래도 환자가 자해 충동에 휩싸인다면 앰뷸런스를 부르고 환자를 병원으로 데려갈 준비를 해두는 것이 좋다. 환자의 충동적인 행동에 대처할 때 당신은 환자에게 자신이 선택한 행동에 책임을 지도록 말해준다. 말하자면 환자가 하는 행동을 옆에서 지켜보다가 상황이 종료되고 난 뒤 구하겠다고 생각할 것이 아니라, 환자가 행동하기에 앞서 자기 행동에 책임을 지도록 설득하는 것이 좋다.

Self-Mutilation
자해

죽으려는 의도는 없지만
의도적으로 자기 몸에 상처를 내는 것

여자친구는 퇴근 후 곧장 집으로 오겠다고 했다. 그런데 여태 돌아오지 않는다. 사무실로 전화를 걸어보지만 아무도 받지 않는다. 여자친구는 옛 애인과 함께 나간 것이 분명했다.

당신은 담배에 불을 붙인다. 이 여자와 다시 얽혀든 것이 후회스럽다. 이런 일이 일어날 줄 알았어야 했는데. 분노로 머리가 쿵쿵거리고 터질 것 같다. 머리가 당신 몸통에서 당장이라도 떨어져 나갈 것만 같다. 당신은 자기 앞에 있는 테이블 위에 팔을 올려놓는다. 당신의 다른 손이 담뱃불을 집어들고 작은 흉터들이 나 있는 다른 손에다 가져다댄다.

담뱃불을 손에 가져다 대는 순간 당신은 그 자리에 못 박힌다. 당신의 눈은 초점이 돌아오고 터질 것처럼 쿵쾅거리던 두통이 멈춘다. 따스한 온기가 당신 팔을 타고 흘러갔다가 다시 다리께로 내려온다. 당신은 깊은 숨을 쉬면서 담뱃불을 창문 너머로 내던진다.

당신은 현관문을 이중으로 잠근다. 문 열어달라고 애원하던 여자친구가 지쳐 쓰러질 지경이 될 때까지 내버려둔다.

자해는 자살시도와는 다르다

죽으려는 의도는 없지만 의도적으로 자기 몸에 상처를 내는 것이 자해이다. 의도적으로 자신에게 입히는 상처는 머리카락을 쥐어뜯는 것과 같이 일시적인 것일 수도 있고 흉터가 남아 영구적일 수도 있다. 자해mutilation는 의도적인 또 다른 행위인 고의적인 자해deliberate self-harm나 자살과는 다르다. 진정한 자살시도와 "살고 싶다는 호소"로서의 자살시도, 혹은 진정한 *자살시도*와 자해를 구분하는 것이 힘든 경우도 있다. 자해를 시도하는 사람들은 대체로 자신을 죽이고 싶어 하지 않는다. 자해자들의 행동은 심각한 신체적 손상으로 직결될 것처럼 보이지는 않는다.

일부 자해는 문화적으로 용인되므로 정신질환의 징후가 아닐 수도 있다. 문신과 피어싱은 이제는 남녀 모두에게서 흔히 볼 수 있다. 선탠, 조각 같은 몸매 만들기, 머리염색, 제모, 발목문신, 배꼽 반지 등은 정신건강상의 문제가 있다기보다는 변화하는 패션과 문화를 표시하는 것이다. 남성의 포경수술은 위생에 좋다는 이유로 혹은 종교적인 서약의 신호로 받아들여지는 자해의 또 다른 사례이다. 난절법(亂切法)scarification(불에 달군 기구 등으로 흉터를 만들어 장식하는 것)은 흉터로 장식을 만들기 위해 피부를 찢거나(열상(裂傷)) 뚫는 것이다. 난절법은 미국에서는 드물지만 아프리카 일부 지역에서는 흔히 볼 수 있다.

정신질환에서 나타나는 자해 중 가장 흔한 것은 깊지 않은 열상이다. 면도칼이나 부서진 유리조각을 이용하여 피부에 작은 상처를 낼 수도 있다. 팔목 부위에 가장 흔하게 할 수 있는 자해 형태이다. 무릎을 베거나 쉽게 상처를 감출 수 있는 다른 부위들에 상처를 낸다. 면도칼 등으로 긋는 상처의 길이는 얼마 되지 않고 긋는 깊이도 살갗 밑을 조금 베는 정도다. 피가 약간 스며 나오는 정도이므로 자살을 하기 위해 동맥을 절단하는 것과는 거리가 멀다.

아니면 담뱃불로 자신을 지지는 방법을 택할 수도 있다. 이 방법은 자그마한 여러 개의 상처들이 모여서 그야말로 상처투성이를 만들게 된다. 다른 형태의 자해는 바늘로 찌르고 꼬집고 타박상을 만들고, 노끈 등으로 찰과상을 만들고, 이미 상처가 난 부위를 계속 잡아 뜯어서 상처가 아물지 못하도록 하기도 한다. 극단적인 자해의 경우 물건을 삼키거나 인체에 나 있는 구멍에 물건들을 집어넣는다. 필자는 배터리를 삼키고 볼펜을 항문으로 집어넣는 환자를 치료한 적이 있다. 입원환자는 스테이플로 자기 몸을 찍고 종이클립으로 자기 몸을 할퀸다. 심한 경우에는 어떤 물건을 피부 밑으로 밀어 넣기도 한다. 삼킨 물건들이 소화기관에 구멍을 뚫거나 감염을 일으키게 되면 본인들의 의도와는 달리 심각한 위험을 초래할 수도 있다. 수술이 필요한 경우도 있다.

자해의 유병률은 알려진 바가 없다. 환자가 응급실로 실려오는 경우는 자살미수가 가장 흔한 이유다. 하지만 대부분의 자해자들은 병원에 실려 와서 치료를 받을 만큼 상처를 내지 않는다. 연구에 따르면 젊은이들 25명 중 1명은 살면서 한두 번은 고의적으로 자신에게 상처를 가한 경험이 있다고 보고했다. 삶이 덜 혼란스럽고 그런 격정에 대처하는 법을 배우게 되는 성년기에 접어들면서 이 비율은 줄어드는 것으로 나타난다. 여자들에 비해 남자들이 자해하는 비율이 높은 것으로 보인다.

자해가 인격장애의 신호인 경우가 종종 있다

자해는 여러 가지 목적이 있다. 자해를 하고 나면 기분이 좋아진다는 사람들도 있다. 면도칼로 상처를 내기 전까지 극도로 초조하지만 막상 베고 나면 팽팽하게 부풀었던 풍선에 바람이 빠지듯이 긴장과 초조가 소멸되면서 안도감을 느끼게 된다. 자해에 굴복하기까지 긴장감이 계속 고조되는 것을 느낄 수 있다. 무감각하고 분리된 느낌이 들고 자해를 하고 나면 화끈거리는 통증으로 정신이 번쩍 들게 된다. 창피하고 수치스럽고 죄책감을 느낀다. 혹은 자신에게 *분노*가 치밀어 벌을 받아 마땅하다고 느낄 수도 있다. 다른 사람에게 화가 났으나 화를 본인 스스로에게 돌릴 수 있다. 자해는 수동적인 공격성이며, "자 네 눈으로 똑똑히 봐, 네가 지금 나에게 무슨 짓을 저질렀는지!"라는 의미를 상대에게 전하고 싶은 것이다. 혼자라는 사실이 견딜 수 없어서 남들의 관심과 사랑을 억지로나마 받으려고 자해할 수 있다. 왜 자신에게 상처를 가하는지 그 이유를 본인은 모를 수도 있다. 의사나 보호자에게 자신이 왜 그랬는지 설명하려면, 그 이유가 모호하고 때로는 모순적일 수도 있다.

이런 모호한 동기와 감정적인 상태야말로 경계선 인격장애의 특징이다. 경계선 인격장애는 극단적인 *자존심 장애*, *충동성*, 만성적인 분노, 공허, 고독을 지속적으로 느끼는 것이 특징이기도 하다. 자해는 근본적으로 사회부적응적인 대처기제이다. 견딜 수 없는 감정과 격정적이고 불안정한 관계에 대처하는 불건강하지만 때로는 효과적인 방식이다. 비록 자해가 어떤 부분에서는 자살행동과 유사한 점이 있지만, 우울증보다는 *불안*과 좀 더 관련이 있다. 자해는 주변세계와의 분리감이나, 혹은 자기 몸과의 분리감을 느끼는 *해리* 증상에 대한 대응일 수도 있다. 정신과 의사는 어린 시절 성적인 학대를 당한 사람들은 그런 경험이 없었던 사람들에 비해 상대적으로 해리 증상, 경계선 인격장애, 자해에 취약할 수 있다고 말한다.

자해는 *반사회적* 인격장애를 가진 사람들 가운데서 좀 더 흔히 볼 수 있다. 충동성과 분노가 반사회적 인격장애의 특징이지만 자존심이 문제가 되는 것은 아니다. 사실상 반사회적 인격장애가 있는 사람이라면 이용할 만한 가치가 있는 경우에만 타인들에게 관심을 보인다. 자신을 자해한다면, 그것은 대체로 남들을 기만하고 조종하려는 목적을 가지고 있다. 예를 들어, 감옥에서 면도칼로 자해를 하면 교도관이 병원으로 보낼 줄 것이기 때문이다. 필자는 여러 명의 죄수들과 상대한 적이 있는데, 그들은 면도칼을 삼키거나 손목을 면도칼로 긋는 행동을 통해 자신들이 정신질환(사실은 그렇지 않음에도)을 앓고 있다고 속이고 싶은 것이다.

자해는 여러 가지 다른 정신병 상태에서도 나타날 수 있다

인격장애에서 자해는 하나의 습관이다. 소수의 사람들은 특별한 위기상황에 대한 반응으로 한두 번 정도는 자해할 수 있다. 사랑하던 관계가 깨어지고 난 직후 자해할 수 있다. 이런 경우 자기 파괴적인 행동은 분노와 상실감에 대한 충동적인 반응이다. 이 경우 자신에게 정말로 상처를 가하고 싶은 것인지 아니면 남들의 관심을 끌고 도움을 청하고 싶은 것인지, 혹은 사랑하는 파트너의 존재 없이는 살 수 없다는 결단을 보여주고자 함인지 스스로도 확실히 알 수 없을지도 모른다. 자기 파괴적인 행동은 자신이 처한 상황에서 자해보다 나은 방법을 찾아낼 수가 없기 때문에 저지르는 것이다. 이런 행동은 기저에 있는 인격의 문제일 수도 있고 아닐 수도 있다. 정신과 의사들은 이것을 스트레스장애, 적응장애로 보는데, 단기 문제해결 상담이 도움이 될 수 있다.

자폐증이나 정신지체(《학습장애》 참조)를 가진 경우 자기 파괴적인 행동이 나타난다. 자해가 마음을 진정시켜주기 때문이다. 예를 들어, 자폐아는 머리를 벽에다 반복해서 박을 수도 있으며 정신지체 어른은 성기가 통증으로 쓰라릴 만큼 자위를 할 수도 있다. 발모벽(拔毛癖)을 가진 사람은 강박적으로 머리카락, 눈썹 등을 뽑는 *강박행동*을 보인다. 그 결과 때로는 대머리로 진행되는 경우도 있다. 손톱을 물어뜯는 습관도 이와 유사하다. *신체 이미지 장애*가 있다면, 살갗을 찌르거나 금식과 하제를 남용하는 것과 같은 자기 파괴적인 행동을 보인다.

더욱 기이한 자해행동은 정신분열병의 경우에 나타난다(《정신병》 참조). 예를 들자면, 필자는 자기가 여자라는 *망상*적인 믿음으로 인해 자기 성기를 절단한 환자를 진료한 적이 있다. 같은 행동을 한 또 다른 정신분열병 환자는 하느님이 자기 성기를 절단하라고 명령했다는 *환각*에 빠져 있었다.

문란한 성생활에서부터 약물, 알코올 남용에 이르기까지 **충동적인 행동**들은 본질적으로는 자기 파괴적으로 볼 수 있다. 이렇게 하는 것들이 즐겁기 때문에 대부분의 시간을 이런 행동을 추구하는 데 소모하고 있다. 그로 인해 초래될 장기적인 결과보다는 눈앞의 갈망을 즉각적으로 해소하는 것에 몰두한다. 하지만 때로는 자기를 파괴할 목적으로 대단히 의식적으로 이런 행동을 추구할 때도 있다. 약물과 알코올 중독 상태 또한 판단력을 흐리게 만들고 충동성을 증가시킨다. 그로 인해 또 다른 잠재적으로 유해한 행동에 빠져들게 된다. 대부분의 자살시도와 고의적인 자해행동은 중독 상태에서 일어난다.

✚ 자기 파괴적 행동에 대처하는 법

정신치료

자해행동을 자꾸 하게 된다면 정신치료의 목표는 대인관계에서 발생하는 스트레스, 고독감, 불안, 초조를 피하고 대처할 수 있는 더 효과적인 전략을 발전시키도록 도와주는 것이다. 치료자와 함께 자해행동을 일으키는 이들이 경험한 상황과 정서적인 상태를 찾아내려고 노력한다. 덜 해로운 방식으로 대처할 수 있는 대안을 찾아보도록 노력한다.

즉, 자해충동이 들면 치료자에게 전화를 하고, 가족과 친구들에게 도움을 청하거나 이완요법을 사용한다(〈불안〉 참조). 변증법적인 인지행동치료 DBT로 알려진 특수한 정신치료는 경계선 인격장애 환자들의 자해행동을 줄이는 것으로 입증되었다. DBT는 당장 그 순간에는 기분이 좋아질 수도 있는 행동을 금하고, 자기 반응을 자제할 수 있도록 해주고 자신의 기분 상태를 마음에 새겨 잊지 않는 법을 배우도록 해준다.

약물치료

자해에 도움이 되는 특별한 약물치료는 없다. 많은 정신과 의사들은 SSRI 항우울제(〈우울증〉 참조)가 도움이 될 것으로 여긴다. 혹은 신경안정제(〈조증〉 참조)를 이용하는 것이 좋다고 본다. 이런 약물이 충동성과 우울한 기분의 변화를 감소시켜주는 경향이 있기 때문이다.

✚ 당신 곁에 습관적인 자해를 하는 이가 있다면

　가까운 주변 사람들 중에서 자해하는 습관이 있는 사람이 있다면, 그들이 보여주는 당혹스럽고 이해할 수 없는 행동으로 인해 당신은 매우 화가 날 수가 있다. 당신이 사랑하는 사람이 자신을 칼로 베고, 담뱃불로 지지는 등의 행동을 하는 것을 보면 본능적으로 불안하고 근심스럽게 된다. 그런 행동은 분명 주변 사람을 위협하고 조종하는 것이다. 당신은 이런 위협의 볼모로 잡혀 있는 상황에 분노가 치밀 것이다. 자해행동이 계속된다면 그냥 무시하고 싶을 것이다. 무시하면 상대방은 더더욱 극적인 자해행동을 함으로써 당신의 관심과 애정을 끌려고 자극할 것이다. 자해에 대처하는 최선의 방법은 환자의 행동을 있는 그대로 받아들이는 것이다. 당신은 충격받은 것으로 보이거나 해결을 위해 필사적인 것처럼 받아들여지는 것을 피하고 싶다. 그것이 바로 상대방이 원하는 것이며 환자는 당신의 결사적인 노력을 보면서 위안을 얻는다.

　환자의 자해행동을 어디까지 참아줄 것인지 그 한계를 분명히 정해야 한다. 그런 한계 안에서 자기 행동에 대한 책임은 자기 스스로 지도록 맡겨두도록 한다. 담뱃불로 지진다고 해서 죽지는 않을 것이다. 자해행동의 재발 시 응급실로 가자고 주장하기보다는 치료 경과에 대해 물어보는 것이 좋다. 위기의 발작 시에 즉각적으로 대처하기보다는 심리적으로 안정된 시기에 그 사람의 강점과 흥미에 관해 서로 대화하는 습관을 형성하도록 한다.

Sexual Performance Problems
성행위 장애

신체적·정신적인 여러 이유로
섹스에 대한 관심이 없어지거나 성교가 힘든 경우

남편은 일하는 시간을 점점 더 늘려가고 있다. 피곤한 몸으로 귀가한 남편이 하는 말이라고는 "밥 줘! 불 꺼!"가 전부다.

처음에 당신은 전혀 눈치채지 못했다. 당신 또한 섹스를 생각할 겨를이 없었다. 종일 아이에게 시달리느라 당신 또한 파김치가 되었기 때문이다. 하지만 이제 아이는 밤중에도 잘 자고 당신은 남편과 좀 더 좋은 시간을 함께 보내고 싶다.

당신은 남편을 맞이할 채비를 한다. 집안일이 끝난 뒤 샤워를 하고 몸단장을 하지만 남편은 전혀 알아채지도 못하는 것처럼 보인다. 잠자리에 들어 남편에게 다가가면 남편은 휙 돌아눕는다. 한밤중에 남편이 발기가 되는 것을 느낄 수 있었다. 하지만 막상 섹스를 하려고 하면 풍선에 바람 빠지듯 남편의 물건은 허물어진다. 이제 남편은 섹스를 하기에는 너무 의기소침해진다.

남편이 열심히 일한다는 것은 잘 알고 있다. 언제나 그랬으니까. 하지만 뭔가 다른 문제가 있는 것은 아닐까? 남편에게 당신은 더 이상 아무런 매력이 없는 것일까? 이제야 당신의 몸매는 임신 전의 상태로 돌아와서 처녀시절에 입던 옷을 간신히 입을 정도가 되었다. 남편이 보기에 너무 뚱뚱한 것일까? 아니면 다른 여자에게 마음을 주고 있는 것일까? 남편에게 감시의 눈길을 떼면 안 된다고 친구들이 늘 말하지 않았던가?

성행위는 건강과 병에 주요한 척도

넓은 의미에서 "성적sexual"이라는 말은 성교보다는 훨씬 더 많은 것들을 뜻한다. 섹슈얼리티sexuality란 욕망, 환상, 충동, 경험을 포괄하는 것이며, 혼자 혹은 남들과 함께 수행하는 광범한 성적인 행위도 포함한다. 성sexuality은 우리 자신의 정체성에 대한 느낌 또한 포함하는 것이다. 예를 들면, 남성적인지, 여성적인지, 동성애자인지, 이성애자인지, 혹은 호기심이 많은지, 금욕적인지, 모험적인지, 충실한지, 섹시한지 등등.

섹스가 보편적인 것이기는 하지만 우리는 섹스에 관해 진지하게 대화하길 꺼린다. 대부분의 사람들에게 섹스는 여전히 사적이고 은밀한 것이다. 우리는 임신과 변비에 관해서는 편하게 말할 수 있지만, 질을 통한 성교를 한다거나 항문을 통한 성교를 한다거나 하는 것에 관해서는 편안한 마음으로 이야기하지 못한다. 사실상 거의 모든 사람들은 무해하면서도 쾌감을 주는 자위행위를 하지만 교사들과 공중보건 종사자들은 자위라는 단어를 발설하는 것만으로도 직장을 잃기도 했다. 의사들 또한 섹스에 관해 언급하는 것을 금지하는 금기로부터 자유롭지 않다. 성행위가 건강과 병에 주요한 부분을 차지하고 있음에도 의사들은 환자에게 성에 관한 아예 묻지도 않거나 하더라도 몇 마디 간단한 질문을 하는 것 이외에는 말을 삼간다. 놀랄 일도 아니다. 환자들이 의사에게 사적인 자기 성생활을 언급하는 걸 창피하게 여기기 때문이다.

여러 조사에 따르면 여성 10명 중 4명, 남자 10명 중 3명은 성생활에 만족하지 못한다고 했다. 이 말은 정신과적인 관심사에 성적인 문제가 가장 흔한 것임을 뜻한다. 성교는 대단히 단순하고 반사적인 행위인 것처럼 보인다. 아무런 지침이 없어도 사람들은 날마다 성행위를 어떻게 하는지 이해한다. 외관상 보기에 섹스의 필연성과 성행위의 용이함으로 인해 사람들은 성행위가 여러 가지 생리적·심리적 체계가 함께 협동해야 된다는 사실을 잘 알지 못한다. 이 과정 중 어떤 부분에서라도 문제가 생기면 성적 욕망, 흥분, 오르가즘에 도달하지 못하도록 만든다.

성욕의 감소는 흔히 볼 수 있는 장애다

정상적인 성 반응은 성욕과 더불어 시작한다. 임상의사들은 성인 남자 8명 중 1명, 성인 여성 4명 중 1명은 섹스에 관심이 없다고 말한 것으로 보고한다. 만약 자신의 성욕이 감소된 상태라면 성적 환상을 거의 느끼지 않을 것이고 섹스를 하려는 노력도 하지 않을 것이다. 이런 경우 절대 다수는 이전에는 그렇지 않았지만 어떤 변화가 생겼다는 것이다. 말하자면 과거에는 성욕도 있었고 성행위를 즐기기도 했다는 말이다. 성적인 욕구가 없거나 관심이 없다는 것은 일시적인 문제일 수도 있다. 아마 다른 문제에 너무 몰두한 탓에, 한동안 섹스하지 않고 지낸 탓일 수도 있다. 하지만 많은 경우 섹스가 불쾌한 것은 아닐지라도 그다지 흥분되는 것이 아니라는 생각을 하는 어떤 일이 일어난 것이다. 더 이상 자신이 섹시해 보인다는 생각을 하지 않게 되었을 수도 있다.

결혼생활의 불화는 섹스에 대한 흥미가 줄어드는 가장 흔한 이유 중 하나다. 부부 사이가 틀어지거나 서로 대화가 없는 경우 성적 접촉을 즐기기가 힘들어지게 된다. 섹스에 실패하거나 성적인 불만족에 관해 서로 이야기를 하지 않게 됨으로써 서로의 관계가 더욱 힘들어지게 된다. 두 사람 사이에 소외감이 증폭되고 서로 비난하는 악순환에 빠져들 수도 있다. 이렇게 되면 섹스를 언급하거나 생각하는 것이 흥분을 유발하는 것이 아니라 불안을 초래하게 된다. 반면 많은 부부들은 여러 가지 이유로 섹스를 하기 어렵다는 것을 서로 동의한 경우에는 섹스 없이도 좋은 관계를 지속할 수도 있다.

심각한 스트레스를 받으면 섹스에 관심을 잃게 된다. 병으로 입원하거나, 직장에서 해고당하든지 좌천되거나, 이혼을 하거나, 혼자 자녀들을 양육해야 한다면 너무 바쁘고 걱정스러워 섹스를 생각할 틈이 거의 없을 것이다. 병을 앓기 전에는 성욕이 강한 편이었더라도, 우울증을 앓는다면 발병기간 동안에는 섹스에 대한 관심이 완전히 사라져버린다. 의사들은 성에 대한 관심이 줄었다고 이야기하는 사람들은 아마도 진단되지 않은 우울증이 있을 것이라고 생각한다. 여자들이 남자들보다 우울증을 더 많이 앓으며, 성욕의 훼손과 감퇴 비율 역시 여자들이 높다는 것이 이 점을 부분적으로 설명해준다.

자존심 장애와 신체 이미지 장애 또한 성욕을 저하시킬 수 있다. 남자들은 자신의 성기가 너무 작아서 파트너가 만족을 하지 못할까 봐 종종 걱정한다. 여자들은 자기 몸이 풍만하고 육감적이지 못하거나, 혹은 날씬하지 않다고 걱정한다. 인생의 크나큰 전환기에 접어들게 되면, 예를 들어, 이혼, 실직과 같은 일을 경험하게 되면, 대개는 자신이 매력이 없고 무력하다고 느낀다. 더 이상 섹시하지 않고 점점 늙어가고 있다는 기분이 든다. 수술을 하고 나면 흉터와 기능장애가 초래될 수도 있다. 필자는 복부에 대변주머니를 차고 있어야 하는 인공항문성형술을 받고 난 뒤 성욕이 사라진 남자 환자를 치료한 적이 있었다(하지만 제 눈에 안경이라는 점을 강조하듯이, 외과 의사들의 말에 따르면 일부 환자는 인공항문을 성교를 위한 구멍으로 사용하기도 한다는 것이다).

보다 극단적인 경우에는 섹스 자체를 싫어하고 두려워하게 된다. 섹스를 한다는 생각만 해도 끔찍하고 혐오스럽고 어쩔 줄 모른다. 이 경우 섹스를 완전히 회피하게 된다. 정신과 의사들은 이것을 성적 혐오라고 부른다. 성적 혐오는 강간과 같이 폭력적인 성경험이나 대단히 불쾌한 성적인 경험의 결과로 초래되기도 한다. 일부 여성들은 남자와 두 번 다시 섹스를 하고 싶어하지 않는다. 생식기 주변의 수술이나 방사선 치료와 같이 고통스러운 상황으로 인해 섹스에 대한 강력한 거부반응이 형성될 수도 있다. 통증에 대한 공포는 치료받게 된 질병이 사라지고 난 이후에도 지속될 수 있다.

소수의 경우 비정상적인 호르몬 수치에 의해 성욕의 감퇴가 초래되기도 한다. 성적 관심사가 유지되려면 흔히 남성 호르몬으로 알려진 테스토스테론이 남녀 모두에게 최소한의 양만큼은 필요하다. 테스토스테론의 양은 외부적으로는 호르몬 결핍 징후가 나타나지 않을 정도지만 성욕을 억제할 정도까지는 낮아질 수도 있다. 피임약은 테스토스테론 수치를 감소시킬 수 있고 따라서 여성에게서 성욕을 억제할 수 있다. 뇌에서 생산되는 호르몬인 프로락틴 농도가 올라가면 남녀 모두에게 성욕을 감퇴시킬 수 있다. 여성들은 출산에 이어 모유수유를 하는 동안 프롤락틴 호르몬이 증가될 수 있다. 이로 인해 수유기간 동안 성욕이 감퇴될 수 있다.

어떤 경우에는 파트너들의 성욕의 정도가 각기 다를 수 있다. 두 사람 모두 섹스를 즐기기는 하지만 한쪽은 매일 밤 섹스를 원하고 다른 쪽은 한 달에 한 번 정도의 섹스를 원할 수도 있다. 연구에 따르면 대다수 부부들은 평균적으로 주당 1~2회 섹스를 하는 것으로 나타났다. 하지만 섹스의 빈도수는 매우 다양하다. 어느 정도가 정상이라는 기준은 없다. 어느 정도가 적당한지는 두 사람 모두의 기대치에 달려 있다. 성적으로 흥분되었다는 것에 대한 기준 또한 서로 간에 다를 수 있다. 어떤 형태의 성행위를 하고 싶은지에 대해서도 서로 간에 다를 수 있다. 이런 경우 성욕의 장애는 단지 상대적인 문제일 뿐이다. 한쪽 파트너가 상대방에게 성적 관심이 없다고 비난하는 반면 다른 쪽은 상대가 과도한 섹스를 요구한다고 비난할 수도 있다.

남녀 모두 성적 흥분에 장애가 있을 수 있다

강력한 성욕을 지니고 있다고 하더라도 성적 흥분sexual arousal과 각성에 이르는 데 장애가 있을 수 있다.

정상적인 성적 흥분 상태에서는 남녀 모두 생식기와 유방 주변에 혈류의 흐름이 증가한다. 유두가 대체로 딱딱하고 꼿꼿해진다. 여성의 경우 음핵이 커지고 질이 길어진다. 음순이 부풀어 오르고 붉어진다. 남자는 페니스가 발기되며 고환이 커지고 단단해진다. 남녀 모두 성교를 부드럽게 해주기 위한 윤활제가 분비된다. 이와 같은 생리적인 과정에 장애가 생기면 성교가 힘들게 된다.

여성은 폐경기에 들어서거나 난소제거수술 후에는 성호르몬인 에스트로겐 농도가 낮아진다. 에스트로겐은 성적으로 흥분할 때 피부의 탄력성을 유지하고 몸에서 보습제와 윤활제의 분비를 담당한다. 폐경기 여성은 생식기 부위의 피부가 건조되고 위축되며 섹스를 하는 동안에도 애액이 분비되지 않을 수도 있다. 결과적으로 성교 시에 생식기 주변이 가렵고 따끔거리며 통증을 느끼게 된다.

남자들에게 성교는 유체역학의 문제이다. 성적인 흥분으로 발기가 되면 페니스로 흘러들어오는 혈액이 증가하는 한편 나가는 혈액은 감소된다. 혈액이 몰려들게 되면 페니스는 질의 외부 1/3 부위에 있는 단단한 근육을 뚫고 들어가도 발기된 형태를 계속적으로 유지할 수 있을 만큼 충분히 딱딱해진다(혹은 성교 시에 두 개의 항문 괄약근을 뚫고 들어갈 만큼). 발기가 되지 않아도 오르가즘에 이를 수도 있고 사정할 수도 있지만 성교를 한다는 것은 불가능할 것이다.

남자들은 나이가 들어가면서 발기가 힘들고 발기 상태를 유지하기도 힘들어진다. 페니스의 근육과 섬유구조가 탄력성을 점점 상실하기 때문이다. 혈관이 좁아지는데, 흡연자, 당뇨병자, 고혈압이나 고(高)콜레스테롤인 경우 특히 더 그렇다. 사실상 50세 정도 되면 남성 인구의 절반은 발기부전증을 경험하게 된다.

약물 부작용은 남자의 경우 발기불능의 또 다른 원인이며 여자의 경우 성적 흥분이 줄어든다. 고혈압이나 *우울증* 치료에 사용되는 약들이 이런 현상의 주범이다. 알코올*중독 상태*와 거의 모든 불법적인 약물남용 또한 발기불능을 초래할 수 있다. 남녀에게서 성기능의 장애를 일으키는 잠재적인 의학적 원인들은 무수히 많기 때문에 철저한 의학적인 검사를 하는 것이 필요하다. 남자의 경우 신체적인 문제가 없이 발기가 가능한지를 알아보는 단순한 방법이 있다. 정상적으로 남자들은 REM 수면 상태 동안(《수면장애》 참조) 발기를 한다. 그것은 에로틱한 꿈을 꾸는 것과는 아무런 상관이 없다. 밤 시간 동안 깨어나서 발기되어 있는 것을 느낄 수 있다면 신체적으로는 아무런 문제가 없는 것이다.

성적 흥분에는 성욕과 마찬가지로 심리적인 요소들이 중요한 역할을 한다. 섹스를 하는 것에 대해 죄의식을 느낄 수도 있다. 섹스를 죄짓는 행위로 간주할 수도 있다. 성행위를 잘 해내야 한다는 생각에 매우 예민해질 수도 있다. 이전에 창피한 성적 경험을 한 적이 있을 수도 있다. 그러한 예상들은 현실로 드러날 수 있다. 성불능에 대한 심한 공포를 가지고 있으면 발기하는 데 문제가 생길 수 있다. 섹스를 즐기지 못할 것이라는 생각이 있으면 긴장하고 산만하여 발기가 되지 않을 수도 있다.

과거 섹스를 했을 때 통증과 불편과 불쾌한 기분을 경험했을 수도 있다. 섹스가 상처를 입히지 않을까 두려운 여성들은 무의식적으로 질근육이 딱딱하게 수축될 수 있다(의사들은 이런 현상을 질경련증이라고 지칭한다). 남녀 모두 항문성교를 예상하면서 두려움을 느낀다면 항문근육이 수축될 수 있다. 근육이 단단해지면 섹스는 점점 더 고통스러울 수 있다. 이런 심리적 예상들이 더 강화된다. 오럴섹스를 하는 동안 페니스 전체가 다 입안에 들어가려면 긴장을 푸는 것이 필요하다. 그렇게 되지 않으면 페니스가 목구멍에 닿을 때 구토반사가 나올 수 있다. 오럴섹스 또한 상당한 연습이 필요하다.

성교통증dyspareunia은 섹스를 하는 동안 통증이 유발되는 것을 말하는 의학적인 용어이다. 5~10명의 여성들 중 1명은 이런 통증을 경험하는 것으로 나타난다. 여성이 느끼는 통증은 요로감염, 자궁내막증, 성기 주변의 피부질환을 포함한 의학적인 질병에 의해 야기될 수 있다. 치질이나 욕창이 있는 경우 항문성교 시 통증이 생길 수 있다. 어떤 지역에서는 음순이나 음핵을 절단하거나 봉합하는 사례도 있다. 그럴 경우 여성에게 섹스가 대단히 고통스러울 수 있다. 어린 시절 성적으로 학대당했거나 강간을 당했을 때, 섹스를 하는 동안 그런 악몽을 다시 경험할 수도 있다. 현재 아무런 신체적인 손상이 없음에도 그럴 수 있다. 섹스가 고통을 주는 것으로 연결된다면 성교 자체를 완전히 거부하게 될 것이다.

오르가즘은 성 반응의 절정이다

　오르가즘은 성적 흥분의 절정에서 맛보는 신체적·심리적인 강렬한 경험이다. 남녀 모두 호흡이 빨라지면서 긴장이 고조된다. 맥박과 혈압이 상승한다. 남자들은 오르가즘에 이르기 몇 초 전에 사정을 할 것 같다는 것을 느끼게 되고 그 지점에서 오르가즘은 필연적이 된다. 그러면 *다행감*에 빠져들고 가슴이 울렁울렁하는 흥분의 물결이 온몸을 휘감는다. 평온하고 이완되는 기분이 뒤따른다. 여성의 경우 오르가즘 동안 질근육(남녀 모두 항문괄약근)이 몇 분 동안 리드미컬하게 수축한다. 몸의 다른 근육들도 팽팽해지거나 떨릴 수 있다. 피부가 붉게 달아오르고, 땀을 흘릴 수도 있다. 성행위 동안 파트너끼리 소통하여 동시에 오르가즘 상태에 도달하면 이런 극치감이 배가된다.

　남자건 여자건 대다수 사람들은 10대 시절 최초의 오르가즘을 경험하게 된다. 몇십 년 전 연구에 따르면 여자들은 결혼 전에는 오르가즘을 경험하지 못하고 거의 모든 여성들이 인생 중반에 이르러야 오르가즘을 경험하는 것으로 알려져 있었다. 오르가즘을 전혀 느끼지 못하는 경우는 극히 드문 반면 남녀 모두 오르가즘에 이르는 것이 힘든 경우는 종종 있다. 오르가즘에 이르는 것이 힘들다고 한 비율은 남성에 비해 여성이 훨씬 높았는데, 놀랍게도 4명 중 1명의 여성이 그렇게 말했다. 오르가즘을 느끼지 못하는 경우는 대부분 성교 동안에만 그렇고 자위를 통해서는 오르가즘을 느낀다. 성욕과 파트너가 주는 자극으로 흥분될 수는 있지만 그것이 오르가즘에 이를 정도로 강력하지 않거나 지속되지 않을 수도 있다. 오르가즘은 오로지 특정한 조건 아래서만 성취될 수 있다는 점을 알게 되고, 적절한 속도와 자극을 조절할 필요가 있다. 반대로 섹스, 체액, 임신에 관해 양가적인 감정을 가졌을 수도 있으며, 자신과 섹스하고 있는 사람에게 그런 감정을 가졌을 수도 있다. 이런 감정들이 오르가즘을 방해한다.

　치료약물들이 오르가즘이나 사정에 이르지 못하는 가장 흔한 요인이 된다. 이를 일으키는 가장 흔한 약물은 정신과 약물들이다. 항우울제(《우울증》 참조)와 항정신병 약물(《정신병》 참조) 둘 다 사정이나 오르가즘을 빈번히 방해한다.

좀 더 흔한 성적인 장애, 특히 젊은 남성들에게서 볼 수 있는 성적 장애는 조루이다. 남자 3명 중 1명이 조루가 있다. 조루는 성적 흥분을 유지할 수 없고 본인과 파트너가 만족하기 이전에 급하게 오르가즘에 이르는 것을 말한다. 대부분의 경우, 파트너와 신체 접촉을 하자마자 피할 수 없는 오르가즘에 도달한다. 전희를 하는 동안 바지에 사정을 하거나 페니스가 질, 항문, 입에 삽입되는 즉시 사정을 하기도 한다. 발기 상태를 유지하기 어렵고 오르가즘 이후에는 성교를 지속하는 것이 힘들기 때문에, 이 경우 파트너에게 만족을 주지 못할까 봐 걱정한다. 많은 정신건강 종사자들은 조루가 불안한 상황에서 성급하게 섹스를 해야 했던 초기의 성경험에서 비롯된 학습된 행동이라고 가정하기도 한다. 조루는 강렬한 성적인 경험 동안 성적 흥분의 속도를 조절하지 못한 데서 비롯된 것처럼 보이기도 한다.

의사들은 오르가즘에 뒤따라오는 단계를 해소기라고 부른다. 정상적으로는 오르가즘 이후에는 성기와 유방이 몇 분 지나고 나면 평상시의 크기로 되돌아온다. 피부 홍조도 사라지고 맥박, 혈압, 호흡도 정상으로 되돌아온다. 남자들은 한 번의 성교 후 몇 시간 이내에는 또 다시 발기하고 오르가즘에 오르는 것이 어려운 불응기가 있다. 반면 여자들은 연달아 몇 번이라도 오르가즘에 오를 수 있다.

성적 흥분이 상당한 시간 동안 지연된 이후에도 오르가즘에 이를 수 없다면, 성적 해소단계에 장애가 초래될 수 있다. 고환의 팽창과 충혈이 몇 시간 동안 지속되거나 어떤 경우에는 고환에 쥐가 난 것처럼 불편함을 느끼게 되는데 이것을 통상적으로는 파랗게 질린 고환이라는 의미에서 "블루 볼blue balls"이라고 지칭한다. 이런 현상은 제대로 연구된 바가 없으며 여성에게서 이와 유사한 현상은 일어나는지 분명히 알려진 바가 없다. 여기에 덧붙여 남녀 모두 섹스 후에 두통이 초래될 수 있다. 그것은 맥박, 혈압, 호르몬 농도의 변화와 관련이 있는 것처럼 보인다.

✚ 성적 장애는 많은 치료법이 있다

정신치료와 약물치료 둘 다 성행위 장애 치료에 도움이 된다. 개인 정신치료는 성적 흥미와 성적인 매력, 성적인 능력에 관한 확신을 불어넣어줄 수 있다. 부부치료 시, 치료자는 성관계를 방해하는 부부 각자가 느끼는 기대치의 차이와 갈등 및 오해가 무엇인지 살펴보고 도움을 줄 수 있다. 성치료는 일종의 부부치료에 해당하는데, 성행위에 대한 공포를 없애고 의사소통 기술을 향상시킬 수 있도록 특별한 숙제가 주어질 수도 있다. 예를 들어, 섹스는 하지 말고 여러 면에서 에로틱한 접촉만을 해보라는 숙제가 부여되기도 한다. 오로지 파트너에게만 관심을 집중하고 자기 자신의 성적 흥분이나 발기 상태는 살피지 않도록 하라는 지시를 받기도 한다. 마침내 이들은 전희를 자신 있게 할 수 있게 될 것이며 다양한 성적인 체위를 즐기게 될 것이다. 파트너와의 관계에서 좌절감이 아니라 신뢰를 구축하는 방식으로 의사소통하는 법을 배우게 될 것이다.

특수한 상황에서는 특수한 행동치료적 기법이 유용할 수 있다. 조루로 고통받는다면, 흥분, 즉 발기 상태를 오랫동안 지속할 수 있도록 파트너와 함께 노력해야 할 것이다. 오르가즘에 이를 것 같으면, 본인이나 파트너는 사정을 하지 못하도록 귀두를 꽉 쥐어주는 것도 한 방법이다. 또 다른 방편으로 오르가즘에 도달할 것 같으면 신체적인 접촉에서 재빨리 물러날 수도 있다. 아니면, 질이나 항문에 삽입하면서 감각에 익숙해질 때까지 피스톤 운동을 피할 수도 있다. 이런 연습을 해봄으로써 자신과 파트너 모두 준비가 될 때까지 오르가즘을 지연시키고 조절하는 법을 배울 수 있다.

다른 한편 성교 시에 본인이나 파트너가 오르가즘에 도달하는 데 어려움이 있다면, 오르가즘에 이를 때까지 함께 자위를 할 수도 있다. 아니면 자위와 성교 두 가지를 병행할 수도 있다. 오르가즘에 도달하기 힘든 여성은 클리토리스를 손가락, 혀, 딜도를 이용하여 자극할 수 있다. 질근육이나 항문

근육이 삽입 시에 경직된다면, 근육이완 테크닉을 배우게 될 것이다. 페니스를 충분히 삽입하기 이전에 질이나 항문에 윤활제를 바르고 부드럽게 마사지를 하고 질이나 항문을 넓히는 것을 순서대로 반복하는 것을 배운다.

성욕이 없는 소수의 남녀들은 테스토스테론과 같은 호르몬 보충제로 효과를 볼 수도 있다. 이때 테스토스테론의 수치는 측정되어야 하고 반드시 소량이어야 한다. 테스토스테론을 과도하게 투여하면 성행위 수행 정도를 호전시키지 못한다. 에스트로겐이 부족한 여성들(예를 들어, 폐경기의 여성)은 에스트로겐을 복용하면 섹스를 할 때 훨씬 편안할 수 있다. 에스트로겐의 복용으로 인해 특정한 암의 발병률이 높아질 수 있으므로 사용 시의 위험에 관해 의사와 더불어 상의한다. 에스트로겐 크림을 질과 음순 주변에 바르는 것도 효과적일 수 있다.

발기가 되지 않는 남성은 철저한 검사를 해보아야 한다. 다른 파트너와 섹스를 하거나 아침에 일어났을 때, 또 자위를 할 때는 발기가 된다면, 발기부전증은 심리적인 요인에서 비롯된 것일 수 있다. 실데나필(비아그라), 바르데나필(레비트라), 타달라필(시아리스)은 발기부전증에 놀랄 만한 효과가 있다. 의학적인 원인에서든 심리적인 원인에서든 발기부전증에 이런 약물은 엄청난 효과가 있다. 이런 약들은 페니스에 있는 혈관을 확장시키도록 자극하고 그로 인해 페니스가 팽창하도록 작용한다. 이런 약들은 섹스하기 직전과 같이 필요시에 먹으면 된다. 이와 같은 약물이 나오면서 음경 임플란트, 주사, 진공펌프와 같은 다른 치료법들이 쓸모없게 되었다. 이런 약물들은 여성의 성기 주변에 혈액의 흐름을 자극하지만 여성의 성적 흥분을 향상시키는 데 효과가 아주 좋은지는 입증된 바는 없다. 이 약물들은 남녀 모두에서 항우울제의 성적 부작용을 회복시킬 수 있다.

성적인 흥분을 억제시키는 부작용이 있는 SSRI, 클로미프라민과 같은 항우울제가 조루 치료에 유용할 수 있다. 대략 성교하기 30분 전쯤에 항우울제를 소량 복용하면 오르가즘과 사정을 억제하거나 늦출 수 있다. 한 가지 항우울제가 효과가 없으면, 다른 항우울제를 사용해 볼 수도 있다. 일부 의사는 마치 크림을 귀두에 골고루 펴서 바르도록 처방하기도 한다. 마취 크림은 귀두가 덜 예민해지도록 하는 방법이지만 그것이 과연 효과가 있는지는 미지수이다. 이런 약물치료가 효과가 있다면 사정을 하지 않으면서 성적 흥분과 발기 상태를 지속할 수 있다는 자신감이 생기게 될 것이며 마침내는 더 이상 약이 필요 없게 될 것이다.

많은 사람들에게는 성병을 옮기지 않고 원하지 않는 임신으로부터 파트너를 보호하는 데 콘돔이 필수라고 생각한다. 하지만 콘돔이 성행위 수행에 문제를 일으킬 수도 있다. 조루에 시달리는 경우 오르가즘을 자극하지 않게 하면서 콘돔을 씌우는 것도 어렵기 때문에 문제가 된다. 발기부전증이라면 콘돔을 씌울 만큼 단단하게 발기 상태를 유지하지 못한다는 문제점이 있다. 섹스를 한다는 사실이 이미 부담스럽고 걱정스러운 마당이므로, 그런 부담으로 인해 콘돔을 자기 페니스에 씌우거나 혹은 파트너에게 씌우는 또 다른 단계와 과정으로 인해 더더욱 발기가 안 될 수도 있다. 혼자서 하든 아니면 파트너와 더불어 하던 간에, 최선의 해결책은 콘돔을 씌우는 연습을 해야 한다. 섹스를 해야 한다는 부담감이 없는 상태에서 편안하게 그런 연습을 해보는 것이 좋다. 특정한 형태와 크기의 콘돔이 자신에게 적합하다는 것을 알게 될 것이고, 본인의 파트너도 돌기가 있는 것이 좋은지 윤활제가 있는 것이 좋은지를 선택할 수도 있다. 연습을 하게 되면 콘돔이 낭패감을 주는 필수품이 아니라 쾌락을 주는 성기구가 될 수 있다.

Sexual Preoccupations
성적인 집착

강박적이고 심각하며 위험한 상태에
빠질 수 있다는 것을 예측하면서도
멈추지 못하고 계속되는 비정상적인 성적 행위

도서관에서 책을 찾아보면 자위는 정상적이라고 말한다. 그런데도 당신은 확신이 생기지 않는다. 적어도 이건 아닌 것 같다. 자위할 수 있는 곳만 보이면 당신은 적어도 하루에 한 번은 해왔다. 결혼을 하고, 당신에게 무슨 일이 일어나고 있는지 아내가 눈치채기까지 그다지 오랜 시간이 걸리지 않았다. 아내는 당신에게 낮 동안 다른 여자와 놀아나는 것보다는 차라리 아침에 잡지를 들고 화장실에 앉아서 즐기는 편이 낫다고 말했다. 아내 곁에 누웠을 때 당신 물건이 아직까지 일어설 수 있는 한 그마나 괜찮았다.

그런데 성행위 중에 마음은 콩밭을 헤맨다. 직장, 기내, 숲속에서 성행위를 하고 있다는 공상의 나래를 펼친다. 최근 들어서는 누군가가 당신의 성행위를 지켜보고 있다는 상상을 하면서 짜릿한 흥분을 느낀다. 공중화장실에서 그 짓을 하다가 중단하기 전까지는, 남들이 지켜본다는 것만으로 흥분되리라고는 전혀 생각지 못했다.

당신은 게이가 아니다. 그런데도 포르노 극장에 드나들기 시작했다. 그곳이라면 비디오가 돌아가고 있는 동안 남자들이 당신을 지켜볼 수도 있다. 여자 앞에서 당신 물건을 꺼내서 그 짓을 하지 않는 이유는 만에 하나 경찰에게 체포되면 어쩌나 하는 두려움 탓이다.

당신은 체포된다고 하더라도 그다지 나쁠 것도 없다는 생각이 종종 든다. 어쨌거나 당신이 직면한 이 문제만큼은 해결될 것이기 때문이다. 당신 스스로 이런 짓을 중단하려고 했지만 성공하지 못했다.

온종일 당신은 기회만 엿본다. 그러다 보니 도무지 일에 집중할 수가 없다. 가끔씩은 회의에도 불참하고 슬쩍 빠져나온다. 하루가 끝날 무렵이면 아무런 기회도 포착하지 못한 것이 못내 아쉽다. 울적한 기분을 달래는 유일한 방법은 인터넷을 통해 몇 시간 동안 포르노를 보는 것이다. 남들처럼 1주일에 한두 번 아내와 관계하는 것으로 만족할 수 있다면 얼마나 좋을까라는 생각이 든다.

도저히 만족감을 못 느끼며, 여타 중독과 증상이 비슷하다

과거 2세기에 걸쳐 의사들은 특정한 성적인 집착, 성적 활동, 빈도수, 성적 도착을 규정하려고 노력해왔다. 하지만 정상적인 성욕과 비정상적인 성욕, 즉 과도한 성욕인지를 분류하고 나눌 만한 과학적 근거가 거의 없었다. 대부분의 사람들은 생식이 아닌 다른 목적으로 섹스를 하며 생식만을 목적으로 섹스를 하는 사람은 거의 없다. 이 경우 섹스는 오로지 자녀생산에서 생물학적 정당성을 찾는 것이다. 생식을 목적으로 하지 않는 그 밖의 모든 성행위와 성적 환상은 개인적인 선호도의 문제일 따름이다. 어떤 것이 "섹시한" 것인지를 기술한다는 것은 어떤 "취향"을 가졌느냐를 기술하는 것이나 다름없다. 모든 사람은 제각기 다른 의견을 가지고 있다.

연구조사에 따르면 사람들은 점점 더 많은 섹스를 경험하고 있으며 성행위의 종류와 성적 파트너도 점점 더 다양해지고 있다. 대다수 남녀들은 10대부터 성경험을 한다. 미혼의 젊은 남녀들은 적어도 1주일 한 번의 성관계를 가지는 것으로 나타났다. 결혼하기 전까지 상당히 많은 파트너들과 성관계를 하게 된다. 대다수의 결혼은 일부일처이며 1주일에 한두 번 성관계를 한다. 하지만 결혼한 많은 사람들이 날마다 성관계를 한다고 이야기한다. 기혼인 남성 5명 중 1명은 자기 아내 이외의 다른 사람과 전혀 성관계를 가지지 않는다고 했다. 그와 유사한 숫자의 남자들은 기혼임에도 다른 파트너들과 섹스를 한다고 인정했다.

성행위는 대단히 다양하며 성적 환상은 그보다 훨씬 더 광범하지만, 그럼에도 어떤 형태의 성욕은 문제가 될 수 있다. 지난 과거 의사들은 남성의 과도한 성욕항진을 남성 성욕항진증(사티리아시스satyriasis), 여성의 과도한 성욕을 여성 성욕항진증(님포메니아nymphomania)라는 용어로 지칭했다. 오늘날 많은 치료자들은 이를 섹스중독이라고 부른다. 성적 갈망 역시 마약과 같은 약물과 알코올에 탐닉하도록 만드는 것과 많은 공통점이 있기 때문이다. 섹스에 끊임없이 집착하고 성적인 갈망이 걷잡을 수 없으며, 섹스로 인해 일상생활에 지장이 초래되며, 섹스의 추구에 많은 시간을 허비하면서도 충족과 만족을 모르는 것과 증상은 여타 중독과 비슷하다.

많은 중독행동과 마찬가지로, 섹스는 점점 강화된다. 성적인 환상, 성적인 접촉, 오르가즘은 기분 좋게 해준다. 섹스에 중독이 되면 과거에 섹스가 가져다준 쾌감과 성적 흥분을 반복하고 싶은 갈망에 사로잡히게 된다. 아무리 반복해도 실망스럽기는 마찬가지라고 해도 섹스를 반복하고 싶은 강박에서 벗어나지 못한다. 날마다 오로지 섹스를 하고픈 생각밖에 없으며 섹스를 계획한다. 그 계획이 성공하지 못하면 짜증이 난다. 점점 더 섹스를 갈망하게 되고, 점점 더 극단적이고 대담한 성적인 욕구를 추구하게 된다. 이전에는 즐길 수 있었던 일상적인 섹스에 만족하지 못하게 된다. 이들은 섹스 파트너를 물건처럼 대하게 된다. 그들은 자신의 성적 만족을 위한 즉각적인 대상일 따름이므로 끊임없이 다른 대상을 찾게 된다.

이들은 술집, 공원, 사우나, 포르노 가게에서 낯선 사람들을 낚을 수도 있다. 포르노를 다운받느라고 몇 시간씩 컴퓨터 앞에 앉아 있거나 웹사이트에 들어가서 채팅을 한다. 필자는 눈에 띄는 대상이 있으면 남녀를 불문하고 섹스를 하는 기혼의 환자를 치료한 적이 있다. 그는 심지어 집배원과도 섹스를 했다. 다른 환자는 수첩에 전화번호가 빽빽이 적혀 있으며 날마다 몇 사람씩 만날 스케줄을 잡아두고는 했다. 미혼이거나 결혼한 몸이거나 상관없이 자위하고픈 욕망을 도무지 억제하지 못할 수도 있다. 포르노 잡지와 비디오를 구입하는 데 많은 돈과 시간을 쏟아 붓거나 섹스를 하는 데 많은 돈을 허비한다. 스스로 문제가 있다는 것을 알지만 멈출 수가 없다. 자기 자신의 행동에 당혹감을 느끼며 특히 사랑하는 사람에게는 이런 면을 감춘다.

성생활을 통제하지 못하는 사람들이 얼마나 되는지 알기는 대단히 어렵다. 정신과 의사들은 이 문제에 관해서는 체계적으로 연구하지 못했다. 왜냐하면 부분적으로는 정신과 의사들이 특정한 성적 도착에만 관심이 있었고 모든 성적인 충동이 잠재적으로 중독성향이 있다고 간주하지는 않았기 때문이다. 성적인 장애가 있는 환자를 전문적으로 치료하는 정신과 의사들은 성인 10명 중 1명은 과도한 성적 집착과 통제할 수 없는 성충동에 시달리는 것으로 추정하고 있다.

성도착은 고통을 주는 성적 선호를 지칭한다

성도착(파라필리아paraphilia)은 정신과 의사들이 고통을 일으키는 특정한 성적 기호와 성행위를 지칭하는 데 사용하는 용어이다. 필자는 이러한 성욕을 성도착이라고 지칭하고 싶지는 않다. 사실은 대단히 흔한 것들이다. 가장 완벽한 성생활을 누리고 즐기는 부부들 사이에서도 때로는 이런 성적 행위를 찾곤 한다. 본질적으로 비정상적이고 건강하지 못한 성행위가 따로 정해져 있는 것은 전혀 아니다. 다만 이들이 정신과 의사나 치료자를 찾아가는 이유는 그런 성적 환상과 성적 행위가 당혹스럽고 심란하고 혼란스럽고 압도적이기 때문이다. 자신의 성충동을 통제하는 것이 불가능하거나 보다 관습적인 성행위에는 관심이 없거나 끌리지 않을 수 있다. 이런 성적 취향을 공유할 만한 파트너를 찾기가 힘들 수도 있다.

하이힐, 속옷, 고무제품 옷과 같은 대상에 성적인 흥분을 느끼는 절편음란증fetishism에 빠져들 수도 있다. 대부분의 사람들 또한 이런 대상들을 성행위에서 액세서리로 이용할 때 성적인 흥분을 일으킬 수 있다. 예를 들어, 연인이 야한 속옷을 입고 있으면 성적으로 흥분될 수 있다. 혹은 딜도를 이용하거나 곰가죽 카펫 위에서 성행위를 하는 것이 더 많은 쾌감을 줄 수도 있다. 이것은 도착이 아니라 창조성의 한 표시이다. 문제는 절편음란증이 있는 경우 사람에게서는 성적 흥분을 느끼지 못한다는 데 있다. 사람보다는 속옷에 더욱 흥분을 느낀다. 그런 물건을 보면서 혼자 자위를 하기도 하며 그런 물건이 없으면 성적 흥분을 느끼지 못한다. 성욕으로 인해 불법적인 행위를 하게 될 수도 있다. 여성 기숙사나 방으로 몰래 들어가서 란제리와 같은 속옷을 훔쳐 나오는 등의 범법행위를 저지르기도 한다.

편애증partialism은 신체의 특정부위, 즉 발이나 발목과 같은 부위에 성적 관심을 갖는 것을 일컫는 용어이다. 나는 늙은 부인의 지저분한 발톱을 핥는다는 생각만 해도 성적으로 흥분된다는 환자를 치료한 적이 있다.

의상도착증transvestism은 여자의 옷을 입고 가발을 쓰고 화장을 함으로써 성적으로 흥분되는 남자를 이야기한다. 대중적인 믿음과는 반대로 의상도착증에서 성적 흥분을 느끼는 남자들은 대체로 이성애자들이다. 물론 게이들은 다른 이유로 다른 성의 옷을 입기도 한다(〈주체성 혼동〉 참조). 여자 옷을 입는다는 생각만 해도 흥분을 느낀다면, 이들은 자신의 야릇한 성욕이 당혹스럽고 혼란스러울 것이다. 다른 모든 면에서 자신은 대단히 남자답고 남들 또한 이들이 남자답다고 생각한다. 이들은 몰래 자신의 관심사를 충족시킨다. 엄마의 속옷이나 아내의 옷을 그들 모르게 입는다. 혹은 멀쩡한 남자 복장 아래 여자의 팬티를 걸치기도 한다. 이렇게 차려입었을 때 성적 흥분을 느끼는 것은, 발각되어 공공연하게 창피를 당하지나 않을까 하는 스릴 때문이기도 하다. 아내가 이들의 성적 관심사를 알게 된다면, 이들은 자신의 성적 취향이 남성적인 것이라고 부인을 설득하기가 힘들 것이다.

성적 가학증sadism과 성적 피학증masochism은 사드 후작과 레오폴드 폰 마조흐의 이름을 따온 용어들이다. 소설가인 마조흐는 이런 성적 취향을 상세히 묘사했다. 성적 피학증은 섹스를 하는 동안 상대로부터 모욕받고 조절당하고 싶은 욕망을 이야기한다. 성적 피학증은 회초리로 볼기짝을 때리거나 기거나 명령에 복종하고 시키는 대로 하며 묶여서 고통받거나 기저귀를 차기도 한다. 성적 피학증적인 취향이 있다면, 창녀를 찾거나 클럽이나 웹사이트에 가입함으로써 주인이나 여자 지배자dominatrix 역할을 해주는 파트너를 함께 소개받을 수 있다. 재미있게도 이들의 성적 취향이 모욕당하거나 굴종당하는 성적 피학증적인 취향이라고 하여 다른 영역까지 그런 태도는 아니라는 점이다. 이들은 평소 직장에서 대단히 고압적이고 권력을 휘두르면서 명령하는 중역일 수도 있다. 아마도 이들은 특정한 영역에서만 자신의 권력을 상실하고 굴종하는 것에서 즐거움을 느낄 수도 있다. 이들은 파트너에게 어디까지 나갈 수 있는지 어떤 방식으로 모욕을 줄 것인지에 관해 미리 지시할 수도 있다.

성적 가학증은 남들에게 고통을 가하고 모욕을 주고 싶어 하는 성적인 취향을 이야기한다. 어떤 사람들은 약간 가학적인 역할을 할 때 성적인 흥분을 느낄 수 있다. 예를 들어, 자신의 파트너가 한없이 무기력하기를 상상할 수 있다. 혁대, 뜨거운 양초, 볼기 치기, 회초리 등을 사용할 수 있다. 실제로 이들과 파트너는 역할을 때때로 바꿀 수도 있다. 가학적인 성적 취향을 가지고 있다면 상대가 진정으로 한없이 무력하고 취약하며 고통받고 두려워하는 것에서 성적인 흥분을 느낀다. 가학적인 관심사는 성적인 영역에 국한되는 것만은 아니다. 가학적인 인격 특성을 가지고 있다면 아마도 남들을 공감하는 면은 찾아 볼 수 없으며 다양한 상황에서 자신의 쾌락을 위해 남들을 착취하고 이용하려고 한다(〈반사회적 행동〉 참조). 타인을 침해하고 가해하는 환상을 가지고 있다면 마침내는 강간과 같은 성폭력을 저지르는 자신의 환상을 실제로 실행하고 싶어 할 수도 있다.

일부 성도착은 성폭력으로 나갈 수 있다

관음증, 노출증, 접촉도착증 frottage(마찰이라는 뜻의 불어로, 성기를 남들에게 문지르면서 자위하는 것)은 희생자들이 동의하지 않는 행동이므로 법적인 관점에서는 위법으로 간주되는 성적인 행동이다. 하지만 정신과적인 관점에서 보자면, 건강한 사람들도 이런 행동을 하면서 성적인 흥분을 느낀다는 점을 인정해야만 한다. 연구조사에 따르면 대학생들의 1/3은 군중으로 혼잡한 곳에서 자신의 성기를 낯선 사람에게 은근슬쩍 비벼댄다고 말했다. 거의 절반 가까운 사람들은 누군가 지켜본다고 의심을 하지 않고 바지를 내리고 자위하거나 성행위를 하는 사람들을 본 적이 있다고 했다. 많은 부부들은 공공장소나 다를 바 없는 곳에서도 섹스를 한다고 했다. 혹은 창문의 블라인드를 내리지 않은 채로 성행위를 하는데 남들이 엿보는 것이 성적인 흥분을 고조시킨다고 했다.

정신과 의사들은 자신을 노출시키고 싶은 성충동이나 남들에게 부비고 더듬고 싶어 하는 욕망을 억제할 수 없는 것이 더 문제라고 생각한다. 이런 성충동을 가지고 있다면 수많은 상황에서 이런 행동에 빠져들 수도 있다. 성행위를 어떻게 만족시킬 수 있을 것인지 그 계획을 짜는 데 몇 시간씩을 보낼 수도 있으며 그런 기회를 포착하는 데 많은 시간을 허비한다. 낯선 사람에게 자기 성기를 문지르기 위해 장시간 동안 지하철을 타고 돌아다닐 수도 있으며, 열린 창문으로 들여다보려고 주택가를 장시간 돌아다니기도 한다. 경찰에게 체포될 위험이 적은 한적한 곳에서 낯선 사람을 놀라게 할 목적으로 자기 성기를 드러내놓을 곳을 찾아다닌다. 그런 노출증은 체포될 위험이 있을 뿐만 아니라 타인에게 깊은 마음의 정신적 *외상*을 입힐 수도 있다.

이런 성적으로 괴상한 행동을 하는 대다수 사람들은 한 가지에만 집착하는 것이 아니라 성적으로 괴상한 다른 행동도 하게 된다. 정신과 의사들은 관음증, 노출증, 접촉도착증, 강간을 잘못된 구애행동으로 간주하기 시작했다. 왜냐하면 이런 성적인 행동은 자연에서 성적인 파트너를 찾는 본능적인 행동의 일부에 포함되기 때문이다. 하지만 인간사회에서 그런 성적인 행동은 낯선 타인에게로 향하게 되며 상호 성적인 행위나 관계로 발전하는 것이 아니다. *반사회적*이거나 가학적인 인격적 성향을 지닌 일부 사람들은 전혀 이상한 낌새를 못 채고 있는 피해자에게 성적인 관심을 강요함으로써 특별히 성적인 흥분과 자극을 느낀다. 이들은 희생자가 충격을 받고 분노하고 두려워하거나 경멸하는 것을 보면서 상대의 그런 반응을 성적인 흥분으로 간주할 수도 있다.

소아성애증은 아직 채 사춘기도 지나지 않은 아이들에게 집요하고도 강력한 성적 매력을 느끼는 것이다. 아동성애가 혐오스럽다고 생각할지 모르나 아이를 성적인 대상으로 생각하는 것이 그렇게 드문 것은 아니다. 예를 들어, 대학생 5명 중 1명은 사춘기 소녀들이 성적으로 매력적이라고 생각한다. 대략 10명 중 1명은 아이들에게 성적 환상을 느낀다고 토로했다. 하지만 항상 아이들을 성적 대상으로 생각한다면, 혹은 아이들에 대한 성적인 욕망을 억제할 수 없거나, 성적 접촉을 하려고 의도적으로 아이들에게 접근한다면 이 사람은 치료가 필요하다. 그런 생각이 자신을 전혀 괴롭히지 않는다 할지라도, 그런 생각을 막상 행동으로 옮기게 되면 본인과 아이 모두에게 유해하다는 것을 깨달아야 한다.

남자들이 여자들에 비해 훨씬 더 많이 아동들과 섹스하고 싶어 하는 것처럼 보이지만, 아마도 여자의 경우 보고된 것이 적기 때문일 것이다. 통상적으로 생각하는 것과는 반대로 소아성애증에 시달리는 남자들은 성인과의 관계에서 보여주는 성적 취향은 이성애자이다. 하지만 그들의 성적 희생자들은 소녀들만큼이나 소년인 경우가 많다. 이들은 성적 희생자가 자신의 성욕을 자극하고 도발했다고 변명하거나, 혹은 아이들에게 성을 가르치고 사랑이 무엇인지 알려주려고 했다고 스스로에게 확신시킬 수도 있다. 이런 왜곡된 생각은 추행을 하고 난 뒤에 자기 행동을 변명하기 위한 것인지, 아니면 그런 태도가 존재했으므로 그런 생각을 행동으로 옮기게 되었는지, 말하자면 어느 것이 선이고 어느 것이 후인지는 분명하지 않다.

소아성애증 환자라면 그런 성적 충동을 실제로 행동으로 옮기기 오래 전부터 아이들과 섹스를 하는 환상을 가질 수 있다. 그래서 아이들과 함께 있을 수 있는 기회를 만들기 시작할 것이다. 이웃 아이들에게 친절하거나 교사, 코치, 탁아소 등에서 일하는 직업을 고를 수도 있다. 아이들과 섹스를 하는 많은 사람들이 반드시 소아성애증 환자인 것은 아니다. 술에 취하거나 외롭거나 호기심으로 그랬을 수도 있다. 혹은 아이와 함께 남아 있다가 자기에게 주어진 드문 기회에 유혹한 것일 수도 있다. 이와 같은 우연한 사건 이외에는 아이들에 대한 성적인 환상을 가지지 않을 수도 있다.

동성애 욕망은 정신질환의 징후가 아니다

동성애는 병이 아니지만 동성애를 잘못 오해하고 아직까지도 여전히 성도착으로 흔히들 간주하는 경향이 많으므로 논의할 필요가 있다. 동성애라는 단어는 두 가지 의미가 있다. 하나는 이성이 아닌 동성 두 사람이 성적인 행위를 하는 것을 지칭한다. 동성애는 또한 성지남력을 가리키는데, 이 경우는 대체로 게이 레즈비언이라는 용어를 사용한다(〈주체성 혼동〉 참조). 성행위로서의 동성애와 성지남력으로서의 동성애, 이 두 가지를 구별하는 것은 중요하다. 자신을 동성애자로 간주하지 않으면서도 동성을 성적 파트너로 선택할 수 있다. 실제로 대부분이 그렇다. 예를 들어, 자신을 이성애자로 간주하는 많은 남자들이 다른 남성과 성행위를 즐길 수 있다. 서로가 성행위를 적극적으로 하는(혹은 삽입성교를 하는) 파트너인 경우에는 더욱이나 자신을 게이로 간주하지 않는다. 미국에서 4명 중 1명, 즉 25퍼센트나 되는 많은 남자들이 다른 남자와의 성관계에서 오르가즘을 느끼는 것으로 보고되고 있으며 10대 동안에는 이런 성행위가 더욱 흔하다. 이와는 대조적으로 자신을 게이(오로지 동성에게만 이끌리는)로 간주하는 경우는 20명 중 1명으로 대단히 적은 수치다. 자신을 동성애자로 간주하는 여성의 비율은 남성들이 보고한 바의 절반 정도이다.

오로지 동성에게만 매력을 느낀다면, 이 사람은 아마도 게이일 것이다. 비록 자신이 마음대로 선택하여 성행위를 한다고 하더라도, 성지남력 그 자체가 변하는 것 같지는 않다. 만약 양성 모두에게 이끌리는 이라면 자신을 성적 주체성을 하나로 고정하여 부르고 싶어 하지는 않을 게 분명하다. 물론 이런 성적 패턴을 기술하기 위해 "양성애자"라는 용어를 사용하기도 한다. 양성 모두에게 매력을 느끼는 경우는 흔하다. 사실상 과학자들은 왜 사람들이 이성에게만 성적으로 이끌리는지 그 이유를 궁금해한다. 아마도 사회가 동성애를 금기시하기 때문에 많은 사람들은 동성에 대한 매력을 표현하지 못하고 있는지도 모른다.

비전형적인 성적인 관심과 성행동은 어떻게 생기는가?

성적 환상과 성적 행동은 연구하기가 몹시 어렵다. 우리는 여러 가지 이유로 인해 과학적인 조사에서 솔직하게 대답하지 않는다. 그 중에서도 특히 불법적인 성행위에 관한 정확한 정보를 얻어내기란 더욱이나 힘들다.

대다수 정신건강 관련 종사자들은 성적 선호가 어린 시절에 학습되는 것으로 가정한다. 아이들은 심지어 사춘기가 되기도 전에 성적으로 즐거운 성적인 느낌의 쾌감을 경험하고 그런 쾌감을 특정한 행위, 사람, 대상과 연결시킨다. 베이비파우더, 아빠의 수염, 엄마의 옷이 주었던 즐거운 감각들은 나중에 성인이 되어서 성적인 흥분을 느끼도록 해줄 수 있다. 사회 또한 어떤 것은 성적인 매력이 있는 것이고, 어떤 것은 성적 매력이 없다는 식으로 생각하도록 훈련시킨다. 어떤 성지남력은 유전적인 소인도 있다. 동성애는 가족 내에서 잘 생긴다는 연구결과도 있다. 혹은 가죽이나 고무 등에 성적인 흥분을 느끼는 경향이 나타나는 경우도 있다. 그것이 지닌 고유하고 독특한 촉감과 냄새 때문이다.

과학자들은 그런 원인과는 상관없이 성지남력이 대체로 10대에 확정된다고 말한다. 이와 같은 성지남력은 어른이 되고 난 뒤 이들의 성적인 관심사가 엉덩이든, 여자의 옷이든, 낯선 사람이든, 어린아이든 상관없이 대체로 10대에 정해진다는 것이다. 충분히 성적 흥분을 느끼도록 해주는 환상으로 인해 실험적인 행위로 진행할 수도 있다. 이들의 성적인 관심사가 도착적이고 고통을 주는 것이라 할지라도 그런 성행위를 되풀이하여 추구하고자 한다. 그런 행위가 점점 더 많은 쾌감을 주고 긴장을 해소시켜주기 때문이다. 성범죄로 체포된다고 할지라도 그런 성충동은 너무나 집요하고 끈질겨서 처음에는 조심하다가 나중에는 또 다시 되풀이하게 된다.

정신과 의사들은 특정한 성적 선호를 가진 사람을 구분할 만한 인격적인 특성을 거의 찾아낼 수 없었다. 동성애자들은 이성애자들만큼 잘 적응한다. 다만 동성애자에 대한 사회적인 편견에 대처하는 것을 제외한다면, 이들은 이성애자와 다를 바가 없다. 성적 피학증을 가진 사람, 절편음란증이 있는 사람fetishist, 여자 옷을 입고 싶어 하는 의상도착증이 있는 사람들은 이런 성적 취향을 제외한다면 이들의 친구, 직장동료들과 하등 다를 바가 없다. 아동에게 성추행을 저지르거나 혹은 동의하지 않은 성인 성추행을 저지르는 사람들이 특별한 인격적인 장애를 보여주는 것은 아니다. 다만 이들은 기꺼이 법을 위반하더라도 그런 행위를 추구하려는 것이 다를 뿐이다. 이들은 온갖 형태의 직장과 인생에서 다 찾아 볼 수 있지만 한 가지 다른 점은 자신들의 성적인 취향을 충족시킬 수 있는 기회를 제공하는 직장을 추구한다는 점이다. 강간범은 심리검사에서 다른 범죄자들과 특별히 다른 점을 보여주지는 않는다.

어떤 사람이 다른 때였더라면 부적절한 행동이라고 간주했을 법한 성적인 행동에 빠져들게 되는 특정한 상황이 있다. 알코올 중독 *상태*와 약물중독은 원래는 금기시되는 행동들을 하지 않아야만 한다는 생각을 억제한다. 우울증을 앓으면 대체로 성욕이 저하되지만, 아주 드물게는 쓸쓸함, 허무감, 무력감, 무가치함을 쫓아내려고 성행위를 많이 시도하기도 한다. 그렇게 하여 하룻밤 상대를 찾아 갖는 성관계는 잠시 위안을 주기도 하지만 궁극적으로는 점점 더 많은 죄의식과 무가치함과 허무감에 시달리도록 만든다. 조증은 성욕을 증가시키고 성적인 금기가 허물어지도록 만든다. 정신과 의사들은 이런 상태를 성욕과다증hypersexuality이라고 지칭한다. 조증 상태일 때 이들은 온갖 형태의 성행위에 빠져들고, 조증으로부터 회복되고 난 뒤에 보면 대단히 민망하고 당혹스럽다고 생각할 성행위를 거리낌 없이 하게 된다. 정신병일 때에도 성적인 행동은 금기가 없어진다. 정신병은 사회적인 판단과 의사소통 기술이 심각하게 훼손된 상태이기 때문이다.

일부 편집증 환자들은 강간을 당하지는 않을까 하는 망상적인 공포에 시달리고 남들이 악의에 찬 성적 의도를 가지고 있지 않을까 의심한다. 성적 집착은 *질투*망상과 색정광에게서도 나타날 수 있다. *강박증*OCD이 있는 사람들은 반복적으로 성적인 내용의 이미지와 생각을 되풀이하게 된다. 이런 강박증 환자는 행동으로 옮기는 것이 아니라 그런 반복적인 생각에 시달리는 것이다.

✚ 성적 집착, 치료방법이 있다

대부분의 성적 선호는 일단 형성되고 나면 실질적으로 다른 방향으로 돌리는 것이 힘든 것처럼 보인다. 지난 세기 동안 많은 사람들은 동성애를 이성애로 바꾸려고 노력했지만 그다지 성공하지 못했다. 이와 마찬가지로 이성애, 성도착증이 변화가능하다는 증거는 거의 없다. 따라서 자신의 성적 욕망을 완전히 바꾸려고 시간과 정력을 낭비하기보다는 자신의 성욕과 잘 타협하면서 지내는 것이 낫다.

성충동이 지나치거나, 혹은 자기 자신과 남들에게 위험을 초래할 지경이라면, 여타 갈망의 치료에서 사용해왔던 형태의 재발방지치료법을 택하는 것이 도움이 될 수도 있다. 첫째, 자신의 성적 행동이 통제 불가능하며, 자신에게 문제가 있다는 것을 인정해야 한다. 본인의 성적 집착을 남들에게 알려줌으로써 유혹을 피하려는 자신의 노력을 그들이 지지해 줄 수 있도록 한다. 치료자와 더불어 고독감, 좌절, 분노와 같은 감정들을 찾아내고, 자신을 성적 환상으로 이끄는 상황을 찾아내야 한다. 자신의 행동을 촉발시키는 왜곡된 생각을 밝혀내고 변화시키는 법을 배워야 한다. 무엇보다 성충동은 주체할 수 없는 것이어서, 타인에게 이런 행동을 저지르지 않는 것이 쉬운 일이 아니라는 점을 알아야 한다.

성적 집착을 치료하는 여러 가지 다른 행동 테크닉이 사용되었지만, 장기적으로는 그다지 성공적이지 못했다. 원치 않는 성충동에 관한 이미지를 머릿속에 떠올리지 않으면서도 자위할 수 있도록 연습한다. 금지된 이미지를 머릿속에 떠올릴 때마다 자신이 받게 될 치욕적인 결과를 즉각 상상함으로써 자신에게 처벌을 가한다(말하자면 경찰에게 체포당하거나 부모에게 덜미를 잡히는 경우 얼마나 수치스러울지 상상해본다). 혹은 전기충격이나(전문가의 도움을 받아서) 독한 냄새에 노출시켜본다. 지칠 때까지 자위를 할 수도 있다. 본인의 성충동의 범위를 모니터하기 위해 계속해서 일지를 적고 그런 행동을 하지 않도록 매달 자신에게 자그마한 보상을 해준다.

성욕을 억제하는 약물도 있다. 항우울제를 사용하는 사람들 대다수는 항우울제의 성적 부작용에 관한 호소를 한다(〈우울증〉 참조). 만약 본인이 과도하고 강박행동적인 성행동을 마음속에 품고 있다면 특히 SSRI가 성충동을 둔화시킬 수 있다. SSRI와 같은 약물은 성중독에 빈번히 수반되는 불안과 무력감을 치료하는 데 도움이 된다.

더욱 강력하고 거친 방법은 호르몬 치료법이다. 이 방법은 종종 화학적 거세라는 불쾌한 이름으로 지칭되기도 한다. 테스토스테론의 기능을 저하시키는 호르몬은 날마다 알약으로 먹거나 혹은 장기간 주사로 맞을 수 있다. 호르몬 주사를 맞으면 대체로 점점 성욕이 줄어들고, 발기가 힘들어진다. 이런 치료법은 제대로 연구된 적이 없으며 모든 상황에서 안전성과 효과는 없을지도 모른다.

본인의 성충동을 수정하는 이런 치료법과는 상관없이, 자신이 성병에 걸리거나 혹은 성병을 전염시키지 않도록 해야 한다. 특히 낯선 파트너와 성관계를 할 때에는 콘돔을 반드시 사용해야 한다.

45

Sleep Problems
수면장애

수면이 양적·질적 요인으로 장애를 받는 것

눈을 뜬 채 침대에 드러누워 몇 시인지 체크하는 것이 두렵다. 한밤중이 지나면 정말 잠들었으면 한다. 자정이 훨씬 넘었는데도 눈이 말똥말똥하다. 잠자리에 들기 전까지는 한없이 피곤했는데, 막상 자리에 누우면 직장상사와 다퉜던 일, 과도한 업무, 신용카드 빚 등이 느닷없이 떠오르기 시작한다. 오로지 잠을 자두어야겠다는 생각밖에 없다.

자명종을 다시 맞춰놓았지만 일어나기까지 잠잘 시간은 다섯 시간이 고작이다. 그러면 당신은 틀림없이 사무실에서 졸기 시작할 것이다. 지난주에도 그랬다.

베개를 끌어안고 당신은 주문을 왼다.

"자야 해!, 자야 해!!, 자야 해!!!" 하고.

한번쯤은 겪는 불면, 수면장애

잠은 먹고 마시는 것과 같은 것이다. 모든 사람은 자야만 한다. 충분한 수면을 취하지 않으면 몸이 알려준다. 대부분의 경우 몸은 스스로 알아서 자신을 보호하고 지킨다. 항상 잠을 적당히 자야 한다. 다시 말해 모든 사람들이 때로는 잠을 설치거나 불면으로 뒤척이는 적이 있지만 몸이 항상 알아서 해결을 해오고 있다는 것이다. 때로는 근무패턴이나 여행패턴으로 인해 정상적인 수면주기가 방해받을 수도 있다. 혹은 수면장애를 일으키는 질병(의학적, 정신과적인 문제로 인한)으로 인해 잠을 방해받을 수 있다. 때로는 아무런 이유 없이 잠을 자지 못해 애를 먹을 수도 있다.

수면패턴은 사람에 따라 다양하다. 평균적으로 충분한 휴식을 취하려면 하루 8시간의 수면이 요구된다. 하지만 어떤 사람은 6시간만 자도 충분할 수 있다. 반면에 어떤 사람은 10시간의 수면이 요구되기도 한다. 어린아이들은 이보다 훨씬 더 오래 잔다. 나이가 들어가면서 잠자는 시간이 줄어든다. 아침형 인간은 아침이면 거의 자동적으로 눈이 떠지고 저녁에는 일찌감치 잠자리에 든다. 야행성인 사람들은 밤늦도록 깨어 있다. 상당수 사람들은 낮에 한두 시간 낮잠을 자면 쾌적한 기분을 느끼기도 한다. 어떤 사람들에게는 낮잠이 오히려 그로기 상태가 될 정도로 피곤을 가중시켜 밤에 잠을 잘 자지 못하게 한다. 이런 다양한 차이는 뇌에서 방출되는 호르몬을 통해 형성되는 신체의 일간리듬의 일부이며 하루의 패턴이다.

밤 시간 동안 수면의 질은 다양하다. 보통의 경우, 2시간 정도 깊은 수면에 빠져든다. 우리의 몸은 깊은 잠에 빠져들었다가 빠져나오면서 그보다는 가벼운 여러 단계의 수면을 취하게 된다. 깊은 수면 상태에서는 깨어나기 어렵다. 깊은 잠을 자는 동안 누가 우리를 깨운다면 허둥거리며 황당한 헛소리를 할 수 있고, 현실인지 꿈인지를 구분하지 못할 정도로 정신이 없을 수도 있다. 다시 잠을 자도록 하면 아침에 일어나 누가 자신을 깨웠다는 사실조차 기억하지 못할 수도 있다. 깊이 잠든 동안, 우리는 매우 생생하고 현실적인 꿈을 꿀 수도 있다. 하지만 아침에 깨어나서는 꿈을 거의 기억하지 못한다. 잠을 자고 있지만 자신도 모르게 움직이고 말을 하기도 한다. 하지만 대부분의 경우 우리 몸은 휴식 상태이므로 깨어 있을 때보다 맥박이 낮아지고 혈압도 낮아진다. 호흡은 점차 느려지고 근육활동이 줄어든다.

과학자들은 수면 때의 주요 단계인 빠른 눈운동rapid eye movement: REM이 일어나는 수면을 REM 수면 상태(빠른 눈운동 수면)라고 부른다. 매일 밤 우리는 대략 2시간 정도의 REM 수면 상태를 보낸다. REM 수면은 얕은 잠 동안 일어나며 어떤 면에서는 거의 깨어 있는 상태와 흡사하다. 이 시기에 우리의 뇌는 대단히 활동적이고 맥박, 혈압, 호흡 패턴이 깨어 있을 때와 흡사하다. REM 수면에는 거의 지속적으로 꿈을 꾸며, 꿈의 질은 깊은 수면 때에 꾸는 꿈보다 낯선 경향이 있다. REM 수면 때에 깨어나면 꿈을 대체로 기억하게 된다. 꿈의 내용이 비록 황당하고 남들에게 전달하기 힘들기는 해도 기억은 한다.

REM 수면 상태 동안 몸의 운동을 조절하는 수의근(隨意筋)은 기본적으로 마비된다. 눈동자는 눈꺼풀 뒤에서 앞뒤로 움직이지만 몸은 여전히 움직이지 않은 채로 남아 있다. 또한 몸은 침실의 온도가 높아지거나 낮아지더라도 그에 따라 땀을 흘리거나 한기를 느끼지도 않는다. 그 결과, REM 수면 상태에서 잠이 깨게 되면 한기를 느끼거나 더위를 느낀다(즉, REM 수면에서는 체온조절기능이 상실된다). 남자들은 REM 수면 상태에서 꿈의 내용과는 상관없이 대체로 발기가 된다.

전형적인 밤잠 동안 우리는 1시간 이내의 깊은 잠에 빠져든다. 깊은 잠의 첫 번째 단계는 대략 30분 정도 지속되며 그 이후에 첫 번째 단계의 REM 수면 상태가 뒤따르게 된다. REM 수면은 처음 단계에서는 불과 몇 분 동안 지속된다. 하지만 나중 단계에서는 점점 더 길어지게 된다. 깊은 수면은 잠들고 난 뒤 수면 전반부 동안에 전부 이뤄지게 된다. 아침에 깨어날 때 우리는 얕은 잠이나 REM 수면 상태에서 한창 꿈을 꾸다가 일어나게 된다.

잠을 잘 이루지 못하거나 수면 상태를 지속하지 못하는 것을 불면이라고 부른다. 전체 미국인의 1/3이 인생의 어느 시점에서 심각한 불면을 경험한 적이 있다고 보고된 바 있다. 잠을 제대로 자지 못한 채 깨어나면 피곤하고 짜증스럽다. 집중력이 떨어지고 깨어 있기가 힘들다(지나치게 졸리고 비몽사몽이다). 밤마다 불면이 지속되면, 낮 시간 동안 *기분요동*이 심해지거나 우울해지게 된다.

수면장애의 원인

수면주기의 붕괴

수면장애의 가장 흔한 원인은 일상적인 수면주기의 붕괴이다. 우리의 몸은 날마다 같은 시간에 잠들고 같은 시간에 깨어나기를 일반적으로 기대한다. 대다수 사람들은 바깥이 어두워지면 잠이 들고 해가 뜨면 자연스럽게 깨어난다. 하지만 시간대가 다른 지역으로 여행을 하게 되면 우리 몸이 익숙해졌던 일간리듬이 달라진다. 동쪽으로 여행을 하게 되면 우리는 늦게까지 잠들지 못하고 깨어 있게 된다. 반면 서쪽 방향으로 여행하게 되면 남들은 직장에서 일하거나 아직 일하고 있거나 저녁을 준비하고 있을 무렵에 벌써 잠에 빠져들게 된다. 대다수 사람들은 서쪽으로 여행하는 것이 좀 더 편하다고 말한다. 왜냐하면 초저녁에 잠을 참고 견디다가 마침내 잠자리에 들면 잠에 푹 빠져들 수 있기 때문이다.

야간 근무나 저녁 근무를 하게 되면 일상적인 수면패턴이 무너질 수 있다. 창문 커튼과 조명등이 밤낮을 바꾸어 교대근무를 하는 사람들에게 도움이 될 수 있다. 하지만 스케줄을 잘 조절하고 세밀하게 짜야 한다. 그래야만 낮 시간을 대부분 잠으로 보내더라도 용무도 보고 운동도 하고 가족과 함께 시간도 보낼 수 있기 때문이다. 만약 스케줄이 일상적인 사업이나 사회적인 모임과 겹치게 되면, 잠들기 전에 긴장을 풀고 휴식하기 어려울 것이다. 날마다 근무시간이 바뀌지 않는다면 우리의 몸은 비번일 때의 시간과 그런 수면패턴에 적응하게 된다. 하지만 예측불허의 스케줄 변경과 교대근무가 수면을 가장 방해하는데, 이런 상황에서 우리의 몸은 언제 깨어나고 언제 잠들어야 하는지 혼란을 느끼기 때문이다.

스트레스, 흥분, 과로로 인한 일시적인 불면

대부분의 경우 수면의 문제는 어느 정도 이상의 스트레스, 흥분, 과로하는 동안에 초래되는 일시적인 문제다. 잠자리에 들기 전에는 자신이 특히 초조 불안하거나 무엇에 몰두하고 있다는 것을 깨닫지 못할 때가 있다. 일단 불을 끄고 잠자리에 누우면 머릿속의 생각들은 잠들지 않고 요란스럽게 굴고 있는 것을 알게 된다. 낮 동안 나누었던 대화들이 재생되거나 계획들이 마음속에서 종횡무진하고 내일 있을 미팅이 오락가락한다. 목하 진행 중인 프로젝트에 관해 생각하기도 하고 집에서 보살펴야 할 온갖 집안일들이 떠오른다. 잠자리에 들 때까지는 신경 쓸 일이 전혀 없는데도 막상 누우면 온갖 생각들이 머릿속을 가득 채운다. 이런 근심걱정거리들을 무시하려고 애를 쓰면 쓸수록 그런 생각들은 마음속을 맴돈다. 잠을 자야지 하는 생각에 골몰할수록 오히려 잠은 더욱 달아나고 잠을 이룰 수가 없다. 근심걱정은 마치 생명을 가진 존재처럼 가지가 뻗어나가고 결국 밤을 홀딱 새게 된다.

이런 저런 걱정으로 며칠 동안 잠을 제대로 자지 못했던 경험은 누구나 한번쯤은 겪어보았을 것이다. 하지만 걱정근심이 자주 또 지속적으로 잠을 방해한다면, 낮 시간 동안에도 걱정으로 신경이 산만해진다면, 이 사람은 불안에 시달리고 있는지도 모른다. 그렇다면 불안에 대한 적절한 치료를 일단 받으면 자연스럽게 불면증은 회복될 것이다.

우울증

그 외에도 무수히 많은 정신과적인 상태로 인해 수면장애가 초래될 수도 있다. 우울증일 경우에도 대부분이 불면증에 시달린다. 쉽게 잠들 수 있다고 하더라도 한밤중에 여러 번 잠에서 깨어난다. 결과적으로 침대에서 이리저리 뒤척이게 되고, 낮 동안 우울했던 만큼 잠들지 못하는 밤이면 자신이 더욱 처량하고 무가치하고 비참하고 서글퍼진다. 간신히 잠이 든다하더라도 대부분을 꿈으로 보내게 되고 깊은 수면을 취하지 못한다. 아침 일찍 깨어났을 때 푹 자고 났을 때처럼 개운하지가 않다. 그로 인해 낮 시간 내내 피로하고 지쳐 있게 된다. 어떤 경우에는 전형적인 경우와는 달리 지나치게 잠을 많이 잘 수도 있으며 해가 중천에 떠오를 때까지 늦잠을 자기도 한다.

조증, 정신병

수면장애는 *조증*의 가장 초기 증상이자 가장 주요한 징후이기도 하다. 조증이 진행되면서 졸린다는 느낌이 없어진다. 수면이 중요하다는 것을 모른 바 아니지만 잠자기가 힘들다. 필자는 더 이상 잠이 필요하지 않다고 주장하는 조증 환자들을 여러 명 만난 적이 있었다.

수면장애는 또한 *정신병*의 경우에도 흔히 나타나는 증상이다. 망상적 공포로 인해 잠들 수가 없거나 아니면 마음이 너무 소란스러워서 휴식을 취할 수가 없다. 수면의 장애는 치매와 섬망과 같은 혼동을 초래하는 많은 사례에서도 흔히 나타난다. 나이든 노인들을 돌보거나 간호하는 사람들은 노인들이 해가 지고 어두워진 뒤에 혼동과 동요가 종종 더욱 심해지는 것을 목격하게 되는데, 이런 현상을 일몰증후군이라고 지칭한다.

약물, 알코올중독

약물이나 알코올 사용은 여러 면에서 수면을 방해할 수 있다(〈중독 상태〉 참조). 코카인, 암페타민, 펜사이클리딘phencyclidine: PCP, 에페드린, 카페인과 같은 정신자극제들은 정상적인 수면을 방해한다. 이런 약물을 사용할 때에는, 잠을 잘 필요성을 못 느낀다. 실제, 암페타민과 에페드린은 군대에서 보초를 서고 불침번을 설 때 사용되었는데 각성도를 높이고 잠을 줄이는 약으로 사용되어 왔다. 잠을 줄이기 위해 많은 사람들이 카페인을 이용한다. 진정제라고 일컫는 신경안정제가 단기간 동안은 잠을 유도할 수도 있지만 약물에 습관성이 생기게 되면 약이 없으면 잠을 이루지 못하게 된다. 알코올 또한 잠이 오게 하지만 정상적인 수면단계를 방해한다. 술을 마시고 잠자리에 들면 깊은 잠을 자는 시간이 줄어들기 때문에 아침에 일어났을 때 충분히 휴식을 취한 기분이 들지 않는다. 사용하던 알코올이나 약물을 끊으면 금단현상으로 인해 불면 상태로 되돌아갈 수 있다. 알코올과 진정제를 남용하던 사람은 며칠 동안 잠을 자지 못하게 되고 정신자극제를 남용하던 사람들은 깊은 반동수면에 빠지게 된다.

처방약이 정상적인 수면을 방해할 수도 있다. 메틸페니데이트 Methylphenidate(아동의 주의력장애로 인한 과잉활동을 치료하는 데 이용되는 리탈린)와 테오필린(천식에 이용되는 약)은 오후 늦게 복용하면 불면증을 초래할 수 있다. 일부 항우울제(《우울증》 참조)는 치료초기에 불면증을 초래할 수 있는 한편 다른 약들은 졸음을 야기한다. 항정신병(《정신병》 참조) 약물을 비롯한 많은 정신과 약물은 낮 시간에 졸음을 유발한다. 대부분의 경우 우리의 몸은 적응하게 되어, 몇 주에 걸쳐 일정한 용량에 이르게 되면 그렇게 심한 졸음을 느끼지는 않는다.

통증 등의 불편함

많은 증상들이 적절한 수면을 방해한다. 계속된 불면증이나 졸음이 있으면 철저한 정밀검진을 받는 것이 필요하다. 의학적인 증상은 간접적으로 잠을 방해할 수도 있다. 예를 들어, 통증이나 불편함이 있으면 밤새 수면을 유지할 수가 없다. 그로 인해 자꾸 깨게 되고, 잠깐 잠깐 깨는 것이라 하더라도 몇 분마다 자꾸 깨게 되면 아침엔 거의 탈진할 지경에 이른다.

수면 무호흡증

수면 무호흡증은 불면증의 가장 흔한 의학적 원인이다. 수면검사실로 오는 절반가량의 환자가 수면 무호흡증 환자라는 사실이 그 점을 말해준다. 수면 무호흡증이 있으며, 코를 심하게 골고 숨이 막혀 규칙적으로 컥컥거리며,

몇 초 동안은 완전히 숨을 쉬지 않는 상태가 된다. 잠을 제대로 잘 수가 없고 낮 시간 동안 한없이 피곤하고 지친 상태가 된다. 수면 무호흡증을 앓는 사람들은 대부분 노인들이거나 살찐 사람들이다. 이 질환은 치료를 하지 않으면 위험하지만 밤 시간 동안 비경유기관내관(코를 통해 튜브를 넣어 기도를 확보하는 것)을 이용하여 기도를 열어줌으로써 치료할 수 있다.

그 밖의 여러 가지 흔하지 않은 수면장애

기면증

기면증narcolepsy은 수면발작이 특징인 드문 질환이다. 깨어 있는 시간 동안에 예기치 않은 순간에 갑자기 REM 수면 상태가 찾아와서 느닷없이 잠에 빠져든다. 약 30분 동안 근육의 긴장 상태가 상실되어 쓰러지기도 한다. 수면발작이 시작될 때, 잠에 막 들기 시작할 때나, 혹은 잠에서 막 깨려고 할 때 환각을 경험하기도 한다. 기면증은 대체로 젊은 시절 발현하며 가족력이 있는 경우가 많다. 기면증은 낮 시간 동안 정신자극제나 뇌에서 분비되는 화학물질인 오렉신orexin의 균형을 잡아주는 모다피닐modafinil(프로비질 Provigil) 등으로 치료한다.

외상, 스트레스

어린 시절 누구나 한두 번은 악몽을 꾸고 무서워서 깨어난 경험이 있을 것이다. 악몽은 깊은 수면이 아니라 REM 수면 중에 일어난다. 악몽에서 깨어나면 정신은 매우 맑고 꿈을 자세히 생생하게 기억할 수도 있다. 악몽에서 깨어나 그게 그저 꿈이었다는 사실을 알면서도 너무 무서워서 두려움에 떨 수도 있다. 다시 잠들기 어려울 수도 있다. 스트레스가 쌓이거나 *외상*trauma 이 있으면 악몽에 자주 시달리는 경향이 있지만, 아무런 이유 없이 악몽에 시달리는 사람도 있다. 악몽에는 REM 수면을 억제하는 항우울제(〈우울증〉 참조)가 효과적이다.

야경증, 몽유병

어린아이들은 야경증이나 몽유병에 시달리는 경우가 드물지 않게 있다. 야경증과 몽유병 모두 깊은 수면단계에서 생기는 장애이다. 야경증이 있으면 겁에 질려서 한밤중에 비명을 지르며 깨어난다. 깊은 잠에 빠져 있었으므로 깨서는 매우 혼동스러운 상태가 된다. 특별히 무서워할 대상이 없었을 경우 다시 잠이 들고 아침에 일어나면 아무 것도 기억하지 못한다. 수면 상태에서 걸어 다니는 것을 정신과 의사들은 몽유병이라고 일컫는다. 몽유병은 종종 야경증을 수반한다. 아이들은 눈을 뜨고 앉아 있거나 걸어 다녀서 깨어 있는 것처럼 보이며, 좀 더 복잡한 행동을 하기도 한다. 하지만 자신들이 무엇을 하고 있는지 당시에는 알지 못하며, 깨어났을 때에도 기억하지 못한다. 그런 행동을 하다가 잠시 후 도로 잠에 빠져든다. 몽유병은 10대와 성인기에는 그다지 흔치 않다.

야뇨증

밤에 오줌을 싸는 야뇨증은 어린 시절에는 흔하지만 대체로 학령전기에 이르면 사라진다. 5세 아동 10명 중 1명, 8세 아동은 20명 중 1명 정도가 야뇨증을 보인다. 야뇨증은 대체로 유전적인 요소가 많은 것으로 보이며 의도적인 행동은 아니다. 오줌을 쌌을 때 나무라지 말고 오줌을 싸지 않았을 때 보상을 해줌으로써 이런 증상을 해소시킬 수 있다. 잠자리에 들기 전까지 물을 너무 많이 마시지 않도록 하고 오줌을 쌌을 때 알려주는 경보 센서를 사는 것도 생각해볼 만한 일이다. 아이가 치료에 대한 동기가 있고 부모가 잘 참아만 낸다면 경보 센서를 통해 몇 개월 지나지 않아 야뇨증이 멈추도록 훈련할 수 있다. 대부분의 경우 6세 정도가 되면 야뇨증은 성공적으로 해소될 수 있다. 약물치료도 가능하지만 약물을 중단하면 거의 십중팔구 재발한다.

근육통, 수면 때의 비정상적인 움직임

수면할 때 비정상적인 근육 움직임을 특징으로 하는 몇 가지 장애가 있다. 성인 스무 명 중 한 명은 하지불안증후군을 보인다. 이 경우 자리에 앉거나 누울 때 다리 근육 깊은 곳에서 불편한 감각을 느끼게 된다. 이런 괴로운 불편함을 피하려고 다리가 계속해서 움직여야만 할 것 같은 느낌이다. 잠을 자려고 하는데 지속적으로 불편한 느낌이 들고 계속 다리를 움직여야 하므로 잠들기 쉽지 않다.

노인들 중 거의 절반은 야밤 근육통을 경험한다. 야간 간대성 근경련(間代性 筋痙攣)nocturnal myoclonus은 다리근육이 갑작스럽게 수축하는 증세를 말하는데 밤새 반복되기 때문에 자다가 잠을 자꾸 깨게 된다. 대략 10명 중 1명은 자면서 이를 간다. 의사와 치과의사들은 이것을 이갈이bruxism라고 부른다. 이갈이로 인해 치아가 상할 수 있고 같은 방에서 자는 사람의 잠을 깨울 정도로 요란스러울 수도 있다. 마지막으로 드물기는 하지만 REM 수면 때에 근육이 완전히 마비(REM 수면에서는 마비가 되는 것이 정상이다)되지 않아서 꿈을 꾸면서 꿈속에서 동작을 그대로 하게 되는 장애(REM 수면 행동장애)가 있다. 잠에서 깨어나고 보면 상처를 입거나 옆에서 자는 사람을 걷어차거나 상대방의 잠자리를 덮칠 수도 있다. 이런 운동장애들은 적절한 진단이 내려지고 난 뒤 약물(항경련제나 진정제 등)로 치료할 수 있다.

✛ 수면장애에 대처하는 법

수면습관이 중요하다

흔하게 나타나는 대부분의 수면장애는 어떻게 수면습관을 들이느냐에 따라서 비교적 쉽게 치료될 수 있다. 정신의학자들은 수면을 위한 단순 생활방식 변화법을 수면위생이라고 지칭한다. 수면위생은 수면이 이뤄지는 방식에 대한 이해와 행동이론의 원칙에 기초한다.

첫 번째 단계는 원래 자야 할 시간이 아닐 때에 너무 많은 잠을 자지 않도록 하는 역설적인 방법을 취하는 것이다. 너무 늦게 혹은 너무 일찍 잠자리에 들거나 낮잠을 자게 되면 우리의 인체 시계는 혼란스러워진다. 제대로 자지 못한 잠을 보충하려고 노력하면 더욱 문제가 악화될 수 있다. 언제 기상하는 것이 가장 좋은지를 정하고 날마다 그 시간에 일어나도록 한다. 너무 늦게 자는 것을 피할 수 있다면, 몸이 알아서 적절한 시간이 잠이 오도록 해줄 것이며 대략 8시간이 지나면 눈이 저절로 떠지게 될 것이다.

잠자는 시간은 편안하고 즐거운 시간이어야 한다. 잠자리 직전에 격렬한 운동이나 과식을 피한다. 미지근한 물에 샤워를 하는 것이 도움이 된다. 점진적인 근육이완과 같은 이완요법(〈불안〉 참조)을 배워두고 저녁에 잠자리에서 매일 시도하면 효과적이다. 졸릴 때까지 고요한 음악을 듣거나 책을 읽는다. 텔레비전은 너무 자극적이다. 너무 푹신하거나 너무 딱딱하지 않은 편안한 침대를 고른다. 쾌적한 온도를 유지하기 위해 에어컨이나 선풍기를 이용하고 빛과 소음을 최초화하기 위해 커튼을 친다. 어떤 사람은 일정하고 은은한 소음이나 소리를 배경음으로 삼아야만 잠이 더 쉽게 오는 경우도 있다. 잠을 자거나 부인과 잠자리를 하거나 쉴 때 이외의 활동은 침실에서 하지 않아야 한다. 침대에서 먹고 일하고 놀이까지 전부한다면, 침실이 더 이상 안락하게 쉴 수 있는 곳으로 공간으로 여겨지지 않을 것이다.

규칙적인 운동은 신체의 건강과 정서적인 안녕감을 가져다준다. 또한 규칙적인 운동은 근육에 활력을 주며 몸을 이완시켜 깊은 잠을 잘 수 있게 한다. 날마다는 아니라고 할지라도 1주일에 적어도 몇 차례 운동을 하도록 노력해야 한다. 하지만 잠자리 직전에 운동을 하는 것은 피한다. 저녁 식후에 술이나 카페인이 든 것을 마시지 말아야 한다. 이런 물질은 정상적인 수면을 방해할 수 있기 때문이다.

잠자리에 들어서도 눈이 말똥말똥하다면 자리에서 일어나고 침실을 벗어나 졸릴 때가지 책을 읽거나 음악을 듣는다. 계속 침대에 누워서 뭉기고 있는데도 잠이 오지 않으면 더욱 좌절하고 초조해지고 그로 인해 더욱 잠을 자지 못하는 악순환에 빠져들 수 있기 때문이다. 왜 잠이 오지 않는지를 고민하면서 침대에서 시간을 낭비하고 싶지는 않을 것이다. 그보다는 차라리 뭐든지 하라. 마침내 잠은 다시 찾아올 것이다. 침대로 되돌아가면 쉽사리 잠에 빠져들 것이고 내쳐 잠을 잘 잘 수 있을 것이다. 다시 한 번 말하지만 아침에 늦잠을 자지 않도록 한다. 잠을 잘 잘 때 일어나던 시간에 일정하게 잠에서 깨어난다면 다음 날 밤에도 잠을 잘 잘 수 있을 것이다.

수면제

잠이 오게 하는 여러 가지 효과적인 약물(수면제로 알려진)이 있지만, 어떤 수면제도 지속적으로 사용하는 것을 권장하고 싶지는 않다. 벤조디아제핀계 진정제(〈불안〉 참조)와 같이 테마제팜temazepam (레스토릴Restoril), 트리아졸람triazolam(할시온Halcion)을 포함한 많은 수면제들은 꾸준히 규칙적으로 복용하면 중독될 수 있고, 중단하면 반동 불면이 생길 수 있다. 그럼에도 불구하고 수면제는 일시적인 수면장애를 극복하는 데 도움이 된다. 특히 스트레스 상태이거나 아픈 경우에는 수면제를 먹는 것도 도움이 된다. 항히스타민제제인 디펜히드라민diphenhydramine(베나드릴Benadryl)은 감기가 걸렸을 때 처방전이 없이 구할 수 있는 약에 흔히 함유되어 있다. 감기가 없을 때에도 그 자체로 복용가능하다. 클로랄 하이드레이트Cholral hydrate는 과거에는 흔히 불면증에 처방되는 수면보조제였다. 특히 아이들에게 처방되는 약이었다. 하지만 최근에는 비교적 저용량에서도 위험할 수 있어서 더 이상 추천되지는 않는다. 가장 최근 출시되었고 가장 효과가 좋은 수면제로는 중독성과 다른 심각한 부작용이 없는 것으로 생각되는 졸피뎀Zolpidem(암비엔Ambien)과 잘레플론Zaleplon(소나타Sonata) 등이 있다. 모든 수면제의 경우가 그렇다시피, 이런 약을 먹고 난 뒤에는 운전이나 맑은 정신 상태에서 해야만 하는 일은 하지 말아야 한다.

수면을 유도하는 식물성 약품이 있지만 제대로 연구된 바도 없고 식품의 약품안정청과 같은 기관의 규제를 받고 있지도 않다. 발레리안valerian(쥐오줌풀)과 카바는 잠을 유도하는 것으로 잘 알려진 식물에서 추출한 것이다. 멜라토닌은 뇌에서 방출되는 호르몬인데 일간리듬을 조절한다. 일부사람들은 잠잘 시간이라는 신호를 뇌로 보내기 위해 잠자리에 들기 전에 멜라토닌을 먹기도 한다. 하지만 호르몬은 인체에 다양한 효과를 초래할 수 있으므로 약효가 충분히 연구되지 않은 제품을 취하는 것은 현명하지 못하다. 트립토판(천연 아미노산)은 잠을 유도하는 데 도움이 된다. 트립토판이 영양제로 팔리고 있지만, 불순물이 포함된 제품으로 몇 사람이 죽었고, 그 이후 판매가 금지되었다. 잠자기 전에 따뜻하게 데운 우유 한 잔이나 카모밀(카페인이 없다) 차를 마시는 것이 좋다. 하지만 이런 것들은 약물학적인 효과보다는 마음을 보다 편안하게 해주는 심리적인 효과 때문일 가능성이 높다.

Sloppiness
지저분함

점점 더 지저분한 정도가 심해진다면
심리적으로 문제가 있다는 징후다

당신 어머니는 이제 더 이상 잔소리하기에도 지쳤다. 유난히 깔끔한 아이였는데 라고 하면서 어머니는 한숨을 내쉰다. 주제에 따라 잘라놓은 기사를 제외한다면 신문은 연도별로 산더미처럼 쌓여 있다. FBI, 마피아에 관한 것이나 외교문제에 관한 기사가 잔뜩 스크랩되어 있다. 어머니는 이런 기사들의 연관성을 도무지 이해할 수가 없다.

정부의 기관원들과 첩보원이 도처에 출몰한다. 정보원들은 당신을 감시하고 있다. 그래서 당신은 신문이나 물건을 내버릴 때 항상 조심해야 한다. 쓰레기들을 비닐백이나 상자에 넣어서 감춰둔다. 손톱 깎은 것들을 모아두거나 머리카락을 침대 밑에 감춰둔다. 포장지나 정크메일을 다락에 쌓아둔다. 세탁기 앞에 아무도 없다는 것을 확인하기 전까지는 옷을 세탁하지 않는다. 그러는 사이 세탁물은 침대 위, 마루 할 것 없이 흩어져 있다. 빨랫감을 얼마나 지저분한지 그 정도에 따라서 여기저기 쌓아둔다. 자기 오줌을 병에 담아둔다. 테스트를 할 경우에 대비해서이다. 하지만 어머니는 기겁을 한다. 화장실 변기마저 감시당하는 경우에 대비하여 당신은 오줌을 싱크대에 버린다.

지저분함 자체는 병이 아니다

　깔끔하고 질서정연한 것은 생활에 도움이 된다. 병원균, 곤충, 다른 해충들은 지저분한 환경에서 번성한다. 사무실이나 집안이 어지러우면 비능률적일 수 있다. 몸을 씻지 않아서 불결하고 냄새가 난다면, 혹은 옷을 갈아입지도 않고 머리손질이나 빗질을 하지 않아 엉망이라면 아무도 그런 사람과 사귀고 싶어 하지 않을 것이다. 지저분함은 대체로 정신질환의 징후는 아니다. 우리 모두 개인적인 기질과 어린 시절에 받은 훈육과 어떤 것을 더 중요시하는지가 제각기 다른 만큼 깔끔함의 정도 또한 제각기 다르다. 깔끔하게 옷을 입고 직장에서는 대단히 조직적인 사람이라도 날마다 이부자리를 개는 일은 완전히 무시할 수도 있다. 사무실 책상 위에는 메모지와 온갖 서류가 뒤죽박죽으로 쌓여 있지만 모든 것이 어디에 있는지 모조리 기억할 수 있다. 그래서 비서가 파일들을 깨끗하게 치워놓으면 오히려 어디에 무엇이 있는지 모를 수 있다. 방안에는 책과 세탁물과 스포츠 기구들을 어지럽게 늘어놓아도 학업성적이 좋을 수 있다.

　사실 단정함이 언제나 바람직하고 이상적인 것은 아니다. 잠자리에서 빠져나오는 순간 이부자리를 개고 옷을 입고, 설거지를 하고 방을 제때 치우고, 욕조를 박박 문질러 닦고, 카운터에는 스프레이를 뿌리고, 창문을 날마다 닦는다면, 이 사람은 결벽증이나 지나친 완벽주의자일 수 있다. 때로는 청소하고 정돈하는 것이 자기 나름의 생명력을 지닐 수도 있다. 아무런 이유가 없어도 모든 것을 깨끗이 하고 똑바로 정돈해야 할 것 같은 기분이 든다. 이것은 **불안**, **강박사고**나 **강박행동**의 징후일 가능성이 있다. 완벽주의 혹은 자기 나름의 규칙을 고집하는 것은 강박성 인격장애의 전형적인 양상이다. 자신이 좋아하는 사람이 정돈하는 성격과는 거리가 멀다면, 깔끔한 분위기에 대한 중요성에 대해 서로 가치가 다른 것으로 간주할 수도 있다. 그렇다면 서로의 기대치를 수정하고 조율할 수 있을 것이다.

지저분함이 심해지면 심리적 장애의 징후일 수 있다

우울증

그렇지만 지저분한 정도가 점점 더 심해진다면 심리적으로 문제가 있다는 징후다. 우리는 스트레스를 받으면 일상적인 일들을 제대로 수행할 만한 에너지가 줄어들게 된다. 집안을 깨끗이 치우고 진공청소기를 돌리고 싶은 마음이 나지 않을 수 있다. 신문이나 우편물이 쌓여도 방치한다. 몇날 며칠이고 지저분한 설거지 거리들을 싱크대에 쌓아둔다. 외모에도 전혀 관심이 없다. 미장원에 가는 일도 미루고 세탁도 하지 않는다. 이런 현상은 우울증에서 더욱 심각해진다. 우울증에 빠져들면 자신이 무가치하고 무기력하다고 느껴진다. 에너지도 없고 동기도 느끼지 못한다. 집안에 틀어박혀 몇 주일째 외출도 하지 않으며 세수를 하지도 옷을 갈아입지도 않는다. 쓰레기나 음식물이 여기저기 흩어져 있다 해도 그런 것들을 치우기에는 너무 피곤해서 손가락 하나 까닥할 힘조차 없다. 마감시간은 무시하게 되고 전화해 달라는 부탁도 무시한다.

극단적인 기분 상태

지저분함은 극단적인 기분 상태에서도 나타나게 된다. 조증일 경우 집을 치우거나 정리하는 것과 같은 일상적이고 하찮은 일에 집중하기에는 너무나 산만하다. 이 주제에서 저 주제로 이들의 생각이 끊임없이 달아나기 때문에 이런 과제들을 할 여유가 없다. 마음이 붕붕 떠 있어서 집중하지 못하고, 자신에게 필요도 없는 물건들을 사들이고 집안을 어지럽힐 잡다한 것들을 구입한다. 수백 통의 편지를 쓰기도 하고 머리에서 샘솟는 아이디어들을 적어 놓았다가 한 옆에 처박아두기도 한다. 우울증과는 대조적으로 자기 외모에 신경을 쓰지만 판단력이 떨어진다. 번쩍번쩍하고 야하게 화장을 하거나 눈에 띄는 헤어스타일을 하기도 한다. 스타킹은 신었지만 그것과는 전혀 어울리지 않는 옷차림을 한다. 조증이 진행되면 잠을 자지도 않고 샤워도 하지 않고 세수나 청소는 아예 하지 않게 된다.

정신분열병

지저분함은 정신분열병에서 흔히 나타나는 특징이다(〈정신병〉 참조). 만약 정신분열병이라면 정신과 의사들이 음성증상이라고 부르는 증상들을 경험하게 될 것이다. *망상*과 *환각*과는 달리, 음성증상은 정상적인 특성의 부재를 표현하는 것인데, 이런 증상은 입원해야 할 정도로 심한 급성 정신병 삽화와 삽화 사이에 보이는 경향이 있다. 비교적 안정적인 이런 기간 동안에는 동기가 없고, 흥분하지 않으며 남들과 시간을 보내는 것에 전혀 관심이 없거나, 비교적 감정 표현도 드물다. 이런 증상을 의식하지 못할 수도 있으며, 남들에게 어떤 인상을 주고 있는지 모를 수도 있다. 이런 기간 중에는 자기 외모나 위생 상태에 그다지 관심을 쏟지 않는다. 악취가 나서 남들이 말해주기 전까지 세수나 샤워를 하지 않을 수도 있다. 옷을 겹겹이 껴입고 지저분해 보여서 남들에게 이상한 인상을 줄 수도 있다.

필자는 바지를 세 겹이나 껴입고서도 전혀 불편해하지 않거나 한 여름에 스웨터나 재킷을 몇 벌이나 껴입고서도 전혀 덥지 않다고 하는 환자와 만난 적이 있다(이것은 단지 지저분함의 문제가 아니다. 가끔 정신분열병 환자들은 쉽게 추위를 탄다). 옷을 세탁하지 않아서 냄새가 날 수도 있다. 이상한 얼굴표정, *괴상한* 몸단장, 비전형적인 옷차림은 심한 정신질환이 있다고 생각할 만큼 기괴하다는 인상을 주게 된다. 다행스럽게도 새롭게 출시된 항정신병 약물은 망상과 환각뿐만 아니라 정신분열병의 음성증상을 치료하는 데에도 도움이 된다.

정신분열병의 정신병적 증상은 특이한 몸단장과 위생과 습관을 유발한다. 예를 들면, 누군가가 자기를 미행한다고 생각하므로 유행에 뒤떨어진 희한한 차림새를 하고 자신을 감추기 위해 후드가 있는 옷을 입기도 한다. 가족이 자신에게 주문과 마법을 건다고 생각하여, 깎은 손톱이나 빠진 머리카락을 꼭꼭 감추었다가 가족들이 찾을 수 없는 곳에 숨긴다. 자기를 죽이려고 공모하고 있다는 생각에 사로잡혀서 방을 치우는 것과 같은 사소한 일에는 신경을 쓸 수가 없다. 실제로 블라인드를 내리고 텔레비전과 라디오에 커버를 씌우고, 문과 창문에는 바리케이드를 친다.

강박사고, 강박행동

강박증OCD에서 보이는 강박행동은 지나친 결벽증으로 나타나기도 한다. 강박증은 씻거나 정돈하는 다양한 의식행위를 한다. 날마다 세탁을 하고 매시간 카운터를 닦고 쓸면서 청소하고 여러 번 손과 얼굴을 씻는다. 하지만 이와 같은 의식행동은 병원균, 먼지, 대칭에 관한 비논리적인 *강박사고*에서 비롯된 것이다. 손을 반복해서 씻고 또 씻는다면 발진과 감염에 오히려 취약해지고 손이 트게 된다. 모든 시간을 세탁하고 끝없이 물건들을 정돈하는데 시간을 낭비하게 되면 생산적인 일을 할 틈이 없게 된다. 기본적으로 해야 할 일을 무시하게 된다.

강박장애가 있다면, 물건을 쌓아두려는 *강박행동*이 생길 수 있다. 물건을 버리지 못하고, 더 이상 필요 없는 물건도 계속 쌓아두게 된다. 오래된 칫솔, 작아진 헌 옷가지들, 자잘한 물품을 구입하고 받은 영수증 등 어떤 것도 버리지 못한다. 지금 당장은 필요 없다 할지라도 언젠가는 이런 것들이 전부 필요할까 봐 이들은 차마 그런 물건들을 버릴 수가 없다. 두 번 다시 펼쳐보지 않을 신문이나 잡지마저 버리지 못한다. 이런 행동은 완벽을 기하기 위해서이다. 이들은 자신이 축적하고 수집해놓은 것들의 한 부분이라도 잃어버리면 안 될 것 같은 생각이 들기 때문이다. 필자는 극단적인 사례로 자기 똥오줌을 단지에 담아놓는 환자를 만난 적도 있다. 왜 그런 쓰레기들을 버리지 못하는지 이유를 설명하지 못하는 환자도 더러 있다. 그들에게는 이런 쓰레기들이 자기 몸의 일부이며 그래서 자기 일부를 버리지 못하는 것처럼 보인다.

주의력결핍 과잉행동장애

어린 시절에 나타나는 지저분함은 주의력결핍 *과잉행동장애*attention-deficit hyperactivity disorder: ADHD의 징후이기도 하다. 줄곧 뛰어다니고 주의가 산만하다면 깔끔하게 생활하기란 너무 힘들다. 간혹 이부자리를 개거나 방을 청소하기 시작하지만 그 일을 끝까지 마무리하지 못하고 도중에 포기한다. ADHD는 어린 시절에 나타나기 때문에 부모들은 지저분함이 아이의 성격 탓이라고 생각할 수도 있다. 지저분함이 ADHD 탓이라면 과제에 대한 집중력 장애가 학교와 방과 후 활동과 같은 다른 상황에서도 분명히 드러날 것이다. 약물치료 동안 다른 과제를 수행하는 것이 호전됨에 따라 지저분함도 좋아진다. ADHD는 가끔 성인기까지 이어져 성인이 되어서도 지저분하며 정리정돈하지 못한다.

치매

노인에서는 치매의 징후로 지저분함이 나타날 수 있다. 치매에서는 자신을 관리하거나 집안을 깨끗이 하는 것에 대한 흥미를 잃기도 하고 그럴 능력을 상실할 수도 있다. 기억의 저하 때문에 목욕하거나 집안일을 하는 것을 잊어버리기도 한다. 치매가 진행되면서 다른 사람의 도움이 없이는 수도꼭지도 돌리지 못하게 된다. 때로는 위생관리를 하지 못하는 것이 치매의 첫 징후일 때도 있다. 필자는 아파트에서 온갖 잡동사니와 쓰레기, 썩은 음식 속에서 살고 있다가 발견되어 병원으로 호송되어온 노인 환자를 치료한 적이 있다.

중독, 약물남용

불량한 위생관리는 *중독 상태*나 약물남용의 징후일 수 있다. 중독이 되면 시간, 에너지, 돈을 오로지 약물을 구입하는 데 사용하게 된다. 의존이 점점 더 심해지면, 몸을 씻거나 옷을 갈아입는 것도 하지 않게 된다. 옷에는 마리화나 냄새가 절어 있다. 폭음을 하는 동안은 숨을 쉬면 숨결에서 술 냄새가 진동한다. 주변의 지인들은 도대체 이들에게 무슨 일이 있었기에 이 모양으로 망가지게 되었는지 의아해할 것이다.

✚ 지저분함에 대처하는 법

지저분함을 일으킬 수 있는 원인 질환을 치료하는 것 이외에 지저분함에 대처하는 특별한 심리적인 치료법은 없다. 청결과 지저분함이 학습으로 강화되는 경향이 있다는 사실을 알아야 한다. 집이 점점 지저분해질수록, 깨끗하고 단정하게 하려는 의지가 생기기 점점 더 힘들어진다. 하지만 일단 집안을 치우고 깔끔하게 정돈하기 시작하면 청결하게 유지하는 것이 점차로 쉬워지게 된다. 한꺼번에 모든 것을 치우려고 하다가 치쳐서 포기하기보다는 하루에 하나씩 치워나가는 편이 도움이 될 것이다.

47

Speech Difficulties
말하기 장애

말을 바르게 발음하지 못하거나
정확하게 이해하지 못하는 상태

"슈슈슈슈 슛!"

그 여자는 당신이 그녀에게 관심이 있다는 것을 눈치챈다. 그녀는 옆에 있는 친구와 귓속말을 나누면서 함께 깔깔거린다. 그러다가 다시 당신을 쳐다보면서 미소 짓는다.

당신은 그녀가 이제 관심을 가지지 않았으면 좋겠다. 당신은 입을 여는 순간 조롱감이 되어버린다. 일단 게임이 시작되면 당신은 경기장에서는 자신을 뽐낼 수 있다. 그런 이후에는 함께 아이스크림을 먹으러 갈 수도 있을 것이다. 게임이 끝난 뒤에는 마음이 훨씬 편안해진다. 그러면 말을 더듬느라고 자기 말에 걸려 넘어지지 않을 수도 있다.

아, 안돼, 그녀가 오고 있잖아. 당신은 걸음을 재촉하지만 너무 늦었다. 그녀가 인사를 보낸다. 당신이 어느 팀에 속해 있는지 묻는다.

"아아아아녕하세요!…… 수비팀이요."

하고 당신은 침을 튀긴다.

말하기 장애는 어린 시절에 발견된다

여러 가지 다양한 정신과적 질환들이 말하기의 질에 영향을 미친다. 우울증을 앓는 동안 말은 느리고 가라앉게 된다. 조증일 경우 말소리는 크고 시끄럽고 급해서 중간에 끼어들거나 말허리를 자르기 힘들다. 정신병과 섬망에서 말하는 것은 *이해할 수 없는 말*이거나 혼동되는 생각을 반영한다. 각각의 상태에 따라서 말하기의 변화는 병의 중요한 징후가 되지만, 의사소통이 가장 주된 문제는 아니다. 의사소통보다는 오히려 기분과 생각의 장애가 문제다.

언어발달과 관련된 일차적인 문제는 말하는 것을 처음 배우게 되는 어린 시절에 나타난다. 유아는 생후 2개월이 되면 가장 기초가 되는 소리(소음 같은 울음과는 반대로)를 내기 시작한다. 생후 1년이 되면 대체로 첫 단어를 말한다. 그 다음 해가 되면 몇 가지 기초적인 단어를 말할 수 있고, 그런 단어들을 조합한 단순 어구를 사용한다. 3살 무렵이면 문장을 말할 수 있다. 보통의 경우 이 시기에는 말을 하면서 예측 가능한 실수를 하게 된다. 마지막 자음을 묶음으로 만듦으로써 단어를 전부 다 발음할 수 없다(아버지를 아부 아부로 발음한다던지). 그러다가 자음을 터득하고 이중모음과 같은 것도 차츰 정확하게 말하게 된다. 완전한 구문을 말하지 못하거나 혹은 반복하기도 한다.

정상적인 언어발달 과정은 평균적인 지적능력과 정상적인 듣기와 해롭지 않은 양육환경을 짐작할 수 있게 해준다. 청각훼손이나 청각장애가 있다면, 비록 보청기와 같은 청각보조기구의 도움을 받더라도 언어학습이 느리고 무척 힘들 것이다. 귀가 먹어서 목소리가 아니라 수화로 의사소통을 했던 아이들은 수화 기능에서 전혀 뒤처지지 않을 수도 있다. 정신지체와 자폐증(《학습장애》 참조)은 말하는 것이 늦어지는 것 때문에 진단이 명확해지기도 한다. 기능이 좋은 형태의 자폐증인 아스퍼거장애에서는 말하는 것이 매우 이상할 수도 있다.

말하기 장애의 증상과 형태

말더듬기

의사소통장애 가운데 가장 두드러진 예는 말더듬기이다. 적어도 어린아이들 100명 중 1명은 어떤 한 시기에는 말을 더듬는데, 특히 학령전기에 그런 현상이 많이 나타난다. 말더듬기는 같은 소리를 반복하고 지연시키고 한 소리를 계속하는 것이 특징이다. 만화에 등장하는 루니 툰 Looney Tunes 캐릭터와 흡사하게 쉬 발음이 안 되는 단어는 발음이 덜 어려운 다른 것으로 대체하거나 포기하기도 한다. 말더듬기는 상황에 따라 나타났다 사라지기도 하지만 스트레스를 받으면 대체로 악화된다. 혼자 놀거나 혼잣말을 할 때 아이들이 말하는 것은 완전히 정상이다. 많은 경우 사춘기가 지나면 말더듬이 증상은 사라진다. 사춘기가 지나도 계속될 경우, 공공장소에서 말을 더듬을까 봐 두려워함으로써 더욱 더듬게 되는 악순환을 되풀이한다. 말더듬이의 원인은 알려진 바가 없지만 가족 내에 많이 생기는 경향이 있다. 말더듬이 현상이 내면적인 심리적인 갈등을 반영한다는 증거는 어디에도 없다. 여타의 언어장애나 학습장애와 마찬가지로 말더듬이는 여자애보다는 남자애들에게서 훨씬 더 많이 나타난다.

발음장애

10명 중 1명의 아이들이 제대로 발음할 수 없는 장애가 있다. 유치원에 들어가기 전에 대부분의 아이들은 모든 단어들을 정확하게 발음하는 법을 배운다. 발음장애(혹은 음성장애)가 있으면 단어의 소리를 생략하거나 혹은 비슷한 소리를 섞어서 발음함으로써 점점 더 어린아이 말투처럼 들리게 된다. 혀가 짧은 소리를 냄으로써 실장님을 실땅님으로 발음하게 된다. 심하지 않은 경우 한두 소리 정도를 제대로 못할 수도 있다. 이런 발음상의 장애는 유치원과 초등학교 3학년 사이에 저절로 사라지기도 한다. 발음 지체의 원인은 알려지지 않았으며 유전적인 경향이 있다.

표현성 언어장애, 수용성 언어장애

상당수 아이들은 지능이 정상인데도 총체적인 언어장애가 나타나기도 한다. 2살이 될 때까지 한마디도 못하거나 소리도 내지 못하는 경우도 있다. 남들이 하는 말은 알아듣고 제스처와 표정을 통해 반응을 보인다. 3살이나 4살 무렵에 말을 시작하지만 단어를 기억하고 정확히 발음하는 데 어려움을 겪는다. 초등학교에 입학할 무렵인데도 학급의 다른 동급생에 비해 문법이나 어휘가 훨씬 떨어질 수도 있다. 혼란스럽게 단어를 뒤섞을 수도 있다. 정신과 의사들은 이런 현상을 표현성 언어장애expressive language disorder라고 지칭한다. 보다 심각한 경우는 수용성 언어장애receptive language disorder도 동시에 가지는데, 남들이 하는 말을 이해하지 못하거나 말귀를 알아듣지 못한다. 말을 못할 뿐만 아니라 2살이 되어서도 단순한 단어 또는 지시를 이해하지 못한다. 심지어 제스처를 통한 의사소통조차도 할 수 없다. 말하는 것은 이해하지 못하나 소리에는 반응하고 들을 수 있다.

이와 같은 언어장애의 원인은 알려진 바가 없는데, 대체로 100명 중 3명의 비율로 나타난다. 경미한 표현장애가 있는 아이들은 치료받지 않더라도 거의 완벽하게 회복되는 경우도 있다. 표현성 언어장애와 수용성 언어장애가 같이 있는 아동들은 성장하면서 언어장애뿐만 아니라 다양한 *학습장애*가 생기는 경우 또한 있다.

선택적 함구증

선택적 함구증selective mutism은 매우 드문 질환인데, 가족들과는 술술 말을 잘할 수 있지만 다른 사람들과는 말을 하려들지 않는다. 어떤 경우에는 다른 아이들에게는 귓속말을 하지만 어른들과는 말을 하지 않기도 한다. 선택적 함구증이 있는 경우, 제스처, 표정, 속삭임과 같은 다른 방식을 통해 의사소통할 수도 있다. 자신을 표현하기 위해 글씨를 쓰거나 그림을 그리거나 손을 잡아 당겨서 이끌 수도 있다.

이런 질환은 수줍음, 불안, 초조에서 비롯된 것으로 생각된다〈회피〉 참조〉.

대개 학령기가 되었을 때 발병한다. 대체로 이 질환은 1~2년이 지나면 별다른 치료 없이 자연적으로 해소된다.

구음장애, 실어증

말하기 장애는 언어발달 지체로 생기는 것 이외에 특정한 뇌손상이나 뇌의 비정상적 상태 때문에도 초래된다. 구음(構音)장애dysarthria는 혀와 입으로 소리를 만드는 것이 힘든 증상을 일컫는 신경학적인 용어이다. 구음장애가 있으면 삼키거나 먹는 것 또한 힘들 수 있다. 실어증aphasia은 언어를 이해하거나 표현하는 데 장애가 있는 것을 가리키는 신경학적인 용어다. 실어증은 언어를 관장하는 뇌 부위에 뇌졸중 같은 것이 오면서 초래되고 따라서 발병이 갑작스럽다. 구음장애와 실어증은 의학적인 응급상황의 징후이며 반드시 신경과 의사에게 검진을 받아야 한다. 이런 장애는 출생 시 합병증의 결과일 수도 있다.

투렛장애, 틱장애

투렛장애는 대부분은 신경과 의사로부터 치료받게 되는 틱장애이다(《운동장애》 참조). 투렛장애가 있다면 신체적인 틱과 음성 틱 모두가 나타날 수 있다. 음성 틱은 목청을 가다듬는 것 같은 헛기침, 욕설 같은 소리를 반복적으로 내는 것 등을 포함한 소리를 갑작스레 내는 것이다. 남들이 방금 전에 한 말이나 적혀 있던 구절을 반복적으로 따라 하기도 한다. 의도하지 않았던 소리를 외치기도 한다. 이렇게 터져 나오는 소리들은 발음과 언어사용에서 정상적인 말들을 방해하고 도중에 중단하도록 만든다. 많은 경우 이런 틱장애는 강박행동과 흡사하다. 잠시 동안은 억제할 수 있지만 결국 억제한 것만큼 보다 더 심하게 극적으로 터져 나오게 된다.

✤ 말하기 장애에 대처하는 방법

많은 말하기 장애의 경우 어린 시절 동안 언어학습 과정을 방해하거나 지연시키는 일시적인 증상이며 성인이 되기 전에 해소된다. 그렇다 할지라도 발음을 정확하고 유창하게 할 수 없으면 자신이 미숙하고 능력이 떨어지고 남들과 다르게 보인다는 느낌을 갖게 한다. 그로 인해 급우들로부터 멍청이 취급을 받거나 아기 같고 장애아 같다고 놀림을 받고 급우들이 상대하지 않을 수 있다. 학교에서 말하는 것이 겁이 나고 *자존심*이 저하될 수도 있다. 특히 학업성취도가 떨어져서 자신감이 결여될 수 있다. 그러므로 이 병에 관해 알고 언어치료사에게 상담을 하는 것이 도움이 될 것이다. 몇 년 지나지 않아 이런 장애가 저절로 사라진다고 하더라도 상담을 받는 것이 좋다.

언어병리학자가 관장하는 언어치료는 대다수 의사소통장애의 경우에 선택하는 치료법이다. 언어치료사는 어린아이들에게 적절한 언어기술과 언어능력을 가르치기 위해 개별적으로 혹은 집단적으로 학습할 수 있는 다양한 행동기법을 활용한다. 언어습득의 지체는 학습지체로 종종 연결되며, 그에 따라 부수적인 교육이 필요하다. 언어장애가 있으면 특정한 언어 테스트와 함께 언어장애가 청력장애에서 기인한 것은 아닌지 알아보는 청력검사를 해 보아야 한다.

말을 더듬는다면 최면술을 이용하거나 이완요법(〈불안〉 참조)을 포함한 행동치료를 할 수 있다. 불행하게도 이런 테크닉은 일시적인 위안을 줄 수는 있지만, 장기적으로 볼 때 말더듬는 현상을 줄여주지 못한다. 말더듬는 습관이 지속된다면, 말을 더듬는 습관이 있다는 것을 듣는 사람들에게 먼저 말하고 나면, 아이와 듣는 사람 모두 훨씬 덜 긴장하게 되고, 덜 산만해지게 된다.

Stress
스트레스
우리 몸에 가해지는 심리적·신체적 자극에 대하여
신체적·심리적으로 취약해지는 것

이보다 더 나쁠 수가! 고향을 떠난 지 두 달, 여자친구가 헤어지자는 편지를 보내왔다. 주말마다 당신을 찾아왔었던 그녀이다. 올 봄에는 그녀와 결혼할 계획을 세우고 있었다.

이제 당신은 뭘 어떻게 해야 할지 종잡을 수가 없다. 당신은 매일 밤 울면서 지샌다. 여자친구에게 전화를 걸지만 그녀는 전화를 끊어버린다. 더 이상 수업에 집중할 수가 없다. 성적은 이미 뒤처져 있다. 수업과제를 하는 대신 당신은 여자친구에게 보낼 편지를 썼다가 찢기를 반복한다.

부모님께 전후 사정을 말하기는 너무 창피스럽다. 그 분들은 여자친구를 정말로 좋아했다. 부모님이 학비를 보내주시는데, 다가올 중간시험에 실패하면 더 이상 학비를 대주지 않을지도 모른다. 누구랑 이야기를 하고 싶었지만 룸메이트와는 친한 사이가 아니다. 이럴 줄 알았다면 좀 친하게 지낼 것을. 그들은 당신 없이 자기네들끼리 모든 것을 함께 한다. 교수님에게 이 문제를 이야기하고 상황을 설명하고 싶다. 하지만 교수님이 당신의 사생활에 관해 무슨 관심이 있겠는가?

스트레스, 대처 능력이 무너질 때가 있다

스트레스와 신경쇠약은 흔히 일어나는 일이다. 이 현상은 대부분 일시적인 정신건강 문제로 받아들이고 수긍한다. 스트레스라는 용어는 우리의 프라이버시를 보호해주기에 충분한 모호한 용어다. 스트레스가 쌓이는 상황에 대처하지 못하고 무너지는 것을 신경쇠약이라고 하는데, 이런 상황은 종국에는 회복된다. 스트레스는 만성적인 정신질환이라기보다는, 하나의 위기이며 취약성을 증가시킨다는 의미이다. 사랑이 어긋나버린 외로움과 상심의 기간이나, 며칠간 병원에 입원해야 하는 좀 더 심각한 정서적 위기가 있다 하더라도 일정한 시간이 지나면 극복할 수 있는 일상적인 어떤 것을 지칭하는 데 사용되는 용어일 수도 있다.

정신과 의사들은 스트레스를 적응장애라고 부르는 것을 더 선호한다. 왜냐하면 이 스트레스를 양극성 장애나 정신분열병과 같은 만성정신질환의 삽화에서 비롯되는 스트레스에 의한 일시적인 부적응과 구분하기 위해서이다. 스트레스를 주는 인생사를 경험하고 난 뒤에 나타나는 정서적인 장애에 대한 진단명이 적응장애이다. 가장 흔한 스트레스는 배우자와의 이혼이나 부모의 이혼, 연인과의 이별, 거주지 이전, 직무의 변화, 학교시험, 재정적인 손실과 파탄, 법률적인 문제로 인한 송사사건들, 심각한 병, 그리고 가까운 사람의 죽음(《슬픔》 참조) 등이다. 궂은일은 한꺼번에 닥치는 법이라는 속담처럼 종종 스트레스가 쌓일 만한 일들이 한꺼번에 닥칠 수도 있다. 하지만 이런 위기들은 살아가면서 누구나 마주칠 수 있는 것이므로 특별히 예외적인 일들은 아니다. 그럼에도 불구하고 때로는 그런 사건이나 상황과 부딪히면서 평소와는 달리 대처 능력을 잃고 무너지는 수가 있다.

인생의 길목에서 마주치는 장애물에 대처하는 방식에는 그 사람의 타고난 기질이 작용할 수 있다. 평소 자기 능력에 확신이 있으면 새로운 도전과 대면하는 것에 자신감을 발휘할 수 있다. 과거에도 많은 도전과 위기에 성공적으로 대처한 경험이 있으면 그런 위기를 자연스럽게 받아들이고 잘 극복할 수 있다. 이들은 오히려 위기와 좌절을 새로운 경험을 하고 성숙할 수 있는 좋은 기회로 삼을 수도 있다. 반면 위기가 닥칠 때마다 그것을 운명의 장난으로 간주하면서 절망으로 무너질 수도 있다. 왜 나에게만 이처럼 불행하고 나쁜 일들이 생길까 하고 원망할 수도 있다. 일시적인 실패를 운명이자 영원한 파국으로 여길 수도 있다. *자존심*이 빈약하여 자신의 회복능력을 과소평가하거나 피할 수 없는 상황을 자신의 탓으로 돌린다.

친구, 가족, 동료, 조직의 지지가 있으면 적응장애 증상으로 진행되지 않고서도 사태를 해결할 수 있다. 사랑이 깨어지고 난 뒤 혼자서 그 문제에 대처하려고 한다면 더더욱 곤경에 처할 수 있다. 부모가 이혼했을 때 아이와 조부모가 함께 대처한다면 아이들은 훨씬 안정감을 느낄 수 있다. 실업수당, 구직회사, 인터넷 구직 사이트 등은 실직을 했을 때 이들을 구출해줄 안전망을 제공해준다. 카운슬러, 목사, 학교 상담선생님 등이 스트레스를 해소하는 데 도움이 될 만한 제안을 해주고 안도감을 제공해줄 수 있다.

스트레스 적응장애의 증상과 형태

적응장애 기간이나 신경쇠약 기간 동안 경험하게 되는 증상들은 우울증과 *불안*에서 보이는 증상들과 흡사하다. 초조하고 불안하고 안달이 난다. 자신이 처한 상황이 짜증스럽다. 마음속에서 낮에 했던 대화를 되씹는다. 장차 무슨 일이 일어날지 미리 걱정한다. 최악의 시나리오를 떠올리면서 공황 상태가 된다. 내일 수표가 도착하지 않으면 어떻게 하나? 그녀가 전화를 해주지 않으면 어쩌나? 시험에 통과하지 못하면 어쩌나? 잠자리에 누웠지만 그런 근심걱정으로 도무지 잠을 이룰 수 없다. 잠을 자지 못하고 이 궁리 저 궁리를 하다 보면 자기 신세가 외롭고 쓸쓸하여 점점 의기소침해진다. 울다가 비명을 지를 수도 있고 심해지면 *자살사고*를 하게 된다. 이런 고통을 끝장내기 위해 죽어버리는 것이 차라리 편하겠다는 기분에 사로잡힌다.

어떤 사람들은 스트레스가 쌓이면 **분노**로 표출하거나 반대되는 결과를 낳게 되는 행동을 저지른다. 저주를 퍼붓고 물건을 내던지고 깨고 부수기도 한다. 자기감정을 남들에게 화풀이하기도 한다. 아내에게 고함을 지르고 아이들을 원망하면서도 자기가 왜 이렇게 상심하고 화가 났는지 그 이유를 누구에게도 털어놓지 않는다. 밤늦도록 술을 마시거나 취해 말다툼을 하거나 싸움질을 한다. 학교를 빠지고 직장을 결근한다. 문제를 생산적으로 해결하는 대신 혼자서 씩씩거리면서 분개한다.

위기가 닥쳤을 때 처음에는 잘 헤쳐 나간다. 하지만 스트레스가 점점 더 쌓여 누적되면 마침내 폭발하고 만다. 위기가 절정에 달하고 그로부터 몇 주가 지날 때까지도 자신에게 스트레스가 쌓여 있었다는 사실조차 의식하지 못할 수도 있다. 적응장애는 불과 며칠 동안만 지속될 수도 있지만 타인의 도움이 필요할 정도로 정도가 심할 수는 있다. 정서적인 장애는 몇 주나 몇 개월 동안 지속되기도 한다. 위기가 끝나고 난 뒤에도 증상이 심각하거나 몇 개월 동안 계속된다면, 임상적인 **우울증** 삽화로 접어들었거나 범불안장애로 진행된 것일 수 있으므로, 시간이 해결해 줄 것이라며 방치할 것이 아니라 치료가 필요할 수도 있다.

정신과 의사들은 상실로 인한 슬픔과 *외상*을 적응장애와는 다른 것으로 본다. 사랑하는 사람이 죽었을 때, 슬픔과 외상이 있을 때에 나타나는 증상과 비슷한 정서적 장애를 보일 수 있다. 하지만 사별의 슬픔으로 인해 잠시 동안 정서불안 증세를 보일 수 있다는 점은 우리 모두 이해한다. 반면 적응장애는 인생에서 마주치는 전형적인 스트레스에 대해 비정상적으로 심하게 반응하는 것을 의미한다. 외상은 다른 스트레스 반응과는 다르다. 외상은 상황의 변화로 인해 초래된 증상이라기보다는 목숨의 위협과 죽음의 공포와 같이 일반적으로는 잘 겪지 못하는 훨씬 심각한 상황으로 인해 초래되는 것이기 때문이다. 심한 외상에는 슬픔과 불안과 더불어 공포감 또한 뒤따른다. 그런 공포감으로 인해 조그만 자극에도 깜짝깜짝 놀라며 무서운 기억이 반복적으로 재생되며 현실감이 상실되어 *해리감*을 느끼기도 한다.

✚ 스트레스에 대처하는 법

적응장애는 심각한 우울증과 같은, 장애 단계에까지 이르지는 않는다 하더라도 치료가 필요할 때도 있다. 적응장애의 경우 정신과 의사나 카운슬러와 한두 번 상담하는 것으로 충분할 수 있다. 치료자는 이와 같은 단기적인 치료과정을 시간제한적time-limited 치료라고 지칭한다. 이 경우 상담에는 특별한 테크닉이 동원되는 것은 아니다. 그런 상담은 통상적으로 친구들이나 가족들이 해주는 조언과 그다지 다를 바 없는 것들이다.

도움이 필요하다면 카운슬러는 스트레스 시에 생기는 전형적인 반응들에 대한 정보들을 제공할 것이며 남들에게 털어놓고 말하기 힘든 감정을 말할 수 있도록 해주고, 당신이 시달리는 스트레스를 표현할 수 있는 기회를 줄 것이다. 당신의 문제점들이 무엇인지 목록을 작성하고 그런 문제점들을 하나하나 말할 수 있는 계획을 짤 수 있다. 카운슬러에게 생각나는 대로 털어놓음으로써 상황을 악화시킬 수 있는 행동을 피하고 성공할 수 있는 방법을 선택하는 데 도움을 받을 수 있다. 카운슬러는 당신이 무시하고 지나쳤던 대처 전략들을 찾아줄 수도 있다. 친구와 가족들로부터도 도움을 받을 수 있다. 스스로를 옹호하고 남들과 직면하거나 타협하고 협상할 수 있는 방법을 찾는 데 조언과 격려를 받을 수도 있다. 보다 긍정적인 태도를 취하고 위기 상황에 잠재되어 있는 기회를 찾아서 활용하도록 격려받을 수 있다. 아무런 해결책이 없는 절망적인 상황이며 파국이라는 생각에서 벗어날 수 있도록 그들이 당신에게 힘을 실어주고 조언을 들려줄 수도 있다.

대다수 사람들은 자기가 처한 시련에 대처할 수 있는 구체적이고 실제적인 전략을 찾아내고 자기가 느끼는 감정을 타인과 공유하게 될 때 기분이 훨씬 나아진다. 이완요법에 관한 정보를 얻고 배울 수 있다(〈불안〉 참조). 이완요법을 통해 초조와 불안을 완화시키고 침착성을 유지하고 분명하게 사고함으로써 장차 다가올 스트레스 상황에 잘 대처할 수 있게 된다. 만약 필요하다면, 수면장애와 불안을 해소시키는 약물을 단기적으로 처방받을 수도 있다.

Suicidal Thoughts
자살사고

자기 목숨을 의도적으로 끝장내려는 생각,
반드시 정신질환의 징후는 아니지만 거의 그렇다고 볼 수 있다

며칠 전 엽총을 샀을 때만 해도 그것을 사용할 일이 있으리라고 결코 생각하지 않았다. 일이 잘 풀리지 않을 경우에 대비하여 "그냥" 장만해놓았을 따름이다. 당신은 아내가 그것을 보지 못하도록 차고에 숨겨놓았다.

하지만 이제 당신은 거의 날마다, 매시간 그것을 생각하고 있다. 그것이 당신의 작은 비밀이다. 의사에게도 말하지 않았다. 그러면 의사는 엽총을 몰수하거나 당신을 가둬놓을 것이다. 약물치료가 효과 없다면, 그래도 아직 한 가지 방법은 있다. 그토록 오랜 시간 동안 함께 해왔던 고통과 마침내 작별하게 될 것이다. 당신이 할 일이라고는 그냥 방아쇠를 당기는 것이다.

자살시도 전에 경고 메시지를 보낸다

지난 10년 동안 미국에서 자살은 사망 원인 중 여덟 번째 내지 아홉 번째를 차지했다. 매년 3만 명 이상이 자살을 한다. 자살은 10대와 청년들의 사망 원인 중 세 번째로 손꼽히고 있다. 신문에서 날마다 벌어지고 있는 범죄 기사를 읽었던 사람이라면, 타살보다 자살률이 더 높다는 사실을 알고 깜짝 놀랄 것이다. 자살은 자기 목숨을 의도적으로 끝장내는 것이다. 자살은 반드시 정신질환의 징후는 아니지만 거의 그렇다고 보아야 할 것이다. 자살은 더 이상 선택의 여지가 없는 막다른 골목이라고 생각할 때 택하는 방법이다. 정신질환은 자살하는 사람에게 절망감을 느끼게 하고 다른 방법을 무시하고 자살을 가장 바람직한 도피 방법으로 보게 한다.

자살에 성공한 사람들은 한 번 혹은 두 번의 시도로 성공한다. 자살자들은 대부분 미리 자살하겠다는 경고 메시지를 보낸다. 예를 들어, 자살을 생각하고 있는 사람은 자살할 거라고 직접적으로 말하거나, 혹은 자기 소유물을 전부 나눠주고 보다 좋은 곳으로 가겠다고 말하기도 한다. 미래에 대한 계획을 세우는 것을 포기할 수도 있다. 더 이상 불평을 하지 않을 수도 있다. 자신이 하던 전문적인 직무나 개인적인 일들을 접고 미래의 한 시점에 개봉해보라는 편지를 쓰기도 한다. 자살시도 중 오직 6퍼센트만이 성공하지만 자살과 관련된 언급과 행동은 자살에 대한 경고이다. 자살을 시도하는 대다수는 그 당시 심정으로서는 진정 죽고 싶었으며 단지 관심을 끌기 위한 것은 아니라고 말한다. 그것이 단순히 관심을 끌 목적이라고 하더라도 자살시도는 절망적이고 결사적인 방식이므로 위험하다. 자살시도는 진지하게 받아들여야 한다.

특정집단은 자살할 위험이 특히 높다. 자살률은 노인이 가장 높은데, 노인층 가운데서도 자살률이 가장 높은 집단은 백인 노인 남성들이다. 여성들은 남성에 비해 자살시도는 많이 하지만 자살성공률은 여성에 비해 남성이 높다. 그런 이유 중 하나는 남성들이 훨씬 더 치명적인 방법을 사용하기 때문이다. 남자들은 주로 총기로 자살을 한다. 이에 비해 여자들은 약물 과다 복용으로 자살을 시도한다. 미혼이거나 혼자 살거나 실업 상태면 자살에 성공할 위험이 더욱 커진다. 불안감, 절망감, 죄책감이 있는 우울증이 있으면 자살할 가능성이 높다. 우울증이 있는데다 최근에 사랑하는 사람을 잃었거나 혹은 심각한 병으로 고생한다면 자살을 시도할 가능성이 높다. 알코올과 약물 사용 또한 자살시도의 위험성을 엄청나게 높인다.

주요 우울증으로 인한 자살은 흔하다

우울증을 앓았지만 치료받지 않았던 사람들은 대략 6명 중 1명꼴로 자살에 성공한다. 이것은 대단히 높은 사망률이며, 미국 전체 인구 중 해마다 5퍼센트가 우울증에 시달린다는 점을 감안해본다면 특히 그렇다. 우울증을 전혀 경험해본 적이 없는 사람은 얼마나 힘들면 자살하려고 하는지 그 기분을 상상하기 힘들 것이다. 심지어 한때 자살을 생각해본 사람마저도 그 순간이 지나고 나중에 돌이켜보면서 그 당시의 심정을 이해하기 힘들어한다. 어떻게 그 지경에 이를 수 있었을까 의아한 기분이 들기 때문이다.

우울증에 시달릴 경우 너무 고통스럽고 기분이 좋아질 수 있다는 생각을 할 수가 없다. 죽음이 매력적인 선택으로 보인다. 처음에는 죽었으면 좋겠다고 생각하지만 그렇다고 자살을 시도하는 단계에 이르지는 않는다. 정신의학자들은 이런 상황을 수동적인 자살사고 passive suicidal ideation라고 지칭한다. 이것은 위험한 단계이다. 자기 삶이 끝장났으면 하고 바라는 사람은 건강을 돌보지 않거나 신중하지 못한 행동을 하게 되며, 미래를 생각하지 않는다. 예를 들어, 수동적인 자살사고에 사로잡힌 사람들은 무방비 상태에서 섹스를 한다. 에이즈 감염과 같은 위험을 전혀 고려하지 않는다. 아니면 술을 엄청 마시고 무모하게 운전을 한다. 말하자면 폭음하고 폭주하기도 한다.

자살을 생각하기 시작하는 대부분의 사람들은 대안을 찾고 싶지만 확신이 없다. 이들은 가족을 상심시키거나 자신에게 의지하고 있는 사람들을 불안하게 만들고 싶어 하지 않는다. 또한 자기 목숨을 스스로 끊은 것은 치명적인 죄이고 도덕적인 결함으로 간주하기도 한다. 자살시도가 고통스럽지는 않을까, 자살에 실패하면 어쩌나, 죽지 않으면 어떻게 하나와 같은 고민을 할 수도 있다. 하지만 어떤 시점에 이르면 우울증으로 고통받는 사람들은 모든 것을 포기하고 대체로 자살계획을 세우기 시작한다. 자살자들은 장기간 자살계획을 세우며 총을 편리한 곳에 두거나 수면제 등을 죽을 수 있는 용량이 될 때까지 모으기도 한다. 모든 것이 다 글렀다고 생각하게 되면 마지막 희망으로 자살의 가능성에 매달리게 된다.

불행하게도 가족과 정신과 의사들이 누가 자살을 시도하고 누가 자살을 시도하지 않을지 항상 미리 예측할 수는 없다. 심각한 우울증 환자가 있다면 언제라도 자살시도의 가능성이 있다는 점을 염두에 두어야 한다. 자살은 금기된 주제이며 우리들 대부분은 자살을 입에 올리려고 하지 않는다. 자살에 관한 글들은 읽기조차 힘들다. 하지만 자살생각을 하는 우울증 환자들은 누군가가 자살생각을 하느냐고 물어봐주면 위안을 느낀다. 우울할 때면 남들도 자살생각을 하지만 그로부터 벗어나 살아남았다는 점을 알게 되면, 그들은 몹시 안도감을 느끼게 된다.

역설적이게도 자살의 위험은 우울증 삽화가 적절히 치료되고 있을 때 종종 증가한다. 대체로 절망감과 슬픔이 해소되기 전에 에너지가 먼저 회복되기 시작한다. 그렇게 되면 갑자기 마음속에 품었던 자살시도를 실행할 만한 힘이 생기게 된다. 자살시도가 정신병원에서 막 퇴원한 직후에 빈번한 것은 바로 이 때문이다. 또 다른 이유로 우울증을 앓는 사람들은 대체로 며칠 병원에 입원했다가 퇴원하게 되는데, 이는 항우울제가 효과가 나타나기 훨씬 이전이다. 이런 이유로 인해 외래환자들에 대한 병원의 세밀한 추후관리와 가족들에 대한 교육이 대단히 중요해진다.

자살은 다른 심각한 정신질환에서도 흔하다

　자살을 한 대다수 사람들이 주요 우울증에 시달리기는 하지만 다른 정신질환도 자살에 이르게 하는 요인이 된다. 양극성 장애 진단을 받는 사람들의 20퍼센트가 자살에 성공한다(조증 참조). 양극성 장애 환자들 중에서 절반이나 되는 사람들이 자살을 시도한다. 대부분 자살시도는 우울 삽화 동안에 하게 되나 기분요동이 심하여 화가 나고 초조하고 결사적인 기분이 드는 심각한 조증 삽화 기간 동안에도 자살을 시도한다. 양극성 장애의 경우 자살률이 높은 까닭은 부분적으로는 조증일 때 환자들은 보다 에너지가 많고 **충동적**이기 때문이다. 우울증 환자들은 자살시도를 하기에는 너무 피로하고 무감각하기도 하다.

　정신분열병 환자(정신병 참조) 10명 중 대략 1명은 대체로 발병 후 처음 10년 이내에 자살에 성공한다. 이 비율은 일반 인구집단의 자살률보다 20배나 높은 것이다. 이런 의미에서 정신분열병은 잠재적인 말기 질환이다. 정신병적인 상태에서 자살을 시도할 수 있는데, 왜냐하면 온 세상이 자신을 해치려고 음모를 꾸미고 있다고 믿기 때문일 수 있다. 혹은 자신의 증상으로 인해 끔찍하게도 마음이 산란하고 혼돈에 사로잡히기 때문이다. 불행하게도 정신분열병에서 자살의 위험은 정신병적인 증상이 해소되고 있을 때 오히려 높아진다. 자기가 실성했다는 느낌과 심각한 병이라는 인식이 너무 끔찍하게 여겨질 수 있고 그래서 격렬한 **망상**과 **환각** 상태에서보다도 더욱 자살률이 높을 수도 있다. 좋은 소식은 새로 출시된 항정신병 약물들, 특히 클로자핀이 자살의 위험을 감소시키는 것처럼 보인다는 것이다.

　우울증이 있는 사람들이 대체로 자살계획을 세우지만 우울증이 없는 사람도 극도로 괴로우면 **충동적**으로 자살을 시도하기도 한다. 사랑하는 사람과의 결별, 실직, 가족의 죽음, 범죄로 인한 체포, 그 밖의 다른 스트레스들이 임상적인 우울증에 시달리지 않는다 하더라도 이런 위기에 대처할 수 있는 방법이 없다는 생각을 하는 사람들에게서는 위험한 행동을 부추길 수도 있다. 사춘기는 충동적인 자살시도에 특히 취약하다. 자신의 고통과 고민을 표현하고 남들에게 도움을 요청하고 경각심을 불러일으킬 의도로 자살하고 싶지는 않을 것이다. 하지만 자살에 대해서 양가적인 태도일 수 있으며 자살시도 당시에는 정말로 죽고 싶다고 생각한다. 자해함으로써 자살을 시도했다가 미수로 끝났지만 다음번에 다시 시도한다면 이런 사람들은 성공할 확률이 일반 인구에 비해 100배나 높다. 100명 중 3명은 계속해서 자살시도를 하게 된다. 충동적인 자살시도를 했다가 살아났을 경우 나중에 그 당시를 신경이 극도로 쇠약한 상태였다고 회상한다. 정신의학자들은 정서적, 행동적인 소용돌이와 격정으로 인한 이런 상태를 적응장애라고 부른다.

자살에 성공한 사람들 중 약 절반은 인격장애 진단을 받았다. 경계선 인격장애는 남들의 이목을 끌거나 관심을 받고 싶고 버림받고 싶지 않아서 반복적으로 자해하는 것이 특징이기도 하다(〈자존심 장애〉 참조). 이런 시도의 상당수는 자살행위라기보다는 *자해*행위로 이해하는 것이 더 나을 것이다. 왜냐하면 이들은 죽고 싶은 의도는 없기 때문이다. 남들을 조종하거나 관심을 끌려는 의도가 빤히 보이는 경우도 있다. 심지어 그렇다 하더라도 진짜 자살할 위험이나 죽겠다는 제스처를 하다가 정말로 죽을 수 있는 위험이 경계선 인격장애 환자의 경우 대단히 높다. 경계선 인격장애가 있다면 거절당하는 것에 몹시 예민하게 반응하고 남들에게 무시당하거나 멸시받는 것을 극도로 참지 못하므로 **충동적인 행동을 하기 쉽고, 기분이 나쁘면 자해하는 습관**이 있을 수 있다. 이럴 경우 정신치료는 불쾌한 감정 상태에 대처하는 안전한 방법을 가르쳐주는 데 상당한 부분을 할애하게 된다. 변증법적인 행동치료 dialectical behavior therapy: DBT로 알려진 인지행동치료 형태로부터 상당한 도움을 얻을 수 있다.

약물과 알코올중독자의 자살률이 높다

약물과 알코올중독자들의 자살률이 그렇지 않은 사람들에 비해 20배나 높다. 약물이나 알코올 남용은 많은 면에서 자살할 가능성을 높게 만든다. 약물로 인한 중독이나 금단현상으로 인해 단기적이지만 심각한 우울 증세를 유발할 수 있으므로(종종 몇 시간 혹은 며칠 정도지만) 기분이 나쁠 때에는 죽음을 결심하는 것이 차라리 낫겠다는 생각이 들게 된다. 약물이나 알코올에 대한 갈망이 수치스럽지만 통제 불가능하다는 기분이 들어서, 이런 약물이나 술로부터 벗어나고 수치심에서 벗어날 수 있는 유일한 길이 자살뿐이라는 절박한 생각이 들 수도 있다. 그런 중독이 재발되고 나면 특히나 더 절망스럽게 느껴질 것이다. 중독 상태 또한 탈억제 상태이며, 의기소침해졌을 때 자살을 시도하려는 기회를 매우 증가시킨다. 대부분의 중독성 약물은 정신과적인 증상을 악화시키고 충동성을 증가시키며 판단력을 저하시킨다. 술을 마셨거나 약물로 인해 고양된 감정 상태가 되었을 경우 비교적 사소한 난관도 극복 불가능한 것처럼 보일 수도 있다. 그런 생각이 절정에 달한 순간에는 유일하고 손쉬운 출구가 자살로 보일 수 있다.

✚ 자살사고에 대처하는 방법

자신을 해치고 싶은 생각이 들면 즉시 가족이나 정신과 의사에게 말할 필요가 있다. 그러면 자신의 기분이 나아질 때까지 그들이 당신을 안전하게 지켜줄 것이다. 진료받고 있는 정신과 의사가 없다면 자살방지 긴급전화나 응급실에 전화를 해야 한다. 비록 우울증이 영원히 지속될 것 같은 기분이 들더라도 시간이 경과하고 치료를 하면 충분히 호전될 수 있다. 기분이 나아진 다음 돌이켜보면 자신이 생을 포기하지 않았다는 것에 기뻐하게 될 것이다. 스트레스의 중압감에 눌려 있다면, 시간을 내서 다른 사람들과 함께 그 문제들을 이야기해보는 것이 좋다. 그러면 문제들을 차근차근 풀어갈 수 있음을 알게 될 것이다.

✚ 당신 곁에 자살사고를 하는 이가 있다면

사랑하는 사람이 우울증 상태라면 당신이 해야 할 가장 중요할 역할은, 그 사람이 사는 것은 여기까지라고 생각할 때 그에게 힘이 될 수 있도록 지지해주는 것이다. 친한 사이라면 죽음을 생각하고 있느냐고 물어보는 것도 괜찮다. 이런 질문은 차마 하기 힘들겠지만, 자살생각에 관해서 물어보는 것이 상대방에게 자살시도를 충동질한다는 증거는 어디에도 없다. 그보다 대다수 사람들은 자살을 생각하고 있느냐는 물음에 오히려 안도감을 느낀다. 자신을 죽일 궁리를 한다는 것은 그 행위를 하는 것 자체가 너무 고통스럽기 때문만이 아니라 혼자서 그런 생각을 해야 하는 것 때문에 더욱 무서운 법이다. 사랑하는 사람이 당신에게 그런 생각을 한 적이 있냐고 물어봐주면 어려운 문제를 상의할 수 있을 만큼 당신이 그를 생각한다는 것을 알게 해주고 자살생각이 우울증에는 그다지 드물지 않으며 자살생각을 해본 다른 사람들과 마찬가지로 그로부터 벗어나는 데 도움이 되는 치료를 받을 수 있다는 것을 알게 한다.

자살을 생각하는 사람들이 하는 말은 어느 것 하나라도 무심히 넘기지 말고 진지하게 받아들여야 한다. 자신을 죽이려고 생각하는 사람은 현재 하고 있는 일을 이제 그만 접으려고 하는 것이나 미래에 그다지 관심이 없다는 것을 에둘러 말할 수도 있다. 이런 말을 할 때 자살을 생각하고 있는지 물어볼 기회를 포착할 수 있다. 어떤 사람이 자살하고 싶다는 말을 한다면, 특히 자살계획을 세우고 있다면, 그 사람의 안전보장을 위한 필요한 조치를 취하는 것이 매우 중요하다. 그가 자발적으로 의사의 도움을 청하거나 응급실로 갈 수 있도록 격려해주는 것이 최선의 방법이다. 또한 그의 인생이 얼마나 소중하며 주변 사람들에게 그가 얼마나 중요한 사람인지를 강조한다. 자살에 사용될 수 있다고 생각되는 모든 도구들을 치우고 총과 모아둔 약들을 제거해야 한다.

자살을 생각하는 사람에게 아이가 딸려 있다면, 아이들의 안전에 신경을 써야 한다. 필자는 자살하기 전에 아이들을 죽이려고 시도했거나 죽였던 부모들을 여러 명 보았다. 우울하고 현실감이 없어진 자살시도자들은 장차 부모 없이 살아갈 것을 걱정하여 아이들마저 죽이려고 한다.

타인의 목숨을 구해야 한다는 책임감은 생각한 것보다 훨씬 더 무거울 수도 있다. 자살긴급구호전화, 지역 정신건강기관, 옹호집단에 전화를 한다. 다른 가족과 친구들과 함께 할 수도 있다. 드물기는 하지만 자신을 해치려는 사람이 있으면 경찰에 전화할 필요도 있다. 다행스럽게도 이런 조치를 취하면, 설령 자살하고 싶어 했던 사람이라도 일단 우울증 상태에서 벗어나면 자기 목숨을 구해주려고 애쓴 당신에게 감사할 것이다.

✚ 당신 곁에 자살로 떠나간 이가 있다면

사랑하는 사람이 실제로 자살로 떠나가게 되면, 당신은 그 사람의 상실로 인해 슬픔을 느낄 것이다. 슬픔뿐만 아니라 자살한 사람뿐만 아니라 그 사람을 치료해온 사람이나 간호해온 사람들에게 *분노*가 치밀어 오를 수 있다. 자살을 막지 못한 것에 죄책감을 느낄 수도 있을 것이다. 사랑한 사람이 자살한 것을 보면 충격으로 정신적인 *외상*을 입게 될 수도 있다. 경찰과 언론, 이웃의 분분한 의견, 종교적인 불화가 개입하는 것에 대처해야 할 것이다. 자살은 늘 예측 가능한 것은 아니라는 점을 기억하고 자살은 심각한 병의 불행한 결과이지 자살을 막지 못한 것이 당신의 탓이거나 자살희생자의 탓이 아니라는 점을 스스로에게 되뇌어야만 한다.

당신 자신이 치료자의 도움이 필요할 수도 있다. 가족 중에서 자살희생자가 있는 집안의 자살비율은 그렇지 않은 가계에 비해 자살의 위험이 거의 2배나 높다. 자살할 수 있는 기회를 가능한 줄이는 조치를 취해야 한다. 당신이나 뒤에 남은 가족들 또한 절망감에 사로잡혀 자살이라는 똑같은 방식을 취하지 않도록 노력해야 한다.

50

Trauma

외상

생명을 위협할 정도의 심각한 신체적 손상이나
사건을 겪은 후 받게 되는 정신적 충격

당신의 순찰 파트너가 죽고 난 이후, 올해 내내 너무나 끔찍하다. 당신은 전혀 외출하지 않는다. 심지어 과거 그처럼 좋아했던 것들을 더 이상 즐기는 것처럼 보이지도 않는다. 다른 경찰관이나 가족들과 함께 파티를 하는 일도 없어졌다. 과녁을 맞히는 연습도 하지 않는다. 더 이상 축구도 하지 않는다. 하는 짓이라고는 종일 집안에 박혀 아이들을 들볶고 버럭버럭 소리나 지르는 것이 고작이다.

적어도 일이 어느 정도 안도감을 주었다. 경찰서에서 내근을 자원한 이후 이전처럼 그렇게 많은 발작 증세가 나타나지는 않았다. 종종 집중하는 데 애를 먹지만 적어도 순찰차와는 거리를 유지할 수 있어서 그나마 다행이었다. 혹은 순찰차의 핸들을 마구 꺾지 않아도 되었다. 도로에서 그런 식으로 순찰차를 모는 파트너와 누가 함께 나가려 하겠는가.

악운은 1년 전에 일어났던 사건만으로 충분하다. 총을 단단히 쥐고 겨냥할 수도 있었다. 그게 그다지 도움이 되지 않았다. 킬러가 총을 먼저 쏘았다. 그 다음 순간 무슨 일이 일어났는지 기억조차 없었다. 반격을 하는 순간, 당신이 그의 가슴을 명중시켰다는 것을 알았다. 어느 순간 정신이 들어 앰뷸런스를 불렀다. 앰뷸런스 구급요원들이 그를 싣고 갈 때 당신을 쳐다보던 파트너의 눈길, 창백한 피부가 아직도 선명하게 떠오른다. 그 눈길이 떠올라 한밤중에 소스라쳐 깨기도 한다. 죽기 전에 무엇인가 말하려는 듯이 그의 입이 움직이고 있다. 그가 무슨 말을 하려고 했는지 알 수 있다면 이런 발작 상태가 사라질 것만 같았다.

외상, 지독한 심리적인 상처

끔찍한 사건은 신체적인 상처만큼이나 고통스럽고 아무런 일도 하지 못하게 할 정도로 장애를 초래하는 심리적인 상처를 남길 수 있다. 외상을 경험하고 나면 *불안, 우울증, 해리*와 같은 증상이 나타날 수 있다. 정신의학자들은 최초의 충격이 가시고 난 이후 많은 사람들은 두렵고 무서운 기억의 재경험과 회피행동을 보이는 장기간 지속되는 반응을 한다는 사실을 알게 되었다. 외상후 스트레스장애PTSD는 강간에서부터 전투에 이르기까지 다양한 외상에 대한 반응으로 볼 수 있다. 강간과 전투, 이 두 가지가 가장 잘 연구된 외상 경험이지만, 그 이외에도 손상, 사고, 자연재해, 신체적 폭력 등 생명이나 신체가 심각하게 위협받는 것으로 느껴지는 여하한 사건과 같은 것들도 흔한 외상 경험이다. 타인의 죽음을 목격하거나 폭력을 당하는 장면을 보았을 때에도 외상을 입을 수 있다. 혹은 자신과 절친한 사람의 예기치 않은 죽음을 접하고 외상을 경험할 수도 있다.

외상의 증상

위협적인 상황에 처해 있으면, 우리의 몸은 다양한 스트레스 호르몬(아드레날린, 노르에피네프린 등)을 분비함으로써 (위협에 대한 반응으로써) 싸움이나 도망에 대비하도록 한다. 맥박, 혈압, 대사가 촉진된다. 우리의 몸은 당면한 위협에 모든 것을 집중한다. 냄새, 소리, 몸의 감각을 우리의 기억 속에 확실하게 각인시켜 장차 이와 유사한 상황을 인식하는 데 도움을 주려는 것처럼 보인다. 체내에서 만들어진 진통효과가 있는 물질(예를 들면, 엔도르핀 등)들이 분비됨으로써, 상처를 입었음에도 그로 인한 통증도 잊은 채 계속 싸우거나 아니면 달아날 수 있도록 해준다. 자기가 직면한 위협이 너무나 압도적이거나 자신의 통제 범위를 벗어난 것이라면, 마치 동물이 생포되었을 때 뻣뻣이 굳어버리는 것과 마찬가지로 그 사건과 자신을 분리시켜 거리를 유지하게 된다. 또 다른 스트레스 호르몬인 콜티솔(부신피질에서 생기는 스트레스 호르몬)은 뇌에서 분비되어 결국에는 우리의 몸이 일상적인 안정 상태로 돌아가게 해준다. 이와 같은 화학적인 물질의 분비가 급증하는 것이나 다시 평소 상태로 되돌아가지 못하게 되는 경우 외상에 반응한 증상이 나타나는 것으로 생각된다.

외상 직후에는 공포반응을 가라앉히기가 대단히 어렵다. 계속 극도로 긴장하여 신경이 극도로 예민해지며 매우 조심스럽게 된다. 휴식이나 잠을 잘 수가 없고 다른 문제에 집중할 수도 없다. 두 번 다시 놀라고 싶지 않음에도 불구하고, 어디서든 어떤 순간이든 위험이 닥칠지도 모른다는 공포에서 벗어나기 힘들다. 아무런 상관없는 소음이나 움직임에도 소스라치게 놀란다. 외상을 상기시키는 것이면 무엇이든지 간에 **공황** 상태가 된다. 공황은 스트레스 호르몬의 수치가 평소보다 높아진 상태로 지속되거나, 혹은 시도때도 없이 너무 쉽게 분비되는 것을 보여주는 징후이다.

스트레스 호르몬은 기억이 새겨지는 뇌의 한 부분을 예민하게 만든다(감작(感作)시킨다고도 표현한다). 외상 사건이 진행되는 동안, 뇌는 우리의 경험을 자세하게 기억한다. 마치 시간이 정지되어, 그 순간만이 영원히 계속되는 것처럼 여겨진다. 그런 회상을 언어로 표현하기 힘들다. 그 순간은 생각으로 기억되는 것이 아니라 경험으로 기억되기 때문이다. 그때의 감각은 악몽이나 **플래시백** 형태로 너무나 생생하게 되돌아온다.

반면, 외상 사건 중 또 다른 부분은 기억해내기 어려울 수도 있다. 자신에게 폭력을 휘두른 사람의 얼굴은 기억하지 못하고, 그 남자의 냄새와 목소리로만 기억할 수도 있다. 고통스러웠던 당시 상황은 기억하지 못할 수도 있다. 정신을 차리고 보니 이미 병원에 실려 왔거나 경찰서였던 것만을 단지 기억할 수도 있다. 어떻게 그곳으로 오게 되었는지, 어떻게 하여 살아났는지 전혀 기억하지 못할 수도 있다. 이런 기억상실은 외상 사건 중에서는 오로지 살아남을 수 있는 가능성에만 전적으로 매달리게 되므로 선택적인 집중을 하기 때문이다. 거리표지판, 단어들, 고통은 전부 무시하고 소리와 도망칠 수 있는 골목에 모든 신경을 집중한다. 혐오감, 공포심, 모멸감 등에 압도당해서 그 상황에서 다른 생각은 전혀 하지 못했을 수도 있다.

외상적인 사건 동안 일어났던 충격과 무감각과 마비의 느낌은 장차 계속될 수도 있다. 이 경우 자신에게서 일어나고 있는 그 상황에서 동떨어진 느낌을 가지게 된다. 자신이 전혀 딴 사람이자 딴 세상에 있는 것처럼 느낄 수도 있다. 더 이상 자기 자신이 아니라고 생각할 수도 있고 자신이 누구인지 도무지 알 수 없는 경우도 있다. 세상이 느려져서 원래대로 돌아가기를 기다리는 것일 수도 있다. 멍한 상태로 느껴지거나 사물들이 안개에 휩싸인 것처럼 희미하고 몽롱하게 보일 수도 있다. 그 다음 순간에 무엇을 해야 할지 아무 생각이 없을 수도 있다. 사랑하는 사람을 보아도 무감각하거나 아주 멀리 있는 것처럼 느끼는 수도 있다. 공황장애의 순간처럼 *해리* 상태에 이를 수도 있다. 해리현상이 생기는 경우는 외상이 매우 심각하게 영향을 미쳤다는 신호이거나 장차 외상후 스트레스장애PTSD가 생길 위험에 처해 있다는 것을 나타내는 신호이기도 하다. 하지만 어느 정도의 해리현상은 심각한 PTSD로 진행되지 않더라도 흔히 경험하게 된다.

외상 이후 처음 며칠에서 몇 주 동안은 여러 가지 정서 상태를 경험하게 될 것이다. 슬픔, **분노**, 불안, 수치심, 죄책감(남들은 죽었는데 자신은 살아남았을 경우) 등이 외상 후 흔히 느끼는 정서적 반응이다. 혹은 왜 나에게만 이런 일이 일어나는지 세상이 공평하지 않다는 기분이 들 수도 있다. 무기력하고 절망적인 기분이 들 수도 있다. 자기 인생이 완전히 망했다는 생각이 들거나 세상은 위험한 곳이라는 느낌이 들 수도 있다. 자신이 소중하게 여겼던 것을 잃었다는 상실감에 완전히 압도될 수도 있다. 소유물, 사랑하는 사람, 안전하다는 느낌 등 그것이 무엇이든지 간에 자신이 소유한 것을 상실했다는 상실감에 사로잡힐 수 있다. 신체적 고통 또한 뒤따를 수 있다.

미국인들의 대략 2/3는 인생을 살아가면서 어느 때인가는 적어도 한 번은 심각한 심리적인 외상을 경험한다. 그로 인한 반응은 위에서 언급한 그대로이다. 외상 후 처음 며칠에서 몇 주 동안에 뒤따르는 반응들은 급성스트레스 반응이라고 일컫는다. 대부분의 경우 외상 경험을 극복하게 되면 며칠 이내에 증상들은 대체로 사라진다. 그럼에도 종종 악몽을 꾸기도 하고 공황발작을 일으키고 시끄러운 소음에 과도하게 놀라기도 하지만, 증상이 계속적으로 진행되지는 않는다. 외상을 경험한 사람들 중에서 오직 1/4만이 외상 후 스트레스 증후군PTSD이 생긴다.

PTSD은 각성arousal, 재경험reexperience, 회피avoidance의 증상이 지속된다

정신과 의사들은 전시 군인들을 치료하면서 외상후 스트레스 증후군 PTSD으로 알려진 증후군을 식별하게 되었다. 오랫동안 전투에 참전했던 일부 군인들은 전투 후 심리적인 충격 상태에 빠지는데, 이는 잘 알려져 있는 사실이다. 20세기 들어오면서 치료자들은 강간당한 여성들 또한 전투 후 군인들이 보여주었던 것과 흡사한 심리적인 반응을 보인다는 것을 알게 되었다. 재난, 범죄, 사고의 피해자들에게서도 이런 증상이 발견되었다. 가장 최근의 경우, 9.11 테러공격으로 인해 무고한 사람들이 느닷없이 희생되는 것을 목격한 후에 전체 국민들이 외상을 경험할 수 있다는 것이 명백해지고 있다. 이후, 미국 전역에서 많은 사람들은 여태까지의 생활방식과 안전이 위협받고 있음을 이제 느끼고 있다. 연구결과에 따르면 수많은 미국인들이 9.11 테러공격 이후에 우울증이나 PTSD를 경험했다고 한다. 맨해튼에서 살고 있는 사람들 중에서 우울증과 PTSD, 이 두 가지 병을 앓는 사람들은 5명 중 1명이나 된다. 테러 공격 직후 전국의 치료자들은 즉각적으로 미국인들에게 외상에 어떻게 대처하고 도움을 청해야 하는지를 교육시켰다.

외상후 스트레스 증후군PTSD 증상은 외상적인 사건 직후에 통상적으로 볼 수 있는 스트레스 반응과 흡사하다. 하지만 PTSD에서 반응은 사건 후에도 몇 달 혹은 몇 년간 지속될 수 있으며 시간이 경과하면서 증상이 사라지는 것이 아니라 오히려 악화되기도 한다. 가장 분명하게 드러나는 증상은 신경계의 각성 정도가 높아진다는 점이다. PTSD일 경우 쉽게 깜짝깜짝 놀란다. 소음이나 갑작스런 움직임에 공황 상태가 되거나 아니면 싸울 태세를 취하기도 한다. 이런 현상은 군인들, 경찰들, 도시거주자들에서 흔히 나타나는데, 그들은 자동차가 발진하거나 문이 세차게 닫히면 긴장한다. 위협적인 상황에 대비하여 언제나 점검하고 근심걱정에 사로잡힌다. 위험을 일으키지 않을 만해서 피할 필요가 없는 그런 일상적인 문제에 집중하기 어렵다. *수면장애*가 초래될 수도 있다. 이와 같은 수면장애는 신경이 과민해진 탓이기도 하고, 자주 악몽에 시달리느라고 푹 잠들 수 없는 탓이기도 하다. 주변의 지인들은 이들이 성급하고 화를 잘 낸다고 말한다. 사소한 문제에도 자제력을 잃고 너무 쉽게 화를 낸다는 사실을 이들 스스로도 깨닫는다. 외상적인 사건은 과거지사인데도 이들은 여전히 협박과 위협에 처한 것처럼 행동한다.

외상후 스트레스 증후군PTSD에서 외상은 끝없이 재생되어 재경험된다. 세월이 많이 흘렀지만 마치 어제 일처럼 생생하게 느껴질 수도 있다. 그 냄새, 분위기, 풍경, 고통이 너무나도 생생하게 남아서 불쑥불쑥 머릿속에 떠오른다. 외상은 거품과 같아서 통상적인 시간의 흐름에서 벗어나 이들 곁에 붙어 다니면서 어떤 때에는 부풀어 올랐다가 또 다른 때에는 김빠진 풍선처럼 쪼그라들기도 한다. 이런 현상은 의식적으로 통제할 수가 거의 없다. 때로는 주변에서 일어나는 일들로 인해 과거의 기억을 떠올리고 연상하게 된다. 예를 들어, 길거리에서 아시아인을 만나면 갑자기 이들은 베트남전쟁 당시로 되돌아가게 된다. 수류탄을 피하려고 대피하던 순간이 떠오른다. 이런 회상은 단순한 기억이라기에는 너무나 강렬하다. 이들에게는 그 사건이 눈앞에서 지금 현재 벌어지고 있는 것처럼 생생하게 다가온다. 이처럼 생생한 회상을 *플래시백*이라고 부른다. 외상 사건이 재상연되는 악몽을 경험할 수도 있다. 이들의 몸은 침투해 들어오는 회상에 속게 되어 마치 실제로 위험에 처했을 때처럼 아드레날린이 분비된다. 이와 같은 긴장된 상태에서 평상시로 되돌아가기까지 때로는 몇 시간이 걸리기도 한다.

외상후 스트레스 증후군PTSD의 여러 가지 양상들 중에서 가장 빈번히 지나쳐버리는 것이 정서적 *회피*의 징후다. 남들로부터 고립된 느낌이 든다. 자신이 과거에 겪었던 고통과 지금도 겪고 있는 고통을 아무도 이해하지 못한다는 기분이 들기 때문이다. 지나온 과거를 떠나보내지 못하는 자신의 무능이 심히 당혹스럽기도 하다. 이것이 이들에게는 무겁게 느껴지는 부담이다. 남들과 함께 나눌 수 있는 것이 못된다는 생각이 든다. 하여튼 이런 감정들을 경험하는 것이 너무 두렵다. 왜냐하면 이런 감정들은 사랑하는 사람을 무섭게 만들고 자신을 도무지 통제할 수가 없기 때문이다. 이런 생각과 감정들로 인해 이들은 이런 정서적인 경험을 회피하고 사람들과의 관계도 완전히 회피하는 것이 상책이라는 결론에 이른다. 정신치료를 할 때에도 이들은 이런 증상을 일으킨 가장 핵심적인 사건은 언급하지 않고 회피하는 경향이 있다.

외상후 스트레스 증후군PTSD 증상 중 상당수는 우울증과 불안의 증상과 유사하다. 더 이상 남들과 어울릴 수도 없다. 이전에는 그토록 즐겼던 활동에 더 이상 참여하지 않는다. 정서적으로 위축되어 보인다. 플래시백이나 발작이 일어나는 것이 두려워서 공공장소는 가능한 피한다. 성질을 참지 못해 폭발할 무렵이면 조마조마하고 전전긍긍하게 된다. 이런 증상을 치료하려는 시도로 약물이나 술에 의존하게 된다. 결과적으로 더욱 통제력을 잃게 되고 과거의 기억이 봇물 터지듯이 몰려오게 되면 쉽게 울음을 터뜨리고 화를 내게 된다. 사실상 PTSD 진단을 받은 사람들 중 임상적인 우울증과 불안이 있는 사람은 두 가지 모두 합쳐서 절반이나 된다. PTSD와 우울증 둘 모두로 인해 시달리고 있다면 *자살사고*가 생기거나 자살시도를 할 수가 있다.

외상후 스트레스 증후군의 위험이 높은 사람

여성들 10명 중 거의 1명, 남자들 20명 중 1명은 살아가면서 인생의 어느 지점에서 외상후 스트레스 증후군PTSD이 발병한다. 그 중 절반의 경우는 1년 이내에 증상이 해소된다. 하지만 어떤 경우에는 몇 년 동안 증상이 지속되기도 한다.

    PTSD의 발생 확률은 경험했던 외상의 유형, 외상이 일어났던 상황, 개인의 취약성의 정도에 따라 다르다. 예기치 않게 당했거나 목숨이 위협받거나 누군가 고의적으로 일으킨 일이거나 신체적 상해를 당했을 경우 이런 경험은 외상으로 발전할 소지가 있다. 예를 들어, 강간은 가장 강력한 PTSD의 원인 중 하나다. 강간을 당했던 여성과 남성들 중 대략 2/3가 PTSD로 발전한다. 성폭력은 그 밖의 어떤 외상보다 가장 수치스럽고 모멸감이 드는 개인적인 경험처럼 보인다. 또한 이 경우에는 몸에 물리적 삽입이 대부분 일어나며 신체의 상해나 죽음의 위협이 뒤따르게 된다. 여성들 가운데서 PTSD가 생기는 비율이 더 높다는 것은 여성을 대상으로 한 강간과 성폭력의 비율이 훨씬 더 높다는 것을 일부 반영한다. 총격전을 경험한 남성들의 거의 1/3 가량, 학대당한 여성들의 거의 절반에서 PTSD가 생긴다. 전투 고참병은 PTSD로 발전하는 비율이 비교적 낮은 편으로 10명 중 1명이 PTSD로 발전한다. 전투에 참전하게 되면 대체로 죽음의 위협에 노출되고, 타인의 죽음과 부상을 목격하게 되지만, 이런 위험은 직업의 일부로 간주되며 공공연히 인정되는 것이므로 전우들 사이에서는 공유되는 것이기도 하다. 동료, 가족, 지역사회의 지지가 전투로 인한 PTSD의 발생을 막아주는 방패역할을 할 수도 있다.

    정신과 의사는 외상후 스트레스 증후군PTSD에 어떤 사람이 가장 취약한지를 밝히려는 노력들을 해왔다. 과거 외상을 경험했던 사람들이 또 다시 외상 사건을 경험하게 되면 PTSD로 진행되는 데 훨씬 취약하다. 또한 주요한 정신질환이 있거나 가족 중에 정신질환이 있는 경우에 PTSD의 위험을 증가시키는 것으로 보인다. 아이들과 노인들은 유사한 외상 사건을 경험하고 난 뒤에도 PTSD에 더욱더 취약한 것처럼 보인다. 노인과 아이들은 외상 상황에 대처할 수 있는 기술과 자원이 훨씬 적기 때문이다. 외상을 경험할 무렵에 재산이나 가족과 같은 자신을 지지해 줄 수 있는 것들을 잃게 되면 더욱더 PTSD에 취약할 수 있다. 세계무역센터에서 생긴 재난 후에 일자리, 사랑하는 사람, 집을 잃은 사람들에서 PTSD가 가장 많이 발병한 것으로 나타났다.

어린 시절 반복된 학대가
다양한 심리적인 반응의 원인이 될 수 있다

외상후 스트레스 증후군PTSD은 건강한 어른들에서 단 한 번의 외상적인 사건으로 인해 발병하기도 한다. 아동기와 사춘기라는 취약한 시기 동안 외상이 거듭해서 반복적으로 일어나게 될 때 이런 상황은 훨씬 더 복잡해질 수 있다. 연구조사에 따르면 구체적인 수치는 알 수 없지만 많은 남녀들이 성장하면서 성적으로나 신체적으로 학대당한 경험이 있다고 보고한다. 10명 중 거의 1명에 가까운 여성들이 사춘기가 되기도 전에 반복적으로 성희롱이나 강간을 당한 것으로 보고한다. 남성들 가운데서 보고된 비율은 40명 중 1명에 가깝다. 대략 성인 5명당 1명 비율로 자기 부모들이 체벌과 같은 신체적 폭력을 휘둘렀다고 보고했다. 외상의 경험이 반복된다면, 남도 아닌 자기 부모나 가족의 손에 그런 폭력을 종종 당하게 된다면, PTSD, 우울증, 불안, *해리*의 위험은 훨씬 더 높아진다.

아동에 대한 성적 학대나 신체적 학대는 정상발달을 방해한다. 우리는 부모와의 관계를 통해 남들을 신뢰하고 사랑하는 법을 배운다. 어머니나 아버지가 우리를 유혹하고 때리고 보호해주지 않는다면 성장하고 난 뒤에도 우리는 세상에 믿을 사람이 없다는 믿음을 갖게 된다. 이렇게 되면 사랑과 섹스를 구별하기도 힘들게 된다. 섹스를 완전히 거부하고 회피할 수도 있으며 아니면 절망적으로 섹스를 추구할 수도 있다. 자신에 대한 명확한 이미지가 없이, 또 남들과 대인관계를 형성하는 방법을 배우지 못하고 자랄 수도 있다. *자존심 장애*로 시달릴 수도 있고 상처받은 느낌을 느낄 수도 있다. 많은 경우 아동들은 학대를 당해도 협박으로 인해 말을 못하기도 하고, 자신을 도와줄 수 있는 사람들에게 그 이야기를 하는 것이 당혹스러워서 말하지 못하기도 한다. 이런 침묵으로 인해 학대가 계속 자행되고 결국 어디서도 도움과 지원을 청할 수 있는 사람은 없으며 말했다가는 오히려 혼날 것으로 생각하게 되는 분위기를 만들어낸다.

많은 아동들은 학대당하는 집에서 가출을 감행하지만 결국은 노숙자가 되거나 매춘이란 함정에 빠져들면서 그토록 도망치려고 했던 학대를 재연하게 된다. 가출한 인구의 약 절반가량이, 매춘부들 중 절대 다수가 어린 시절 성적 학대의 경험이 있다고 보고한다. 어린 시절 그런 경험이 있으면 *자해*, *자살사고*, 자살시도, 약물남용과 알코올중독과 그 밖의 충동적인 행동을 할 가능성이 훨씬 높아진다. 만약 반복적으로 학대를 당한다면 성인이 되어서 외상후 스트레스 증후군PTSD이 발생할 위험은 50퍼센트에 이른다. 반면 어린 시절 성적인 학대를 당했지만 상당수 사람들은 성인이 되었을 때 그런 학대가 그들에게 아무런 혹은 거의 영향을 미치지 않았다고 보고되기도 한다.

✢ 외상과 학대에 대처하는 법

최근에 심각한 외상을 경험했다면 불안, 슬픔, 수면장애 등이 흔히 나타나는 증상이며 몇 주 동안 그 사건에 매몰될 수도 있다. 이런 증상들이 계속적으로 당신을 괴롭히지만 않는다면, 정신과 치료를 꼭 받을 필요는 없다. 몸과 마음이 자연스러운 치유과정을 거치게 되면 그런 외상 증상들은 몇 주 후 사라질 것이다. 사랑하는 사람과 당신이 경험한 것들을 이야기하면서 함께 나누면 도움이 될 것이다. 지인들이 당신의 고통을 이해하게 되고 지지해 줄 수 있다. 처음에는 이런 주제를 꺼내고 싶지 않아서 참다가 어느 순간 눈물을 왈칵 쏟으면서 말하게 될 수도 있다. 외상에 관해서 너무 많이 생각하지 말아야 한다. 가능하다면 계속 일을 하고 친구와 애인을 만남으로써 그 생각에 몰두하지 않도록 관심을 분산시키고 자신을 바쁘게 만드는 것이 좋다. 휴식을 취하고 운동하는 데 시간을 쓰도록 한다.

많은 카운슬러들은 외상적인 경험 직후 피해자들에게 외상적 경험을 다시 있는 그대로 이야기debriefing를 하도록 한다. 이때 카운슬러들은 당신에게 어떤 일이 일어났는지를 이야기하도록 하고 그 일들과 연관된 생각과 감정을 표현하도록 한다. 카운슬러는 스트레스에 대한 전형적인 반응과 외상후 스트레스 증후군PTSD과 같은 스트레스로 인한 장기적 증상들에 대해 교육한다. 이런 기법이 널리 이용되고 있기는 하지만 효과에 대한 체계적인 연구는 거의 없다. 일부 연구에 따르면 이 기법은 오히려 위험소지가 있다고도 한다. 외상 초기에 그것에 관해 너무 많이 생각하지 않는 것이 차라리 건강을 유지하는 방법일 수도 있다.

상당한 시간이 흘렀음에도 증상이 지속되거나 오히려 악화된다면, 정신과 의사나 정신치료자를 찾아가는 것이 도움이 될 수 있다. 희소식은 심지어 PTSD라고 진단을 받는다 할지라도 시간이 지나면 사라진다는 점이다. PTSD로 고통받는 사람들 중 절반가량은 정식 치료를 하지 않더라도 6개월 정도가 지나면 회복된다. 하지만 회복되기까지 이 병이 당신의 일상에 심각한 영향을 미칠 수도 있다. 그럴 경우 참고 견디기보다는 차라리 도움을 청하는 것이 나을 것이다. 설령 치료가 별무소득이었다 하더라도, 적어도 PTSD가 무엇인지 알게 될 것이며, 고립감을 덜 느끼게 될 것이다. 때로 PTSD는 사건 발생 후 몇 개월 혹은 몇 년이 지나서 발병할 수도 있는데, 이 경우 또 다른 외상적 사건이 발생한 후에 흔히 나타난다.

정신치료

외상후 스트레스 증후군PTSD의 치료에서 첫 번째 도전은 치료자와의 관계형성이다. 당신이 경험한 외상과 현재 당신의 증상에 관해 치료자에게 이야기를 해도 안전하겠다는 신뢰감이 들어야 치료가 성공적일 수 있기 때문이다. 치료자가 당신의 이야기를 들어줄 수 있을 만큼 충분히 강하다고 믿기 힘들 수도 있다. 혹은 치료자가 정말로 나의 이야기를 들어주면서도 비판하거나 판단하지 않고 포기하지 않을 것이라는 확신을 갖는다는 것 또한 쉽지 않을 수 있다. 그래서 자신의 외상을 축소하고 다른 경험과 별반 다르지 않았다는 식으로 얼버무릴 수도 있다. 외상 사건에 관해서 자기 탓을 하거나 혹은 인생을 제대로 살지 못하고 대처하지 못한 자신을 비난할 수도 있다. 따라서 자신이 경험한 것을 그대로 털어놓을 수 있는 것만으로도 엄청난 치료효과가 있다. 특히 주변의 다른 사람들이 자신에게 말하지 말고 자꾸 조용히 있으라고만 하는 경우에는 이런 방식의 정신치료가 매우 치료적이다. 때로는 집단치료도 도움이 될 수 있다. 유사한 경험(예를 들어, 퇴역군인이나 성폭력 생존자와 같이)을 했던 타인들과 함께 당신의 외상에 관해 이야기할 기회가 있으면 치료에 도움이 된다.

정신치료는 외상후 스트레스 증후군PTSD의 증상을 치료하기 위해 인지행동기법을 활용한다. **공황** 상태, 과민함, 만성적인 긴장 상태에 대처하기 위한 이완 기술을 배운다. 자기 증상을 인식하는 법을 배우고 파국적인 생각을 알아내서 수정하고 변화시키는 법을 배운다. 예를 들어, 자동차사고로 인해 정신치료를 하게 되면 자동차에 탈 때마다 엄청난 사고가 일어나는 것은 아니며, 항상 목숨을 걸어야 하는 것도 아니라는 점을 받아들이게 된다. 사실 차를 타지 않으려는 것이 더욱 위험을 자초할 수 있다. 자제력을 잃지 않으면서도 외상에 관해 이야기할 수 있다는 것을 깨닫기 시작한다. 외상을 재경험하지 않으면서도 외상에 관해 생각할 수 있다. 어떤 일이 일어났는지를 생각한다고 해서 생명의 위협을 느꼈던 그 상황으로 되돌아가는 것은 아니다. 외상을 자기 탓으로 돌리는 것과 같은 당신이 품고 있는 비논리적이고 불합리한 생각을 알게 된다. 좀 더 편안함을 느끼게 되면서 외상을 떠올리게 하는 상황과 계기에 자신을 노출시킬 수 있고, 외상은 과거지사이므로 현재는 자기 힘으로 얼마든지 해결할 수 있다는 것을 스스로에게 입증해보일 수도 있다.

외상후 스트레스 증후군PTSD으로 인해 자제력을 상실하고 쉽게 성질을 폭발시킨다면 **분노**관리치료를 받는 것도 도움이 된다. EMDR Eye movement desensitization reprocessing(안구운동 민감소실 및 재처리 요법: 임의로 안구를 운동시켜 부정적이고 나쁜 생각을 감소시키는 치료방법-역주)은 PTSD 경우에 많이 권하는 치료 중 하나다. EMDR에서 치료자는 당신의 눈앞에서 손가락을 빠르게 앞뒤로 움직이는 한편 비특정적 정신치료기법을 이용한다. 하지만 EMDR에 특징적인 손가락 운동이 목적달성에 효과가 있는지 검증된 바는 없다. 성폭력을 당했다면 흔히 경험하게 되는 감정들, 즉 수치심, 자기비난, 빈약한 *자존심*과 같은 감정을 다루는 정신치료로부터 도움을 받을 수 있다. 성폭력 피해자들의 거의 절반가량이 *성행위* 수행*장애*를 갖고 있거나 성폭력 이후 몇 개월이 지나도 섹스를 하지 않으려고 한다. 이 경우에는 커플치료를 받아보는 것이 도움이 될 것이다.

약물치료

정신과적인 약물이 외상후 스트레스 증후군PTSD 증상의 치료에 도움이 될 수 있다. SSRI 항우울제(〈우울증〉 참조)는 특히 각성을 감소시키는 데 효과적인 것으로 입증되었다. 이 약은 또한 플래시백, 악몽, 무감각, 사회적인 고립의 해소에도 도움이 된다. 항우울제는 PTSD와 흔히 함께 발병하는 우울증과 불안 증상에도 효과적일 수 있다.

✚ 당신 곁에 외상으로 인한 곤란을 겪는 이가 있다면

사랑하는 사람이 최근에 외상을 입었다면 외상에 보이는 전형적인 반응에 관한 정보를 제공하고 지지적인 태도를 보여줌으로써 도움을 줄 수 있다. 외상이 그녀 자신의 탓이 아니라는 것을 이야기하는 것이 지지적이다. 설령 그녀의 잘못된 선택으로 위기를 자초했다고 당신이 생각하더라도, 상대방이 건강을 회복하고 심리적으로 안정이 될 때까지는 그런 말은 아끼는 것이 좋다. 그녀가 정상적인 삶으로 되돌아왔다고 느끼도록 도와주고 싶을 것이다. 예전에 즐겼던 활동에 당신과 함께 참여하도록 권할 수도 있다. 환자가 불편하게 생각한다면 외상 사건에 관해 곰곰이 생각하지 않도록 하며 더 이상 그 문제를 거론하지 않도록 한다.

이와 동시에 만약 그 이야기를 하고 싶어 한다면 말하지 말라고 말리지 않도록 한다. 끔찍하고 무서운 경험을 했으므로 그때 이후로 세상이 영원히 변했다고 생각할 수도 있다. 이 세상에서 홀로라는 기분이 들 수도 있다. 당신이 해주어야 할 가장 중요한 일은 항상 당신이 곁에 있다는 사실을 이야기 해주는 것이다.

사랑하는 사람이 외상이 발생하고 오랜 세월이 지난 뒤에도 여전히 외상 후 스트레스 증후군PTSD 증상에 시달린다 하더라도 희망을 잃지 말아야 한다. PTSD 증상은 시간이 경과됨에 따라 사라질 것이다. 특히 치료하면 경과가 좋아진다. 다행스럽게도 PTSD로 고통받았던 대다수 사람들은 심각한 증상으로 인해 간간이 힘든 시간을 보낼지라도 얼마든지 직장에서 일도 하고 가족들과 생활을 즐길 수도 있다. 당신은 사랑하는 사람이 보여주는 외상의 심각성과 현재의 증상을 인정하면서도 그녀가 가족과 더불어 정상적인 생활을 유지할 수 있도록 보살펴주고, 이 양자 사이에서 균형을 잘 잡아야 한다. 떠오르는 기억이 너무 생생하고 힘들어서 그녀가 때로는 혼자 있고 싶어 할 수도 있다. 악몽이나 압도적인 감정의 소용돌이 때문에 때로는 같은 침대에서 잠을 자기 힘들어하거나 부부관계를 하기 힘들 경우도 있다. 그녀가 겪고 있는 외상이 어떤 것인지 충분히 이해하지 못하고 있다는 것을 때로는 그냥 인정해야 할 때도 있다. 하지만 그녀가 말하기를 원할 때면 언제라도 들을 준비가 되어 있다는 것을 상대에게 주지시킨다. 사랑하는 사람이 겪고 있는 경험의 목격자로서 그녀 곁에 있어주는 것이야말로 당신이 할 수 있는 가장 중요한 역할이다.